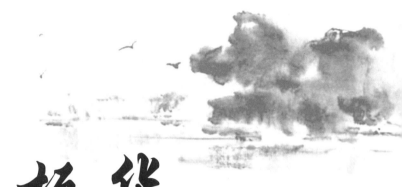

董振华

临床验案选辑

宣磊　王景　主编

中国医药科技出版社

内 容 提 要

董振华教授长期从事中医、中西医结合临床近 40 年，积累了丰富的临床经验，擅长于治疗疑难病证和风湿性疾病。是著名中医祝谌予的学术传承人，第五批全国中医学术经验继承工作的指导老师。本书作者为董振华教授的学术继承人，在完成了名医传承的学习、总结、研究了导师学术思想经验，特别是总结了导师特长治疗的疑难病症的经验基础之上，突出导师古方今用、辨证与辨病相结合的思想。把导师中西合璧、回归经典、扩展经方的经验诊治风湿病例加以总结。书中所收集的疑难病例均具有真实性和代表性，本书以北京协和医院为平台，汇集了全国各地的少见病、疑难病病例，为原创和珍贵的临床一手资料，具有较高的参考价值。

图书在版编目（CIP）数据

董振华临床验案选辑 / 宣磊，王景主编. —北京：中国医药科技出版社，2018.3

ISBN 978-7-5067-7601-1

Ⅰ.①董… Ⅱ.①宣… ②王… Ⅲ.①风湿性疾病—中医治疗法—医案—汇编—中国—现代 Ⅳ.①R259.932.1

中国版本图书馆CIP数据核字（2018）第049459号

美术编辑 陈君杞

版式设计 麦和文化

出版 中国医药科技出版社

地址 北京市海淀区文慧园北路甲 22 号

邮编 100082

电话 发行：010-62227427 邮购：010-62236938

网址 www.cmstp.com

规格 $710 \times 1000\text{mm}^{\ 1}/_{16}$

印张 26

字数 382 千字

版次 2018 年 3 月第 1 版

印次 2018 年 3 月第 1 次印刷

印刷 大厂回族自治县彩虹印刷有限公司

经销 全国各地新华书店

书号 ISBN 978-7-5067-7601-1

定价 58.00 元

晁序

　　余幸睹《董振华临床验案选辑》，掩卷叹曰：当世医人竞逆浮华者众，贪图安逸者众；能沉浸学术，执意读经典、做临床，坚持守黄卷、对青灯、秉笔勤书、织简束篇者鲜矣。

　　董振华现为北京协和医院中医科主任医师，早年毕业于北京中医学院（现北京中医药大学），后授业于著名中医专家祝谌予先生门下，侍诊随奉，深得心传。北京协和医院乃中国近代西医学之圣殿，百余年光辉，名人辈出，这里汇聚了国内现代医学领域第一流的领军人物，是我国三甲特级综合医院之翘楚。董振华在北京协和医院徜徉四十余载，游刃于临床，运用中医药为主诊治了大量的疑难病症，在风湿免疫病方面多有建树，并获得西医同道的认可。尊于道，敬于业，用其心，尽其力，衷中参西，成绩斐然。非有志之士，坚忍不拔者，实难毕其功。

　　本书作者宣磊、王景二君，董振华教授之高徒也。亲炙门下，侍诊有年，尊师重教，聪颖好学，对老师的学术思想和临床经验领悟颇深。虽学业有成，仍精勤不倦，收集老师多年病案，集腋成裘，整理归纳为《董振华临床验案选辑》凡三章：其一，内科疑难诸病；其二，风湿免疫类病；其三，杂病辑要，计一百四十余例。其脉案详实，中西合璧，诊断清晰，立法严谨，遣方精当，疗效确切。尤其书中按语，文笔流畅，多有画龙点睛之妙、道前人之所未道，回味无穷；另有心得见悟，其心机灵巧，跃然纸上。每每引经据典，博采众长，足见底力深厚，非同凡响。读是书，不仅可体味其脉案的疗效，更多的是中医理论的阐发。开卷则抒胸襟长见识，闭卷则默然、豁然、畅然。

中国医药学源远流长，以经典为根基，据验案以实证，一脉相传，不可或缺。上有《扁鹊仓公列传》《华佗传》皆以验案载于史籍；又有《叶天士医案》更是传世精华，古今名篇。验案之关键在临床真实性、有效性和可重复性。余以为其意义有二，一曰：应手取效之验，此医者对前人学术成果吸收消化的验证，是临床经验的总结与升华；二曰：启读者学人以再验，经得起后人之重复，敢于将自己的验案授之与人以再验证，需要足够的职业自信、理论自信和学术自信。书中对董振华实践经验过程的总结和表达是弥足珍贵的。实践出真知，真知有灼见，灼见是将学术经验的积累和辨证思维的方法融为一炉，这才有了从老君八卦炉中熬炼而出的"火眼金睛"。《董振华临床验案选辑》闪现特别有价值的光彩。

中医薪火，贵在传承，读经典，跟名师，勤临床，多思考，善总结。看得见的是疗效，练就的是真功夫。只有在临床实践中传承和感悟，才能进一步创新。《董振华临床验案选辑》本着中医的思维模式，借鉴现代诊疗技术，为我所用，在验证中医疗效方面进行了尝试。对目前医学界以西医为主导地位的情况下，从事中医的临床工作者或有裨益。付梓之际，余愿为之序，以为广同道者知。

国医大师

晁恩祥

2017年9月

王序

中医医案既是临床的实录，也是临证的宝贵资料，记录着诊疗的全过程和辨证的关键，保存了医家的独特诊疗思路，是医生临床经验的总结和升华。阅读医案，不仅能丰富和深化理论知识，而且可以提高临床诊疗水平，开阔视野，启迪思路。诚如清代医家俞震所云"医之有案，如弈者之谱，可按而复也"。

我和董振华是北京中医药大学的同窗好友，他高我二级，是我师兄，在校时我俩经常在一起切磋中医药的问题，有时讨论诊治病案，有时交流名医验方，有时评论诸家学说，兴尽之际，常畅谈至夜深。他熟读经典，博采众长，撷英百家，知识渊博，每次交谈，我都获益良多。

毕业之后，他分配到北京协和医院中医科，师承我国最著名的中医大家祝谌予老先生，几十年来，他跟祝老一起临证侍诊，勤临床，善思考，多总结，深得祝老之赞许，也尽得祝老之真传。其后又作为首批全国《优秀中医临床人才研修项目》的培养对象深造，以其临床经验丰富，疗效卓著，深得病人喜爱，可谓当代真正的临床家。

北京协和医院的风湿免疫科在全国享有盛名，董振华教授在治疗风湿病方面，汇通中西，造诣深厚，见多识广，许多疑难罕见的风湿病他都经手诊治，积累了丰富的经验，并形成自己的独特见解。我最佩服的是每年在全国中医风湿病的年会上，他都有高水平的治疗风湿病的论文宣读。有几次风湿病的病案讨论，都是他最后揭秘，赢得与会专家满堂喝彩，这是与其丰富的临床经验和高深的中西医理论修养分不开的。

董振华教授担任中华中医药学会风湿病分会的副主任委员，也是世界中医药学会联合会风湿病专业委员会的副会长，他大力支持和帮助风湿病学会的工作，对中医风湿病的学术发展、组织建设、人才培养、国际交流等做出了积极的贡献。

董振华教授不但医术高超，而且人品更好，他淡泊名利，诚恳待人，心胸开阔，善于交流，对病人热情，深受广大同仁的认可和病友的爱戴。

《董振华临床验案选辑》由董振华的学术继承人宣磊、王景整理而成，收录了董教授几十年临证的最精华医案，其中内科疑难疾病66例，风湿免疫性疾病58例，其他疑难疾病20例，共144例。我拜读了每个病例，感触很深，每个病案汲取了西医病历的长处，中医辨证精准，融合理、法、方、药于一体，病证结合，方证相符，变化灵活，朴实无华，特色鲜明，于疑难病症之处独辟蹊径。既有系统的医案，也有精辟的按语，是董教授多年心血的结晶，弥足珍贵。

中医的灵魂是整体，中医的精髓是辨证，中医的基础是临床，中医的生命是疗效，中医的希望是人才，中医的未来是继承与创新，一个好的中医大夫不能脱离临床实践，不但要有整体思维和辨证论治的思路，更需要在疗效上下功夫。董教授几十年如一日，深耕细作，为我们树立了榜样，不愧为当代杰出的临床家。多年来，我在临证时遇到疑难病例，经常向他请教，还邀他会诊，共谋治疗方案，也治好了许多疑难杂症。

《董振华临床验案选辑》即将付梓，这是我们中医药界之幸事，也是广大患者的福音。该书的问世，思承前贤，开阔视野，释疑解惑，可以拓展思路，启迪后学，对于我们提高疗效有着不可估量的作用，将为中医药的继承、发展和繁荣起到积极推动的作用。

余不揣浅陋，爰为之序。

世界中医药学会联合会
风湿病专业委员会会长
王承德
2017年6月

曾览董振华亲著先师《祝谌予经验集》，今读宣磊、王景所撰《董振华临床验案选辑》，可谓"荣枯相代而弥见其新"，"薪火相传，生生不息"，可喜可贺！

董振华教授，沐协和"严谨、求精、勤奋、奉献"之阳光，得苍生大医祝谌予老师之栽培，获"优秀中医临床人才项目"之深造，秉"尊古而不泥古，创新而不离宗"之理念。月明泉暗，暑往寒来，刻苦钻研，精勤实践，致力于风湿免疫病的治疗，专注于慢性肝病的研究。医治病人无数，深得患者信赖。他上下求索，笔耕不辍，发表论文数十篇，主编及参编的书著十余部，其中《祝谌予经验集》一书，足见其体会良多，感悟颇深。为解除病患痛苦，弘扬传统医学尽心竭力。

董教授作为学术继承指导老师，认真履行职责，亲自传授经验，耐心指导临床，认真批改病案，方使学生学有所成。本书就是宣磊和王景随师学习之汇报及实践之结晶。全书内容丰富，文笔流畅。其为三个部分，第一部分为内科疾病；第二部分为风湿免疫病；第三部分为五官及其他疾病。所选病例内容翔实，分析有理有据，理法方药完整，疗效真实可信。读者从中可学到董教授的学术思想及临床经验。

我与董振华既有同窗之谊，又同出祝老师门。弘扬先师之精神，继承先师之思想，传授先师之经验，吾等责无旁贷。董振华教授以荷析薪，踵事增华，用两位学生之作，告慰吾师之英灵。感佩于心，愿意推荐并乐之为序。

北京协和医院中医科主任
北京中西医结合学会糖尿病
专业委员会主任委员
梁晓春
2017年6月

董振华教授是北京协和医院著名中医和中西医结合专家，1978年毕业于北京中医学院，从事医疗工作近40年。1980年参加北京中医学院中医理论研修班1年，精研经典，打下坚实的中医基础。1981年又在北京协和医院内科进修1年，系统学习了西医知识。1992年被遴选为首批全国老中医药专家祝谌予教授的学术经验继承人，尽得其传。2003年经推荐和考试，成为首批全国《优秀中医临床人才研修项目》的培养对象，学验俱丰。现为第五批全国老中医药专家学术经验继承工作的指导老师，兼任中华中医药学会理事、中华中医药学会风湿病分会副主任委员、世界中医药联合会风湿病专业委员会副会长、中华中医药学会内科分会常务委员、北京中医药学会风湿病专业委员会副主任委员等职。擅长于治疗风湿免疫病（干燥综合征、类风湿关节炎、系统性红斑狼疮等）、慢性肝病、中医妇科病和疑难杂病，临床经验丰富，疗效显著。

　　北京协和医院是集医疗、教学、科研于一体的大型西医综合性医院，也是全国疑难重症诊治指导中心。多年来，董师在其深厚的文化底蕴及浓厚的学术氛围熏陶下，本着"严谨、求精、勤奋、奉献"的协和精神，凭借医院多学科综合优势的平台，将西医诊断方面的优势融合进中医诊治过程，以中西医结合的方式诊治了大量常见病、风湿免疫病和疑难病症，获得患者的称誉和西医同道的认可。

　　董师在学术上崇尚经典，遵经而不唯经，师古而不泥古。提倡继承与发扬并重，主张辨证与辨病相结合，认为中西医各有所长，传统中医可以在借助现代医学检测技术的基础上，明确诊断、判断病情程度和进行疗效评价，有助于提高诊疗水平。董师既有扎实的中医功底，又涉猎过广泛的西医知识，精于辨证，融汇新知，兼收并蓄。审证论治，法度严谨，遣方用药，精炼明晰，鲜有随意凑方，疗效实事求是，故经常是病患盈门，一号难求。

董师在治学方法上，强调理论联系实践，躬身临床数十年，从未间断。他认为学术经验的增长不但要经过长期大量的医疗实践，也需要不断从古今医学著述中获得启发。他非常推崇南宋诗人朱熹《观书有感》："半亩方塘一鉴开，天光云影共徘徊；问渠哪得清如许，为有源头活水来"的治学方法，即不断学习新知识，汲取新经验，获得新灵感。在参加中医理论研修班和《优秀中医临床人才研修项目》期间，他除了精研四大经典之外，还阅读了后世大量医学名家著作、医话、医案等，择善而从，不断充实理论知识。董师还善于汲取今人之成果，化为己用，如继承和发扬了祝谌予教授慢性疾病以气血失调、脾肾亏损为纲的学术观点，临证治疗每每通过调理气血、培补脾肾治疗疑难病而取效。又如抓主证和方证辨证的方法私淑于刘渡舟教授；合方治疗的方法启迪于焦树德教授的"三合汤治疗胃脘痛"；专病专方专药的思路来自于《房定亚治疗风湿病传真》；对药组方的用药特色得益于施今墨前辈和祝谌予教授，董师"勤求古训、博采众方"的治学精神于此可见一斑。工作之余，勤于著述，主编有《祝谌予经验集》和《祝谌予临证验案精选》《中医养生直通车》医学专著3部，并参加《临床中医内科学》《实用中医风湿病学》等多部医学专著的撰写，先后在全国医学专业期刊发表论文80余篇。

董师治疗风湿免疫病，并不拘泥于西医病名，而是注重中医辨证的优势和把握住中医治疗的切入点，本着"宁中不西""先中后西""中西并用""增效减毒"的原则，重视风湿病正气亏损的发病内因，根据《素问·五变》"粗理而肉不坚者善病痹"的论述，认为"痹本为虚"，治疗痹病多以扶正为主、祛邪为辅取效。并由《素问·痹论》的"五脏痹"理论悟出现代风湿病多系统损害的中医治疗；由刘完素《素问玄机原病式》六淫的"从化""兼化"理论提出风湿病的中医证候可以相互转化。董师应用中医与中西医结合诊治过的干燥综合征患者数以千计，积累了丰富的经验，见解独特，造诣较深。他认为形成干燥综合征（燥痹）的病机不外乎"津液生成不足和津液敷布障碍"两途，并以"虚、瘀、燥、痹"概括其特征，临床又极易燥湿相兼为患，故常以养阴生津、润燥解毒、祛湿通络等为治疗大法，得心应手。同时在不违背辨证论治的原则，在主方中加入经现代药理研究的中药，增强疗效，相得益彰。

2012年8月笔者有幸成为董振华教授的学术经验继承人，忝列门墙，寒暑三载，耳濡目染，聆听教诲，深感对董师的学术特色和临床经验获益良多。出师后，在老师亲自指导下，辑录了董师多年来临床诊治的部分病案（分为内科疑难病症、风湿免疫病和其他病症三类）共144例，整理为《董振华临床验案选辑》一书。书中所选案例基本是西医诊断明确、具有理化检验指标或影像学检查资料佐证、多次复诊、疗效确切、理法方药记录详实者。疾病分类主要以西医病名为纲，并附以相对应的中医病名作为参考，充分体现出中西医结合的特点。鉴于目前中西医病名不可能完全对应和吻合的情况下，对于本书部分无法与西医病名对应的中医病案，我们采用了中医的证候诊断，特此说明。每例之后加以按语，对董师的辨证思路、治法、遣方、用药等特色进行解读和探讨，力求做到条分缕析、说理透彻，以冀更好地领会和理解董师的诊疗经验。

由于笔者水平所限，时间仓促，谬论之处，在所难免，敬希同道不吝指正。本书承蒙著名画家郭石夫先生赐墨题写书名，特此致谢！

宣磊　王景
2017年9月

目录

内科疾病

风湿免疫病

其他疾病

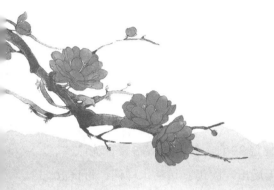

内科疾病

1.弥漫性肺泡出血（温热夹湿）

张某，男，23岁。学生。

就诊时间： 2005年6月21日。

主诉： 发热伴腹泻1月余，鼻衄4天。

病史： 患者于1月前无诱因发热，体温39℃，伴咽痛，咯痰，流脓涕，偶混有血块。当地医院用抗生素治疗2天后出现腹泻，呈稀水样便，每日10余次，仍发热42℃，伴畏寒，胸闷气短，全身酸痛。数日后大便呈现黏胨状物，B超提示腹水，诊断为"结肠炎、腹膜炎"，先后用多种抗生素治疗但仍发热、腹泻，4天前右侧鼻衄，出血量多，来我院急诊，遂耳鼻喉科予鼻腔填塞止血，以"发热待查"于2005年5月7日收住内科病房。入院查体：体温38.1℃，BP 100/60mmHg，消瘦，轻度贫血貌，咽部充血，双下肺可闻及广泛湿性啰音及爆裂音，脾大肋下1cm，移动性浊音（－），下肢无水肿。化验：血常规WBC 29.12×10^9/L，HGB 65g/L，PLT 127×10^9/L；ALT 146U/L，ALB 24g/L。血气分析示：Ⅰ型呼衰。HRCT示双肺大片斑片影伴间质改变。5月10日行纤维支气管镜检示肺泡出血，当日即在拜复乐（盐酸莫西沙星片）抗感染的基础上加用甲泼尼龙80mg，qd；环磷酰胺（CTX）1g，qd，静脉注射冲击治疗3天。肺部听诊爆裂音明显减少，HRCT复查较前好转，体温曾一度正常，但复查血WBC无下降。经多科会诊，考虑自身免疫病之血管炎或淋巴瘤可能性较大。半月后改为口服泼尼松30mg，q12h。3天后体温再次升高39℃以上，化验血WBC 18×10^9/L左右，患者拒绝再次静脉用激素冲击治疗，改口服曲安西龙72mg/d，同时加用环磷酰胺（CTX）0.1g/周，iv；长春新碱2mg/d，iv，同时配合非甾体抗炎药治疗。因仍反复发热，于6月21日邀请中医会诊。

现症 发热已有2月，高热不恶寒，现体温37.5℃，汗出极多，口干思饮，腹胀不适，双下肢肌肉酸痛，大便干燥，饮食正常，每次发热之前均有咽痛。舌淡红，苔白微腻，脉细滑数。

辨证立法 阳明胃热弥漫，夹有湿邪。治疗以清泻阳明，利咽化湿，方用白虎汤加苍术汤化裁。

处方　知母 15g　　　苍术 15g　　　生山药 15g　　　天花粉 30g

银花藤 30g　　白僵蚕 10g　　生甘草 10g　　生石膏(先下) 100g

芦茅根 各30g

7 剂，水煎服。

二诊　2005 年 6 月 27 日。药后矢气多，腹胀缓解，体温 37℃左右，汗出减少，心慌。舌淡红，苔薄白，脉滑数。证治同前。

处方　知母 15g　　　苍术 15g　　　生山药 15g　　　党参 10g

麦冬 10g　　　五味子 10g　　天花粉 30g　　　银花 30g

生甘草 10g　　竹叶 10g　　　芦茅根 各30g　　生石膏(先下) 100g

14 剂，水煎服。

三诊　2005 年 7 月 11 日。6 月 28 日出院，诊断为弥漫性肺泡出血原因未明，血管炎可能性大，淋巴增殖性疾病待除外。已经停用 CTX、长春新碱。现口服曲安西龙 24mg/d，体温 37.1℃，口干仍有，但不思饮冷，汗出不多，大便先硬后溏，尿黄，肌肉酸困，曾鼻衄 1 次，因量不多而自止。近 20 天前胸后背皮肤大片圆形粉红色丘疹，皮肤科诊为激素性痤疮。今化验 WBC 15.31×10^9/L，HGB 131g/L，PLT 249×10^9/L；ALT 42U/L，ALB 41g/L。舌淡红，苔右边略厚，脉滑数。证属风热挟湿，气营同病，方用清营汤加减。

处方　银花 30g　　　连翘 10g　　　竹叶 10g　　　薄荷(后下) 10g

生地 15g　　　丹皮 10g　　　赤芍 10g　　　白茅根 30g

生槐花 15g　　紫草 15g　　　麦冬 10g　　　花粉 30g

知母 15g　　　生山药 15g　　生甘草 5g　　　生苡仁 30g

滑石 30g　　　生石膏(先下) 100g

14 剂，水煎服。

四诊　2005 年 7 月 26 日。体温波动在 36.8～37.2℃，较前有力，前胸痤疮仍多，汗出较多，仍服曲安西龙 24mg/d，舌淡暗，苔薄白，脉滑。

处方　知母 15g　　　生山药 15g　　生甘草 5g　　　苍术 15g

生地 15g　　　丹皮 15g　　　赤芍 15g　　　紫草 15g

生苡仁 30g　　野菊花 30g　　地丁 30g　　　蒲公英 30g

丹参 15g　　　苦参 10g　　　皂角刺 10g　　生石膏(先下) 100g

30剂，水煎服。

五诊 2005年8月16日。痤疮明显减少，体温36.4~36.7℃，曲安西龙减至16mg/d，无特殊不适。今化验WBC $10.15×10^9$/L，HGB 138g/L，PLT $265×10^9$/L。守方去紫草、皂角刺、丹参加白花蛇舌草30g，鬼箭羽15g，桑白皮15g。30剂，水煎服。

六诊 2005年11月29日。以上方加减服药3月，病情稳定，无特殊不适，现改服泼尼松5mg/d，化验血常规、肝肾功能、免疫指标等均正常。舌红暗，苔白腻，脉沉细。

处方

生地30g	知母10g	生甘草10g	苍术15g
赤芍15g	紫草15g	生苡仁30g	穿山龙15g
黄柏10g	陈皮10g	藿香10g	茵陈10g
白蔻仁10g	滑石30g	生石膏(先下)50g	

30剂，水煎服。

七诊 2006年1月24日。无不适，现服泼尼松5mg/d，知柏地黄丸6g，bid，二妙丸6g，bid，服用半月，巩固疗效。2006年8月随诊，停用所有中西药物，病情未再反复。

按语

本案发热应属中医温热病的范畴。高热不恶寒、汗出多、口干思饮、大便干燥、脉滑数，阳明气分热盛可知；肌肉酸痛、腹胀、苔白微腻为夹有湿邪阻滞；每次发病前咽痛又系风热外袭，邪在卫分。董师初诊治疗用大剂白虎汤加天花粉、芦茅根清泄胃热，生津止渴；苍术燥湿健脾，祛风除湿；银花藤、白僵蚕清热散风，利咽止痛。二诊时热退汗减，但心慌明显，乃遵《内经》"汗为心之液"之旨，加生脉散以强心复脉，体温未再反复，病情稳定而出院。患者由于长期服用大剂量糖皮质激素治疗，导致前胸、后背皮肤大片圆形粉红色丘疹，从中医而言为血热发斑、发疹，故其后治疗均在原方基础之上加入银花、连翘、竹叶、生地、丹皮、赤芍、白茅根、生槐花、紫草等凉血透疹化斑之品，经治半年，诸证痊愈，恢复学业。弥漫性肺泡出血原因未明属于罕见疾病，本案董师治疗始终以辨证论治为宗旨，配合西医的糖皮质激素和免疫抑制剂治疗，取得了满意的疗效。

2.发热待查（伏暑）（一）

刘某，男，44岁，司机。

就诊时间：2010年9月19日。

主诉：发热20天。

病史：患者于2010年9月9日无诱因发热，体温最高达39.3℃，伴咽痛、咳嗽、头痛，周身肌肉酸痛，次日到当地医院急诊查血尿常规、肝肾功能、胸片均正常。予口服阿奇霉素（希舒美）治疗1周，同时服用某中医的小柴胡汤加味治疗无效，体温在38～39℃之间波动。3天前到我院感染科，检查巨细胞病毒抗体、军团菌抗体、外斐反应、布氏杆菌凝集实验等均无异常。肺炎支原体抗体≥1∶160；ESR 86mm/h，CRP 109mg/L，尿蛋白 1.0g/L。拟收住病房进一步诊治，等床期间就诊于中医。

现症 发热恶寒，每于午后5～6时体温达38.7～39℃，次日晨起恢复正常。发热时伴咽痛、头痛、牙痛、咳嗽痰白量多，呈泡沫状，全身肌肉酸痛。汗出热退，口黏纳差，大便黏腻不爽，尿黄尿热。舌红暗，苔灰白腻，脉沉细。

辨证立法 湿蕴热伏，三焦失司，营卫不和。治以祛湿清热，宣畅三焦，调和营卫，方用三仁汤合桂枝汤加减。

处方

杏仁 10g	白蔻仁 10g	生薏仁 30g	厚朴 10g
陈皮 10g	半夏 10g	黄芩 10g	竹叶 10g
滑石 30g	青蒿 15g	桂枝 10g	白芍 10g
炙甘草 6g	大枣 5枚		

7剂，水煎服。

二诊 2010年9月27日。仍有发热，体温最高38.6℃，仍感咽痛、头痛、肌肉酸痛，但未恶寒。舌苔黄腻，脉沉细。守方去桂枝、白芍加浙贝母10g，再服12剂。

三诊 2010年10月9日。药服7剂，体温下降，最高38℃，咽痛、头痛、肌肉酸痛均明显减轻。近3天体温正常。现乏力明显，咳吐黄痰量多，舌淡红，苔薄黄，脉沉细。证治同前，守方加苍术10g、忍冬藤30g。再服7剂。

四诊 2010年10月18日。未再发热，体温正常。较前有力，咳黄白痰，量多，入睡困难。余无所苦。守方去苍术、竹叶加菖蒲10g、远志10g、茯苓15g，7剂，水煎服。

五诊 2010年10月25日。痰量减少，入睡好转。舌淡红，苔薄黄，脉沉细。守方去忍冬藤加冬瓜子30g，白芥子5g。再服7剂。

六诊 2010年11月1日。无不适，复查血、尿常规，肝肾功能均正常；ESR 10mm/h，CRP 2.5mg/L。嘱停药观察。

按语

　　本案的发热经西医多项化验与检查均未查明原因，用抗生素和小柴胡汤加减治疗无效，在等床住院期间来诊。患者发病适逢秋季，初诊时主要见证为发热、咽痛、头痛、牙痛、咳嗽、痰白量多，呈泡沫状，舌红暗，脉沉细，颇似风温肺热之象，但其发热朝轻暮重，兼有恶寒、汗出则热退，全身肌肉酸痛，口黏纳差，大便黏腻不爽，尿黄尿热，苔灰白腻，又显非单纯卫表之证。根据其发病季节与临床特点，颇与伏暑之病相似。《温病条辨》曰："长夏受暑，过夏而发者名曰伏暑。霜未降而发者少轻，霜既降而发者则重，冬日发者尤甚。"又曰："头痛微恶寒，面赤烦渴，舌白，脉濡为数者，虽在冬日，犹为太阴伏暑也。"伏暑系由于夏令人体正虚，或阴虚，或阳衰，或适逢中气亏损之时，外感暑湿或暑热之邪，未即发病，邪气内伏，至秋冬自发，或因新邪所诱发，以暑湿或暑热为主要特征的伏气温病。由于暑多夹湿，暑温、湿温、伏暑均可呈湿热见证，如吴鞠通所云："伏暑、暑温、湿温，证本一源，前后互参，不可偏执。"因此故辨证为湿蕴热伏，三焦失司，治以祛湿清热、宣畅气机之三仁汤，加青蒿以清暑利湿，因兼有恶寒、头身酸痛、有汗出之营卫不和之象，再加桂枝汤调和营卫。药服7剂，体温下降，卫表之邪去除，则去桂枝汤，继守原方加减进退治疗匝月，诸症皆愈。

3.发热待查（内伤发热）（二）

柴某，女，44岁，职员。

就诊时间：2009年11月26日。

主诉：间断发热10个月。

病史：患者今年2月初感冒后发热，体温最高39℃，静脉点滴抗生素治疗3天后转为低热，体温波动在37.5～38℃之间，伴乏力纳差，出虚汗，偶有夜间盗汗。3月初某医院化验各项风湿免疫指标均正常。6月中旬某医院呼吸内科就诊，考虑结核可能性大，口服异烟肼、乙胺丁醇、利福平治疗2月余，体温可降至37℃。因自10月以来体温一度正常故而停药。但1周前体温又升至37.5℃，今来中医就诊。

现症 午后低热，体温37.5℃，劳累后易升高。乏力纳差，头晕明显，关节酸痛，手足不温，时有盗汗，二便如常，月经量少，延期1周。舌淡胖，齿痕，苔薄白，脉沉细。

辨证立法 脾胃气虚，营卫不和，湿郁经络。治以补益脾胃，调和营卫，祛湿通络，方用升阳益胃汤合桂枝汤加减。

处方

生黄芪30g	党参10g	白术10g	黄连6g
陈皮10g	半夏10g	茯苓15g	泽泻10g
防风5g	青蒿15g	桂枝10g	羌独活各3g
白芍10g	黄芩10g	炙甘草6g	良姜3g
大枣10枚			

每日1剂，水煎服。

二诊 2010年2月5日。自述服药2剂，体温即恢复正常。继续服药，乏力头晕明显减轻，纳食增加，月经时至。近日因外地出差，体温又波动37.1～37.2℃。舌淡红，苔白腻，脉沉细。证治同前。

处方

生黄芪30g	党参10g	苍术10g	升麻3g
柴胡6g	黄连6g	陈皮10g	半夏10g
茯苓10g	泽泻10g	防风6g	羌独活各3g
青蒿15g	藿香10g	白豆蔻10g	炙甘草6g

每日1剂，水煎服。

三诊 2010年4月16日。药后未再发热，体温一直正常。但4月7日看某中医认为是阴虚内热，开了7剂养阴退热药：丹皮、地骨皮、青蒿、秦艽、生地、银柴胡、羚羊角粉（山羊角代替）、当归、白芍等，

4月10日体温又上升至37.2～37.6℃。诸证复作。后脊热如火燎。舌胖大齿痕，脉沉细。守方去藿香、白豆蔻加葛根15g。14剂，水煎服。

四诊 2010年8月25日。药后体温正常，诸证告愈，停药4月，近3天因劳累体温波动于37.1～37.4℃，乏力便溏。舌苔白腻，脉沉细。守方去青蒿加生薏仁30g，14剂。2011年5月30日因失眠复诊，自诉药后发热告愈，未再反复。

按语

　　本案发热，病起于感冒受凉后，似乎属于外感发热，应以辛散发表、驱邪外出治疗为主，经抗生素治疗后体温虽有下降，但持续10月，难以用外感解释。析其发热特点以午后为主，每因劳累后体温升高伴乏力纳差、头晕、关节酸痛，手足不温，时有盗汗，舌淡胖齿痕，脉沉细。董师认为属于内伤基础上的外感发热，病机为脾胃气虚，外感风邪，营卫不和，湿郁经络的内伤发热。尊"劳者温之，损者益之"之旨，治疗选用李东垣《内外伤辨惑论》的升阳益胃汤补益脾胃、清热除湿，合桂枝汤调和营卫，疏风解肌。辨证选方精准，坚持守法守方，取得满意疗效。李东垣所创升阳益胃汤本治"肺之脾胃虚证"，即"脾胃之虚，倦怠嗜卧，四肢不收，时值秋燥令行，湿热少退，体重节痛，口苦舌干，食无味，大便不调，小便频数；兼见肺病，洒淅恶寒，惨惨不乐，乃阳气不升故也。"本方由黄芪、人参、茯苓、白术、白芍、陈皮、半夏、柴胡、防风、羌活、独活、黄连、泽泻、炙甘草、生姜、大枣组成，虽药味众多，然配伍得宜，法度井然，属于甘温除热法的代表方之一。或问：本案即是脾胃虚弱，元气不足，复感外邪引起的发热，为何不用补中益气汤？师云：两方组成、功用虽大同小异，但补中益气汤侧重益气升阳，治疗脾胃气虚，清阳下陷之证；升阳益胃汤侧重升阳除湿，治疗脾胃气虚，兼感湿邪之证。本案劳则发热，乏力纳差，头晕盗汗是脾胃气虚，而关节酸痛，手足不温则为湿热阻络见证。故用升阳益胃汤加减以益气升阳、健脾益胃、化湿清热为主，治疗过程中还加青蒿、藿香、白豆蔻以增强祛湿清热之功，切忌用苦寒伤胃、甘寒阴柔之药。

4.嗜酸性粒细胞增多症（内伤发热）

谢某，女，42岁，职员。

就诊时间：2010年1月15日。

主诉：发热2月余。

病史：患者于2009年10月下旬受凉后始发热，伴畏寒、乏力，未在意。11月5日测体温39℃，自服百服宁后体温波动在37.5℃左右。11月12日到云南出差3天，偶有低热未诊治。11月20日体温上升至38℃，伴有乏力明显、感喘憋、汗出，遂到北京某医院急诊查血常规示：WBC 11.26×10^9/L，EOS 26.1%，静点左氧氟沙星（利复星）抗感染治疗3天不效，体温38～39℃。11月27日又到某呼吸专科医院查血常规：WBC 22.53×10^9/L，EOS 42.6%；肝功能：ALT 75U/L，AST 53U/L。胸像：双肺纹理重。腹部B超示：肝大，肝门多发肿大淋巴结。予盐酸莫西沙星（拜复乐）0.4g，qd，静脉点滴3天后，改为口服，体温以午后发热为主，波动38～39℃。12月4日到某医院热带病科查血WBC 33.78×10^9/L，EOS 65.5%；肝吸虫抗体、肺吸虫抗体、弓形虫抗体均阴性，IgG 32.9g/L。12月7日来我院查血WBC 44.85×10^9/L；EOS 79.6%；EOS# 35.68×10^9/L；血沉109mm/h。以"发热、血嗜酸细胞增多待查"收住内科病房。入院后查血常规示：WBC 44.53×10^9/L，EOS 78.0%。Hb 109g/L，PLT 243×10^9/L。IgG 34.5g/L。IgE 2398kU/L（参考值≤60kU/L。肝功能：ALT 88U/L，AST 66U/L。多次大便找虫卵均阴性。骨髓穿刺检查：骨髓增生明显活跃，粒系增生显著，嗜酸性细胞明显增多占56.5%，且幼稚嗜酸细胞亦增多，中性粒细胞减低，其他各阶段比例正常。诊断嗜酸性粒细胞增多症。肺功能检查：限制性通气功能障碍伴弥散功能减低。腹部B超：肝大，回声不均，肝门区多发低回声，考虑为肿大淋巴结。腹部CT：肝大，肝实质弥漫性病变伴结节灶；脾大，肝右叶囊肿；肝门区肿大淋巴结，腹膜后小淋巴结。PET/CT结果：肝脏增大，多发代谢增高区。肝门和胰周淋巴结代谢增高，部分融合成团。左颈后、双锁骨上、腋窝、双肺门、纵隔、心包旁、腹膜后及右髂血管旁淋巴结代谢增高。脾大，骨髓扩张，代谢增高。右侧胸腔积液。肝多发钙化灶，诊断意见：需除外血液系统恶性病变可能。患者12月9日检查CT时应用地塞米松1.5mg后体温高峰逐渐下降，但复查血WBC 25.74×10⁹/L，EOS 78.0%，EOS# 20.09×10⁹/L。肝功能正常。12月23日用肠虫清试验性治疗，口服2片后当晚体温再次上升至39.6℃，且停药后无明显下降。加用洛索洛芬钠片（乐松）退热，体温可以一过性降低。其间多次监测血常规示：WBC（16.32～22.57）×10⁹/L，EOS 45.7%～60.8%（正常值0.5%～5.0%）；EOS#（6.88～17.93）×10⁹/L（正常值0.02～0.5×10⁹/L）。HB 100～95g/L，PLT（236～202）×10⁹/L。因患者拒绝肝穿刺或腹腔内淋巴结活检等有创检查，今日自动出院求治于中医。西医诊断为"发热、血嗜酸细胞增多症、肝大原因未明，淋巴瘤可能"。

现症 先有恶寒，继则发热，口服乐松退热时则大汗出，持续数小时复发热。面色苍白，乏力明显，神疲纳差，恶风畏寒，夜间盗汗，口不干，二便如常。月经量少。舌质淡暗，舌体胖大齿痕，苔薄白，脉沉细。血常规：WBC 19.78×10⁹/L，EOS% 69.3%；EOS# 13.71×10⁹/L。RBC 3.35×10¹²/L，HGB 91g/L，PLT 173×10⁹/L。

辨证立法 脾胃气虚，营卫失和，外感风邪。治以补脾益气，调和营卫，疏风散邪，甘温除热，方用补中益气汤合桂枝汤加减。

处方

生黄芪50g	党参10g	白术10g	升麻5g
柴胡5g	当归10g	陈皮10g	防风3g
葛根10g	熟地15g	桂枝10g	白芍10g
炙甘草6g	大枣5个		

7剂。每日1剂，水煎，早晚分服。

二诊 1月22日。药服1剂体温即正常，停用乐松，未再发热，纳食增加，仍乏力面白，夜间盗汗明显。舌淡暗，苔白，脉细滑。查血常规：WBC 9.63×10⁹/L，EOS% 49.9%；EOS# 4.81×10⁹/L。RBC 3.34×10¹²/L，HGB 98g/L。证治同前，守方加重甘温除热之力。

处方

生黄芪50g	党参15g	白术15g	升麻6g
柴胡10g	当归10g	陈皮10g	熟地15g
桂枝10g	白芍10g	防风10g	青蒿15g
地骨皮15g	制附子10g	炙甘草6g	大枣5个

7剂。

三诊 1月29日。未再发热，乏力、畏寒、盗汗均减轻。血常规：WBC 7.66×10^9/L，EOS 21.8%；EOS# 1.67×10^9/L；RBC 3.74×10^{12}/L；HGB 104g/L。守方去青蒿加红景天15g，生牡蛎(先煎)30g。每日1剂，水煎，早晚分服。

四诊 3月5日。一直服上方，体温正常，诸证告愈。查血常规：WBC 6.77×10^9/L，EOS% 6.8%；EOS# 0.46×10^9/L；RBC 4.03×10^{12}/L，HGB 118g/L。腹部B超示：肝脾不大，肝多发囊肿，最大1.1cm大小。守方去地骨皮加红景天15g。7剂。

五诊 3月12日。上班5天，不耐劳累，余无所苦。舌淡红，苔薄白，脉沉细。血常规：WBC 6.79×10^9/L，EOS 5.4%；EOS# 0.31×10^9/L。RBC 4.21×10^{12}/L，HGB 127g/L。

处方

生黄芪50g	党参15g	白术10g	升麻6g
柴胡10g	当归10g	陈皮10g	熟地15g
桂枝10g	白芍10g	防风3g	羌活3g
泽泻10g	黄连3g	炙甘草6g	大枣12个

每日1剂，水煎，早晚分服。

六诊 4月23日。正常工作，无不适。查血常规：WBC 7.32×10^9/L，EOS% 16.8%；EOS# 1.23×10^9/L（正常值0.02~0.5）。RBC 4.82×10^{12}/L，HGB 143g/L。CRP、肝肾功能正常，血沉26mm/h。

处方

生黄芪50g	党参15g	白术10g	升麻6g
柴胡10g	当归10g	陈皮10g	熟地15g
桂枝10g	白芍10g	黑附片10g	熟地黄15g
地骨皮15g	良姜3g	炙甘草6g	大枣12个

每日1剂，水煎，早晚分服。

七诊 8月20日。正常工作，无不适。查血常规：WBC 7.20×10^9/L，EOS% 5.0%；EOS# 0.39×10^9/L。守方配制丸药，每丸重约9g，每次1丸，每日3次，巩固疗效。

以上方调治近半年，至2011年1月20日。患者病情稳定，无不适。查血常规：WBC 8.10×10^9/L，EOS% 8.6%；EOS# 0.70×10^9/L。停用中药，一直正常工作。2012年5月19日随诊，一如常人。复查血常规：WBC 8.07×10^9/L，

EOS% 1.0%；EOS# 0.08×10^9/L，均在正常范围。血沉14mm/h。肝肾功能正常。B超：肝脾不大。病告痊愈。

按语

　　嗜酸性粒细胞增多症是指外周血中嗜酸性粒细胞绝对值大于0.4×10^9/L，是多种病因引起的非独立性疾病，常见于变态反应性疾病、寄生虫感染、皮肤病及肿瘤等，随病因不同临床表现多样。本例除检查外周血及骨髓的嗜酸性粒细胞明显增多外，以持续发热为其主要见证。中医辨发热首先要辨外感与内伤，本例起病于受凉之后，发热伴有畏寒，辨为外感无疑。然汗出热退，辄复发热，热势不因汗衰，病程缠绵2月之久，且伴面色苍白，乏力明显，神疲纳差，舌淡暗，舌体胖大齿痕，苔白脉细等脾胃阳虚气弱之证，内伤发热又证据确凿。董师经四诊合参，缜密思考，分析患者系因平素脾胃气虚，感受外邪，见证发热、汗出、恶风者实乃太阳中风表虚证；后用大量抗生素治疗又伤脾阳，服乐松退热而汗出不解更觉乏力，实际上是在脾胃内伤基础上复感外邪，内伤与外感相互影响，难以截然划分。即李东垣《内外伤辨惑论·饮食劳倦论》所云："无阳以护其荣卫，不任风寒，乃生寒热，皆脾胃之气不足所致也"。若体质较强的人感受外邪引起发热，可以一汗而解；而脾胃气虚之人感受外邪的发热，须用甘温除热法治疗取效。

　　甘温除热法是李东垣根据《内经》"客者除之、劳者温之"之旨，用以治疗气虚发热而创制的。董师认为，气虚发热的辨证以发热伴有乏力殊甚、神疲纳差、恶风汗出、舌质淡、胖大齿痕、脉虚无力等为要点，至于热度的高低、病程的长短并不重要。本例辨证属脾胃气虚复感外邪，治疗不仅要用补中益气汤甘温除热，而且重用黄芪50g加强益气升阳之力，并合桂枝汤调和营卫，疏风解肌，内外兼治，使脾胃气充，升降复常，营卫和谐则大热可除，患者服用1剂即热退病减，奏效甚捷，可见董师辨证之准，选方之精。二诊患者虽未再发热，但盗汗明显，推究其因：一由屡经退热出汗，过汗后表阳虚弱，卫气不固，腠理开泄；一因脾胃受损，阳气下陷，阴火上乘，虚热内生，迫津外渗。故加大党参、白术剂量到15g以甘温益气、健脾升阳，又加防风、附子辛温以顾护表阳；青蒿、地骨皮甘寒以清透虚热，诚如李东垣所云："惟当以辛甘温之剂，补其中而升其阳，甘寒以泻其火则愈。"如此加减丝丝入扣，有条不紊。患者在三诊以后体温正常，诸证减轻，嗜酸性粒细胞虽持续下降，但未完全正常。故仍坚持守方治疗，并配制丸药常服，终达疾病向愈。故董师认为，甘温除热非独补中益气汤一方，举凡用黄芪建中汤、麻黄附子细辛汤、金匮肾气丸、圣愈汤等治疗气虚、阳虚、血虚发热者，皆可视为甘温除热法。

纵观董师对本例的临证思路和治疗过程，有如下特点：①详辨证候、谨察病机。单纯的外感内伤发热易辨；内伤兼外感的发热难明。董师既注意受凉感寒的外因，更重视素体阳虚气弱的内因。本例脾胃气虚，复感外寒，正气不足，抗邪无力，故而汗出辄复热，病深难解，属内伤兼外感发热。②坚持守法、守方治疗。内伤发热缠绵难愈，治疗不急于求成，治疗大法一旦确定，即遵循"有方有守"的原则，缓收其功，不轻易改弦易辙。③疗效的判定不但要看症状的消除，还要看理化检验等指标的复常，本例单纯用中医药治疗获愈则更有说服力。

5.坏死性淋巴结炎（肝经郁热）

冯某，女，24岁，学生。

就诊时间： 2013年11月1日。

主诉： 间断发热近7年。

病史： 患者2006年12月受凉后发热，伴畏寒、寒战，体温38.1℃，当地医院静脉抗炎治疗3天，体温恢复正常。此后反复出现发热，以午后为重，体温最高达39～40℃。2007年3月住我院感染科病房1月，查体：颈部及锁骨上多发肿大淋巴结。化验除了血常规WBC（1.48～2.51）×10^9/L，HGB 86～89g/L之外，其余均正常。诊断为坏死性淋巴结炎，给予泼尼松30mg/d口服，逐渐减停，共服药4个月，体温恢复正常，肿大的淋巴结逐渐缩小，病情未再反复。2013年2月初受凉后又发热8天，体温39.5℃，伴咳嗽、少量黄痰，全身乏力，颈部淋巴结肿大。再次住本院感染科病房1周，化验血常规WBC（2.78～2.51）×10^9/L，HGB 89g/L，PLT 301×10^9/L。诊断为病毒感染可能性大，仅给予琥珀酸亚铁补铁、利可君升白细胞治疗，体温次日正常而出院。2013年6月再次发热1周，症状同前，当地医院淋巴结活检，病理提示为反应性增生，服中药1周后热退。2013年10月自觉发热，但体温正常，化验WBC 4.68×10^9/L，HGB 110g/L，PLT 242×10^9/L。

现症 自觉发热，但体温正常，咳嗽少痰，颈部淋巴结肿大如蚕豆大小，上火时则疼痛。口眼干燥，手足心热，脱发多，大便干燥。舌红少苔，脉细弦。

辨证立法 肝经郁热、阴虚热结。治以疏肝清热、滋阴润燥、散结消肿。方用丹栀逍遥散合升降散加减。

处方

丹皮 10g	栀子 10g	黄芩 10g	柴胡 10g
当归 10g	白芍 15g	茯苓 15g	薄荷(后下) 10g
生地黄 15g	秦艽 10g	地骨皮 10g	白僵蚕 10g
蝉蜕 10g	片姜黄 10g	山慈菇 10g	浙贝母 10g
女贞子 10g	旱莲草 10g	生甘草 6g	

每日1剂，水煎服。

二诊 2014年3月21日。已无发热感，颈部淋巴结变小，胸闷不明显，未再脱发，大便通畅。见其前额痤疮多，手心热，皮肤干燥，舌暗红，苔薄白，脉沉细。证治同前。

处方

丹皮 10g	栀子 10g	黄芩 10g	柴胡 10g
当归 10g	白芍 10g	茯苓 15g	秦艽 10g
枳壳 10g	苦参 10g	丹参 30g	白芷 10g
桑白皮 15g	枇杷叶 10g	皂角刺 10g	黄连 6g
白僵蚕 10g	山慈菇 10g	陈皮 10g	生甘草 6g

30剂，水煎服。随诊半年，未再反复。

按语

　　本案既往因外感引起反复发热，住院病理活检诊断为坏死性淋巴结炎。就诊之时发热特点为自觉发热、但体温正常，伴颈部淋巴结肿痛。中医治疗以整体为主，西医检查体温升高的发热，中医辨证不一定是热证，如气虚发热、阳虚发热；西医检查体温正常，但自觉发热不休者，中医也可以辨证为热证，如肝经郁热、血瘀发热等。董师考虑患者病程日久，热邪居于少阳半表半里之界，正邪相争，是以发热反复发作。颈部乃肝胆经循行部位，肝气不疏、郁而化热，热邪蕴而不解，火聚成毒，少阳热盛，结于颈部而致淋巴结肿大；木火刑金，火热内郁，升降失常则咳嗽少痰；热伤津液则见口眼干燥、手足心热、大便干燥、舌红少苔、脉弦细。辨证属肝经郁热基础之上复感外邪，故治以疏肝清热、滋阴润燥、散结消肿为法。治用丹栀逍遥散清利肝经郁热，升降散疏散热邪，调畅气机。方中丹皮、栀子清肝泄热；黄芩与柴胡相配，清泄少阳，调达枢机，使热邪外散；升降散升清降浊、调畅气机、宣畅郁热；生地、秦艽、地骨皮滋阴清热；二至丸滋补肾阴，改善脱发；山慈菇、浙贝母清热解毒、化痰开郁散结。一诊后已无发热感，且颈部淋巴结变小。二诊时见面部痤疮多，考虑同时存在肺经郁热，故加桑白皮、枇杷叶清肺热；苦参、黄连清热祛湿；白芷、皂角刺透脓消肿。辨证立法明确，故一剂知，两剂已。

6.上呼吸道感染（咳嗽）

陈某，女，66岁，退休工人。

就诊时间： 2000年11月24日。

主诉： 咳嗽2周。

病史： 患者2周前受凉后咳嗽，痰白黏量多，咳甚则伴有喘息，不发热。1周前本院呼吸内科胸部X像：双肺纹理略多，诊断为上呼吸道感染引起咳嗽，予口服头孢克肟、盐酸溴己新、棕铵合剂治疗不效。

现症 咳嗽，咽痒，恶风汗出，且遇风咳嗽加重，口不干，二便如常。既往有吸烟史30年。舌质暗淡，苔薄白，脉沉细。

辨证立法 痰湿阻肺，表虚受风。治以化痰除湿，疏风解肌，方用桂枝加厚朴杏子汤合三子养亲汤加减。

处方

桂枝10g	白芍10g	炙甘草6g	厚朴10g
杏仁10g	苏子10g	莱菔子10g	薄荷(后下)10g
白芥子3g	半夏10g	生姜3片	钩藤(后下)10g
大枣5枚			

内科疾病

7剂，水煎服。

二诊 2000年12月1日。咳嗽减轻，未再喘息。痰变稀薄易咯出，但痰量仍多，后背恶风，口干汗出。舌偏红，苔薄白，脉细缓。证治同前，略加化痰清热之品。

处方

桂枝10g	白芍10g	炙甘草6g	厚朴10g
杏仁10g	半夏10g	茯苓20g	陈皮10g
浙贝母10g	海蛤壳10g	全瓜蒌30g	枳实10g
黄芩10g	苏子10g	莱菔子10g	生姜3片
大枣5枚			

7剂，水煎服。

三诊 2000年12月8日。咳止痰消，恶风汗出告愈，唯感咽不适，胸闷。用同仁气管炎咳嗽痰喘丸，每服30粒，日二次，以善后调理。2004年10月随诊，未再发作。

按语

《伤寒论》曰："喘家，作桂枝汤，加厚朴杏子佳。"是太阳中风兼喘病的治法。然而临床上桂枝加厚朴汤证的咳嗽每每易被忽视。本案咳嗽之特点为恶风汗出，遇风加重，揭示了风邪外袭，营卫失和导致肺气上逆的表证；同时痰色白黏量多又为痰湿内盛、肺失肃降之里证。治疗宗仲景法以桂枝加厚朴杏子汤祛风解肌，利肺止咳；合三子养亲汤祛痰降逆，平喘止咳；少佐钩藤、薄荷疏风宣散，辛凉清解，表里兼顾，两诊而收功。说明经方的应用只要辨证准确、方证相合，则可立竿见影。其中三子养亲汤出自《韩氏医通》，由白芥子、紫苏子、莱菔子组成，具有降气豁痰，消食平喘之功，董师常用本方加减老年人咳喘痰多、胸闷胀满、舌苔腻、脉滑，属于寒证、实证者。二诊时患者出现口干、舌偏红，因考虑外感风寒后易于入里化热，故于方中去掉白芥子并加黄芩、全瓜蒌、浙贝母以清热化痰，防其传变也。

7.急性支气管炎（咳嗽）

张某，女，70岁，退休工人。

就诊时间：2005年4月14日。

主诉：咳嗽3月余。

病史：患者3月前受凉后始咳嗽，痰呈白沫状，黏稠难咯出，甚则咽痒、气逆、呛咳不止，涕泪俱下，咳引胸痛，每日发作多次，夜间尤重，并有频频打嗝，咳则小便不能自控。化验血常规正常，胸像未见异常。先后服用抗菌消炎、化痰止咳西药、通宣理肺丸、养阴清肺丸及中药汤剂20余剂不效。舌红胖，边有齿痕，苔薄白，脉细弦。

辨证立法 风燥伤肺，木火刑金。治以疏风清热，清肝润肺，化痰止咳。方用小柴胡汤合逍遥散、导痰汤加减。

处方

柴胡10g	黄芩10g	半夏10g	钩藤(后下)10g
蝉蜕10g	杏仁10g	枳壳10g	薄荷(后下)10g
瓜蒌皮10g	海浮石15g	茯苓15g	黛蛤散(包)10g
丹皮10g	当归10g	白芍10g	生甘草5g

7剂，水煎服。

二诊 2005年4月21日。药后咳嗽明显减轻，咽痒、气逆、呛咳、胸痛均愈，唯感打嗝仍时有发作。舌淡红，苔薄白，脉沉细弦。证治同前。

守方去黛蛤散、茯苓加旋覆花(包煎)10g，陈皮10g，14剂，水煎服。半月后随诊，诸证告愈。

按语

俗云："诸病易治，咳嗽难医。"《素问·咳论》亦说："五脏六腑皆令人咳，非独肺也。"精辟地指出咳嗽并非一单独的疾病，而是见于多种疾病所发生的一个症状。本案咳嗽罹患3月，久治不愈，发病又在春季，良由外感风邪伤肺，阻遏气机，肝气横逆，郁而化火，上迫于肺，反侮肺金，故证见咽痒、气逆、呛咳不止，涕泪俱下，咳引胸痛，每日发作多次，夜间尤重，并有频频打嗝，咳则小便不能自控等症状。即《内经》所说之肝咳："肝咳之状，咳引两胁下痛，甚则不可以转，转则两胠下满。"无怪乎用常法治疗不效。方选小柴胡汤为主方表里双解，舒畅肝胆，即唐容川所云："小柴胡能通水津，散郁火，升清降浊，左宜右有，治肝调肺，兼和营卫之方。以治咳嗽，肺火盛加麦冬；肝火盛加当归、胡连……兼外感加荆芥、紫苏、杏仁、薄荷。"而逍遥散最能解肝之郁与逆，两方合用，内清外透，疏风宣肺，清肝解郁，降逆镇咳之力益彰。随证所加钩藤、薄荷、蝉蜕、黛蛤散、瓜蒌皮、海浮石等疏风解痉，化痰润燥之品，风邪去、肺金润、肝气平、痰浊清则咳嗽自愈。

8.支气管周围炎（咳嗽）

殷某，男，1岁。

就诊时间： 2005年11月23日。

主诉： 发热、咳嗽、全身皮疹伴肝功能损害2周。

病史： 患儿于2005年11月8日受凉后始发热、咳嗽，体温37.7℃，次日住某儿科研究所医院胸像示：支气管周围炎，考虑为"病毒感染"，用抗生素静脉输液治疗2天后出现全身皮疹、伴有呕吐、便溏，化验肝功能：ALT 211U/L，AST 298U/L，加用保肝西药，期间体温恢复正常，皮疹减轻。11月17日复查肝功能：ALT 375U/L，AST 103U/L。但昨日咳嗽又加重，全身又现大片皮疹，复查肝功能：ALT 154U/L，AST 102U/L。今日出院，乃来中医求诊。

现症 体温正常，咳嗽声重，全身可见大片红色皮疹，不痒，纳食减少，大便溏或不成形，每日1~2次。舌偏红，苔薄白，脉细滑。

辨证立法 血热受风，脾胃不和。治以凉血散风消疹，化痰和胃止咳，方用验方过敏煎加减。

处方

银柴胡6g	乌梅6g	防风6g	五味子6g
生甘草6g	丹皮6g	黄芩6g	紫草6g
白茅根15g	连翘6g	草河车6g	茵陈10g
焦三仙各6g	半夏6g	茯苓10g	

7剂，水煎服。

二诊 2005年11月30日。药后皮疹消失，咳嗽明显减轻，但喉中有痰不爽，不易咳出，大便仍不成形，有酸腐臭味。鼻流清涕，唇干。舌淡红，脉细滑。证属脾胃气虚，痰食不化，风寒外束。治以健脾益气，消食化痰，疏风解表。方用六君子汤合保和丸加味。

 处方　党参6g　　　白术6g　　　茯苓10g　　　半夏6g

　　　　　　　陈皮6g　　　炙甘草3g　　　焦三仙各6g　　莱菔子6g

　　　　　　　杏仁6g　　　苏叶5g　　　前胡6g　　　　黄芩6g

　　　　　7剂，水煎服。

三诊　2005年12月7日。咳嗽、流涕已止，痰不多，大便较前成形，仍挟有不消化之残渣。昨日复查肝功能正常，舌淡红，苔薄白，脉细滑。证治同前。

处方　党参6g　　　白术6g　　　干姜6g　　　炙甘草3g

　　　　　　　柴胡6g　　　白芍6g　　　枳壳6g　　　焦神曲6g

　　　　　　　木香6g　　　藿香6g　　　葛根6g　　　黄连3g

　　　　　7剂，水煎服。半月后随诊，诸证告愈。

按语

　　中医认为，幼儿为稚阳之体，脏器轻灵，易虚易实，变化较速，因此治疗必须及时和谨慎。本案患儿初起有发热、咳嗽，辨证属于中医之风温肺热无疑，但由于用抗生素后引邪入里，伤及脾胃，故而导致郁热外发见皮肤红疹；脾胃虚弱、升降失常出现纳少、呕吐、便溏；且邪热蕴肺，灼津为痰而咳嗽声重，喉中有痰。初诊考虑皮疹为标，根据前人"疹属太阴风热"之训，用验方过敏煎加味以散风、清热、凉血、透疹，兼予用焦三仙、半夏、茯苓化痰和胃止咳。二诊时疹消咳减，唯有痰多、便溏、呈酸腐味道，口干流涕，治疗乃从"脾为生痰之源，肺为贮痰之器"入手，用六君子汤合保和丸、杏苏散加减，健脾益气，消食化痰，疏风解表。前后三诊而病告愈，充分说明了中医辨证论治的科学性。

9.肺部感染（风温肺热）

田某，女，17岁，中学生。

就诊时间： 2014年3月24日。

主诉： 发热伴咳嗽10余天。

病史： 患者2014年3月13日受凉后开始出现发热伴咳嗽，T_{max} 39.8℃，伴畏寒，3月14日就诊于北京某三甲医院，查血常规：WBC 8.93×10^9/L，NEUT% 79.6%，HGB 148g/L，PLT 184×10^9/L。胸X像示：左下肺炎。先后予应用阿奇霉素、头孢类抗生素治疗，体温曾一度下降至38℃，但停药后症状反复。3月21日复查血WBC 12.13×10^9/L，NEUT% 74.5%，HGB 141g/L，PLT 339×10^9/L。仍发热、咳嗽，遂来诊。

现症 反复发热，身热夜甚，伴畏寒，偶寒战，咳嗽，咯黄黏痰，痰多，咽痛，口干口苦，食欲差，恶心干呕，小便黄，大便正常。月经不规律，经量少，末次月经3月15日。舌红暗有瘀点，苔黄厚腻，脉滑数。

辨证立法 风温肺热，痰热中阻。治以清热宣肺、化痰止咳。方用麻杏石甘汤、千金苇茎汤合升降散加减。

处方

蜜麻黄 10g	炒杏仁 10g	蝉蜕 10g	片姜黄 10g
生甘草 6g	鱼腥草 30g	法半夏 10g	瓜蒌 30g
黄芩 10g	枳实 10g	陈皮 10g	炒冬瓜子 30g
芦根 30g	桃仁 10g	茯苓 30g	生薏苡仁 30g
金荞麦 30g	炒僵蚕 10g	生石膏 (先煎) 50g	

7剂，水煎服。

二诊 2014年3月31日。药后近5天未再发热，咳嗽不明显，仅咯少量黄白痰。食欲欠佳，时而恶心，口干。舌尖红，苔白根厚，脉细滑。辨证为风温肺热，胃气上逆。治以清肺化痰，和胃降逆。守方生石膏减至30g，去桃仁、蝉蜕、片姜黄，加生白术15g，党参10g，麦冬10g。7剂，水煎服。药后半月随访，诸证告愈，再与六君子汤加减以调理脾胃善后治疗。

按语

风温肺热病为现代温热病学者提出的病名，相当于西医学的急性肺炎、支气管周围炎和急性支气管炎等急性肺部感染疾患，以发热，咳嗽，咯痰，痰白或黄或黏稠或带血，恶寒或寒战，胸痛，气喘，口渴等为主要表现。其理论来源于清代叶天士卫气营血辨证。叶天士在《外感温热篇》指出："温邪上受，首先犯肺，逆传心包。"本病常因机体正气不足抗病能力低下，感受风热之邪而发。风热犯肺，外而邪正相争，表现为发热恶寒；内而肺气不清，失于宣肃，则咳嗽咯痰。病势不解，则卫气之邪入里而达气分，肺气壅塞，出现高热烦渴、咳喘胸痛、咯痰带血等痰热壅肺之证，但病变重点始终在肺。本案急性起病，以发热、咳嗽、舌红、苔黄厚腻、脉滑数为主要表现，属于典型的风温肺热病，故选用升降散外散风邪、麻杏石甘汤辛凉宣泄、清肺平喘；千金苇茎汤清化痰热，逐瘀排脓，更加鱼腥草、瓜蒌、黄芩、金荞麦等清热化痰之品。因其病程迁延达10日之久，肺热壅盛，为防其传变，故重用麻黄10g，生石膏50g以清泻肺热，而不嫌其量大，因热去则痰化。方中所用黄芩、金荞麦、鱼腥草等清热解毒之药，现代药理研究均证实有抗菌消炎之效，因兼见食欲欠佳、时而恶心症状，故善后用六君子汤加减，又不离中医辨证论治之本。

10.咳嗽晕厥综合征（痰厥）

吴某，男，45岁，工人。

就诊时间： 2009年8月17日。

主诉： 发作性、刺激性咳嗽半月。

病史： 患者半月前受凉后始发作性咽痒、咳嗽，痰白黏不易咳出，常连咳数声甚至数十声。剧烈咳嗽则面红目赤，如醉酒状，甚至晕厥，半月内已发作7次，每次持续几秒钟后意识恢复，胸部X线检查无异常。口服抗生素和止咳化痰西药无效，就诊于中医。

现症 口苦胸闷，口干思冷饮，右侧肢体活动不利，大便干燥，夜寐不佳，舌红苔黄干腻，脉沉细弦。

辨证立法 痰热内蕴，风燥伤肺，肝火犯肺。治以清热化痰，疏风润燥，疏肝宣肺，方用小柴胡汤、麻杏石甘汤合清气化痰丸加减。

处方 柴胡10g　　黄芩10g　　法半夏10g　　陈皮10g

枳实10g	全瓜蒌30g	杏仁10g	炙麻黄6g
蝉蜕10g	白芍15g	丹皮10g	钩藤(后下)10g
炙甘草5g	大枣5个	白僵蚕10g	薄荷(后下)10g
生石膏(先煎)30g			

14剂，水煎服。

二诊 2009年8月24日。服药1周，咳嗽稍好转，大便通畅。晕厥2次，仍痰黏不利，咽痒不适，面红目赤，舌红苔白腻干，脉弦滑。证治同前。守方去丹皮，加代赭石15g，酒大黄6g。7剂，水煎服。

三诊 2009年8月31日。药后未再晕厥，咳嗽明显减轻，咳则面红如醉酒状，痰多不畅，急躁易怒。舌红苔白，脉沉细。证属风燥已除，而痰热阻肺，木火刑金。治以清热化痰，疏肝宣肺。易方用清气化痰丸合升降散加减。

处方
法半夏15g	枳实10g	胆南星10g	全瓜蒌30g
黄芩10g	茯苓30g	桃杏仁各10g	钩藤(后下)10g
白僵蚕10g	蝉蜕10g	片姜黄10g	薄荷(后下)10g
丹皮10g	冬瓜子30g	浙贝母10g	牛膝15g

7剂，水煎服。

四诊 2009年9月7日。咳嗽减轻，痰不多，仅有1次晕厥，余无不适。舌红苔白，脉沉细。证治同前。仍以清金制木，清化热痰治之。

处方
丹皮10g	栀子10g	柴胡10g	黄芩10g
法半夏10g	钩藤10g	蝉蜕10g	杏仁10g
桃仁10g	枳实10g	全瓜蒌30g	生大黄(后下)6g
当归10g	白芍10g	白僵蚕10g	生甘草6g

14剂，水煎服。

五诊 2009年9月21日。药后未再晕厥，仍有咳嗽，咯白色黏痰，伴胸闷气急，口干发黏，大便正常。舌红胖苔薄白，脉细滑。守方去薄荷、防风、栀子，加枳壳10g，枳实10g，苏子10g，郁金10g，每日1剂，水煎服。

六诊 2009年10月12日。近日受凉后又有晕厥间断发作（共发作3次），现咳嗽气急，口黏时苦，咽喉不利，胸闷痰鸣。舌暗红苔白，脉弦滑。

证属肺胃痰热，外感风邪，方用麻杏石甘汤合旋覆代赭汤加减。

处方 炙麻黄6g　　杏仁10g　　法半夏10g　　生石膏(先煎)30g

枳壳15g　　生甘草6g　　薄荷(后下)10g　　旋覆花(包煎)10g

钩藤(后下)10g　　代赭石(先煎)15g

14剂，水煎服。

七诊 2009年12月14日。近2月晕厥未再发作。偶有咳嗽，遇油烟则咳甚，余无不适。舌暗红苔白，脉沉细。证属肝郁化火，风燥伤肺。治以疏肝清肺，解痉止咳。

处方 钩藤(后下)10g　　薄荷(后下)10g　　蝉蜕10g　　地龙10g

牛蒡子10g　　防风10g　　杏仁10g　　丹皮10g

黄芩10g　　生甘草6g　　五灵脂10g　　香附10g

黑白丑各3g　　银柴胡10g　　五味子10g　　枳壳10g

瓜蒌皮10g

14剂，水煎服。3月后随诊，诸证告愈。

按语

　　咳嗽是临床常见的病症，但引起晕厥尚属少见。西医谓之为咳嗽晕厥综合征，是指由于剧烈咳嗽引起一过性意识丧失，并能在短时间内自行恢复而不留后遗症的一组病症。根据本病急骤性、一过性的发病特点和突然昏倒、不省人事的证候特征，应归属于中医厥证中痰厥的范畴。中医古籍对本病早有记载，清代医家王堉在《醉花窗医案》中"痰结肺胃、喘咳晕绝"的医案就是1例典型的咳嗽晕厥综合征。王氏认为其病机是"顽痰结于肺胃之管，肺为清道，胃为浊道，两道为痰所壅，故甚则晕绝也"，经用礞石滚痰丸下之治愈，为后世中医治疗咳嗽晕厥综合征开创了先河。

　　本案起病于秋季，内有肺胃痰热蕴结，外感风燥邪气，导致肺气不清，肃降失常，加之肺病反侮于肝，少阳枢机不利，气郁化火，迫气上逆，是以咳嗽频作；外邪引动内伏之痰，耗伤肺津，气火夹痰，循经上逆，壅塞清窍，冒蔽神明，故而每咳甚则诱发晕厥。董师认为其治疗重点应是痰厥和风咳。故首选小柴胡汤宣透疏散，畅达肝气，清解郁火，以和解少阳之郁结，并配合麻杏石甘汤辛凉宣泄、清肺平喘；清气化痰丸清热化痰、理气止咳，使肝火得清，肺气得降，气机和调，热清火降，气顺痰消则咳嗽平复、晕厥亦止。三诊时因咳嗽晕厥减轻，而面红如醉，痰多不畅，急躁易怒等痰热壅滞，木火刑金的证候凸显。故易方用清气化痰丸合升降散加减以清热化痰理气，疏风解痉止咳。正如《医方集解》所说："气有余则为火，液有余则为痰，故治痰者必先降其火，治火者必顺其气也。"升降散由僵蚕、蝉蜕、姜黄、大黄组成，具有清透郁热，调畅气机，疏风解痉之功，董师常用其加减治疗顽固性咳嗽，迁延不愈，或阵咳甚至呛咳，干咳或咳少量白黏痰，每因咽痒、闻异味而诱发，西医诊断为变异性哮喘、咽源性咳嗽等，属于中医"风咳"或"肝咳"者，取效良佳。以后治疗过程中所加钩藤配薄荷为已故名医祝谌予治疗痉挛性咳嗽的常用对药：钩藤甘寒，入心肝经，息风解痉而轻清透热；薄荷辛凉，入肺肝经，清热解表而芳香疏风。二药相伍，清肺平肝，疏风清热，利咽止咳，可以治疗肺肝风热引起的咽痒喉干、久咳不愈。本案咳嗽晕厥反复发作，迭经4月，治疗数次易方，方臻治愈，可见其顽固难治。

11.支气管哮喘（哮病）（一）

周某，男，33岁，记者。

就诊时间：2004年9月2日。

主诉：哮喘反复发作20余年，加重1月。

病史：患者自8岁时出现哮喘，每年均在夏秋季节发病，持续数月不能缓解，间断服用抗过敏西药或皮质激素。近1月又发哮喘，已用普米克都保吸入剂（布地奈德），每日2次喷喉治疗，但仍不能完全控制病情，求诊于中医。

现症 哮喘多在夜间发作，喉中痰鸣，声如拽锯，痰不易咯出，以致不能平卧入睡，用普米克都保吸入剂喷喉后可控制，咽干鼻痒，二便如常。舌红苔黄，脉细滑。

辨证立法 痰阻肺胃，郁而化热，外感风邪。治以化痰清热，疏风解痉，平喘止咳。方用清气化痰丸加减。

处方 丹皮10g　　黄芩10g　　清半夏10g　　陈皮10g

茯苓15g	杏仁10g	枳实10g	瓜蒌皮10g
浙贝母10g	款冬花10g	生甘草6g	生石膏(先煎)30g
地龙10g	蝉蜕10g	五味子6g	

7剂，水煎服。

二诊 2004年9月9日。药后哮喘程度明显减轻，痰易咯出，仍需用吸入剂。舌胖红有齿痕，苔薄白，脉沉细。此痰热已清而肺卫不固。守方去浙贝母加生黄芪15g，白术10g，防风5g。14剂，水煎服。

三诊 2004年9月30日。未再哮喘，无特殊不适。舌胖齿痕，苔薄白，脉沉细。证属肺脾气虚，肝火犯肺，方用逍遥散加味。

处方
丹皮10g	黄芩10g	清半夏10g	陈皮10g
茯苓15g	杏仁10g	厚朴10g	瓜蒌皮10g
苏子10g	柴胡10g	大枣10个	生石膏(先煎)15g
当归10g	白芍10g	钩藤10g	薄荷(后下)10g
地龙10g	蝉蜕10g	防风10g	五味子6g
生甘草6g			

14剂，水煎服。

四诊 2004年10月14日。未再哮喘，一如常人。舌胖淡，齿痕，脉沉细。拟配丸药巩固，杜其宿根。

处方
丹皮30g	黄芩30g	柴胡30g	茯苓60g
白术30g	党参30g	陈皮30g	清半夏30g
生地60g	山萸肉30g	山药30g	苏子30g
莱菔子30g	厚朴30g	杏仁30g	蝉蜕30g
地龙30g	紫河车90g	麦冬30g	五味子30g

诸药共研细末，炼蜜为丸，每丸重约9g，每服1丸，每日3次。

五诊 2005年4月29日。服上方丸药后，一直未发哮喘已有半年，守方再配1剂继服。

六诊 2005年6月29日。无不适，守方加大蛤蚧1对，胡桃肉30g，继配丸药服用。2005年10月19日随诊。云自从服中药以来，今年夏秋哮喘未发作，正常工作，每日仍喷2次普米克都保吸入剂。守方继续服用，巩固疗效。服用半年，停用所有中西药物，哮喘至今未再复发。

按语

　　前人认为哮病发作根源于痰，故治疗应专主于痰，所谓"无痰不作哮"之说。《丹溪心法》云："哮喘必用薄滋味，专主于痰"，并把其治法精辟地概括为"未发以扶正气为主，既发以攻邪气为急"。清代《证治汇补》也认为哮病是"内有壅塞之气，外有非时之感，膈有胶固之痰"而致。本案哮病反复发作已有20余年，缠绵不愈，和以上论述颇为吻合。董师在初治时以清热化痰，宣肺利气为主，用清气化痰丸加款冬花、地龙、蝉蜕等疏风解痉药物，俟痰去喘定，易以逍遥散加味疏肝祛风，调畅气机，化痰宣肺。最后再合用麦味地黄丸加紫河车、大蛤蚧、胡桃肉等配制丸药常服以补肾固本，杜其夙根，使其多年哮喘得以控制。

12.支气管哮喘（哮病）（二）

董某，男，44岁。

就诊时间： 2005年8月1日。

主诉： 咳嗽伴哮喘发作20天。

病史： 患者20天前始咳嗽、咯白黏痰，伴轻微气喘，自服头孢拉定胶囊1周未好转。本院呼吸内科就诊，胸部X片示：两肺纹理厚，查体：双肺呼气延长，并可闻及哮鸣音，诊断为支气管哮喘。予口服左旋氧氟沙星（利复星）抗炎、棕铵合剂化痰止咳、酮替芬和盐酸西替利嗪（仙特明）抗过敏，并吸入异丙托溴铵气雾剂（爱全乐）治疗均无显效。既往2004年7月曾有类似病史2月余。

现症 咳嗽频作，鼻塞，发作性打喷嚏。甚则哮喘，喉中痰鸣。昼轻夜重，影响入睡，口干胸闷，汗出不多。大便干燥。舌红，苔黄白相兼而厚腻，脉沉滑数。

辨证立法 湿热蕴肺、风寒袭表，治以清泄肺热、疏风散寒、化痰平喘，方用麻黄连翘赤小豆汤加减。

处方

炙麻黄 6g	连翘 10g	赤小豆 15g	桑白皮 15g
杏仁 10g	炙甘草 6g	大枣 10g	生石膏 (先煎) 30g

| 黄芩 10g | 丹皮 10g | 辛夷 10g | 薄荷 (后下) 10g |
| 地龙 10g | 厚朴 10g | 蝉蜕 10g | 钩藤 (后下) 10g |

7剂，水煎服。期间停服西药，偶用爱全乐吸入。

二诊 2005年8月11日。咳嗽减轻，哮喘控制，夜能安卧。鼻腔通畅，未再打喷嚏。舌红，苔薄白，脉沉细。证治同前。守方去辛夷、厚朴加柴胡、当归、白芍各10g。7剂，水煎服。

三诊 2005年8月23日。哮喘未发作，但仍有咳嗽，呈阵发性，咳嗽重时气管有哮鸣音。舌红，苔白腻，脉细弦。证属风寒已解而肝肺郁热，气道不利，拟用逍遥散加味平肝宣肺，息风定喘。

处方

柴胡 10g	蝉蜕 10g	防风 10g	钩藤 (后下) 10g
当归 10g	白芍 15g	甘草 6g	薄荷 (后下) 10g
黄芩 10g	地龙 10g	丹皮 10g	杏仁 10g
葶苈子 15g	乌梅 10g	五味子 10g	大枣 5个

黛蛤散 (包煎) 10g

7剂，水煎服。3月后随诊，未再发作。

按语

　　支气管哮喘属于西医的变态反应性疾病，发病多有季节性。本案起病于暑湿季节，发病急，病程短，外有鼻塞、打喷嚏、咳嗽之风寒袭表之象；内有胸闷喘息、喉中痰鸣、口干便秘、舌红苔黄厚腻、脉滑数湿热蕴肺之征。乃素体脾虚，运化失职，湿热内蕴，复感风寒，肺气郁闭，津气逆乱，痰热内蕴，宣降失常，气道挛急，失于宣降所致。唯用麻黄连翘赤小豆汤宣肺透热、清利湿热治疗较为合宜。麻黄连翘赤小豆汤治疗哮喘是祝谌予教授之经验，该方原为治疗阳明病热不解，湿热郁蒸在里发黄，且太阳表证未净而设，具有解表散邪、清热利湿之功。方中用麻黄、杏仁、生姜宣肺达表，通腠理而逐外邪；尤其是麻黄既能宣降肺气，又能降逆平喘，《本经》言其"止咳逆上气"；李时珍谓："麻黄为肺经专药，故治肺病多用之"。本方以麻黄为方中主药，配伍连翘、桑白皮清热解毒，清宣郁热；赤小豆利水除湿，通调水道。炙甘草、大枣斡旋中洲，外则协麻黄等以资助汗源，内则健脾而助运化之功。董师考虑本案与此病机相合，故选其为治疗主方，加石膏清泄肺热，监制麻黄之温燥，寓有合用麻杏石甘汤之意；再加黄芩、丹皮清肺凉肝；

辛夷、蝉蜕、地龙、钩藤、薄荷、厚朴疏风透邪，解痉平喘。诸药合用，共奏清热化湿、宣肺止咳之效。《类聚方广义》曾指出本方"治疥癣内陷，一身瘙痒，发热咳喘，肿满者……奇效"，确是经验之谈。其后外寒已解而肝肺郁热导致痉挛性咳嗽不止，再用逍遥散加味平肝清肺，疏风解痉，以竟全功。

13.支气管哮喘（哮病）（三）

卢某，女，62岁，退休工人。

就诊时间： 2011年9月29日

主诉： 发作性喘息25年，加重半月。

病史： 患者25年前始出现发作性喘息，伴咳嗽、喉中痰鸣数月，诊断为支气管哮喘，经中西医治疗症状控制，后未再发作。2009年3月出现发作性打喷嚏、流涕，北京同仁医院耳鼻喉科诊断为过敏性鼻炎，当时检查肺功能：混合性通气功能障碍，气道可逆性反应增高。半月前无诱因喘憋、喉中痰鸣发作，化验血WBC总数正常，但EOS% 13.6%（正常值0.5%～5.0%）；EOS# 0.89×10^9/L（正常值0.02×10^9～0.5×10^9/L），检查胸X片无异常。用止咳平喘治疗后感烧心、泛酸，现每日应用舒利迭（昔萘酸沙美特罗和丙酸氟替卡松）气雾吸入控制发作。

现症 喘息憋气，重则喉中痰鸣，晚间难平卧，影响入睡。胸闷欲捶，后背发凉，发作性流涕、打喷嚏。咽喉如物哽塞，痰不多，色白如沫，纳可。二便调。舌红苔黄干，脉沉细无力。

辨证立法 肝肺郁热，营卫不和，痰气郁结，治以疏肝解郁，调和营卫，清肺化痰，方用逍遥散合麻杏石甘汤加减。

处方

柴胡 10g	当归 10g	白芍 15g	茯苓 15g
炙甘草 6g	牡丹皮 10g	黄芩 10g	蝉蜕 10g
地龙 10g	桂枝 10g	苦杏仁 10g	炙麻黄 3g
厚朴 10g	紫苏子 10g	陈皮 10g	生石膏（先煎）30g

14剂，水煎服。

二诊 2011年10月15日。药后气喘、胸闷有减，未再大喘。自停平喘西药，但仍有打喷嚏，流鼻涕等过敏性鼻炎症状。证属肝火犯肺，痰热阻肺，治以疏肝泄火，清肺化痰。

处方

柴胡10g	当归10g	白芍15g	茯苓15g
炙甘草6g	牡丹皮10g	黄芩10g	蝉蜕10g
桂枝10g	苦杏仁10g	炙麻黄3g	生石膏(先煎)30g
厚朴10g	陈皮10g	辛夷10g	五味子10g
大枣10g			

14剂，水煎服。

三诊 2011年10月31日。哮喘和过敏性鼻炎基本已控制。咽紧憋气，但未喘憋，口中黏，目痒。大便三日一行。舌红苔白，脉沉细。守方去大枣加苦参10g。12剂，水煎服。

四诊 2011年11月10日。昨日化验血常规：EOS% 7.4%。哮喘及过敏性鼻炎未再发作。但每日凌晨4～5时感喘憋感及流清涕，咽部发紧，10分钟后自行缓解。口黏有异味。舌红苔厚，脉沉细。守方再服12剂。

五诊 2011年11月28日。晨起胸憋及流清涕等症已无。现咽喉不利，咽部异物感，不痒。夜寐早醒，呃逆多。舌淡红有齿痕，脉沉细。证治同前。

处方

柴胡10g	当归10g	补骨脂10g	茯苓15g
炙甘草6g	牡丹皮10g	黄芩10g	炙麻黄3g
厚朴10g	苦杏仁10g	苦参10g	生石膏(先煎)30g
法半夏10g	五味子5g	蝉蜕10g	陈皮10g
白果仁10g	枳壳15g		

14剂，水煎服。

六诊 2011年12月12日。喘息未作，呃逆亦明显减轻，无晨起憋闷感，但咽干，偶有咳嗽。舌红苔黄，脉沉细。

处方

| 柴胡10g | 当归10g | 补骨脂10g | 茯苓15g |

炙甘草 6g	牡丹皮 10g	黄芩 10g	炙麻黄 3g
厚朴 10g	苦杏仁 10g	款冬花 10g	生石膏 (先煎) 30g
法半夏 10g	蝉蜕 10g	陈皮 10g	枳壳 15g
苦参 10g	旋覆花 10g		

水煎服，14 剂。

七诊 2011 年 12 月 30 日。咳嗽、喘息无，但遇冷则胸口发紧，呃逆减少。舌淡红有齿痕苔白，脉沉细。证属肺肾两虚，肝火犯肺，痰热阻肺。治以滋补肺肾，疏肝泄火，清肺化痰。

处方

柴胡 10g	当归 10g	补骨脂 10g	茯苓 15g
炙甘草 6g	苦参 10g	牡丹皮 10g	黄芩 10g
麦冬 3g	厚朴 10g	红景天 15g	生石膏 (先煎) 30g
苦杏仁 10g	法半夏 10g	款冬花 10g	蝉蜕 10g
陈皮 10g	炒枳壳 15g		

水煎服，14 剂，水煎服。

后用：

熟地黄 50g	山萸肉 30g	炒山药 30g	牡丹皮 30g
茯苓 60g	泽泻 30g	法半夏 30g	陈皮 30g
苦杏仁 30g	当归 30g	白芍 30g	黄芩 30g
柴胡 30g	蝉蜕 30g	地龙 30g	炒枳壳 30g
生甘草 20g			

诸药共研细末，炼蜜为丸，每丸重约 9g，每次 1 丸，每日 2 次。

八诊 2012 年 8 月 2 日：服丸药半年余，无不适。偶干咳，午后明显，咽痒则咳，痰不多。晨起流清涕恶风汗出减轻。口中异味。舌淡红苔薄，脉沉滑。证治同前。

处方

生地黄 60g	山萸肉 30g	炒山药 30g	牡丹皮 30g
茯苓 60g	泽泻 30g	防风 30g	五味子 30g
陈皮 30g	法半夏 30g	黄芩 30g	蝉蜕 30g
炒白术 30g	党参 30g	干姜 30g	炙桑白皮 50g
细辛 10g	红景天 50g	肉桂 10g	生甘草 20g

再配 1 料丸药继服。

中医认为"哮以声响言，喘以气息言"，本案以胸闷喘憋，喉中痰鸣为主症，应属于中医"哮病"范畴。朱丹溪认为病机与气机不畅有关，如《丹溪心法·喘》云"六淫七情之所感伤，饱食动作，脏气不和，呼吸之息，不得宣畅而为喘急"。患者同时有胸闷咳嗽，鼻痒目痒，流清鼻涕，咽紧憋闷，呃逆频作等表现，诸症均与肝经循行。根据《灵枢·经脉篇》肝经"挟胃属肝络胆，上贯膈，布胁肋，循喉咙之后，上入颃颡，连目系，上出额……上注肺"记载，可见本案哮病为肝气郁结、气火上逆所致。患者尚有舌红苔黄，失眠、便秘等肝郁化火，肺胃痰热的表现，每因外感寒邪诱发，故其病机为肝郁化火，木火犯金，灼津为痰，痰热壅肺，宣降失常。治用逍遥散加黄芩，丹皮以疏肝泄火，合麻杏石甘汤以宣肺郁热，止咳平喘，前后加厚朴、半夏、陈皮、枳壳等理气化痰，蝉蜕、地龙解痉平喘，五味子敛肺止咳，辛夷通利鼻窍。又，肺主呼气，肾主纳气，哮病之根在于肾，故病情稳定后用七味都气丸合逍遥散加减，配制蜜丸常服以固其本。

14.慢性阻塞性肺病（肺胀）（一）

徐某，男，65岁，农民。

就诊时间： 2010年3月29日。

主诉： 反复咳嗽、咳痰30余年，喘息10余年，加重半月。

病史： 患者30年前冬季受凉后出现咳嗽、咳白黏痰，当地医院诊断为"慢性支气管炎"，予以止咳、化痰、抗炎等治疗后好转。此后每年均在秋冬交替季节症状发作，持续3个多月。20年前行胸部CT，诊断为"肺气肿"。10年前因受凉后再次出现咳嗽、咳痰，并伴有喘息，当地医院考虑"肺部感染"，抗炎治疗后好转，但仍活动后喘息，不耐劳累，逐渐加重。间断用硫酸沙丁胺醇吸入气雾剂（万托林）、布地奈德粉吸入剂（普米克都保）等吸入治疗，喘息可以缓解。今年2月某夜平卧时无诱因出现头晕，伴有一过性意识丧失，1分钟后自行好转，当地医院考虑"脑供血不足、颈椎病"。近半月咳嗽、喘息加重，为进一步诊治收住病房。既往前列腺肥大史10余年。吸烟史20余年，20支/日，已戒20年。

入院后检查痰培养+药敏：少量肺炎克雷伯菌。肺功能：混合性通气功能障碍。胸部高分辨CT：双上肺及右中叶多发淡片索条影，局部支气管增宽。双侧胸膜增厚，纵隔内多发小淋巴结。冠脉CTA：冠状动脉轻度钙化，左主干未见明确狭窄，前降支多发混合斑块，近段50%～60%，回旋支中段非钙化斑块，轻度狭窄，右冠状动脉近段混合斑块，轻度狭窄。治疗给予间断低流量吸氧，并继续使用止咳、化痰、平喘等西药。董师查房时襄诊如下所述。

现症 咳嗽、白黏痰不易咳出。乏力，活动后气短、喘息。偶有头晕、头疼，腰酸腰疼，耳鸣如蝉。畏寒怕冷，大便略溏，夜尿4～5次。舌质暗红，苔薄黄微腻，舌下脉络轻度青紫迂曲。脉沉细。

辨证立法 肺脾气虚、痰浊内阻、瘀血阻络，治以健脾益肺，化痰平喘，活血通络，方用六君子汤合生脉散、三子养亲汤加减。

处方

太子参30g	白术15g	茯苓15g	法半夏10g
陈皮10g	生甘草6g	麦冬10g	五味子10g
苏子10g	莱菔子10g	丹参30g	赤芍15g

7剂，水煎服。

二诊 2010年4月6日。药后咳嗽、咳痰明显缓解，仍乏力明显，活动后气短不足以息。畏寒肢冷，小便余沥不尽，大便略溏。舌暗红，苔薄白，脉细滑。调整处方用六君子汤合升陷汤、生脉散加减。

处方

生黄芪30g	知母10g	柴胡10g	桔梗10g
升麻10g	党参10g	茯苓15g	白术10g
炙甘草10g	陈皮10g	半夏10g	麦冬10g
五味子10g	山萸肉10g	红景天15g	丹皮10g
黄芩10g	海浮石30g	旋覆花(包煎)10g	

7剂，水煎服。

三诊 2010年4月12日。再服7剂，活动后气短症状明显改善，因病情稳定今日带药出院。诊断：①慢性阻塞性肺疾病；②脑梗死；③冠心病不除外。

2010年6月22日随诊。活动后气短明显好转，小便淋沥改善，可步行2000米左右，体力如初。无咳嗽，口不干，咽不痒。舌淡红，苔薄白，脉细滑。

处方 生黄芪120g 知母30g 柴胡30g 桔梗30g

升麻30g 当归30g 半夏30g 熟地50g

山药30g 山萸肉30g 五味子30g 丹参100g

陈皮30g 大蛤蚧1对

诸药共研细末，炼蜜为丸，每丸重约9g，每次1丸，每日3次。随访至今，未再反复。

按语

慢性阻塞性肺疾病（COPD）可归属于中医的肺胀、喘证、咳嗽、痰饮等范畴。系因先天禀赋不足，素患久咳、久喘等肺系疾病，失治误治，病情迁延不愈；或接触有害气体，或反复感受外邪等导致肺虚受损，痰瘀交结而成。病位关乎五脏，而重在肺、脾、肾。病之早期，病位在肺，肺气虚是COPD发病的根本因素，因肺主气，司呼吸、朝百脉而主治节。病情持续发展，可累及脾、肾气阳之衰，到疾病后期以肺、肾、心为主。肺气虚损，宗气不足，则气短、胸闷，进而影响到推动心血的功能，可导致血瘀。气阳俱衰之体，脾胃运化失职，痰浊内生，伏著于肺，复感外邪引动，阻遏气道，致肺失宣肃，发为咳喘；痰郁日久化热则痰黄；痰瘀胶结，遂成窠臼。久病迁延不愈，常形成本虚标实、虚实夹杂之证。根据病情一般分为急性发作期和稳定期论治。急性发作期以痰瘀阻肺，痰郁化热为主，偏于邪实，治宜"急则治其标"，以清热化痰、行气活血，泻肺平喘为法；稳定期以肺脾肾气虚为主，偏于本虚，治疗宜"缓则治其本"，以补益肺脾肾之阳气为法。如阳气虚弱又兼外感、痰热、瘀血等情况下，又当扶正与祛邪并施，标本兼治。常用的治法有理肺祛痰、活血化瘀、通阳宣痹和扶正祛邪。

本案慢性咳喘史达30余年，每因外邪诱发，病情迁延不愈，加之脑梗死、冠心病史，长期吸烟损害肺脏，导致肺、脾、心、肾气阳俱虚，痰瘀互结，为本虚标实之证。住院之时尚属稳定期：肺脾气虚，宣肃失职则咳嗽、白黏痰不易咳出；心肺宗气不足则乏力，活动后气短、喘息；肾阳虚急故腰酸耳鸣，畏寒便溏，夜尿频数。舌暗，苔腻，舌下脉络轻度青紫迂曲皆为痰瘀互结之象。"脾为生痰之源，肺为贮痰之器"，初诊时因久病肺虚，肺病及脾、脾失健运、耗气伤阴、瘀阻络脉，而以肺脾气虚、痰浊阻肺、心血瘀阻为重。故选六君子汤、生脉散、三子养亲汤加赤芍、丹参以健脾益肺、燥湿化痰、活血通络；二诊时咳嗽、咳痰等痰浊症状缓解，而乏力，活动后气短、喘息等心肺宗气不足和畏寒肢冷，小便余沥不尽等肾气衰惫现象突出，故仍在六君子汤健脾化痰基础上合升陷汤升举大气、七味都气丸补肾纳气，再加化痰平喘、活血化瘀等药，扶正为主，兼以祛邪，标本兼顾，三脏同治，与COPD虚实夹杂之病机特点非常契合。尤其配制丸药时所加用大蛤蚧一味，味咸性平，入肺、肾经。功用补肺益肾，纳气定喘，助阳益精，药理研究具有抗炎平喘、增强免疫功能和抗衰老作用，对于稳定COPD病情、防止复发，其效益彰。

15. 慢性阻塞性肺病（肺胀）（二）

陈某，男，85岁。

就诊时间： 2003年9月27日。

主诉： 慢性咳嗽咯痰20余年，加重1月。

病史： 患者1983年患喉癌行放射治疗痊愈后开始咳嗽，少量白痰，每年受凉均易诱发。近1月每天咳嗽咯痰，半月前因"阵发性心悸5年，发现血压增高5天"住院，查体：左下肺散在水泡音。胸相示：两肺纹理增厚。既往有大量吸烟史40年，已戒烟20年。入院诊断为肺气肿、慢性支气管炎、阻塞性肺病、冠心病、高血压等，经西医治疗后心律紊乱、血压控制，但仍咳嗽咯痰，乃邀中医会诊。

现症 近3天每日晨起4时左右则咯3～4口白黏痰，伴喘息气短或从睡中咳醒。口干思饮，喉咙有痰鸣声。据云每年入冬均因感冒诱发咳喘发作。平素胸闷气短，活动后加重，大便干燥，需服麻仁润肠丸通便。舌暗红，苔薄白干，中有裂纹。脉左沉细，右弦滑。

辨证立法 心肺气阴两虚，痰湿遏脾。治以补益心肺之气，养阴燥湿健脾，化痰止咳，方用升陷汤合生脉散化裁。

处方
| 生黄芪30g | 知母10g | 桔梗10g | 升麻10g |
| 柴胡10g | 党参10g | 麦冬10g | 五味子10g |

半夏10g　　　茯苓15g　　　陈皮10g　　　杏仁10g

川贝母10g　　冬瓜子30g　　枳壳10g　　　黄芩10g

炙甘草6g

每日1剂，水煎服。

二诊　2003年10月8日。药后咳嗽咯痰均明显减少，口干消失，大便通畅，1周前发热4~5天，用西药抗炎治疗后体温正常。现纳差、下肢轻度水肿，夜尿频。舌红无苔，中裂少津，脉左沉细，右弦滑。证治同前，守方去枳壳加山药10g，白术10g，防己10g。每日1剂，水煎服。

三诊　2003年11月5日。出院20余日，一直服上方。咳、痰、喘均不明显，活动后气短减轻，大便通畅，下肢不肿，夜尿3~4次。舌红少苔，中裂，苔薄白。脉细弦。证治同前，考虑年高久病，有久病累肾之趋势，方中稍佐益肾纳气之品。

处方　生黄芪30g　　知母10g　　　桔梗10g　　　升麻10g

柴胡10g　　　党参10g　　　麦冬10g　　　五味子10g

生白术10g　　茯苓15g　　　川贝母10g　　冬瓜子30g

陈皮10g　　　黄芩10g　　　山萸肉10g　　益智仁10g

炙甘草6g

每日1剂，水煎服。

四诊　2004年4月7日。此次因体检住院，云间断服上方40余剂，今年冬天无感冒，咳、痰、喘未再发作，体力精神均好，要求继续诊治。守方加生熟地各10g，再服14剂，以资巩固。

按语

　　慢性阻塞性肺病（COPD）常见咳喘日久，气短咯痰，甚则喘息如咳等，病情呈现出本虚标实、虚实夹杂的证候学特征，病位主要在心肺，肺主气，心主血，气帅血行，血为气母，故心肺两脏病变经常相互影响，有时可累及到脾肾。本案长期吸烟史，复经喉癌放疗，正气先虚，慢性咳喘已达20余年，则宗气大伤。宗气积胸中，上出于喉咙而行呼吸，下贯心脉以行血气，体现了心肺的功能。故而胸闷气短，动则加重；肺失治节，气机不利则咳嗽喘息；脾不健运，痰湿上渍于肺则白黏痰量多；痰湿内停，津液不布则阴伤而口干便秘，舌干裂纹；久病及肾，肾气不固则夜尿频数，下肢水肿。治疗用升陷汤为主升胸中下陷之大气（宗气）；生脉散滋心肺之阴液；二陈汤与杏仁、冬瓜子、川贝母化脾胃之痰浊；山萸肉、山药、益智仁固下元之肾气；黄芩、甘草清热燥湿，以防补药生热。全方补虚泻实，标本兼顾，有效地控制了病情的反复。

16.慢性阻塞性肺病，肺心病（肺胀）（三）

高某，男，77岁，退休干部。

就诊时间： 2005年7月19日。

主诉： 反复咳嗽、咯痰伴喘息17年，间断双下肢水肿8年，加重2月。

病史： 患者自1988年始每于冬春季节或劳累、受凉后咳嗽、咯痰，伴喘息、气短，活动后尤甚，每年持续3～4月。近8年来出现间断双下肢水肿，晨轻暮重。2003年10月住我院呼吸内科病房诊断为"慢性阻塞性肺病，肺部感染，肺心病不除外"，经抗炎、平喘、雾化吸入等治疗后病情缓解。近2月因双下肢水肿明显而就诊于中医。既往2002年11月因心绞痛发作住院诊断为冠心病、高血压、糖尿病，曾行冠状动脉支架术。

现症 双下肢水肿，按之凹指，足背尤甚，膝以下发凉，口干尿少。口唇青紫，乏力气短，咳嗽喘息，夜间需吸氧，活动加重，胃脘胀满，大便干燥。舌红暗，苔白腻，脉沉细，脉律不整。

辨证立法 心肺气虚，痰饮中阻，泛溢四肢，瘀血阻络。治以益气温阳，化饮消肿，活血通络。方用生脉散、苓桂术甘汤、防己黄芪汤加减。

处方

党参10g	麦冬10g	五味子10g	茯苓30g
桂枝10g	生白术15g	炙甘草5g	葶苈子(包煎)15g
生黄芪30g	汉防己10g	泽兰叶10g	车前子(包煎)10g
牛膝10g	益母草15g		

7剂，水煎服。

二诊 2005年7月28日。药后尿量增加，足背水肿减轻，但口干咽燥，胃脘胀满，大便干燥。舌红，苔变黄且津少中裂，脉弦滑不齐。此饮郁化热伤阴之象，暂以益气养阴，清热化饮为治，方以生脉散、加减木防己汤化裁。

处方

桂枝 10g	汉防己 12g	葶苈子 15g	生石膏(先煎) 45g
杏仁 10g	生苡仁 30g	通草 10g	滑石 30g
生甘草 5g	生黄芪 30g	北沙参 15g	麦冬 10g
五味子 10g	北五加皮 5g		

7剂，水煎服。

三诊 2005年8月9日。下肢水肿明显减轻，大便较前通畅，仍口干、气短、喘息，夜间吸氧。舌红苔薄白，中裂，脉弦滑不齐。饮热有蠲除之机，而心肺阳气仍不振奋，拟升陷汤合生脉散、苓桂术甘汤加味。

处方

生黄芪 50g	知母 10g	柴胡 10g	桔梗 10g
升麻 10g	党参 20g	生白术 30g	茯苓 30g
桂枝 10g	炙甘草 5g	丹参 30g	葶苈子(包煎) 20g
当归 15g	川芎 10g	山萸肉 10g	五味子 10g
泽兰叶 10g	北五加皮 5g		

每日1剂，水煎服。

四诊 2005年8月23日。下肢肿消，膝以下已不发冷，尿量增加，口干、腹胀、便秘均减轻，精神体力好转，仍感活动后气短不足以息。舌脉证治同前。

处方

生黄芪 50g	知母 10g	柴胡 10g	桔梗 10g
升麻 10g	党参 20g	麦冬 10g	五味子 10g
茯苓 30g	白术 15g	桂枝 10g	陈皮 10g
当归 15g	川芎 10g	丹参 30g	葶苈子(包煎) 20g
泽兰 10g	桃杏仁各 10g		

每日1剂，水煎服。

五诊 2005年9月13日。病情稳定，除活动后气短外余无不适，舌淡红，苔薄白，脉沉细不齐。拟配丸药方缓图治本，方用六君子汤、六味地黄汤、三子养亲汤加减。

处方　生黄芪50g　　党参30g　　白术50g　　茯苓50g

陈皮30g　　半夏30g　　炙甘草20g　　当归30g

丹参60g　　赤芍30g　　生地50g　　山萸肉30g

山药30g　　苏子30g　　莱菔子30g　　白芥子20g

厚朴30g　　桃杏仁各30g　　紫河车90g　　大蛤蚧1对

诸药共研细末，炼蜜为丸，每丸重约10g，每服1丸，每日3次。

六诊　2006年1月12日。连服2料丸药至今，一直未再水肿和喘息，亦未再感冒，精神体力均好，不需夜间吸氧，仅觉活动后轻喘。守方再配丸药继服，巩固疗效。

按语

　　心肺之气，聚于上焦膻中气海，谓之宗气，又名大气。周学海《读医随笔》云："宗气者，动气也。凡呼吸言语声音，以及肢体运动、筋力强弱者，宗气之功用也。虚则短促少气，实则喘喝胀满。"盖因肺主气，心主血，气帅血行，血为气母，故心肺两脏病变经常相互影响。本案年高气衰，宗气不足：肺气虚呼吸功能减退则气短不足以息；心阳虚不能推动血行则口唇青紫、心慌、脉律不整；肺气不能通调水道、心阳不能温化水液则痰饮内生，阻滞气机则胃胀尿少；泛溢四肢则肢体水肿。故初诊时辨证为心肺气虚，痰饮中阻，泛溢四肢，瘀血阻络。治以生脉散、苓桂术甘汤、汉防己黄芪汤加减，益气养阴、温阳化饮、利尿消肿，活血通络。二诊出现口干咽燥，胃脘胀满，大便干燥，舌红，苔变黄且津少中裂，脉弦滑不齐之热象，考虑饮郁化热伤阴又以益气养阴，清热化饮为方，用生脉散、加减木汉防己汤化裁。待饮热得除，心阴得复，纯虚无实之时，继以升陷汤合生脉散、苓桂术甘汤加减升举大气，强心复脉，健脾化饮。肺为气之主，肾为气之根，后期治疗用六君子汤、六味地黄汤、三子养亲汤加紫河车、大蛤蚧、生黄芪培补脾肾，化痰燥湿，纳气归肾，且配丸药方缓图治本，防其反复。

17.间质性肺炎（肺痿）

吴某，女，86岁。

就诊时间： 2008年1月24日。

主诉： 咳嗽咯痰1年，加重伴喘憋2月。

病史： 患者1年前出现咳嗽，咯白黏痰，量不多。2007年5月到北京市某三甲医院查胸部CT示：双肺间质性肺炎、肺气肿。肺功能检查示：小气道病变，弥散量降低，呼吸总气道阻力增高，并以周边气道阻力增高为主，给予止咳化痰治疗无明显改善。12月初受凉后咳嗽加重，伴有喘憋，12月13日住北京朝阳医院呼吸内科诊为"间质性肺炎、低氧血症、院内获得性肺炎、低蛋白血症"。入院查体：桶状胸，双肺呼吸音粗，全肺可闻及爆裂音。化验血常规WBC 5.71×10^9/L，HGB 87g/L，PLT 216×10^9/L。ALB 27~29g/L，肝肾功能正常。ANA 1：320，IgG 25.9g/L，IgA 1.8g/L，IgM 0.95g/L。蛋白电泳：白蛋白53.5%，γ 27.5%。胸部CT示：双肺纹理粗乱，两中下肺可见毛玻璃样改变及网格状阴影，双侧膈面、肋膈角显示不清。影像：双肺间质性肺炎、双侧胸膜肥厚，胸腔积液不除外。超声心动检查：右肺动脉轻度增宽，肺动脉高压（轻度，36mmHg）。住院期间曾两次发生高热，经抗感染、止咳、平喘、吸氧等治疗后体温有所下降，遂于12月27日转入当地医院呼吸科病房，对症治疗后体温恢复正常，但咳嗽、气短喘憋无好转，于2008年1月16日出院，邀董师出诊。

现症 24小时吸氧状态，卧床体位，无力言语，动则气短不足以息，喘憋甚则出虚汗多。时有咳嗽，痰黏不易咳出。体瘦口干，纳差少食，大便干燥。舌红干燥无苔，脉沉细无力。询问病史，诉自50岁时即口眼干燥，进干食需用水送服，牙齿变黑，呈片状脱落，已全口龋齿，冬季手足皮肤干裂。查体：双肺中下部可闻及较多的爆裂音。

辨证立法 气阴两虚，大气下陷，燥痰恋肺。治以益气养阴，升举大气，润燥化痰。方用升陷汤合生脉散加味。

处方

生黄芪30g	知母10g	柴胡10g	桔梗10g
升麻10g	沙参20g	麦冬15g	五味子10g
百合20g	石斛10g	生地15g	山萸肉15g
红景天15g	海浮石15g	川贝母5g	金荞麦30g

7剂，水煎服。

二诊 2008年1月30日。药后口干减轻，进食增加，大便通畅，仍咳嗽间作，痰黏，动则气短不足以息，汗出多。舌红无苔干燥，脉沉细。守方去金荞麦、海浮石加杏仁10g，冬瓜子30g，阿胶（烊化）10g。每日1剂，水煎服。

三诊 2008年2月18日。口干不明显，咳嗽已止，痰易略出，夜间未吸氧可安稳入睡。能下床活动，但稍用力则气短汗出，昨日不慎受凉，今晨略咳嗽，二便如常。舌淡红，苔薄白，脉沉细。守方去冬瓜子加当归10g，桃仁10g，丹参15g，金荞麦30g。每日1剂，水煎服。

四诊 2008年3月2日。无明显咳嗽和喘憋，语言有力，未再气短，每日可在室内散步2～3次，每次10分钟左右，夜间仍需吸氧，口干，进食佳，大便畅，舌红，苔少，脉沉细。守方继服14剂，并拟配丸药方常服以巩固疗效。

处方

生黄芪100g	知母30g	柴胡30g	桔梗30g
升麻30g	沙参50g	麦冬30g	五味子30g
山萸肉30g	红景天60g	当归30g	生地100g
丹参60g	阿胶30g	黄芩30g	陈皮30g
紫河车60g	大蛤蚧1对	生甘草30g	

诸药共研细末，炼蜜为丸，每丸重约9g，每服1丸，每日3次，白开水送服。

五诊 2008年5月5日。病情稳定，可生活自理和自行散步，而无明显喘憋，饮食、精神、二便均好，舌红，苔少，脉沉细。守方加石斛50g，再配1料继续服用。

六诊 2008年5月28日。近1周食欲不好，胃脘胀满，大便干燥不畅，憋气不明显。舌红少苔，脉沉细。此肝胃阴虚，肝胃不和之证，方以益胃汤加减。

处方

玉竹15g	生地30g	麦冬20g	沙参15g
石斛15g	生甘草6g	枳壳10g	炒谷麦芽各15g
百合15g	八月札15g	生山药15g	桃杏仁各10g

14剂，水煎服。并嘱食欲好后继服丸药。3月后随诊，食欲精神均好，无明显憋气胸闷，活动后劳累。继服丸药巩固治疗。

本案年高体衰，心肺之气虚于先，痰饮水湿聚于内，抗邪无力，复因外感风寒，痰郁化热，耗气伤阴，以致宗气不足、大气下陷，肾不纳气、元气欲脱，出现张锡纯所云"气短不足以息，或努力呼吸，有似乎喘，或气息将停，危在顷刻"之候。肺虚日久，不能输布津液以滋肾，肺肾阴虚则体瘦口干，纳差少食，大便干燥，舌红干燥无苔，脉细无力；阴虚肺燥则痰黏难以咳出。治以升陷汤升阳举陷，生脉散益气固脱，复加山萸肉、红景天补肾纳气；百合、生地、石斛、阿胶润肺养阴；金荞麦、海浮石、川贝母清热化痰。辨证精确，药证相合，俟心肺气旺、金水相生，元气充沛，虽系疑难重症，亦可挽危亡于万一。

18.肺结节病（咳嗽）

翟某，女，51岁，职员。

就诊时间： 2007年7月6日。

主诉： 咳嗽半年，发热1周。

病史： 患者半年前受凉后咳嗽间断发作，少痰，乏力，不耐劳累，体重减轻约3kg。1周前再次感冒后低热37.5℃，自服感冒冲剂热退，但咳嗽加重，痰量增多，黄白色，轻度憋气，外院胸部CT示：双肺散在小结节及索条状影，纵隔及肺门淋巴结肿大。今到我院呼吸内科就诊，已经预约肺部高分辨CT及支气管镜检，同时来中医诊治。

现症 咳嗽少痰，偶有憋气，口干舌燥，乏力出汗多，大便干燥。舌红苔薄白少津，脉沉细。

辨证立法 风燥伤肺，宣降失常。治以散风清热，生津润肺，化痰止咳，方用桑菊饮合桑杏汤加味。

处方

桑叶 10g	菊花 10g	桔梗 10g	连翘 10g
杏仁 10g	浙贝母 10g	柴胡 10g	南北沙参 各10g
薄荷 10g	全瓜蒌 30g	炒枳壳 10g	炙甘草 6g

7剂，水煎服。

二诊 2007年7月26日。药后咳止痰清，仍口干、汗出、恶风。7月13日本院胸部高分辨CT示：双肺门及纵隔淋巴结肿大，考虑结节病不除外。双肺弥漫粟粒样小结节及索条状影。7月17日呼吸内科支气管镜检：右中间段支气管黏膜粗糙、充血。病理：支气管黏膜及肺组织显慢性炎，肺泡间隔及小血管周围有少量胶原沉着。抗酸杆菌阴性。血沉45mm/h，诊断考虑结节病可能性大，拟用皮质激素治疗，被患者拒绝，愿继续中医治疗。舌淡红，苔薄白，脉沉细。辨证属肺脾气虚，痰湿内结，风燥外感，方用六君子汤合桑菊饮加减。

处方

党参10g	白术15g	茯苓15g	陈皮10g
半夏10g	炙甘草6g	桑叶10g	菊花10g
桔梗10g	连翘10g	全瓜蒌30g	炒枳壳10g
柴胡10g	浙贝母10g	知母10g	薄荷(后下)10g

14剂，水煎服。

三诊 2007年8月9日。药后汗出恶风消失，仍口干，白痰较多，大便干燥。近1月体重未再减轻。舌淡红，苔薄黄，脉沉细。考虑痰湿有化热之象，而肺内有痰瘀互结。守方去桑叶、菊花、桔梗、柴胡、薄荷，加黄芩、皂角刺各10g，山慈菇6g，鬼箭羽、龙葵各15g，以增强清热化痰，软坚散结之力。

四诊 2007年9月6日。加减服药1月，咳嗽、憋气明显好转，大便通畅，唯咽喉有白黏痰不利，时呈块状、口干、腰酸膝软。舌淡红，苔薄黄，脉沉细。辨证为肺脾肾虚，痰湿结聚。治以健脾益肺，滋肾化痰，软坚散结。方用麦味地黄汤合二陈汤加减。

处方

麦冬20g	五味子10g	生熟地各15g	山萸肉10g
山药15g	丹皮10g	茯苓15g	泽泻10g
半夏10g	陈皮10g	枳实10g	白芥子10g
海浮石30g	浙贝母10g	桔梗10g	山慈菇10g
生黄芪30g	当归10g		

14剂，水煎服。

五诊 2007年9月18日。咽喉仍有白黏痰不利，燥热汗出，轻度胸闷憋气，活动加重。5天前复查血沉37mm/h；胸部高分辨CT：两肺粟粒状结节影及索条状影同前，纵隔内及肺门淋巴结较前变小。舌红苔黄少津，脉沉细。证治同前。守方继服28剂。

六诊 2008年10月18日。口干、咳嗽均好转，除晨起咯吐几口白黏痰后，白天无痰。出虚汗，偶有胸闷憋气，活动后略重。舌淡胖大，齿痕，苔薄白，脉沉细。证属肺脾肾气虚，痰湿瘀血互结。治以益气补肺，升举大气，化痰软坚散结。方用升陷汤加味。

处方

生黄芪30g	知母10g	柴胡10g	桔梗10g
升麻10g	党参20g	麦冬15g	五味子10g
当归10g	川芎10g	丹参30g	枳壳10g
海浮石30g	海蛤壳10g	白芥子6g	山慈菇10g
皂角刺10g	鬼箭羽15g		

14剂，水煎服。

七诊 2007年10月30日。病情稳定，恢复全日工作。痰量不多，虚汗减少。舌脉证治同前。守方14剂继服。同时将原方加工配制水丸，每次6g，每日3次，与汤药交替服用。以后随证加入莪术、浙贝母、生牡蛎、夏枯草等软坚散结之药，坚持服用至2008年6月，复查胸部高分辨CT：双肺散在粟粒样小结节影、双肺门及纵隔内肿大淋巴结较前明显减小；右肺上叶前段及左下叶基底段索条影同前。

按语

肺结节病是一种病因未明的多系统多器官受累的肉芽肿性疾病，常侵犯肺、肺门淋巴结、眼、皮肤等器官，西医应用皮质激素或免疫抑制剂治疗有一定效果，但容易复发，长期服用亦有副作用。本病之肺门及纵隔淋巴结肿大均为西医影像检查所见，传统中医无对应的病名，现代多归属于"咳嗽""痰核""瘰疬"等范畴辨治。董师认为，本病多因肺脾气虚，卫外不固，反复感邪，进一步耗伤正气，导致气滞、痰结、血瘀，相互搏结于胸胁，痹阻于肺络，日久形成结节，临床每见本虚标实、虚实夹杂的病情。本案初诊时兼有外感风燥，肺失肃降，故用桑菊饮合桑杏汤加味以疏风润燥、清热化痰、肃肺止咳。其后外感已解，再用六君子汤健脾燥湿化痰，合桑菊饮清解余热。并加全瓜蒌、炒枳壳、浙贝母、知母清化热痰，柴胡、薄荷疏肝解郁、扶正祛邪，标本兼治。以后针对痰湿形成之源，或用麦味地黄丸为主滋肾润肺，或用升陷汤为主升举大气，从调整肺、脾、肾三脏功能紊乱入手，随证加龙葵、夏枯草、海浮石、海蛤壳、浙贝母、生牡蛎、白芥子、山慈菇清热化痰、软坚散结；丹参、莪术、皂角刺、鬼箭羽活血化瘀消癥。药用1年，逐渐收功，至正气充盛，痰湿得消，气行血行，瘀血得散，不但咳嗽、咯痰之症状消除，而且CT复查显示肺内结节、肺门及纵隔内肿大淋巴结均较前明显减小。

19.胸腔积液（悬饮）

石某，女，70岁，农民。

就诊时间： 2007年9月29日。

主诉： 乏力，活动后气短半年余。

病史： 患者于今年2月无诱因出现乏力、喘憋、活动后气短，3月份家人发现面色苍白，外院查血常规WBC 1.0×10^9/L，HGB 82g/L，PLT 9×10^9/L。胸片示双侧少量胸腔积液，左下肺炎症，考虑"再生障碍性贫血"，予司坦唑醇、环孢素软胶囊、抗感染和间断输血治疗，贫血未纠正，胸闷憋气渐加重。2007年5月胸片查积液较前明显增多，胸腔穿刺抽胸水500ml，胸闷憋气有所缓解。7月初就诊于本院呼吸内科，化验血常规WBC 1.5×10^9/L，HGB 89g/L，PLT 67×10^9/L。CT：双侧胸腔积液，腹腔少量积液。骨髓穿刺示：粒系比例大致正常，红系中晚红比例增高，巨核细胞及血小板少见。7月13日以"胸腹腔积液，血三系减低原因待查"收入病房。既往高血压3年。入院查体：双肺下届上移，双下肺呼吸音低。腹部膨隆，肝肋下2指，移动性浊音阳性，双下肢轻度水肿。血常规：WBC 0.71×10^9/L，HGB 89g/L，PLT 59×10^9/L。胸腹水穿刺常规化验为渗出液，先后给予抗感染、抗结核、利尿等治疗无效。8月22日行胸膜活检病理：少许纤维、脂肪、横纹肌及间皮组织显慢性炎。以后每日或隔日抽胸水为500～800ml。9月14日在胸外科行左侧胸膜活检＋左肺活检＋胸膜固定术，术后左侧胸腔引流管持续闭式引流，每日引流胸水

600～900ml，引流后胸闷憋气、腹胀可暂时缓解，但夹闭引流管2日则症状反复，9月29日邀请中医会诊。

现症 乏力气短，活动后加重，胸闷憋气，抽胸水后可缓解。腹胀尿少，口干纳差，心悸失眠，下肢浮肿。舌淡红，苔薄白，脉沉细。

辨证立法 心肺气虚，饮停胸膈。治以益气升陷，化饮利水。方用升陷汤合生脉散加减。

处方

生黄芪50g	知母10g	柴胡10g	桔梗10g
升麻10g	党参10g	麦冬10g	五味子10g
葶苈子30g	茯苓30g	冬瓜子30g	车前子(包煎)15g
白芥子10g	川椒目10g	红景天15g	陈皮10g

10剂，水煎服。

二诊 2007年10月8日。药后尿量明显增多，每日2750～3900ml，下肢水肿消退，未再诉胸闷腹胀，亦未再引流胸水。舌淡红，苔薄白，脉沉细。证治同前。守方加泽兰叶10g，继服10剂，水煎服。

三诊 2007年10月17日。至10月15日已2周未引流胸水，尿量仍较多，胸闷腹胀不明显，可下床活动而不感气短、憋气。10月15日经左侧引流胸水850ml，今日经右侧胸引管抽出胸水1000ml，其后拔除引流管。现每日尿量1000～2000ml，饮食、睡眠、精神正常，无胸闷、憋气、腹胀，双下肢无水肿。舌淡红，苔薄白，脉沉细。效不更方。

处方

生黄芪50g	知母10g	柴胡10g	桔梗10g
升麻10g	葶苈子30g	陈皮10g	车前子(包煎)15g
茯苓30g	冬瓜子30g	白芥子10g	川椒目10g
红景天15g	半夏10g	生薏仁30g	汉防己10g
枳壳10g			

20剂，水煎服。

四诊 2007年11月8日。患者于10月18日出院，诊断为：胸腹腔原因未明，血三系减低，再生障碍性贫血可能性大。现出院3周，一直服10月17日中药方，未再抽胸水。仍感胸闷喘憋，不咳嗽，胃脘胀闷，口干心悸，尿量较多，大便成形，舌暗红，苔黄腻，脉沉细。证治同前。

处方 生黄芪50g　　　知母10g　　　柴胡10g　　　桔梗10g

升麻10g　　　川椒目10g　　　葶苈子30g　　　车前子(包煎)15g

冬瓜子30g　　　桂枝10g　　　生白术10g　　　茯苓15g

半夏10g　　　白芥子10g　　　当归10g　　　丹参30g

川芎10g　　　桃杏仁各10g

每日1剂，水煎服。

五诊 2007年12月6日。11月12日因胸闷腹胀反复，在当地医院抽右侧胸水2100ml后胸闷憋气、腹胀均缓解，夜能平卧，可在室内活动和散步。有2次外院化验血常规WBC $1.2 \times 10^9 \sim 1.5 \times 10^9$/L，HGB $110 \sim 114$g/L，PLT $50 \times 10^9 \sim 62 \times 10^9$/L。仍乏力、口干、心悸。舌脉证治同前。

处方 生黄芪50g　　　知母10g　　　柴胡10g　　　桔梗10g

升麻10g　　　川椒目10g　　　葶苈子30g　　　车前子(包煎)15g

冬瓜子30g　　　茯苓15g　　　白芥子10g　　　当归10g

丹参30g　　　川芎10g　　　川断15g　　　桑寄生20g

菟丝子15g　　　鸡血藤30g　　　仙鹤草30g

每日1剂，水煎服。

六诊 2008年1月10日。进食好转，活动后胸闷憋气，下肢无力，但可在室内散步，口干、头胀。已经2个月未抽胸水，1月7日外院血常规WBC 1.3×10^9/L，HGB 118g/L，PLT 63×10^9/L。B超：双侧肩胛线、腋后线第7、8肋间隙可见无回声区，左侧深处约5.1cm，右侧深处约4cm。舌红暗，苔白腻，脉沉细。证治同前。

处方 生黄芪50g　　　知母10g　　　柴胡10g　　　桔梗10g

升麻10g　　　川椒目10g　　　葶苈子30g　　　冬瓜皮30g

冬瓜子30g　　　党参15g　　　麦冬10g　　　五味子10g

茯苓15g　　　当归10g　　　丹参30g　　　生熟地各15g

枳壳10g

每日1剂，水煎服。

七诊 2008年2月14日。患者未来，家属代诉：病情稳定，活动后胸闷憋气不明显，可以散步200～300m，心慌好转，咽喉有黏痰。今化验血常规WBC 1.7×10^9/L，HGB 128g/L，PLT 70×10^9/L。B超：双侧肩胛线、腋后线第7、8肋间隙可见无回声区，左侧深处约7.3cm，右侧深处约6.0cm，未抽胸水。守方加减继服。

八诊 2008年4月17日。患者未来，家属代诉：可散步500米左右，无明显胸闷憋气。4月14日化验血常规WBC 1.4×10^9/L，HGB 123g/L，PLT 53×10^9/L。B超：双侧肩胛线、腋后线第7、8肋间隙可见无回声区，左侧深处约7.9cm，右侧深处约7.2cm，未抽胸水。现咽喉有黏痰，心慌饥饿。证治同前。

处方

生黄芪50g	知母10g	柴胡10g	桔梗10g
升麻10g	川椒目10g	葶苈子30g	车前子(包煎)15g
冬瓜子30g	白芥子10g	桂枝10g	汉防己10g
茯苓15g	当归10g	丹参30g	红景天15g

每日1剂，水煎服。以后基本以原方加减治疗1年有余，未再抽取胸水，生活自理，病情稳定。

按语

饮邪停聚胸胁则胀满疼痛，转侧不利，气短息促，古人谓之悬饮，最早见于《金匮要略·痰饮咳嗽病篇》。仲景治饮，以峻下攻邪为主，重在破结逐水，方如十枣汤类。然饮为阴邪，非阳不运，多见于阳虚阴盛之躯，故正气亏虚之处，即为饮邪积聚之所。本案因"血三系低下，胸、腹腔蓄积大量水液5月"住院，因大量胸水，安置胸腔引流管持续闭式引流，每日引流胸腔积液达600~900ml，随排随生，终究难以根治。说明正气不足，心、肺、脾、肾四脏阳气虚衰，气化失职，无力驱邪，而致水饮停滞而呈现出本虚标实之证：乏力气短，活动后加重，口干纳差，心悸失眠，舌淡红，脉沉细为心肺阳虚、大气下陷；胸闷憋气，抽胸水后缓解，腹胀尿少，下肢浮肿为气化无力、饮邪内停。近代名医张锡纯治疗痰饮，提出"心肺阳虚，不能宣通脾胃，以致多生痰饮"的见解，创制理饮汤（白术、干姜、桂枝、茯苓、炙甘草、白芍、橘红、橘红、厚朴）治疗，并说"服数剂后，饮虽开通，而气分若不足者，酌加生黄芪数钱"。认为"大气壮旺自能运化水饮"，也即"仲景所谓之'大气一转，其气乃散'也"之意。董师本案治疗虽未用理饮汤，但根据张氏"心肺阳虚，多生痰饮"的理论，选用升陷汤合生脉散升举大气，益气养阴；加白芥子、川椒目、车前子、葶苈子、冬瓜子、茯苓等蠲饮利水，经治匝月，胸水控制，胸腔引流管拔除，虽未能根治，但稳定了病情，改善了患者的生活质量，体现了补虚泻实，标本兼顾的治则。

20.高血压（麻木）

马某，女，42岁，教师。

就诊时间： 1995年9月8日。

主诉： 高血压30年，双手足发麻发凉2年余。

病史： 其母有高血压，故患者自12岁即血压增高，近10年服降压西药血压可维持正常。2年前出现双手足发麻发凉，畏寒肢冷，后背疼痛，多次检查血压140~160/100~105mmHg，合并有高血脂。现服心痛定10mg，tid，今检查BP 160/110mmHg。就诊于中医。

现症 体型肥胖，双手足发麻发凉，畏寒肢冷，下肢沉重无力。头昏目胀，后背疼痛，近半年月经量少，血块多，经期则头晕，恶心。舌质紫暗，舌下络脉曲张，舌体胖大，脉沉细。

辨证立法 气虚血瘀，寒凝脉络。治以益气活血，散寒通络，方用补阳还五汤加味。

处方

生黄芪30g	当归10g	川芎10g	赤芍15g
桃仁10g	红花10g	地龙10g	丹参30g
葛根15g	豨莶草15g	鸡血藤30g	桂枝10g
桑寄生20g	川牛膝15g		

14剂，水煎服。

二诊 1995年10月13日。药后血压稳定在150/85mmHg，手足麻凉及背痛均明显好转，自行停服降压西药。现胸闷头昏，入睡多梦舌下疼痛。舌淡暗，脉沉细。守方去牛膝加羌活10g，菊花10g，菖蒲10g，郁金10g。14剂，水煎服。

三诊 1995年11月24日。服药则诸症消失，停药略有反复。血压稳定在140/80mmHg。头晕，目胀，少腹隐痛，白带多黄。舌暗苔腻，脉沉细，证治同前。

处方

生黄芪30g	当归10g	川芎10g	赤芍15g
桃仁10g	红花10g	地龙10g	生艾叶10g
香附10g	羌活10g	菊花10g	豨莶草15g
鸡血藤30g	桂枝10g	黄柏10g	车前子(包煎)15g

14剂，水煎服。

四诊 1996年1月12日。受凉后头晕昏睡2周，畏寒肢冷，后颈背痛，胸闷心痛，检查BP 140/90mmHg（未服西药）。舌脉证治同前。

处方

生黄芪30g	当归10g	川芎10g	赤芍15g
桃仁10g	红花10g	地龙10g	丹参30g
葛根15g	羌活10g	菊花10g	菖蒲10g
郁金10g	桂枝10g	狗脊20g	桑寄生20g
鸡血藤30g			

14剂，水煎服。

五诊 1996年1月29日。连服14剂，诸症均羔，检查BP 160/90mmHg，今日月经来潮，有血块，舌胖红，少苔，脉弦滑。守方去郁金，桂枝，狗脊，丹参，葛根，羌活，加生蒲黄10g，黄芩10g，枸杞子10g，远志10g，夏枯草10g。14剂，水煎服。

六诊 1996年3月11日。无明显不适，头脑清晰，精力极佳，舌下不痛，检查BP 120/85mmHg，舌胖红，脉沉细弦。证治同前。

处方

生黄芪45g	当归10g	川芎10g	赤芍15g
桃仁10g	红花10g	地龙10g	丹参30g
葛根15g	菊花10g	黄芩10g	桑寄生20g
鸡血藤30g	牛膝15g		

28剂。

1997年3月7日随诊，近1年未服任何药物，血压多次检查为120/80mmHg，今BP 115/88mmHg，无特殊不适。

按语

　　高血压属于中医头痛、眩晕等病症的范畴，病位主要在肝，涉及心、肾、脾，临床上常见有阴虚阳亢、肝火亢盛、阴阳两虚、痰湿壅盛等不同证型，治疗以平肝潜阳、清泻肝火、温阳育阴、化痰除湿为多。著名中医岳美中教授认为老年高血压病人其舒张压常较难降，不易控制。此类患者气虚的多，可有肾气虚及中气虚之不同。用苦寒泻肝或二仙汤之类不起效用，用大量黄芪有时可有一定作用，补阳还五汤也有一定效果，但有"火热"者不宜用。

　　补阳还五汤出自《医林改错》，具有补气活血、化瘀通络功效，原为治疗气虚血瘀所致的中风"初得半身不遂"等而创立，现广泛用于治疗中风后遗证半身不遂为主的患者。本案患高血压达30年之久，虽然规律服用降压西药，但近2年血压仍持续增高，病情顽固，就诊时以手足麻木为主诉。罗天益《卫生宝鉴·中风门》有云："凡人初觉大指、次指麻木不仁或不用者，三年之内有中风之疾。"故又需防其有中风之虞。因其正气不足，久病入络导致脉络瘀阻，气血运行不畅，筋脉失于荣养则手足发麻发凉，畏寒肢冷，下肢沉重无力，头昏背痛，血压升高是其必然。故治疗选用补阳还五汤为主益气活血，再加葛根、丹参、桂枝、桑寄生、川牛膝、豨莶草、鸡血藤散寒通络、补益肝肾、养血荣筋，使其元气充沛，气血通畅，阴阳协调，不仅停用西药后血压稳定，症状消除，而且具有预防中风的"治未病"思想。

21.冠心病心绞痛（胸痹心痛）

于某，女，76岁，离休干部。

就诊时间： 2006年3月1日。

主诉： 发作性心前区疼痛10余年。

病史： 患者10余年来经常发作性心前区疼痛，每于劳累后或夜间发生，自服速效救心丸或硝酸甘油疼痛可缓解。2005年5月23日因"间断胸闷胸痛7小时"急诊，心电图示心肌缺血，诊断为不稳定型心绞痛，予扩冠、吸氧治疗1天，病情控制。今年2月4日又因类似发作而急诊救治。既往多发腔隙性脑梗死 12 年，高血压、糖尿病 2 年，左肺梗死 1 年。双下肢疼痛、麻、凉半年，肌电图检查：双腓神经周围神经源性损害。

现症 发作性心前区疼痛，时或心痛彻背，1～2 天发作 1 次。伴后背发凉，胸闷憋气，头痛头昏，乏力心慌，口干口苦，失眠汗出，双下肢沉重，麻、凉不适，大便干燥不畅，需服泻药排便。舌红少苔，乏津，脉弦滑有力。

辨证立法 气阴两伤，心血瘀阻。治以益气养阴，活血通络，方用祝谌予降糖对药方加味。

处方

生黄芪 30g	生地 30g	苍术 15g	玄参 30g
葛根 15g	丹参 30g	党参 10g	麦冬 10g
五味子 10g	菖蒲 10g	郁金 10g	羌活 10g
菊花 10g	赤芍 15g	红花 10g	鸡血藤 30g
桑寄生 20g	生牡蛎(先煎) 30g		

14 剂，水煎服。

二诊 2006 年 3 月 16 日。乏力、口干、汗出均好转，心绞痛仍时有发作，2 天前又急诊 1 次。舌脉证治同前。守方去鸡血藤、生牡蛎加北沙参 15g，红景天 15g，鹿衔草 15g。14 剂，水煎服。

三诊 2006 年 3 月 29 日。心前区疼痛程度减轻，后背不冷，乏力、汗出好转，大便干燥难解。舌红少苔，脉弦滑。证治同前。守方去苍术、玄参、党参加肉苁蓉 30g，黑芝麻 15g，生山楂 15g，花粉 30g。每日 1 剂，水煎服。

四诊 2006 年 5 月 10 日。加减服药 42 剂，心前区疼痛程度及发作频率均减轻，现 4～5 天发作 1 次，持续时间较短。仅 4 月 21 日午夜因心绞痛发作而去急诊吸氧数小时。大便较前通畅，现双下肢疼痛、麻木、发凉感明显，伴有水肿、口干、乏力、心慌。舌暗红，苔薄白，脉沉细。拟补阳还五汤加味以益气活血逐瘀为主，兼补心气。

处方

生黄芪 30g	生地 30g	当归 15g	川芎 10g
赤芍 15g	红花 10g	桃仁 10g	地龙 10g
葛根 15g	丹参 30g	北沙参 15g	麦冬 15g

五味子10g	菖蒲10g	郁金10g	羌活10g
菊花10g	红景天15g	防己12g	

14剂，水煎服。

五诊 2006年5月24日。心绞痛偶有发生，但程度很轻。近1周未再心痛。口干、乏力不明显，大便通畅，每日1次。下肢仍水肿，皮色呈瘀暗，右下肢较重。守方去防己加生山楂15g，泽兰叶10g。每日1剂，水煎服。

六诊 2006年6月21日。服药1月，病情稳定，未再发生心绞痛，下肢水肿亦有减轻。舌淡红，苔薄白，脉细弦滑。拟用中成药巩固疗效。

处方 益气生津活血胶囊，每次5粒，每日3次；诺迪康（主要成分为红景天）每次2粒，每日3次；活血片，每次5片，每日3次。连服1月。随诊3个月，未再出现心绞痛。

按语

　　冠心病心绞痛属于中医胸痹、心痛的范畴，目前多数学者认为，本病是因脏腑阴阳气血不足，导致了寒邪、瘀血、痰浊或气滞诸因素痹阻于心脉，以致气血运行不畅，不通则痛，表现为胸闷、心痛、心悸、气短的反复发作。病因病机具有"本虚标实"的特点。本案因同时兼有高血压、脑梗死、肺梗死、糖尿病等，故而病机更趋于复杂化，治疗也需标本兼顾，虚实同治。久病多虚，气虚则乏力心慌；阴虚则口干口苦，失眠便结；气虚则血脉推动无力，血液瘀阻于心脉则胸痹心痛、胸闷憋气；瘀阻于脑则头痛头昏；瘀阻于下肢则双下肢沉重，麻、凉不适，舌红少苔，乏津，脉弦滑有力皆为气阴两伤、脉络瘀阻之象。治以祝谌予降糖对药方益气养阴，活血通络，方中黄芪配生地、苍术配玄参为两组对药，具有益气养阴、培补脾肾之功，丹参配葛根为一组对药可达活血养血、生津润脉之效；党参、麦冬、五味子即古方生脉散，益心气，养心阴，复心脉；菖蒲、郁金、羌活、菊花、赤芍、红花活血通络；鸡血藤、桑寄生补肾强筋、生牡蛎滋阴潜阳、安神定志，诸药合用，共奏益气养阴、活血通络之功效，使得10年之心痛得到了控制。

22.冠心病心绞痛（胸痹心痛）

叶某，女，62岁。

就诊时间： 2012年12月27日。

主诉： 心前区疼痛反复发作1月余。

病史： 患者1月前始发心前区疼痛，每日发作数次，持续数分钟或含服硝酸甘油可缓解。2012年11月28日就诊于北京阜外医院行冠脉造影，提示"左冠状动脉主干（LM）开口处狭窄50%，左前降支（LAD）近段狭窄70%，右冠状动脉（RCA）狭窄90%"，并于RCA置入支架1枚，因不愿行其余心脏血管支架置入术，予冠心病二级治疗，服用拜阿司匹林0.1g qd、波立维75mg qd、他汀类药物，偶于心率快时服用倍他乐克治疗。但心绞痛仍间断发作，遂来诊。既往有高血压多年，胃溃疡伴出血史。

现症 心前区疼痛反复发作，伴胸闷，阵发心慌（发作时心电图提示心律不齐），乏力倦怠，活动耐量下降，头晕沉，手足不冷，纳差，大便不畅。舌淡暗，苔白干，脉弦细。

辨证立法 心气不足，心血瘀阻。治以补益心气，活血化瘀。方用祝谌予教授之葛红汤加减。

处方

党参15g	麦冬15g	五味子10g	柏子仁10g
石菖蒲10g	郁金10g	丹参30g	当归10g
红花10g	羌活10g	菊花10g	红景天15g
赤芍10g	桂枝10g	葛根20g	炙甘草6g

每日1剂，水煎服。

二诊 2013年3月14日。间断服用上方2月余，心绞痛未再发作，晨起后背稍痛，胸闷心慌乏力减轻，偶于活动后出现，头晕沉消失。双目干涩不适，时而胃胀反酸，入睡困难、易醒，大便不爽。舌淡红，苔白，脉弦细滑。证治同前，易方用补阳还五汤合生脉散加味。

处方

炙黄芪30g	地龙10g	当归10g	赤芍15g
川芎10g	桃仁10g	红花10g	党参10g

麦冬 10g　　　五味子 10g　　　羌活 10g　　　菊花 10g

桂枝 10g　　　炙甘草 5g　　　柏子仁 15g

14 剂。同时口服活血通脉胶囊 2 粒，tid。

三诊　2013 年 6 月 20 日。心绞痛有所控制，偶于晨起发作，心率在 44～49 次/日，偶有胸闷，乏力、睡眠好转，二便调。舌淡红少苔，脉弦细滑。证治同前，仍以葛红汤加减。

处方　党参 15g　　　麦冬 15g　　　五味子 10g　　　柏子仁 10g

石菖蒲 10g　　　郁金 10g　　　葛根 20g　　　红花 10g

丹参 30g　　　赤芍 15g　　　菊花 10g　　　羌活 10g

红景天 15g　　　鹿衔草 15g　　　瓜蒌皮 10g　　　薤白 10g

炙甘草 5g

每日 1 剂，水煎服。

四诊　2013 年 9 月 30 日。监测心率在 40～50 次/分。近来血压波动大，在 140～170/75～80mmHg。偶有胸闷、心前区疼痛不适，时有前胸后背压迫感，乏力倦怠，偶有心悸，时而头晕，怕冷，腰酸腰痛，情绪不稳，入睡困难。舌淡红少苔，脉沉细滑。

辨证立法　心气不足、冲任失调，治以补益心气，调和冲任为法，方用二仙汤合生脉散加味。

处方　仙茅 10g　　　淫羊藿 10g　　　巴戟天 10g　　　黄柏 10g

知母 10g　　　当归 10g　　　党参 15g　　　麦冬 10g

五味子 10g　　　红景天 15g　　　桂枝 10g　　　赤芍 10g

细辛 3g　　　鹿衔草 15g　　　炙甘草 6g　　　阿胶(烊化)10g

生地黄 30g

每日 1 剂，水煎服。

五诊　2013 年 10 月 14 日。血压较前稳定，心率在 50 次/分以上。心绞痛未再发作，仍乏力，情绪稳定，偶有心悸、入睡困难。舌淡红少苔，脉细数。证治同前。守方将党参加至 30g，再加生龙骨(先煎)30g，珍珠母(先煎)30g。

六诊　2013 年 12 月 26 日。心绞痛未再发生，血压正常，心悸不显，心率55~60次/分，怕冷，乏力明显减轻。偶有胸闷，气短。停中药则大便不畅，排出困难。夜寐不实。舌淡暗胖，苔白裂纹少津，脉弦细。守方去细辛、阿胶、生龙骨、珍珠母，加红花10g，羌活10g，菊花10g，丹参30g。14剂，水煎服。

七诊 2013年10月28日。诸证告愈，无明显不适。舌脉证治同前。

处方

仙茅30g	淫羊藿30g	巴戟天30g	黄柏30g
知母30g	当归30g	党参60g	麦冬30g
五味子30g	红景天45g	桂枝30g	赤芍30g
细辛10g	鹿衔草60g	阿胶30g	生地黄100g
生龙骨100g	珍珠母100g	水蛭30g	炙甘草20g

诸药共研细末，水泛为丸，如梧桐子大小，每次6g每日3次。

随诊2年，一直服用丸药，病情稳定，未再发生心绞痛和心律失常，活动后偶有胸闷，血压稳定在130/75mmHg，心率在60~65次/分。

按语

董师认为，冠心病心绞痛具有"本虚标实"的特点。因此治疗原则不外扶正与祛邪两个方面：祛邪包括芳香温通、活血化瘀、宣痹通阳、软坚散结途径；扶正包括益气温阳、滋阴养血、补肾等调整脏腑功能的途径。本案经冠脉造影确诊为冠心病"三支病变"，为不稳定性心绞痛伴高血压、心动过缓，西医基本治疗方案和措施都已经应用，但仍心绞痛频发、血压波动不稳，阵发心慌、乏力倦怠、活动耐量下降、舌淡、脉细。从中医而言，属于胸痹心痛范畴，辨证为心气不足，心脉瘀阻，肾阴阳两虚，冲任失调。

《经云》："心者，生之本，神之变也，其华在面，其充在血脉，为阳中之太阳，通于夏气。"说明心脏具有主阳气、推动血液循环等重要功能。因此用生脉散或大剂量黄芪补益心之阳气；心气不足，运血无力，心血瘀阻则心区频发疼痛，故用葛红汤、补阳还五汤活血通脉。前三诊治疗董师以祝谌予教授经验方葛红汤加减。本方由葛根、红花、川芎、丹参、当归、赤芍、菊花、羌活、党参、麦冬、五味子组成。方中葛根配丹参舒筋活血、化瘀解痉；红花、川芎、当归、赤芍养血活血，化瘀通络；羌活配菊花，平肝通脉止痛，改善血脉循环；党参、麦冬、五味子益气养心。全方共奏补益心气、活血化瘀、通脉止痛之效。本案治疗过程中先后加红景天补气活血；菖蒲、郁金通窍行气止痛；桂枝温通经脉；柏子仁、炙甘草养心复脉，药后心绞痛症状逐渐缓解。四诊时患者突出表现为血压不稳、压差大，兼见情绪不稳、头晕、怕冷、腰酸腰痛、入睡困难等，董师考虑此患已年过半百，天癸已竭，可从冲任失调辨治，遂投二仙汤为主加减以调理冲任。

二仙汤是近代中医治疗更年期高血压的经验方剂，具有补肾之阴阳、调冲任、降虚火的功效，有学者认为冠心病的病位虽在心，而其本在肾，因为冠心病多发病于40岁以后，老年人最多，与中医肾气虚衰的年龄一致。临床观察到绝大部分冠心病患者兼有肾虚表现，如神疲头昏，目花耳鸣，健忘失聪，腰酸尿频，阳痿遗精，发白齿松等，因此提出用补肾法治疗冠心病的观点。药理研究证实，许多补肾药物如淫羊藿、补骨脂、桑寄生、鹿衔草、女贞子、冬虫夏草的能改善冠脉循环，增加冠脉流量，消除动脉粥样硬化的形成，调节脂质代谢，降低血黏度和抑制血小板聚集。本案后期应用二仙汤加味治疗有效，理由概因于此。

23.心脏瓣膜病变，肺动脉高压（心悸）

李某，女，53岁，退休工人。

就诊时间：2012年5月22日。

主诉：腰背疼痛8年，间断心悸、胸闷5年，活动后气短、不能平卧伴双下肢水肿半年。

病史：患者8年前腰背部钝痛，夜间剧烈，影响睡眠，当地予理疗、中药及局部封闭治疗无效，疼痛持续性加重。2005年1月疑诊为"骨癌"，给予"Co 60"放疗1程后疼痛明显改善。1年后病情反复，当地医院化验ESR 100mm/h，CT提示"T_7–L_1椎体前软组织影"，2006年7月行CT引导下平L_1水平活检，检出物为"蜡样"质软不脆、干燥白色软组织，无出血，病理报告提示"腹膜后纤维化"。2007年1月始口服泼尼松龙60mg/d，逐渐减量至5mg/d维持至今，同时静点环磷酰胺0.2～0.4g/周（累计量12g）治疗，腰背疼痛逐渐缓解。期间因心悸当地医院发现房扑，呈2:1、4:1传导，静点可达龙转复成功。2008年2月再次发作性心悸、胸闷,伴头晕,当地医院诊为室上性心律失常(房速、房扑、房颤),拟行射频消融治疗,术前食道超声检查提示左房多处回声附壁光团,考虑为左房附壁血栓,因手术风险大而放弃,予维拉帕米(异搏定)、华法令等治疗。仍时有心悸发作,每3个月复查经食道超声心动图,自述"左房团块影无明显变化",此后病情一度平稳,活动耐力可,自述可爬4层楼。2011年10月再次出现活动后气短、胸闷,当地医院考虑"Ⅰ度房室传导阻滞",停异搏定,改单硝酸异山梨酯(欣康)口服。2012年3月因"肺炎"住当地医院,胸闷、憋气,行走10米即出现气短,同时出现无尿,双下肢水肿,夜间不能平卧入睡,查超声心动图(2012-4-16)提示左房弥漫性实性增生伴纤维化,肺动脉收缩压约90mmHg;行冠脉CTA提示左右冠状动脉及分支未见明显狭窄,未见明显粥样硬化性斑块;心包少量积液,心脏增大,左房及右房为著;左房改变,考虑心房内血栓形成;心肌病不除外;右侧胸腔积液,考虑心功能不全所致可能;肺动脉增粗,提示肺动脉高压;右肺炎症,并部分肺不张,右侧胸腔积液。考虑心功能不全、肺动脉高压,予利尿、华法令抗凝等治疗后症状略有改善。2012年5月14日来北京协和医院超声心动图提示:二、三尖瓣病变(重度关闭不全),主动脉瓣增厚;左房内低回声影性质待定;重度肺动脉高压(92mmHg);右室肥大;右心房室增大;左室限制性舒张功能减低;肺动脉增宽;下腔静脉增宽;左室侧壁心包增厚;少量心包积液。未给予特殊治疗,现来中医求治。

现症 面色晦暗,心悸阵发,气短憋气,不耐行走50m,夜间不能平卧,只能仰卧入睡,后背畏寒,手足不温,口干思饮,纳差尿少。舌淡暗,水滑苔,脉沉细无力。

辨证立法 心肾阳虚,水气凌心,瘀血阻络。中医温阳利水,益气活血,方用真武汤、苓桂术甘汤、生脉散加味。

处方

白芍 10g	生白术 15g	炙甘草 5g	黑附片(先煎) 15g
茯苓 30g	桂枝 10g	党参 15g	麦冬 10g
五味子 10g	红景天 15g	葶苈子 30g	益母草 30g
泽兰叶 15g	生黄芪 30g		

每日1剂,水煎服。

二诊 2012年7月5日。患者返当地服用上方5剂,停用利尿剂,尿量大增，水肿消退，胸闷憋气明显好转，夜间平卧。纳食增进，畏寒肢冷消失。体重增加2kg。守方一直服用至今，病情稳定，昨日收住中医科病房。现患者乏力，活动后气短，胸闷心悸，汗出多，不怕冷。舌暗红，苔薄白，脉沉弦。辨证为心肺气虚，血瘀气滞。方用升陷汤合生脉散、苓桂术甘汤加减。

处方

生黄芪30g	知母10g	柴胡10g	桔梗10g
升麻10g	党参15g	麦冬10g	五味子10g
茯苓30g	桂枝10g	白术10g	葶苈子30g
红景天15g	菖蒲10g	郁金10g	泽兰15g

6剂，水煎服。

三诊 2012年7月11日。入院后5天发作1次心律失常：频发室性早搏，间断室早二联律，I度房室传导阻滞，经口服倍他乐克纠正。心脏内科会诊认为患者左心房内占位性质不明，血栓不除外，重度肺动脉高压，恶性心律失常，随时有猝死的可能，建议继续抗凝治疗。辨证为心肾阳虚，水气凌心，瘀血阻络，治以温补肾阳，强心复脉，活血利水，方用四逆汤合生脉散加味。

处方

干姜10g	炙甘草6g	泽兰15g	黑附片(先煎)10g
党参30g	麦冬15g	五味子10g	葶苈子30g
桂枝10g	赤芍10g	红景天15g	益母草30g

每日1剂，水煎服。

四诊 2012年7月18日。药后病情稳定，平卧状态下无胸闷心悸，未再发生心律失常，心脏外科会诊认为患者左心房内占位，二尖瓣反流，有手术指征。关于腹膜后纤维化问题，风湿免疫内科专业组查房认为患者发病部位和影像学表现均不符合特发性腹膜后纤维化，左心房占位难以解释。"Co 60"放疗后也可以引起继发性腹膜后纤维化。中药守方继续服用，次日出院，诊断为：腹膜后纤维化（"Co 60"放疗后）；二尖瓣、三尖瓣病变；重度肺动脉高压；慢性心功能不全；左心房内占位；心律失常。

出院后病情稳定，于2012年8月16日收住本院心脏外科病房，10天后在全麻低温体外循环下行二尖瓣置换、三尖瓣成形、左心房扩大成形术。术中探查见左心房顶增厚，最厚处约12mm，质地韧，环绕二尖瓣一圈也可见左心房壁增厚，左心室流入道明显狭窄。切除二尖瓣前叶，病理报告：纤维组织增生伴玻璃样变及黏液变，局部显重度急性及慢性炎，有上皮样细胞结节。术后恢复良好，于2012年9月8日出院。

2012年10月23日随诊。出院后一直服用枸橼酸西地那非（万艾可）和华法令。无明显气短胸闷，下肢无水肿，可以胜任一般活动，饮食二便如常。舌暗红，苔薄白，脉沉细。复查超声心动图显示：左心房顶部中等回声团块，轻度肺动脉高压（45mmHg）。

按语

　　本案初诊时不能步履，坐轮椅车而至，以心悸气短、胸闷憋气、双下肢水肿为主要表现，属于中医"心悸""胸痹""水肿"范畴。究其病因病机，乃素体虚弱，心气怯弱，心神不能自主，而发心悸；心气不足，血脉不畅，瘀血阻络，则面色晦暗、舌色暗；气虚日久及阳，心阳亏虚，心脉失于温煦鼓动，则心悸伴胸闷气短、动则尤甚、舌淡、脉沉细无力；脾虚则纳差；心气虚日久及肾，后天脾胃受损无以充养先天，均可使肾阳不足，终致心肾阳虚、阴寒内生之证，而见后背畏寒、手足不温；肾不纳气，则气短难续；阳虚则水不化，可见尿少水肿，甚者水气上逆，凌心射肺则倚息不能卧。故辨证为心肾阳虚、水气凌心、瘀血阻络。治以《伤寒论》之真武汤温补肾阳、利水消肿，合苓桂术甘汤温阳化饮、健脾祛湿，加以生脉散、生黄芪、红景天益气养心，葶苈子泻肺定喘、行水消肿；益母草、泽兰叶活血祛瘀利水。阳气振奋，阴霾消散，则气化水行，血行通畅，诸证明显减轻、阳虚症状基本消失。入院后二诊时水气已经消除，而以心肺气虚、血瘀气滞为主，故调整处方为升陷汤、生脉散以补肺益气养心；苓桂术甘汤健脾利湿；葶苈子行水消肿；红景天益气养血；菖蒲芳香化湿；郁金行气活血；泽兰活血利水。后治疗中病情曾反复，心律失常再发同前，复以温补肾阳、强心复脉、活血利水为法，方用四逆汤合生脉散加味，药后病情逐渐稳定，平卧状态下无胸闷心悸，未再发心律失常，为以后的心脏手术创造了条件。

24.慢性浅表性胃炎（胃脘痛）（一）

张某，男，55岁，职员。

就诊时间： 2005年4月21日。

主诉： 胃脘痛半年，加重1周。

病史： 患者于2004年11月饮酒后出现上腹疼痛，时轻时重，食欲减退，明显厌食，食量较前减少70%，进食后嗳气，大便不成形。12月中旬到本院消化内科就诊，胃镜检查示：慢性浅表性胃炎，HP-RUT（－）。B超：脂肪肝。给予多潘立酮（吗叮啉）、乳酸菌素、枸橼酸铋钾（丽珠得乐）治疗1月，食欲有所改善，但食量仍为以前的50%。胃痛持续发生，其后又到外院予法莫替丁（高舒达）、气滞胃痛冲剂等治疗2月，仍无显效。近1周胃痛、厌食加重。

现症 胃脘痞闷胀痛，喜暖畏冷，胃痛明显则影响入睡。纳差恶心，口干黏腻不爽，时感口臭。咽喉不利，嗳气。头昏头沉，后颈发僵。四肢倦怠，肠鸣便溏，小便黄热。舌淡红，舌苔白厚腻。脉沉细。

辨证立法 湿热中阻，脾胃不和。治以燥湿清热，健脾和胃。方用平胃散、半夏泻心汤、葛根芩连汤加味。

处方

苍术 10g	厚朴 10g	陈皮 10g	黄芩 10g
黄连 6g	半夏 10g	葛根 15g	藿香 10g
白蔻仁 10g	生薏仁 30g	健神曲 15g	枳壳 10g
干姜 6g	益智仁 10g		

7剂，水煎服。

二诊 2005年4月28日。药后胃痛明显减轻，未再恶心和肠鸣，大便成形。纳差、倦怠、口干、尿热同前。舌淡红，舌中心苔白厚腻，脉沉细。

处方 守方去益智仁、干姜、神曲加菖蒲10g，佩兰10g，草蔻3g，滑石30g，14剂，水煎服。

三诊 2005年5月12日。胃痛消失，痞闷感减轻。食冷后易泛酸，嗳气。纳食略增，食欲仍差，大便成形。足心怕冷出汗。舌红，舌苔黄腻。脉沉细。

处方

苍术 10g	厚朴 10g	陈皮 10g	炙甘草 5g
黄芩 10g	黄连 6g	半夏 10g	葛根 15g
藿香 10g	白蔻仁 10g	砂仁 3g	生薏仁 30g
佛手 10g	香橼皮 10g	枳壳 10g	干姜 6g
茵陈 10g			

7剂，水煎服。两月后随诊，诸证告愈。

按语

一般中医教科书均将胃痛与痞满列为两个病证论述，实际上临床往往同时并见。本案素体痰湿内盛，运化失职，加之恣食肥甘之味和饮酒，肥甘生湿，酒性热助热，以致损伤脾胃，脾不运化，胃失顺降，痰湿互结，郁久化热，气机痞塞，清浊升降失常，发生痞满胃痛之病。清阳不升，湿浊上冒，蒙蔽清窍，故见头昏头沉，恶心厌食，口干黏腻不爽，并时感口臭；湿热浊邪注于大肠，则肠鸣便溏；湿性重浊故四肢倦怠、后颈发僵；湿郁久化热则口干、尿黄；舌淡红，舌苔白厚腻，脉沉细皆属痰湿化热之象。治疗选用平胃散燥湿化浊健脾；半夏泻心汤寒温并用、辛开苦降以调理脾胃生姜；葛根芩连汤清热燥湿止利。随证加入藿香、白蔻仁、生苡仁、茵陈化湿利湿；佛手、香橼皮、枳壳、益智仁行气消满。使其脾胃升降复常，湿去热清，气机得畅，则胃痛痞满自除。

25.慢性浅表性胃炎（胃脘痛）（二）

徐某，女，37岁，干部。

就诊时间： 2005年4月26日。

主诉： 胃脘疼痛伴脐左疼痛8月。

病史： 患者2004年9月因阴道出血行诊断刮宫手术，术后即脐左疼痛，腰酸、乏力。继之胃脘疼痛，呈持续性，并伴恶心、纳差、睡眠不好。2005年1月初到本院消化内科检查肝肾功能正常，上消化道造影：低张力胃。先后给予麦滋林、得美通、食母生、信法丁、吗叮啉等口服治疗无效。2005年2月行C^{13}尿素呼气试验（抗Hp抗体）结果阳性，予瑞倍、阿莫西林、克拉仙等抗菌治疗2周，恶心消失，但疼痛无改善。2月18日胃镜：慢性浅表性胃炎。再次用洛赛克、阿莫西林、可乐必妥抗菌治疗2周仍无明显效果。3月30日C^{13}尿素呼气试验（抗Hp抗体）结果又为阳性，就诊于中医。

现症 胃脘隐痛灼热，时或加重；脐左疼痛，怕冷；纳差乏力，大便成形，心烦易急，焦虑不安，失眠明显，两颧有黄褐斑。近3月经量极少。舌淡红，苔薄白，脉沉细。证属肝郁气滞，脾胃不和。治以疏肝理气，健脾祛湿。方用当归芍药散加减。

处方

当归10g	川芎10g	白芍15g	茯苓15g
白术10g	泽泻10g	苏梗10g	白芷10g
生薏仁30g	白蒺藜10g	首乌藤15g	枳壳10g
炙甘草6g			

14剂，水煎服。

二诊 2005年5月10日。药后脐左疼痛减轻，但一周来胃脘疼痛，阵发性加重，伴恶心欲吐，嗳气不舒，矢气则爽。仍心烦易怒，失眠严重。舌红暗，苔白腻干燥，脉沉弦。证属肝胃郁热，气滞血瘀。方用化肝煎合百合乌药汤、丹参饮加减以泄肝安胃，理气开郁止痛。

处方

丹皮10g	栀子10g	青陈皮各10g	白芍15g
浙贝母10g	炒萸连各3g	百合30g	乌药10g
佛手10g	香橼皮10g	丹参15g	檀香5g
砂仁3g	炙甘草6g		

10剂，水煎服。

三诊 2005年5月19日。服药3剂，即感矢气，腹痛减轻，恶心、嗳气均消失。近3天咽痛、口干苦、胸闷太息，仍失眠。舌红暗，苔白薄干燥，脉细弦。证属肝胃郁热，外感风热。先予大柴胡汤合升降散加减以通泄少阳，散风清热。

处方

柴胡24g	黄芩10g	半夏10g	白芍20g
枳实10g	白僵蚕10g	片姜黄10g	蝉蜕10g
浙贝母10g	丹皮10g	大枣5枚	酒大黄(后下)5g
瓜蒌皮10g	生姜3片		

5剂，水煎服。

四诊 2005年5月26日。咽痛、口干苦、胸闷皆愈，无恶心、嗳气。仍胃脘隐痛和脐左疼痛，手心热，失眠。舌红，苔黄干，脉沉细。继以泄肝安胃为治。

处方
丹皮10g	栀子10g	青陈皮各10g	白芍15g
浙贝母10g	炒萸连各3g	百合30g	乌药10g
佛手10g	香橼皮10g	八月札15g	延胡索10g
荔枝核15g	枳实10g	炙甘草6g	

14剂，水煎服。

五诊 2005年6月9日。今检查C^{13}尿素呼气试验（抗Hp抗体）结果仍阳性。食后胃脘烧灼感，泛酸，脐左疼痛减轻，手心不热。舌暗，边有浅瘀斑，苔薄白，脉沉细。肝胃不和兼夹瘀血，化肝煎合失笑散加味。

处方
丹皮10g	栀子10g	青陈皮各10g	白芍15g
浙贝母10g	炒萸连各3g	厚朴10g	香附10g
延胡索10g	生蒲黄10g	五灵脂10g	丹参15g
檀香5g	砂仁3g	制乳没各3g	炙甘草6g

14剂，水煎服。

六诊 2005年6月28日。胃脘痛及脐左疼痛均明显缓解，入睡亦好转。近来小腹坠胀，尿频不畅。尿常规有少量白细胞。舌暗，苔薄白，脉沉细。

守方去香附、厚朴、制乳没加萆薢15g，菖蒲10g，益智仁10g，乌药10g，车前子15g，滑石30g。14剂，水煎服。

七诊 2005年8月18日。胃脘疼痛及脐左疼痛已愈，胃脘偶有灼热感，入睡佳。近两周小腹坠胀，尿频不畅，尿常规正常。今化验指血快速抗Hp抗体阴性。舌红暗，苔薄白，脉沉细。证属下焦湿热，气化不利，瘀血阻络，治以清热利湿，活血通淋。

处方
萆薢15g	菖蒲10g	益智仁10g	乌药10g
橘核10g	荔枝核15g	生蒲黄10g	炒小茴香10g
五灵脂10g	厚朴10g	枳壳10g	莪术10g
炒萸连各3g	车前子15g		

14剂，水煎服。

按语

　　本案虽以胃脘痛和脐左疼痛为主诉，但伴有焦虑失眠、胸闷纳差、口干口苦等一派肝火犯胃的表现，故治疗始终以泄肝安胃之法为主，先后应用了当归芍药散、化肝煎、百合乌药汤、丹参饮、大柴胡汤加减，且取效满意。西医认为检查出抗Hp抗体阳性者是慢性胃炎或溃疡病反复发作、经久不愈的原因，主张用瑞倍、阿莫西林、克拉仙等抗菌治疗，然对于本案效果并不明显，反而通过中医辨证论治使其症状控制的同时，抗Hp抗体亦转阴，说明这是中医治疗本病的优势所在。以后两诊因出现泌尿系统感染，故而易方为萆薢分清饮加减以清热利湿，活血通淋，此随证变方之法。

26.霉菌性胃炎（胃脘痛）

魏某，女，53岁，职员。

初诊时间： 2008年3月28日。

主诉： 胃脘痛2年，加重半年。

病史： 患者2年前无明显诱因出现胃脘疼痛，空腹时明显，有时放射到后背。2007年10月外院检查胃镜，诊断为"霉菌性胃炎、食道裂孔功能障碍"，经抗霉菌和抑酸西药治疗，复查胃镜霉菌消失，但胃脘疼痛不缓解，而且有加重之趋，遂求诊于中医。

现症 胃脘隐痛或痉挛痛，喜温喜按，后背亦痛，夜间尤甚。面色暗青，眼眶下有色素沉着，畏寒，手足不温，口干，大便溏薄。舌尖暗红，苔薄白，脉沉细无力。

辨证立法 阴阳两虚，脾胃寒湿。治以调补阴阳，缓急止痛，理气散寒。方用黄芪建中汤合良附丸加减。

处方

炙黄芪30g	桂枝10g	白芍20g	炙甘草6g
良姜10g	香附10g	荜茇10g	甘松10g
大枣12个			

14剂，水煎服。

二诊 2008年4月10日。药后胃脘痛好转，日间不痛，仅在夜间疼痛，且程度明显减轻，后背已不痛，大便成形。现感胃脘痞闷，有振水声，口干不思饮。舌淡红，脉沉细。守方去荜茇、甘松加茯苓15g，白术15g，益智仁10g。14剂，水煎服。

三诊 2008年4月24日。药后诸症告愈，唯大便又有溏薄，眼眶下暗青色。舌尖红，苔薄白，脉沉细。证治同前。

处方

炙黄芪30g	桂枝10g	白芍20g	茯苓15g
白术15g	炙甘草6g	益智仁10g	苏梗10g
白芷10g	藿香10g	炒薏仁30g	生姜3片

大枣10个

14剂，水煎服。

四诊 2008年5月8日。无特殊不适。舌脉证治同前。予补中益气丸每次6g，每日2次；加味逍遥丸每次6g，每日2次，服用半月，巩固疗效。

按语

霉菌性胃炎是由霉菌侵袭胃黏膜引起的一种溃疡性胃炎症，患者可表现为上腹饱胀不适、胃脘隐痛、嘈杂嗳气、厌食恶心等。本案以胃脘疼痛为主要表现，西医诊断为霉菌性胃炎，虽经抗霉菌等治疗，霉菌已消而疼痛不缓解且有加重之势，此邪虽去但正已虚，邪伤脾阳，脾阳不足，中焦虚寒，胃失温养，而致虚寒胃痛，故见胃脘隐痛、喜温喜按、夜间尤甚、畏寒肢冷、便溏等诸症。《医学正传·胃脘痛》云："气在上者涌之，清气在下者提之，寒者温之，热者寒之，虚者培之，实者泻之，结者散之，留者行之。"故用黄芪建中汤合良附丸加减以温中健脾，散寒止痛。黄芪建中汤出自《金匮要略·血痹虚劳病篇》，系小建中汤加黄芪组成，主治"虚劳里急诸不足"。患者服药1月，胃脘痛告愈。复诊见胃脘痞闷、有振水声且口干不思饮，此乃中阳虚弱夹有痰饮内停之象，故守方加苓桂术甘汤温阳化饮、健脾利湿，竟收全功。

27.食管炎、慢性胃炎（阴虚夹湿）

吴某，女，75岁。

就诊时间： 2012年8月6日。

主诉： 口干纳差、乏力消瘦3月余。

病史： 患者3月前无诱因出现口干、乏力消瘦，体重下降约5kg，尿量增多，夜尿4～5次。2012年7月2日住当地医院化验空腹血糖、OGTT、糖化血红蛋白、ACTH、肿瘤标志物（CA系列）及检查甲状腺功能、胸部X像、腹部B超、肾上腺CT均无异常。头颅MRI：未见明确垂体占位信号。化验各项风湿免疫指标、腮腺造影及唇腺活检亦不支持干燥综合征的诊断。2012年8月2日于海军总医院查胃镜：食管炎（重度），贲门炎，慢性非萎缩性胃炎伴糜烂，HP（−）。其后服用某中医院的清热燥湿中药数剂，效果不理想。

现症 口干喜热饮，不能进食固体食物，仅能食流食。口淡无味，杏不思食。伴神疲乏力，情绪低落、消瘦明显，眠差不实。尿量增多，24小时尿量2000～3000ml，夜尿4～5次。大便干燥，三日一行，需用通便药物。舌红苔黄厚腻，中心剥脱无苔，脉弦滑。

辨证立法 胃阴大伤，湿热中阻。治以养阴胃生津，兼清利湿热。方用玉女煎合益胃汤加减。

处方

知母10g	麦冬15g	生甘草6g	生石膏(先煎)30g
玉竹15g	北沙参15g	生地黄15g	生山药15g
葛根15g	天花粉30g	生麦芽15g	生薏苡仁30g
藿香10g	炒半夏曲10g		

7剂，水煎服。

二诊 2012年8月17日。药后乏力、小便频减，睡眠好转，口干、纳差减轻仍有，夜尿3次，大便干燥，3日一行。舌淡苔薄，舌部中央既往明显的苔剥脱部位已分布薄薄的一层白苔，脉弦滑。守方去半夏曲、生薏苡仁、藿香，易生地黄为30g、山药为10g，加牛膝10g，生白术30g。7剂，水煎服。

三诊 2012年8月13日。乏力、小便频显减，口干减轻，食欲好转，大便偏干，2～3日一行，夜尿2～3次。舌淡红，苔薄白，未见剥脱，脉弦滑。证属胃阴不足，脾气虚弱，治以滋养胃阴，健脾益气，方用益胃汤加味。

北沙参15g	玉竹10g	生地黄30g	麦冬10g
石斛20g	天花粉30g	生白术30g	知母10g
生麦芽15g	炒谷芽15g	炒鸡内金10g	生荷叶10g
红景天15g	生甘草6g		

14剂，带方返回当地继续服用，巩固疗效。

按语

　　阴虚夹湿证临床并不少见，治疗上较为棘手，单纯养阴则碍湿，单纯祛湿则伤阴，必须养阴与祛湿同治，权衡阴虚与湿热的比例，方臻全面。本案初诊见舌红苔黄厚腻而中心剥脱，此乃湿热熏蒸日久，胃津阴液俱伤，患者于外院已服清热燥湿中药数剂，病情不解，可见其湿热未尽，胃阴大伤。考虑患者年老血枯，胃阴枯涸，若再用辛热温燥之品，恐真阴更涸。此应养阴生津为主，而清热燥湿次之。正如叶天士所云："胃为阳土，非阴柔不肯协和"，"甘平或甘凉濡润以养胃阴则津液来复"。因胃为燥土，性喜凉润。甘味入胃，寒能清热，用甘寒凉润之品既可除胃中激烈之燥，济身中津液之枯；又可使胃气下行，顺其通降之性。故予玉女煎合益胃汤等甘凉濡润之品加减，佐以藿香、生麦芽、半夏曲等药物兼清湿热。药服七剂，复诊见患者厚腻苔已去，薄苔新生，可见辨证得法，效如桴鼓！脾胃互为表里，脾喜刚燥，胃喜柔润，故再予益胃汤及焦四仙等味生津益胃，健脾助运。诚如章虚谷所云："舌苔如地上出生之草，必有根……舌苔由胃中生气以现，而胃气由心脾发生，故无病之人，常有薄苔，是胃中之生气，如地上之微草也，若不毛之地，则土无生气矣"。其次，治疗阴虚夹湿证要把握养阴和祛湿的时机，勿被养阴和祛湿的矛盾所混淆，本案湿邪困阻中焦，宜用芳香化湿及利水渗湿法，但同时存在胃阴不足，故而利水的同时要重视顾护脾胃阴津。董师常选养阴不滋腻、利水不伤阴之品如沙参、麦冬、天花粉、生薏苡仁、藿香等等。第三，选用滋阴祛湿的方剂要分三焦：桑菊饮加芦根、滑石、茯苓适用于上焦的阴虚夹湿证；局方甘露饮适用于中焦的阴虚夹湿证；仲景的猪苓汤适用于下焦的阴虚夹湿证。此外，六味地黄丸和金水六君煎均寓有治疗阴虚夹湿证的含义，不可不知。

28.功能性消化不良（呕吐）

刘某，男，17岁，学生。

就诊时间： 2005年3月7日。

主诉： 间断腹痛、呕吐4年半。

病史： 患者2000年夏季无诱因进餐时脐左部突发痉挛性腹痛，伴大汗，俯卧位加重，持续半小时自行缓解。以后腹痛每日均发作，伴泛酸、嗳气，半月或1月加重1次，学业压力大时发作频繁，外院予法莫替丁、洛赛克口服无效，肌注平痛新（解痉药）可缓解。2000年10月以后腹痛发作时伴有呕吐，剧烈时每日15～20次，吐后腹痛无缓解，当地医院予胃肠减压、禁食、补液治疗可好转。2002年8月当地医院检查上消化道造影：胃炎、胃下垂。胃镜：胆汁反流性胃炎、食管炎。2003年2月以"腹痛、呕吐待查"收住我院消化内科近1个月，重阅外院上消化道造影片：低张力胃、十二指肠略淤张、水平可见压迹，考虑肠系膜上动脉压迫综合征。胃电图提示：餐后胃动过缓。出院诊断为"功能性消化不良"，予西沙比利5mg，tid，口服，患者发作性腹痛明显缓解，但仍然上腹隐痛，间断恶心、呕吐，今来中医就诊。

现症 形体消瘦，胃脘不痛不胀，间断恶心、呕吐，每周1～3次，精神紧张时明显。时有打嗝、嗳气，纳食不甘，口干，汗出较多，大便干燥，手足发凉不温。舌质红，苔薄白，脉沉细无力。

辨证立法 肝胃阴虚，肝胃不和，胃气上逆。治以滋阴柔肝，和胃降逆。方用《金匮》麦门冬汤合益胃汤加减。

处方

玉竹10g	生地15g	麦冬15g	北沙参15g
石斛10g	半夏10g	茯苓15g	陈皮10g
炙甘草6g	佛手10g	香橼皮10g	白蒺藜10g
枳壳10g	生白术10g	生麦芽15g	

每日1剂，水煎服。

二诊 2005年5月7日。连服30剂，未再腹痛和呕吐，食欲好转，进食增加，略有反胃、嗳气，大便偏干。舌淡红，苔薄白，脉沉细。证治同前。

处方 麦冬30g　　　半夏10g　　　太子参15g　　　炙甘草6g

花粉30g　　　玉竹15g　　　生地30g　　　　石斛10g

枳壳10g　　　生白术15g　　陈皮10g　　　　佛手10g

生麦芽15g　　生姜3片　　　大枣8枚

每日1剂，水煎服。

三诊 2005年7月11日。再服上方2月，诸症均愈，未再腹痛、恶心和呕吐，食欲极佳，大便通畅。舌红苔薄白，脉沉细。效不更方。

处方 麦冬30g　　　半夏10g　　　太子参15g　　　炙甘草6g

石斛15g　　　枳壳10g　　　生白术15g　　　陈皮10g

佛手10g　　　香橼皮10g　　生麦芽15g　　　鸡内金10g

生山药10g　　生姜3片　　　大枣10枚

每日1剂，水煎服。

四诊 2005年8月22日。病情稳定，饮食、精神均好。守方取三倍量，共研细末，炼蜜为丸，每丸重约9g，每服1丸，每日3次，巩固疗效。

按语

　　功能性消化不良系指慢性上腹痛、腹胀、嗳气、泛酸、恶心、呕吐等上腹部症状1年内累计超过12周，而各种检查未能发现器质性病变的病证。患者主诉症状多，客观指标少，属于中医之"痞证""胃痛""嘈杂"等范畴。

　　本案就诊时所见形体消瘦，恶心、呕吐，打嗝、嗳气，纳食不甘，口干，汗出，大便干燥等肝胃阴虚、肝胃不和、胃气上逆的表现，而以口干、便秘、舌红，脉细为辨证要点。患者因学习压力过大，精神紧张，导致肝木过用，郁火伤阴，复加频繁呕吐，伤津耗液，胃阴不足，虚气上逆。治疗既要滋养胃阴，和胃降逆；又要理气柔肝，清热止痛。因此选用《温病条辨》益胃汤滋阴养胃，甘寒生津，合《金匮》麦门冬汤降逆平冲，和胃止呕。益胃汤是治疗阳明温病，胃阴被伤之主方；而麦门冬汤本治肺胃阴亏，虚火上炎，气机逆上的咽喉不利之证。方中重用麦门冬为君，以其甘寒之性，滋养肺胃之阴，且清虚火。以半夏为臣降逆止呕化痰，其性虽燥，但与大量麦门冬配伍，则燥性减而降逆之性存，独取其善降肺胃虚逆之气。佐以人参补中益气，与麦门冬配伍，大有补气生津之功。甘草、大枣、粳米补脾益胃，使中气健运，则津液自能上输于肺，于是胃得其养，肺得其润，此亦"培土生津"之意。本案两方合用，以太子参易人参，并入加佛手、香橼皮、白蒺藜、枳壳理气柔肝而不伤阴，相得益彰。

29.十二指肠壅积症（呕吐）

张某，女，18岁，中学生。

就诊时间： 2009年3月27日。

主诉： 发热后恶心、呕吐不能进食20天。

病史： 患者1月前无诱因发热，体温38～39℃，伴双颌下淋巴结肿大，当地医院住院多项化验均无异常。9天前右侧颌下淋巴结活检，病理为颌下腺增生。活检以后体温正常，但恶心、呕吐不能进食，先后给予制酸、胃动力药物及胃肠减压、补液支持等治疗无缓解。1周前本院胃镜检查诊断为浅表性胃炎，胃下垂，十二指肠壅积症。今来中医诊治。

现症 体型消瘦，面色萎黄，阵阵恶心，虽有食欲，但进食稍多或进油腻食品则呕吐不止。饮水后腹中辘辘肠鸣，口干喜冷饮，大便或干燥或溏薄。舌红苔薄白，干燥少津。脉弦滑。

辨证立法 痰饮中阻，阴虚气逆。治以温阳化饮，和胃降逆。方用苓桂术甘汤合麦门冬汤加减。

处方

茯苓30g	桂枝10g	白术15g	炙甘草6g
麦冬30g	半夏10g	北沙参15g	陈皮10g
黄芩10g	黄连6g	预知子15g	良姜6g
大枣5枚			

7剂，水煎服。

二诊 2009年4月17日。药服3剂，恶心消失，未再呕吐，腹部舒服。但有时进食油腻仍有恶心，但未呕吐。现口干喜冷饮，性急易怒，失眠多梦，舌红苔薄白，脉弦滑。证属痰饮中阻，肝胃郁热。方用苓桂术甘汤合温胆汤加减。

处方

茯苓 30g	桂枝 10g	白术 15g	炙甘草 6g
半夏 10g	陈皮 10g	枳实 10g	竹茹 10g
麦冬 30g	柴胡 10g	白芍 10g	黄连 6g
菖蒲 10g	远志 10g	预知子 15g	良姜 3g
大枣 5枚			

14剂，水煎服。

三诊 2009年5月13日。进食极佳，已上学。仍口干、心慌、胃热、便秘。证治同前。易方用小柴胡汤合化肝煎加减。

处方

丹皮 10g	栀子 10g	白芍 30g	青陈皮各 10g
浙贝母 10g	柴胡 10g	黄芩 10g	半夏 10g
当归 10g	沙参 15g	麦冬 30g	生麦芽 15g
预知子 15g	炙甘草 5g		

14剂，水煎服。药后诸症告愈。随访半年未复发。

按语

　　十二指肠壅积症是指各种原因引起十二指肠远端部分狭窄、梗阻，以致十二指肠近端扩张，内容物壅积而产生的综合征。临床主要表现为上腹部或脐周疼痛，进行性加重。恶心、呕吐，进食后明显，吐后症状减轻。常伴有反酸、嗳气、肠鸣、便秘，属于中医学"呕吐""反胃"等范畴。本案因热病后上焦津液耗伤，中焦脾胃受损，水停为饮，气结壅滞不得宣发，夹杂水饮，上犯于胃则恶心、呕吐不能进食；走于肠间则腹中辘辘肠鸣，大便溏薄；水饮不化精微故体形消瘦，面色萎黄。有食欲但稍进食稍多或油腻食品则呕吐不止、口干喜冷饮、便秘又为津气亏损，胃气上逆导致。舌红苔薄白，少津，脉弦滑均为中焦停饮、上焦虚热之象。董师遵仲景"病痰饮者，当以温药和之"之训，以苓桂术甘汤温阳化饮、健脾利水为主，配合麦门冬汤润肺益胃、降逆下气。其中重用甘寒之麦冬30g以润肺养胃，清降虚热；配伍辛温之半夏降逆化痰，和胃止呕，深得仲景立方之旨。药后呕吐消失，二诊时所见口干喜冷、性急易怒、失眠多梦、舌红、脉弦滑皆肝胃郁热、痰湿内扰之征。故去养阴之品，合温胆汤使胆胃同治，中州得健则痰湿无以内聚，胆气疏泄正常则无以克伐于胃。三诊又以小柴胡汤合化肝煎加减以和解少阳，清肝泻火以善其后，竟收全功。

30.胃石症（积聚）

王某，男，60岁，干部。

就诊时间： 2005年1月20日。

主诉： 脘腹包块伴疼痛2月。

病史： 患者于两月前空腹进食大量黑枣后，感觉胃脘疼痛，上腹部时可摸到鸡蛋大的一包块。当地医院行上消化道造影，诊断为胃石症，建议手术取石，被本人拒绝。2005年1月5日来我院消化科行胃镜检查：发现胃内有一巨大结石，伴浅表性胃炎、胃溃疡。而求治于中医。

现症 胃脘疼痛，时有胃胀打嗝，口干不思饮，饮食、二便如常。舌红暗，苔薄白，脉沉滑。

辨证立法 胃肠积滞、腑气不通，治以消食导滞、通里攻下、软坚散结，方用大承气汤加味。

处方

枳实10g	厚朴10g	香附10g	酒大黄（后下）6g
花槟榔10g	三棱10g	莪术15g	玄明粉（分冲）3g
皂角刺10g	预知子15g	海藻15g	生牡蛎（先煎）30g
夏枯草15g	焦三仙各10g	生蒲黄（包）10g	

14剂，水煎服。

效果：患者返回当地服药14剂后，胃痛告愈，胃脘部包块消失，到县医院复查消化道造影正常，未见结石。8个月后随访，一切正常。

按语

　　大量进食柿子或黑枣后，因其含有大量的纤维素、鞣酸质等，不被消化，极易停于胃内形成结石，相当于中医的积聚。本案因饮食不节，贪食黑枣，损伤脾胃，宿食停滞于中，导致胃纳失常，升降失调，积而成石。正如《景岳全书》所云："饮食之滞，留蓄于中，或结聚成块，或胀满腹痛，不化不行，有所阻隔者，乃为之积。"董师根据"六腑以通为用"的原则，选用大承气汤为主攻积导滞，泻下通便，加三棱、莪术、皂角刺祛瘀行气，消癥化积；生蒲黄、香附、预知子破血行气；海藻、生牡蛎、夏枯草软坚散结；槟榔、焦三仙消食化积。诸药合用则腑气通畅，气行结散，积聚消除，胃中黑枣结石化之于无形，使其免于手术之苦。可知大承气汤不谛治疗阳明腑实证、热结旁流或里实热证，对胃结石亦有较好的疗效。

31.术后胃瘫综合征（痞满）

耿某，男，56岁，农民。

就诊时间： 2012年11月6日。

主诉： 剖腹探查术后上腹胀满、反酸，不能进食3月余。

病史： 患者因"间断腹痛4周，发现胆总管下段占位1周"于2012年7月18日住本院肝胆外科病房，1周后在全麻下行剖腹探查，胰十二指肠切除，胃造瘘、空肠造瘘术，手术过程顺利，病理诊断为胆总管低分化腺癌。术后1月出现持续上腹胀满伴反酸，胃造瘘引流持续600ml/d左右，进食后胃造瘘引流液增多，停止进食则引流量减少，胃造瘘间断夹闭则症状加重。检查胃镜提示胃肠吻合口通畅，无明显水肿、狭窄，考虑胃排空障碍，重度胃瘫，口服胃肠动力药如盐酸伊托必利片（力苏）等和针灸治疗无效，遂邀请中医会诊。

现症 消瘦明显，有食欲但不能进食，用胃肠高营养鼻饲，以维持热量。胃造瘘每日引流400ml左右肠液，否则腹胀明显。反酸、恶心，嗳气不舒，心境抑郁，口干失眠，大便每日1次，尿黄如茶。舌红苔黄厚腻，脉沉细无力。

辨证立法 脾虚气滞，湿热中阻。治以健脾益气，理气消痞，清热燥湿，方用香砂六君子汤合四磨汤加减。

处方

生白术80g	生地黄30g	枳实15g	厚朴20g
法半夏10g	焦槟榔10g	乌药10g	木香10g
党参10g	黄连6g	炙甘草6g	

4剂，水煎服，鼻饲给药。

二诊 2012年11月9日。药后次日胃造瘘引流液减为200ml左右，最少50ml。自觉腹胀明显减轻，仍有嗳气，无恶心。口干不明显，大便每日2次，黏腻不爽。今日下午胃肠造影未见梗阻现象。舌苔仍黄厚腻，脉沉细。

守方去黄连加熟大黄（后下）10g。5剂，水煎服，鼻饲给药。

三诊 2012年11月13日。昨日胃造瘘引流液又增至800ml，夹闭胃造瘘引流管再次出现轻度腹胀，余无不适。舌淡红，苔薄白，脉沉细。

处方 生黄芪30g　党参10g　生白术60g　升麻5g
柴胡5g　枳实30g　陈皮15g　当归10g
木香10g　苍术10g　炙甘草6g

5剂，水煎服。

四诊 2012年11月20日。近1周同时静脉用红霉素粉剂，夹闭造瘘引流管无腹胀等不适。舌淡红，苔薄白，脉沉细。守方再服7剂，鼻饲给药。

2012年11月22日停用红霉素粉剂，饮食恢复正常。11月25日拔除胃造瘘、空肠造瘘管，11月27日病愈出院。

按语

　　术后胃瘫综合征是以胃排空延迟为主要表现的胃动力紊乱综合征，是一种非机械性的梗阻，多见于胃及腹部手术后，尤其是腹部大手术后更为常见，主要表现为上腹饱胀，恶心，呕吐，呃逆，纳呆等，中医将其归属"痞满""呕吐""胃胀"等范畴。如《伤寒论》所说："满而不痛者，此为痞"以及《诸病源候论·诸痞候》："其病之候，但腹内气结胀满，闭塞不通"，均指此而言。本案由于剖腹探查术后出现持续上腹胀满伴反酸，诊断明确。虽经胃造瘘引流减压、胃肠高营养、促胃动力药物等治疗2月余，效果不彰。从中医而言，患者系腹部大手术损伤脾胃，升降失常，以致脾失健运，胃失和降，传导失司形成。其病虽在胃，但与肝脾密切相关，肝喜条达，主疏泄；脾主运化、升清；胃主受纳、降浊。若脾胃虚弱、升降无力、运化失常，或肝失疏泄、气机郁滞，中焦受阻，腑气不通，大肠不能传送糟粕，造成胃肠排空功能紊乱，出现上腹胀满或腹痛、嗳气、恶心呕吐、纳差、反酸等症状。治疗以健脾益气，和胃降逆，理气消痞，通腑泄热为主，故本案选香砂六君子汤以益气健脾，行气化痰，合四磨汤破滞降逆，补气扶正；加厚朴配枳实苦温燥湿，行气除满；生地黄配黄连滋阴清热，润燥解毒；诸药合用共奏健脾理气、和胃降逆、燥湿化痰、开结消痞之功。药服4剂，腹胀明显减轻，胃引流液即由600ml/d减至200ml/d，最少为50ml/d，疗效显著。二诊又加熟大黄以增强推陈致新、通泄降逆之力，与厚朴、枳实配伍后，寓有小承气汤涵义。方中每用党参者，乃降中有升，泻中兼补，恐通降过度伤其气也。尤其是本案治疗重用了生白术60～80g，为董师学习京城名医魏龙骧"医话四则"中应用"生白术通大便"的经验。《王旭高医书六种》谓："白术生肠胃之津液，大便硬是肠之津液干枯，故加白术。"故凡因脾胃气虚，运化无力，气滞湿阻导致痞满便秘者，重用生白术以健脾燥湿，润肠通便。如配合枳实即名为枳术丸，可健脾开胃，行气消痞，治疗中虚气滞的腹胀，取效甚佳。考虑到本案为虚实夹杂之症，虚乃脾胃之气、津虚，实乃气滞、痰结、湿阻。故三诊、四诊时患者大便通畅，腹胀痞满消除，易用补中益气汤加木香、苍术以补益脾胃为主，兼以理气燥湿，调理善后。如是则脾气升、胃气降、积滞消、痞气去。

32.化疗后胃肠道反应（呃逆）

张某，男，77岁，退休干部。

就诊时间： 2005年3月29日。

主诉： 胃大部手术切除后2月，频繁呃逆1天。

病史： 患者于今年2月初在我院确诊为胃癌行胃癌根治手术。半月后因"右上腹部疼痛2天伴发热"拟诊为胆囊炎再次住院10天，经抗感染及营养支持治疗好转出院。3月21日始用草酸铂（乐沙定）、希罗达化疗4天，自昨日出现频繁呃逆，不能自控，今来中医就诊。

现症 频繁呃逆，呃声响亮，口干思饮，咽喉有黏痰不利，纳食尚可，大便时干时溏。舌质紫暗，苔薄白。脉弦滑数。

辨证立法 胃气上逆，瘀血阻络。治以和胃降逆，活血化瘀，方用旋覆代赭汤合丁香柿蒂汤、丹参饮加味。

处方 半夏10g　　丁香3g　　柿蒂10g　　旋覆花(包煎)10g

　　　　炒韭菜子5g　当归10g　　川芎10g　　代赭石(先下)10g

　　　　赤芍10g　　丹参15g　　檀香5g　　砂仁3g

　　　　炙甘草6g　　大枣5个

　　　　7剂，水煎服。

二诊 2005年4月5日。药后呃逆告愈，口干减轻，但咽后壁仍感有黏痰不利，胸闷不畅。舌质红暗，苔白偏腻，脉弦滑。证属肝胆气郁，痰瘀互结。治以疏肝理气，化痰活血。方用大柴胡汤合丹参饮加减。

处方 柴胡15g　　黄芩10g　　白芍10g　　枳实10g

　　　　法半夏10g　浙贝母10g　冬瓜子30g　旋覆花10g

　　　　郁金10g　　丹参15g　　檀香5g　　砂仁3g

　　　　7剂，水煎服。

三诊 2005年4月19日。3天前住院化疗，未再发生呃逆症状，咽喉黏痰少多了。现纳食不甘，双手略感麻木，化疗期间腹泻1次。舌淡暗，苔黄腻，脉弦滑。证属脾胃气虚，瘀血阻络。治以健脾益胃，活血化瘀。方用六君子汤加味。

处方 党参10g　　白术10g　　茯苓30g　　半夏10g

　　　　陈皮10g　　炙甘草6g　　当归10g　　白芍10g

　　　　桔梗10g　　枳壳10g　　山药10g　　益智仁10g

　　　　红花10g　　茜草10g　　大枣5个

　　　　14剂，水煎服。

四诊 2005年5月9日。化疗第5天，乏力纳差，大便溏薄，每日1次，便前腹痛肠鸣，口干，腹部怕冷。舌淡红，苔薄黄，脉沉滑。证属脾胃气虚，寒热错杂。半夏泻心汤合痛泻要方化裁。

处方 半夏10g　　干姜6g　　黄连6g　　黄芩10g

　　　　党参10g　　炙甘草6g　　防风10g　　白术10g

　　　　陈皮10g　　白芍10g　　苏梗10g　　白芷10g

　　　　生薏仁30g　益智仁10g　大枣10枚

　　　　14剂，水煎服。

五诊 2005年6月9日。药后腹痛便溏均愈，乏力纳差减轻。现口服希罗达化疗，并拟下周再次住院全身化疗。刻下症：消瘦，脘痞纳差，舌淡苔薄白，脉沉细。证治同前。

处方

党参10g	白术10g	茯苓30g	半夏10g
陈皮10g	炙甘草6g	桂枝10g	白芍10g
黄连6g	黄芩10g	鸡内金10g	生山药15g
仙鹤草30g	石韦30g	大枣5个	

14剂，水煎服。

六诊 2005年7月28日。服上方化疗期间无明显反应，现血常规正常，偶有失眠。为其疏方逍遥散加枣仁、五味子、白蒺藜、首乌藤、预知子、黄芪、女贞子等以善后调理。

按语

呃逆古称"哕"，俗称打嗝。西医认为是膈肌痉挛所致，不作为疾病看待，而中医早在《金匮要略·呕吐哕下利病》篇中就对呃逆进行了论述，辨证大抵有虚、实寒、热之分。本案因胃部肿瘤手术后复经化疗引起频繁呃逆，伴有呃声响亮，口干思饮，舌质紫暗，脉弦滑数，因此辨证属于肝胆脾胃湿热兼夹瘀血阻络、胃气上逆的实证。治以旋覆花、代赭石、半夏、丁香、柿蒂、檀香、砂仁、炒韭菜子、炙甘草、大枣下气消痰、和胃降逆；当归、川芎、赤芍、丹参活血化瘀、养血通络。呃逆止后复以大柴胡汤清泄肝胆湿热，和解少阳。脾主湿又为生痰之源，本案每因化疗后发生咽喉黏痰、乏力纳差，大便溏薄或腹泻、腹痛肠鸣等脾胃虚弱、升降失常之表现，故而后以六君子汤、半夏泻心汤、痛泻药方、逍遥散加减化裁健脾和胃、调理升降、疏肝和营调理脾胃肝胆功能，使化疗得以顺利完成。

33.胃癌术后化疗后腹腔转移（腹痛）

张某，女，60岁，退休工人。

就诊时间：2004年4月29日。

主诉：胃癌术后8个月，腹痛、腰背疼痛明显2月。

病史：患者于2003年8月14日因"上腹疼痛伴腹部包块3天"住本院外科确诊为胃癌。8月26日行胃癌根治术合左上腹联合脏器切除术。病理示：胃体低分化腺癌，侵透胃全层，淋巴结转移。术后至今，曾用5FU、表柔比星、丝裂霉素等化疗8次。2004年2月6日化验血CEA 4.5ng/ml（正常值<5），CA 199 7U/ml（正常值<37），CA 242 13U/ml（正常值<17）。两月前停化疗，但腹痛明显，昨日内科查体：左上腹可及4cm×3cm肿块，质硬固定。腹部CT：胃癌术后腹腔软组织影，考虑为多发淋巴结转移累及周边结构。化验血CEA 25ng/ml，CA 199 135U/ml，CA 242 98U/ml，今来中医就诊。

现症 腹痛难忍，辗转不安，进食后加重。腰痛不能久坐和平卧，只能半仰卧位方感舒适。纳差、消瘦、乏力，大便干燥。舌暗红，舌苔白腻，脉沉细。

辨证立法 症积内阻，肝郁脾湿，血瘀气滞。治以疏肝健脾化湿，活血消积止痛。方用当归芍药散合验方五香丸加减。

处方

当归10g	川芎10g	白芍20g	茯苓15g
生白术30g	泽泻10g	莪术20g	皂角刺10g
生薏仁30g	预知子15g	白英15g	炙甘草6g
香附10g	五灵脂10g	黑白丑各3g	

7剂，水煎服。

二诊 2004年5月13日。药后大便不成形，每日2~3次。腹痛略减，但腰背疼痛仍剧，不能久坐。舌淡暗，苔薄白，脉沉细。昨日起局部放疗。证治同前，加重活血止痛、补肾强腰之力。

处方

当归10g	川芎10g	赤芍10g	茯苓15g
生白术15g	泽泻10g	莪术20g	皂角刺10g
生薏仁30g	预知子15g	白英15g	炙甘草6g
干姜6g	川断15g	补骨脂10g	川牛膝15g
丹参15g	延胡索15g		

14剂，水煎服。

三诊 2004年5月27日。药服7剂，腰背疼痛明显减轻，已能平卧，有力多了。进食后腹痛亦缓解。肠鸣，大便不成形。舌脉证治同前。

当归 10g   川芎 10g   赤芍 10g   茯苓 15g

生白术 15g   泽泻 10g   莪术 20g   生薏仁 30g

预知子 15g   白英 30g   半边莲 15g   干姜 10g

川断 15g   补骨脂 10g   丹参 15g   制乳没各3g

延胡索 15g

14剂，水煎服。

四诊 2004年6月10日。未再腹痛，腰背疼痛继续减轻，大便成形，每日1次，精神体力好。舌淡暗，脉沉细。效不更方。

处方 当归 10g   川芎 10g   赤芍 10g   茯苓 15g

生白术 15g   泽泻 10g   莪术 20g   生薏仁 30g

预知子 15g   半边莲 30g   炙甘草 6g   川断 15g

补骨脂 10g   川牛膝 15g   丹参 15g   制乳没各3g

延胡索 15g   五灵脂 10g   香附 10g

14剂，水煎服。

二诊 2004年6月24日。放疗24次，昨日结束。食欲极佳，体重增加1kg左右。腰背不痛，大便成形，偶有进食后腹部隐痛。舌脉同前。守方去半边莲加高良姜5g，继服14剂。后未再就诊。

按语

    本案属于癌症手术后和化疗后之晚期患者，由于严重的腹痛、腰痛症状而影响了生活质量，中医治疗如果仅仅受到肿瘤病名的限制，同西医一样用某些所谓"抗肿瘤中药"如清热解毒、活血化瘀等治疗就失去了辨证论治的原则。因此董师认为中医治疗本案的目的主要应以缓解疼痛症状改善生活质量为主。

    当归芍药散出自《金匮要略·妇人妊娠病篇》，原文云："妇人怀妊，腹中疞痛，当归芍药散主之"，疞痛是腹中拘急而绵绵作痛，病机为肝郁脾虚、气血不畅。临床体会当归芍药散具有调和肝脾、缓急止痛的功效，尤其重用白芍配甘草可以泻肝安脾，敛阴养血。再于方中加入莪术、皂角刺、生薏仁、预知子、白英、半边莲等活血消症、清热解毒之品属辨病之用。香附、五灵脂、黑白丑三药相配名曰"五香丸"，出自清代鲍相敖所著《验方新编》，谓本方"善能消食、消积、消痞、消痰、消气、消滞、消肿、消痛、消血、消痫、消蛊、消隔、消胀、消闷"。笔者常用本方治疗胃肠肿瘤引起的剧烈疼痛，确实有一定止痛效果。本案经配合放疗治疗近两月，患者疼痛明显缓解，改善了生活质量，但预后不佳。

34.脂肪肝（肝痞）

王某，男，71岁。退休干部。

就诊时间： 2004年3月15日。

主诉： 腹胀3个月。

病史： 既往体健，今年1月始无诱因腹胀，以中上腹和右上腹为主，服用胃舒平、香砂养胃丸半月无效。3月12日通州区医院化验肝功能：ALT 110U/L，AST 97U/L，GGT 80U/L，ALP 184U/L，TBIL 27μmol/L。甲、乙肝病毒标志物均阴性。B超示：脂肪肝、胆囊多发结石，就诊于中医。

现症 腹胀明显，夜间加重。口干苦，纳差乏力，尿黄，大便不成形，每日1~2次。如进食不适或进食生冷则大便溏泻。舌红暗，舌下络脉瘀紫，苔薄白。脉沉弦。

辨证立法 肝胆湿热，脾胃虚寒，兼有瘀血阻络。治以清利肝胆湿热，健脾温胃，理气化瘀。方用《伤寒论》柴胡桂枝干姜汤加减。

处方

柴胡10g	黄芩10g	桂枝10g	干姜5g
花粉15g	炙甘草5g	茵陈15g	生牡蛎(先煎)30g
虎杖10g	生薏仁30g	厚朴10g	陈皮10g
枳壳10g	丹参15g	赤芍10g	

14剂，水煎服。又：五味养肝丸，每次1丸，每日2次。

二诊 2004年3月29日。药后腹胀减轻，胃脘舒适，但大便仍不成形，每日3~4次。舌红暗，苔薄黄，脉沉细弦。证治同前。守方去赤芍加党参10g，白术10g。14剂。水煎服。

三诊 2004年4月12日。腹胀已不明显，乏力减轻，大便成形，每日1

次。仍感口苦、纳差。4月9日化验肝功能：ALT 53U/L，AST 64U/L，GGT 73U/L，ALP 163U/L，TBIL 20.9μmol/L。舌红暗，舌下有络脉瘀张，苔薄白，脉沉细。证治同前。

处方

柴胡15g	黄芩10g	桂枝10g	干姜5g
花粉15g	炙甘草5g	茵陈15g	生牡蛎(先下)30g
虎杖10g	生薏仁30g	厚朴10g	党参10g
白术10g	陈皮10g	丹参15g	川芎10g

每日1剂，水煎服。又：五味养肝丸，每次1丸，每日2次。

四诊 2004年6月3日。偶有腹胀，余均告愈。5月31日化验肝功能：ALT 37U/L，AST 44U/L，GGT 67U/L，ALP 184U/L，TBIL 12.9μmol/L。守方去茵陈、白术加木香10g，枳壳10g，再进30剂。

2005年6月9日随诊，诸症未再反复，复查肝功能正常。

按语

　　本案应用柴胡桂枝干姜汤而获效，乃是董师通过学习近代伤寒大家刘渡舟教授经验所得。柴胡桂枝干姜汤在《伤寒论》原文第147条为"伤寒五六日，已发汗而复下之，胸胁满微结，小便不利，渴而不呕，但头汗出，往来寒热，心烦者，此为未解也。柴胡桂枝干姜汤主之"。历代注家认为是治疗少阳兼水饮的方剂，唯独刘渡舟教授认为，本方所治疗的是少阳兼里虚寒之证，并在其《伤寒论十四讲》中指出，本方"治胆热脾寒，气化不利，津液不滋所致腹胀、大便溏泻、小便不利、口渴、心烦、或胁痛控背、手指发麻、脉弦而缓、舌淡苔白等证"。"余在临床上用本方治疗慢性肝炎，证见胁痛、腹胀、便溏、泄泻、口干者，往往有效。若糖尿病见有少阳病证者，本方也极合拍"。由于慢性肝炎患者，长期服用苦寒清利肝胆之药，往往造成热毒未清，而脾阳已伤，出现肝胆有热，脾胃有寒的胆热脾寒证。临床不但可见肝区不适，口苦纳差的肝胆热郁、气机不疏之证，且常常见到腹胀便溏的脾胃虚寒证。肝胆气机疏泄不利，加之脾虚不运，脾胃气机升降失司，故以腹胀殊甚。又因太阴虚寒，故腹胀多于夜间发作或加重。此时治疗，但清热则脾阳更伤，温脾阳则又恐助热生毒，加重肝炎症状。

　　本案之临床见证，与上述所云颇为相吻合，故治用柴胡桂枝干姜汤清利肝胆，健脾温胃为主，因兼有舌红暗，舌下络脉瘀紫之瘀血舌象，虑其久病入络，故而又加入丹参、赤芍活血通络；兼有肝功能异常加茵陈、虎杖、生薏仁、厚朴、陈皮等清热化湿、保肝降酶之药，属辨证结合辨病之用。治疗过程所加的五味养肝丸是北京协和医院多年应用治疗慢性肝病的内部制剂，由北五味子8份，党参、生黄芪、黄精、玉竹、当归、熟地、枸杞子、丹参各1/2份，共研细末，制成蜜丸。功用益气滋阴、养血活血，亦具有保肝降酶的作用。

35.胆囊切除术后胆总管扩张（胆胀）

杨某，女，50岁，职工。

就诊时间：2004年11月4日。

主诉：发作性右上腹痛1月，中上腹部疼痛1周。

病史：患者于5年前行胆囊手术切除。1年又因胆总管结石行ERCP取石术，术后觉胃部不适，一直服用中药治疗，症状时好时坏。今年10月7日夜间9时突发腹痛，以右上腹为主，呈持续性胀疼。到本院急诊检查右上腹锁骨中线和肋弓交界处有压痛。血常规正常。B超：肝内可见多个强回声，部分呈线状无声影，其中较长者约1.5cm，部分伴声影其中较大者0.5cm。提示胆总管扩张，不除外肝内胆管结石。予舒普深（注射用头孢哌酮钠舒巴坦钠）、甲硝唑静脉抗炎补液治疗2天，疼痛缓解。其后到消化内科行MRCP检查示肝内外胆管轻度扩张，未见结石。近1周内发作性中上腹部疼痛3次，无明显规律。每次持续2~3小时，剧则伴头胀，出冷汗。曾服某中医柴胡疏肝散加味2周不效。

现症 中上腹胀闷，食后加重。胃脘嘈杂，不敢进食生冷，两胁胀疼，胸闷太息，大便偏干，睡眠不实。舌红，苔薄黄而干燥，脉细弦。

辨证立法 肝胃不和，郁而化热。治以疏肝和胃，清热解郁，方用《景岳全书》化肝煎合百合乌药汤加减。

处方 丹皮10g　　栀子10g　　青皮10g　　陈皮10g

白芍 15g	浙贝母 10g	炒萸连 各3g	百合 30g
乌药 10g	八月札 15g	菖蒲 10g	郁金 10g
炙甘草 6g			

7 剂，水煎服。

二诊 2004 年 11 月 11 日。药后未再发作性腹痛，进食增加，唯感胸闷太息，胃脘痞满。舌淡红，苔薄白，脉弦细。证治同前。守方去菖蒲加半夏 10g，延胡索 10g。再服 7 剂。

三诊 2004 年 11 月 18 日。未再腹痛，胸闷脘痞减轻，入睡亦佳，舌淡红，苔薄白，脉沉细。效不更方。

处方
丹皮 10g	栀子 10g	青皮 10g	陈皮 10g
白芍 15g	浙贝母 10g	泽泻 10g	黄连 3g
吴茱萸 3g	百合 30g	乌药 10g	预知子 15g
茵陈 15g	郁金 10g	威灵仙 15g	炙甘草 6g

14 剂，水煎服。

四诊 2004 年 12 月 2 日。入睡多梦，余均好转。守方去威灵仙加珍珠母(先煎)30g，生龙骨(先煎)15g 再服 14 剂。

五诊 2004 年 12 月 16 日。腹未再疼痛，又有些食后胀满不适，轻度呃逆。复查 B 超：肝内等号样强回声，不除外胆固醇结晶；未见肝内胆管扩张及结石。舌淡红，苔薄白，脉沉细。辨证为脾胃气虚，中焦失运，气机不畅。治以健脾和胃，行气助运，方用香砂六君子汤加减。

处方
木香 10g	砂仁 3g	太子参 15g	白术 10g
茯苓 15g	半夏 10g	陈皮 10g	炙甘草 6g
桔梗 10g	枳壳 10g	薤白 10g	杏仁 10g
茵陈 15g	鸡内金 10g		

14 剂，水煎服。

六诊 2005 年 1 月 6 日。连服上方 20 余剂，诸证均愈。近来有些烘热汗出，舌红，苔薄白，脉沉细。守方去桔梗、薤白、杏仁加威灵仙 15g，菖蒲 10g，再服 14 剂。

七诊 2004 年 1 月 20 日。无明显不适，守方再服 14 剂以巩固疗效。2005 年 10 月随诊，病无反复。

> **按语**
>
> 　　本案西医诊断为胆囊切除术后胆总管扩张，以发作性腹痛为主症，中医可根据胆胀的病名进行辨证治疗。良由术后损伤脾胃，气滞血瘀，加之素体肝郁，疏泄失职，气机不畅，郁而化热，横逆克害脾胃而致：肝郁气滞则两胁胀疼，胸闷太息；肝木克土则上腹胀闷，食后加重；郁热内扰故胃脘嘈杂，睡眠不实，大便偏干；舌红苔薄黄而干燥，脉细弦皆为肝胃郁热之象。治疗先以化肝煎合陈修园之百合乌药汤以泄肝安胃、清热止痛；加炒萸连、八月札、菖蒲、郁金、炙甘草理气和胃、开郁散结。经治1月，胃痛告愈，再按脾胃气虚，气机不畅论治，用香砂六君子汤为主健脾和胃，行气助运，以竟全功。《丹溪心法》云："气血冲和，百病不生，一经怫郁，百病生焉"。化肝煎出自《景岳全书》新方八阵，为治疗肝郁化热、肝胃不和之主方，一般中医不太重视，董师习用该方治疗慢性胃病、肝病引起的胃痛、胁痛，凡属于肝胃郁热者，均有良效。百合乌药汤出自陈修园《时方歌括》，方中以百合甘寒微润，清肺润肺降气，乌药辛温，行气散寒止痛，二药相伍，一凉一温，柔中有刚，润而不滞，辛而不燥，肺气得降，脾气得升，脾胃枢机运转则疼痛自止。

36.急性重症胰腺炎（脾心痛）

肇某，女，56岁，退休教师。

就诊时间：2008年1月15日。

主诉：突发上腹痛、腹胀、恶心、呕吐2天。

病史：患者于2008年1月12日中午进油腻食物半小时后出现中上腹部剧烈疼痛，伴呕吐胃内容物1次，量约300ml，腹痛无缓解。进食后出现胸闷，某医院检查血压70/50mmHg，予生脉饮补液期间出现中上腹痛，伴恶心、呕吐。因腹痛剧烈且持续不缓解，遂转至我院急诊。查WBC 19.75×10^9/L，N% 89.8%；尿常规：Pro 0.3g/L、GLU 14mmol/L；大便OB（+）；肝肾功能：ALT 61U/L，TBIL 21.3μmol/L，DBIL 9.2μmol/L，K 3.3mmol/L，Ca 2.33mmol/L，GLU 15.0mmol/L，BUN 6.13mmol/L，Cr 85μmol/L；血淀粉酶（AMY）2555 U/L，

脂肪酶（LIP）10295U/L，诊断为急性胰腺炎。予禁食水、抑酸、抑制胰液分泌、抗感染和补液、镇痛治疗，但腹痛、腹胀、恶心，呕吐仍不缓解。次日复查血AMY 2745U/L，LIP 7513U/L，腹部B超：胰腺回声欠均匀，可见小片状无回声区，腹腔、盆腔积液。急诊予胃肠减压治疗后收入消化内科病房。既往13年前曾2次均因暴饮暴食引起急性胰腺炎，经住院治疗后痊愈。

入院查体：T 36.2℃，HR 132bpm，BP 110/80mmHg，精神差，心律齐；双肺呼吸音减低，啰音（－）；腹部膨隆，偏韧，肌紧张（＋），中上腹约5cm×5cm面积深压痛，无反跳痛，未及包块。肝脾触诊不满意，肠鸣音减弱，0-1次/分。入院后（1月15日）仍觉腹痛、腹胀，体温38.0℃；心电监测偶发房性早搏，HR 100～130bpm，Bp 100～140/55～80mmHg，吸氧状态下R 20～40次/分。腹部查体：腹膨隆，叩诊呈鼓音，脐周压痛明显，反跳痛（－），左腰有青紫斑（Gray-Turner）征，移动性浊音（＋）。行腹腔穿刺抽出酱油色血性液体250ml。腹水常规：血性、细胞总数9600/mm^3；白细胞数6880/mm^3；多核95％；黎氏试验（＋）；腹水胰功：AMY 12864 U/L，LIP 14225U/L。诊断为重症急性胰腺炎，继续给予禁食水、胃肠减压、抑制胰腺分泌、抗感染、抑酸和补液治疗。期间患者腹部体征进行性加重，肌紧张明显，腹部压痛范围有所扩大，ICU会诊考虑合并心脏、肾脏受损表现，要警惕急性呼吸窘迫综合征（ARDS）等其他系统受累的发生；外科会诊后认为暂无手术指征，建议继续保守治疗，并邀中医会诊。

现症 发热，体温38.0℃。口干烦躁，腹痛，脐周压痛明显，左上腹可见巴掌大小皮下瘀血斑。无恶心、呕吐。腹胀如鼓，按之板硬，矢气不多。大便2～3天未解。舌暗红，苔白干燥，脉细滑数。

辨证立法 阳明腑实，积热内蕴。治以通腑泄热，荡涤肠胃，行瘀破结。方用大承气汤合大柴胡汤加减。

处方

柴胡24g	黄芩10g	黄连6g	枳实15g
厚朴15g	木香10g	蒲公英30g	生大黄(后下)30g
赤芍20g	半夏10g	玄明粉5g(冲)	

水煎后胃管灌入。于1月16日中午用胃管入中药后少量排气、排褐色便一次，但腹部体征无缓解。下午4时40分突发胸闷加重，面罩吸氧下SO$_2$ 85％～90％,10L/min，HR 133bpm，R 32～40次/分。心电监测示窦性心动过速、频发房性早搏、偶发室性早搏。18时转MICU进一步治疗。

入室后因呼吸困难加重，RR↑、HR↑于1月17日下午1时行气管插管接呼吸机辅助呼吸。双侧胸穿、腹穿放置引流管后引出大量酱油色液体，病原学检查阴性。胸腹胰腺CT检查：胰头增大，胰体尾略肿胀，胰腺内可见低密度灶，胰周、腹腔、皮下渗液，符合急性胰腺炎表现。BalthazarCT分级为E级，胰腺坏死范围在30%。继续内科保守治疗2天，患者胰酶正常，腹痛好转，呼吸机条件逐步下调，因血WBC逐步升高至22.22×10^9/L，1月19日抗生素由头孢哌酮钠舒巴坦钠（舒普深）+甲硝唑磷酸二钠（佳尔纳）改为泰能，此后血WBC逐步下降，但仍发热，再邀中医会诊。

二诊 2008年1月22日。发热38.5℃，气管插管呼吸机辅助呼吸。神清，大便稀水样，腹胀，无压痛，舌象未见，脉弦滑。辨证胃肠积热，腑气不通。治以荡涤肠胃，通腑泄热，方仍以大承气汤合大柴胡汤加减。

处方

| 厚朴15g | 枳实15g | 木香10g | 生大黄(后下)50g |
| 柴胡15g | 黄芩10g | 黄连10g | 玄明粉(冲)3g |

水煎后灌肠，每日两次。

三诊 2008年1月25日。发热38℃，体重减轻约2kg。药后稀水样便1～2次，腹痛好转。咳嗽，有痰，呼吸机条件逐步下调，今日拔除气管插管。血AMY（淀粉酶）82U/L，LIP（脂肪酶）480U/L。舌未见，脉弦滑。

辨证立法 肺胃痰热，腑气不通。治以清肺化痰，通腑泄热。方用宣白承气汤加减。

处方

厚朴25g	枳实15g	茯苓15g	生大黄(后下)10g
全瓜蒌30g	半夏10g	知母15g	生石膏50g(先煎)
杏仁10g	玄明粉(冲)5g		

水煎4剂，胃管灌入。

四诊 2008年1月28日。1月25日拔除气管插管，1月26日停鼻饲，1月27日停用泰能。血常规、胰功均正常。今日转回消化内科病房。查体：神志清楚，眼结膜略苍白，双下肺呼吸音减低，右中肺可闻及呼气末干啰音，未闻及湿啰音。中上腹可触及边界不清包块，无压痛，肠鸣音1～2次/分。

现发热 37.5℃，间断咳嗽，咳少量黄白色黏痰，周身燥热无汗，手足心热，不欲盖衣被。口干心烦，渴思饮冷，大便通畅，每日 1 次。舌红干燥无津，苔剥脱，脉左弦滑，右沉细。辨证为肺胃阴虚，津枯肠燥，余热未清。方用增液承气汤合竹叶石膏汤加减。

处方　　生地 30g　　麦冬 15g　　玄参 24g　　生大黄(后下)10g

天花粉 30g　　生甘草 6g　　沙参 15g　　生石膏(先煎)30g

赤芍 10g　　竹叶 10g　　玄明粉(冲)3g

每日 1 剂，水煎服。

五诊　2008 年 2 月 5 日。1 月 29 日行空肠营养管置入术，用百普力 500ml/d 泵入胃肠后无特殊不适。药后口干心烦、燥热无汗均减轻，大便通畅，2～3 天 1 次。舌红苔黄少津，脉弦滑。证治同前，守方加丹皮 10g，知母 10g，生甘草 6g，白薇 10g，生麦芽 30g，赤芍 30g，大青叶 10g。每日 1 剂，水煎服。

六诊　2008 年 2 月 15 日。查体：中上腹包块较前略缩小，无压痛，肠鸣音 4 次/分，余基本同前。大便通畅，燥热无汗，心烦咳嗽，胸闷不畅，舌红苔剥脱，脉细滑。体温 37.3℃，体位转动时轻微咳嗽，余无不适。证治同前。

处方　　生地 30g　　麦冬 20g　　玄参 20g　　生甘草 6g

生石膏 30g(先煎)　黄连 10g　　黄芩 10g　　当归 10g

川芎 5g　　白芍 15g　　茯苓 15g　　生白术 15g

泽泻 10g　　莪术 10g　　皂角刺 10g

5 剂，水煎服。

药后中上腹包块较前略缩小，无压痛。病情稳定，2 月 19 日转入中医病房。查体：T 37.1℃，HR 90bpm，BP 116/72mmHg，腹软，无压痛及反跳痛，剑突下可及包块。治以增液承气汤合当归芍药散加软坚散结之品以养阴增液、活血软坚。继续百普力 1500ml/d，逐渐调整泵速，耐受情况好。3 月 14 日后，多次查胰功正常的情况下，由逐渐饮水过渡到进食米汤、藕粉、蛋清等食物，并补充乳清蛋白粉，4 月 15 日拔除空肠营养管。每日可进食量 150～200g，4 月 23 日病愈出院。

按语

重症急性胰腺炎（SAP）占急性胰腺炎的20％～30％，可引起多系统严重并发症。病情危重，发展迅速，如治疗处理不当，病死率极高。SAP严重的并发症包括：呼吸系统的急性肺损伤/ARDS；泌尿系统的急性肾缺血导致的急性肾功能不全；心脏可发生心包积液、心律失常、心力衰竭；消化系统可见肠麻痹、肠梗阻、肝功能损害及各种胰瘘；血液系统可发生DIC；代谢方面可出现低钙血症、高脂血症、高血糖、糖尿病酮症酸中毒、细菌性败血症及真菌感染等。本案在入院第二天即发生ARDS，继之因腹腔间隔室综合征出现急性肾缺血导致血肌酐升高、心肌酶谱升高、肝功能损害、低钙血症、高血糖等，因此病情凶险，预后较差。但经过多科（消化内科、MICU、普通外科、中医科等）积极主动的治疗，终使其转危为安，而中药在治疗方面发挥了重要作用。

根据SAP特征性的临床表现，可归属于中医"脾心痛""结胸"等病证的范畴。多因酗酒或恣食肥甘、厚腻辛辣之味，或情志刺激，或继发于胆石等，湿热蕴结中焦，伤及脾胃导致。土壅木郁，气血瘀闭，酿热生毒，大肠传导失职，腑气不通，进一步发展则为热毒炽盛，瘀热内结，气滞血瘀。或瘀热相搏，肉腐为脓；或上迫于肺；或热伤血络，终为气血逆乱之危症。本案初诊时腹胀如鼓，腹部按之硬满疼痛，大便2～3天未解，口干烦躁，伴有血性腹水，舌暗苔白腻，脉细滑。故董师辨证为阳明腑实、积热内蕴，气滞血瘀，治疗予大承气汤合大柴胡汤加减灌肠，重用大黄30g以通腑泄热，荡涤肠胃，行瘀破结。药后大便呈稀水样，但腹部体征未见缓解，此为热结旁流的表现，故仍予大承气汤为主治疗，大黄用量加至50g，亦不嫌其峻，现代药理证实本药可显著改善微循环障碍，促进肠蠕动，抑制肠内细菌移行，如大剂应用，更是力专效宏。其后因病情骤变，发生ARDS，出现了肺部感染，发热、咳嗽胸闷、呼吸困难等，辨证属阳明腑实兼肺胃痰热，易用宣白承气汤加减通腑清热、肃肺化痰，治其变证。当患者度过SAP急性期后，因存在热病阴伤和腹内瘀血（腹部包块）的表现，故先后又用增液承气汤、当归芍药散加软坚散结之品以养阴增液，活血软坚，此为善后之法。

37.肠易激综合征（腹痛）

徐某，女，17岁，学生。

就诊时间： 2004年6月28日。

主诉： 发作性腹痛、便溏6个月。

病史： 患者近1年来由于高中学习紧张，经常胃部不适，饮牛乳加重，进食减少。今年初出现腹痛，怕冷，大便溏薄或不成形，每日2~3次。每于精神紧张时腹痛明显，伴有腹泻，大便后腹痛减轻。曾服中药数剂有所好转，但停药后又反复。消化内科检查大便常规正常，拟诊为肠易激综合征，服用多潘立酮（吗丁啉）、易蒙停等效果不明显。

现症 面色不华，纳差消瘦，易外感，口干乏力，腹痛怕冷，进凉食加重。大便不成形，每日2~3次，便前腹痛明显，便后腹痛减轻。舌淡红，苔薄白，脉沉细。

辨证立法 脾肾阳虚，肝木克土。治以温补脾肾，疏肝和中。方用理中汤、四神丸合痛泻药方加减。

处方

党参10g	茯苓15g	白术10g	炙甘草6g
干姜5g	肉豆蔻10g	吴茱萸3g	补骨脂10g
五味子5g	防风10g	白芍10g	陈皮10g
苏梗10g	藿香10g	白芷5g	炒薏仁15g

7剂，水煎服。

二诊 2004年7月5日。药后腹痛减轻，大便较前成形，仍纳差乏力，腹部怕冷。舌淡红，苔薄白，脉沉细。证治同前。

处方

党参10g	茯苓15g	苍白术_各10g	炙甘草6g
干姜5g	肉豆蔻10g	吴茱萸3g	补骨脂10g
防风10g	白芍10g	陈皮10g	煨葛根10g
藿香10g	木香10g	炒薏仁15g	

7剂，水煎服。

三诊 2004年7月12日。大便已成形，腹痛亦减轻，进食增加。但3天前又有腹痛伴腹泻4次，小腹下坠，怕冷，便后痛减。舌淡红，苔薄白，脉沉细。证治同前。

处方 党参10g　茯苓15g　苍白术各10g　炙甘草6g

干姜5g　肉豆蔻10g　吴茱萸3g　防风10g

白芍10g　陈皮10g　煨葛根10g　藿香10g

苏梗10g　神曲15g　枳壳10g

7剂，水煎服。

四诊 2004年7月19日。大便成形，未再腹痛。两天前月经来潮，量中色暗。近4天低热、咽痒、咳嗽，微有恶风。舌淡红，苔薄白，脉沉细。证属脾肾阳虚，表里不和。方用黄芪建中汤合小柴胡汤加味。

处方 炙黄芪30g　桂枝10g　白芍20g　炙甘草6g

柴胡10g　黄芩10g　党参10g　半夏10g

藿香10g　红花10g　炮姜6g　大枣10个

7剂，水煎服。

五诊 2004年7月26日：体温正常，未再腹痛，大便成形，每日1次，仍有咳嗽。舌淡红，苔薄白，脉沉细。证属脾肾阳虚，寒邪恋肺。守方去黄芩、半夏、红花加细辛3g，五味子5g。7剂，水煎服。

六诊 2004年8月2日。又有1次感冒发热，余无不适。舌尖红，苔薄白，脉沉细。证属脾胃气虚，外感风邪。方用补中益气汤加减。

处方 生黄芪30g　党参10g　白术10g　升麻5g

柴胡5g　当归10g　陈皮10g　炙甘草5g

桂枝10g　白芍10g　干姜5g　五味子5g

白薇10g　大枣5枚

10剂，水煎服。药后诸证均愈。半年后随诊，无特殊不适。

按语

　　腹痛一证，有虚、实、寒、热之分。《内经》早有论述，并多从寒热邪气客于肠胃立论，如《素问·举痛论》云："寒气客于肠胃之间，膜原之下，血不得散，小络急引故痛。"又谓："寒气客于肠胃，厥逆上出，故痛而呕也；寒气客于小肠，小肠不得成聚，故后泄腹痛矣。"可见寒邪致痛相当多见。

本案平素中气虚寒，累及肾阳亦虚，寒从中生，络脉不和，故腹部怕冷疼痛，进凉食加重，绵绵不休；中虚不运，化源不足则面色不华，纳差消瘦；中阳不足，卫外失护则易于外感；脾肾阳虚，水谷不得蒸化则大便溏薄或不成形，甚至腹泻；脾胃虚弱则肝木横逆而致精神紧张时腹痛明显，大便后腹痛减轻。治以理中汤、四神丸合痛泻药方加减温补脾肾，抑木和中，缓急止痛，使脾肾阳旺，寒邪蠲除，肝气畅达，则腹痛可止。末诊时用补中益气汤合桂枝汤治疗亦寓有扶正以驱邪的意义。

38.炎症性肠病（腹痛）

徐某，女，27岁，教师。

初诊时间： 2013年4月17日。

主诉： 间断下腹痛3年，加重1月余。

病史： 患者因工作性质，经常在外就餐，饮食不规律，2010年某天在外食用不洁烧烤食物后肠胃不适。以后每隔半年就有1次脐下痉挛疼痛，伴腹胀，打嗝，呕吐，半日后自行缓解。疼痛发作均为经期前1～2天，经期规律，从无痛经，妇科各项检查结果均正常。2013年3月7日早晨9点，经期第1天，出现脐下持续性绞痛，伴腹胀呕吐，排出少量黄褐色大便。外院急诊查体温38.5℃，B超：盆腔积液，确诊盆腔炎。经抗炎治疗和肛用消炎痛栓后1小时左右，排出大量棕红色液体便，腹痛、腹胀明显缓解。此后又排便十余次，症状消失，体温正常。腹部CT：升结肠和横结肠有水肿。3月18日外院肠镜检查：横结肠自肝曲起至脾曲（约20cm范围）结肠肠段黏膜见多发纵行溃疡，覆厚白苔，白苔未覆盖黏膜呈铺路石改变，病变范围内管壁僵硬，管腔狭窄，内镜可通过。印象为"横结肠多发纵行溃疡，性质待定"。取活检5块活检病理报告：黏膜慢性炎伴淋巴滤泡形成。3月21日再次住当地医院消化内科，腹部CT检查：横结肠水肿。第二天肠镜检查前灌肠时，发作腹部剧痛，伴呕吐频繁，次日下午腹泻，数次排便后腹痛消失。肠镜检查结果仍为"横结肠多发纵行溃疡，性质待定。"诊断克罗恩病不除外。

现症 间断腹痛，呈发作性，痛则伴呕吐、腹泻，泻后痛减。平素大便偏干不畅，胃脘痞闷，手足不温，面色萎黄，精神不振，口不干。每次腹痛发生多在经前2天。舌淡暗，苔薄白，脉沉细。

辨证立法 肝郁脾虚，大肠湿热，气滞血瘀。治以疏肝健脾，清利湿热，活血止血。方用当归芍药散合痛泻药方加减。

处方

当归10g	白芍10g	川芎10g	茯苓15g
炒白术10g	泽泻10g	广藿香10g	白芷10g
生薏苡仁30g	紫苏梗10g	血余炭10g	皂角刺10g
防风炭10g	炮姜炭10g	金银花炭15g	炙甘草5g

14剂，日一剂，水煎服。

二诊 2013年5月6日。服药已15天。排便排气通畅，体力尚好，饮食如常，手足、腹部易凉，小便稍频。舌淡暗，苔薄白，脉沉细。证治同前。当归芍药散合七味白术散、痛泻要方加减。

处方

当归10g	白芍15g	川芎10g	白芷10g
茯苓15g	泽泻15g	党参10g	炒白术10g
炙甘草6g	葛根15g	广藿香10g	炮姜炭10g
防风炭10g	紫苏梗10g	贯众炭10g	血余炭10g
皂角刺10g	生薏苡仁30g		

14剂，日一剂，水煎服。

三诊 2013年5月20日。服药期间排便正常，昨日月经来潮，经期延后一周，血量有所减少。前几日脐下5cm处有间歇性痉挛，持续时间短，腹部不胀，疼痛可以忍受，排气通畅，排气后疼痛感消失。证治同前，继服上方14剂。

四诊 2013年6月6日。经期期间身体不适，小腹偶有间歇痉挛，极为疲乏，经期过后身体好转。前几天曾腹泻一次，肠鸣现象减少，排气正常，无呕吐。舌淡暗，苔薄白，脉沉细。证治同前。当归芍药散合七味白术散、痛泻要方加减。

处方

当归10g	白芍15g	川芎10g	白芷10g
茯苓15g	泽泻15g	党参10g	炒白术10g

炙甘草6g　　　葛根15g　　　广藿香10g　　　炮姜炭10g

防风炭10g　　　紫苏梗10g　　　生黄芪30g　　　红景天15g

陈皮10g　　　　生薏苡仁30g　　皂角刺10g　　　石见穿15g

14剂，日一剂，水煎服。

五诊 2013年7月4日。服药后状况良好，排便正常，精力有所好转，无呃逆、呕吐、腹痛、肠鸣、腹痛等症状。末次月经6月19日，身体无不适。舌淡暗，苔薄白，脉沉细。证治同前。

处方 当归10g　　　白芍15g　　　川芎10g　　　白芷10g

茯苓15g　　　　泽泻15g　　　　党参10g　　　炒白术10g

炙甘草6g　　　葛根15g　　　广藿香10g　　　炮姜炭10g

防风炭10g　　　紫苏梗10g　　　丹参15g　　　血余炭10g

陈皮10g　　　　生薏苡仁30g　　皂角刺10g

日一剂，水煎服。

六诊 2013年8月5日。服上方1月，无腹胀、肠鸣、呃逆，排便规律正常，经期规律，经量中等，有少量血块，无痛经。期间曾有两次腹部轻微痉挛样疼痛，持续仅3~5分钟，疼痛可忍受，经腹部按揉后排气、排便（排便成形，颜色正常），疼痛自行消失。舌淡暗，苔薄白，脉沉细。证治同前。

处方 当归10g　　　白芍15g　　　川芎10g　　　白芷10g

茯苓15g　　　　泽泻15g　　　　党参10g　　　炒白术10g

炙甘草6g　　　葛根15g　　　广藿香10g　　　炮姜炭10g

防风炭10g　　　生黄芪30g　　　丹参15g　　　血余炭10g

肉桂3g　　　　生薏苡仁30g　　皂角刺10g

日一剂，水煎服。

七诊 2013年10月21日。服药时状况良好，排便通畅，无呕吐、腹痛、肠鸣等症状。病情稳定。

处方 当归50g　　　白芍50g　　　川芎50g　　　白芷50g

茯苓60g　　　　泽泻50g　　　　党参50g　　　炒白术50g

炙甘草30g　　　葛根60g　　　广藿香50g　　　炮姜炭50g

防风炭50g　　　生黄芪100g　　丹参80g　　　生薏苡仁100g

黄连30g   皂角刺50g   黄芩50g   木香30g

石见穿100g   凤尾草50g

炼蜜为丸，每丸9g，每次1丸，每日3次。

八诊 2014年3月4日。一直服用丸药方，无明显不适。2月19日外院结肠镜复查：横结肠中段至肝曲见肠腔变形，可见瘢痕形成，余所见大肠黏膜光滑、色泽正常，血管纹理清晰。守方再配丸药1料继服，巩固疗效。

九诊 2014年8月18日。丸药服完，无特殊不适，病告愈。嘱停药观察。

按语

炎症性肠病是一种病因未明的慢性非特异性肠道炎症性疾病，主要包括溃疡性结肠炎和克罗恩病两个独立的疾病。二者虽然累及肠道病变部位不同，但临床都表现为腹痛、腹泻或黏液脓血便，而克罗恩病还常易并发肠瘘和肠梗阻。中医常从"腹痛""泄泻""脏毒"等病证论治。董师认为，本病的病位主要在脾胃和大肠，涉及肝肾。病机主要是脾胃气虚，大肠湿热，肝失疏泄，土虚木侮。因脾主运化，喜燥恶湿，主升清，胃主受纳，喜润恶燥，主降浊，升降有序，乃为正常；升降失常，清气不升，浊气不降，清气在下则为飧泄，浊气在上则生瞋胀。脾胃运化失职，湿热内生，注于大肠，水湿混杂而下，则成泄泻；大肠湿热日久，气滞血瘀，腐肉成脓，则便脓血。此外，肝主疏泄，调畅气机，促进脾的运化。若肝失疏泄，横逆犯脾，或因脾胃本虚，木乘土虚而袭之，亦致肝脾失和而成腹痛。因此治疗以健脾益胃，清利湿热，疏肝解郁，理气止痛，排脓止血为其大法。董师常用七味白术散、葛根芩连汤、痛泻要方三方合用，随证加减，每获良效。

本案经两次肠镜检查确诊为炎症性肠病，克罗恩病不除外。以发作性腹痛伴腹泻为主证，病前有饮食不节、湿热外侵、损伤脾胃之诱因，加以脾虚失运，又复生湿，湿郁化热，侵袭大肠，阻碍气机，腐败肠壁，故见腹痛、便血、肠道溃疡、排便不畅。患者病后精神压力较大，实乃土壅木郁导致肝脏疏泄失常，肝脾不和，气机不畅，故见腹痛腹泻之证。而面色萎黄、精神不振、胃脘痞闷、舌淡、苔薄白、脉沉细皆为脾虚气弱之象。初诊时因大肠湿热之脓血便的症状不明显，所以用当归芍药散合痛泻药方为主疏肝健脾，理气止痛。当归芍药散以芍药疏肝和营、缓急止痛，当归、川芎养血活血、行气止痛，茯苓、白术健脾燥湿、和中止痛，泽泻淡渗利湿，共奏调肝脾、理气血、利水湿之效。痛泻药方亦具有补脾抑肝、祛湿止泻之功。二诊时下腹疼痛不明显，而手足、腹部易凉，董师考虑兼有脾胃气虚，寒湿中阻，故又加七味白术散、理中丸增其健脾益气，散寒祛湿作用。诊治过程中，所加藿香、白芷、生薏苡仁、紫苏梗、血余炭、防风炭、炮姜炭、金银花炭、贯众炭（诸药炒炭，既能止血；也能涩肠止泻，此炮制之妙处）皆有燥湿止泻、清肠止血、排脓生肌之效。其中金银花炭、贯众炭清热凉血止血；血余炭收敛止血化瘀；白芷除湿活血止痛、排脓生肌；皂角刺活血散结、消肿排脓；生薏苡仁健脾清热祛湿；生黄芪、红景天补气养血；石见穿、凤尾草清热利湿、活血化瘀。少许肉桂温阳散寒、炮姜炭温中止痛，兼可佐制方中苦寒药物败胃之弊。诸药合用，使肝气条达、脾气健运，湿热清、气机畅，前后凡八诊，经治一载，不仅症状消除于无形，肠镜复查溃疡也恢复正常，证明中医治疗器质性疾病是有说服力的。

39.肠道菌群紊乱（泄泻）

米某，男，79岁，退休干部。

就诊时间： 2008年4月11日。

主诉： 言语不利、右侧肢体无力半天，腹泻1个月。

病史： 患者2008年2月27日晨起醒来下床时突发摔倒在地，其后右侧肢体无力，失语，无法交流，遂送至我院急诊，头颅CT示：左侧内囊后肢、丘脑出血，破入脑室。胸片正位：双肺纹理增厚；右下肺膈面上斑片影。为进一步诊治收住神经内科病房，诊断为脑出血破入脑室，高血压病3级（极高危组）。予绝对卧床，脱水降颅压、营养支持治疗后病情稳定。3月5日起出现发热，伴咽喉疼痛、咽部充血。咳嗽，经鼻吸痰可吸出白色黏痰。查血常规：WBC 22.21×10^9/L，N 89.2%，床旁胸片示：左中下肺模糊斑片影，考虑肺部感染，经抗炎、排痰等治疗，体温逐渐降至正常，右侧肢体无力好转，并于4月2日转入中医科病房进一步治疗。患者自3月11日腹泻，每日5～6次，经调整肠道菌群剂治疗2周，一度大便成形，但3月28日又出现腹泻，每日5～6次，味臭秽，腹胀，时有腹痛不适等。舌红苔黄厚，脉弦滑数。病房中医辨证为脾胃虚弱，湿热下注，治以葛根芩连汤合参苓白术散加减，同时予抗感染、吸氧、排痰及对症治疗1周后，患者神志清楚，喉中痰液较前减少，但大便仍不成形，日4～5次，床旁胸片提示：左肺纹理仍较粗重，模糊斑片影略有较前减少。2008年4月11日董师查房，诊治如下。

现症 体形消瘦，嗜睡，呼之能应，伸舌及言语不利，口角歪斜，右侧肢体活动不利。低热汗出，口干苦不欲饮，有异味。轻咳，痰白黏不易咯出，腹部不适，大便稀溏，日5～6次，味臭秽，腹胀、时有腹痛，按之皱眉。舌红苔黄厚，脉弦滑数。

辨证立法 肺脾气虚，痰热阻肺，脾胃虚寒，治以健脾益气，清化痰热，温脾止泻。方用千金苇茎汤合理中丸、六君子汤加减。

处方

芦根 30g	生苡仁 30g	冬瓜子 30g	桃杏仁各 10g
党参 15g	炒白术 15g	干姜 10g	陈皮 10g
半夏 10g	茯苓 20g	炙甘草 6g	黄芩 10g
金荞麦 30g	海浮石 15g	枳壳 10g	炒山药 15g
益智仁 10g			

每日1剂，水煎服。

二诊 2008年4月19日。体温正常，药后偶有咳嗽、咯痰白黏不易出，汗出仍多。神志清楚，能回答简单问题，时有腹痛不适，5～6分钟可缓解。大便较前略成形，仍日5～6次，舌偏红，苔黄，脉弦滑。此肺部痰热已化，而脾胃为痰湿所困脾，并注于大肠。治以健脾化痰，温阳止泻，方选六君子汤合理中汤加减。

处方

党参 15g	茯苓 15g	炒白术 15g	炙甘草 6g
干姜 10g	赤石脂 30g	半夏 10g	陈皮 15g
诃子肉 10g	补骨脂 10g	炒山药 15g	白扁豆 15g
海浮石 20g	防风 10g		

7剂，水煎服。

三诊 2008年4月25日。药后偶有咳嗽，痰仍多、白黏。大便不成形，日3～4次，臭味明显。前日复查血常规正常，胸部X片示：双肺纹理较前清晰，斑片影较前减少，遂停用抗生素。舌红苔黄，脉弦滑。辨证为脾肾阳虚，兼有大肠湿热，寒热错杂。治以健脾温阳，清热燥湿，方选乌梅丸加减。

处方　乌梅 10g　　制附子 10g　　黄连 10g　　黄柏 10g

　　　　细辛 3g　　　川椒 10g　　　肉桂 6g　　　干姜 10g

　　　　党参 15g　　炒苡仁 10g　　炒山药 15g　　炒白术 15g

　　　　茯苓 15g　　陈皮 15g　　　炙甘草 6g

　　　　每日 1 剂，水煎服。

四诊　2008 年 4 月 30 日。生命体征平稳，神清语謇，白天嗜睡，夜不寐。可做盖被子等简单动作，腹痛已不明显，大便次数减少为 1~2 次，粪质仍稀。守方继服 6 剂。5 月 5 日再诊：神清语謇，但可与他人进行简单的语言交流，并做简单持物动作，偶有咳嗽，痰白黏，腹痛不明显，未见明显压痛及反跳痛，大便基本成形。因病情稳定，于 5 月 13 日出院转康复治疗。诊断：脑出血（恢复期）、高血压病 3 级（极高危组）、肺部感染、高脂血症。

按语

　　急性脑血管病由于发病急骤，如暴风之疾速，故以"中风"名之，根据有无神志改变临床又可分为中经络和中脏腑两种类型。本例起病即有神志障碍，伴言语不利，肢体活动无力，当属于中脏腑之重症。患者年高，气血亏虚，平素失于调养，脏腑功能失调，以致气血运行失常，肌肤筋脉失养，形成阴虚阳亢，肝风内动，上实下虚，痰火上蒙清窍，阴阳不相维系之危证，治疗当以育阴潜阳、清热化痰、镇惊开窍为法。这是在初发病时的治法，转入中医病房之后，病程已进入恢复期，同时并发肺部感染和肠道感染，当时见证为：体形消瘦，嗜睡神疲，呼之能应，低热多汗，咳嗽痰白黏，不易咯出，大便稀溏，日 5~6 次，舌红苔黄厚，脉弦滑。重新辨证为肺脾气虚，痰热阻滞，脾胃虚寒。治疗选用六君子汤、千金苇茎汤、理中汤加减以健脾益肺、清热化痰、温阳止泻，经中西医结合治疗肺部感染得以控制，西医考虑与应用抗生素后肠道菌丛紊乱有关，董师则认为此为脾胃阳虚、寒湿内生注于大肠所致，肺热脾寒，寒热错杂，单纯清肺温脾皆难收效，故根据病情变化随证应用六君子汤、理中汤、乌梅丸加减，寒热并用，健脾温阳，祛寒止泻，终使顽固性腹泻痊愈，一般情况明显好转。本案属于脑血管病恢复期，虚实夹杂，寒热并见，遣方用药较为棘手，治疗处方看似杂乱无章，然而却与病机丝丝相扣。

40.习惯性便秘（便秘）

张某，女，49岁。

就诊时间： 2013年3月14日。

主诉： 便秘20余年，加重2月。

病史： 患者20余年前始大便秘结，排便困难，数日一行，大便时干，伴矢气多。既往有乙肝大三阳病史20余年。2013年初因胃脘不适、纳差、厌油腻，便秘加重，住北京市某传染病院，查肝功能增高，乙肝DNA病毒复制，予服用恩替卡韦抗病毒和保肝治疗2月后复查肝功能正常，消化道症状好转，但便秘加重。

现症 大便4日一行，不干，量少，排便费力，矢气多。双腿乏力酸软，脱发，小便偏黄，月经不规律。舌淡胖齿痕苔薄白，脉沉细。

辨证立法 脾肾气虚，大肠传导失职，治以健脾补肾治以健脾补肾，润肠通便，方用补中益气汤和二至丸加减。

处方

生黄芪15g	党参10g	当归15g	陈皮10g
升麻6g	柴胡10g	生白术50g	生甘草6g
枳实10g	生地黄30g	旱莲草10g	女贞子10g
桑椹15g	决明子30g	制何首乌15g	生蒲黄（包煎）10g
红景天15g			

14剂，水煎服。

二诊 2013年3月28日。药后大便2~3日一行，便量较前增多，质黏不畅，偶为成形便。下肢乏力减轻，脱发好转。舌体胖大淡红，苔薄白，脉沉细。证治同前，守方加萆薢10g，凤尾草15g。28剂，水煎服。

三诊 2013年4月25日。乏力减轻，大便3~4日一行，质黏不爽。月经先期，色红，血块不多，无痛经，脱发仍多。舌淡红边有齿痕苔薄白，脉沉细滑。守方加黄精10g，每日1剂，水煎服。

四诊 2013年9月5日。服用40余剂便秘明显改善，每日一行，但停药后仍有反复。现大便2～3日一行，质干成球。乏力、双下肢酸软及脱发服药期间一度好转，停药后反复。舌淡暗胖大齿痕苔微黄，脉沉细滑。证属脾肾气虚，气机不利，治以健脾补肾，调畅气机，方用补中益气汤和二至丸加减。

处方

生黄芪30g	党参10g	当归15g	陈皮10g
升麻6g	柴胡10g	生白术50g	枳实10g
生地黄30g	旱莲草10g	女贞子10g	桑椹15g
决明子30g	制何首乌15g	苦杏仁10g	红景天15g
桑叶10g	薤白10g	桔梗10g	生甘草6g

21剂，水煎服。

五诊 2013年9月26日。大便1～2日一行，稍干，排气不多，脱发仍多，夜寐易醒。舌淡红，舌体胖大齿痕，脉沉细滑。守方随证加减，服用28剂后大便正常，每日一行，便秘告愈。

按语

　　便秘是以大便排出困难、排便不适感及排便时程延长为主诉的病症，常伴有腹痛、腹胀、肛裂疼痛、排便不尽感、便血、心情烦躁等症状。病位虽在大肠，却与脏腑经络、气血津液、精神情志等有密切的关系。经云："大肠者，传导之官，变化出焉。"六腑以通为顺，若肠胃受病，或因燥热内结，或因气滞不行，或因气虚传送无力，血虚肠燥干涩，以及阴寒凝结等，又如肺热下移于大肠则传导失职，脾胃运化失常则糟粕内停，肾精亏耗则肠道干涩，均可导致排便困难或大便干结。本案罹患便秘多年，病程日久，主要表现为大便数日一行，量少不畅，排便费力，如厕努挣，伴乏力纳差、腰酸脱发，舌淡胖齿痕苔薄白、脉沉细等，总属脾肾气虚，运化推动无力所致。盖脾胃为后天之本，气血生化之源，脾主运化，胃主受纳，脾主升清，胃主降浊，为气机升降之枢纽，脾胃气虚，生化乏源，推动无力，气机不畅则排便困难；肾开窍于二阴，又司二便，久病损及下焦精血，以致真阴亏虚则肠道失润而致大便干结；双腿酸软无力，脱发均为肾虚之象。治以补中益气汤合二至丸加生白术、黄精、生地黄、桑椹、制首乌、草决明、枳实等补中益气、升清降浊，滋阴补肾、润肠通便，其后又加苦杏仁、薤白、桔梗调畅气机则大便通畅，此即《内经》"塞因塞用"之法。先后数诊，使脾气得健，运化如常，肾阴恢复，肠道濡润，气机条畅，湿热得除，终使二十余年之便秘宿疾告愈。

41.肝炎后肝硬化（臌胀）

袁某，女，52岁，退休工人。

就诊时间：2004年2月26日。

主诉：肝功能异常18年，乏力、腹胀3年。

病史：患者1981年体检发现乙肝HbsAg阳性，肝功能正常，无明显不适。1986年以后肝功能间断异常，服中药治疗可恢复正常。2001年因乏力、腹胀、肝区疼痛2月住北京某传染病医院检查"乙肝小三阳"，ALT 800～1000U/L，诊断为慢性乙型肝炎、肝炎后肝硬化，治疗好转出院。2002年11月胃镜：食道胃底静脉中度曲张，胃多发溃疡。其后两次因病情反复且出现腹水而住院治疗，经西药利尿及静脉补充白蛋白病情缓解。2003年11月又因化验ALT 938U/L，AST 1134U/L，TBIL 38.14μmol/L住某传染病医院48天，治疗好转出院，一直服用甘利欣150mg tid；护肝宁4片 tid；间断输血清白蛋白治疗。2004年2月19日外院检查肝功能：ALT 299U/L，AST 406U/L，GGT 75U/L，ALP 283U/L，ALB 28g/L，A/G：0.8，TBIL 29.8umoL/L。血常规：HGB 98g/L，WBC 2.0×10^9/L，PLT 47×10^9/L。B超：肝硬化，门静脉1.1cm，脾厚4.9cm。胆囊壁增厚。因久治不愈而来就诊。

现症 乏力明显，腰膝酸软，腹胀纳差，肝区胀疼，尿少而黄，口干苦，牙龈易出血，心烦易急，头晕失眠。查体：慢性肝病面容，巩膜轻度黄染，双手背、前臂、胸前可见多个蜘蛛痣。肝脾未及肿大，下肢轻度水肿。舌质红，苔薄白少津，脉沉细。

辨证立法 气阴两虚，水湿内停，血瘀气滞。治以益气养阴，利水消肿，活血行气。方用猪苓汤合防己黄芪汤加味。

处方 猪茯苓_各15g　　泽泻20g　　　滑石30g　　　阿胶_(烊化)10g

生黄芪 30g	生白术 15g	防己 10g	炙甘草 6g
车前草 30g	旱莲草 15g	茵陈 15g	柴胡 10g
赤芍 10g	丹参 15g	茜草 10g	陈皮 10g

每日1剂，水煎服。

二诊 2004年3月11日。药后尿量增加，腹胀、肝痛减轻，入睡好转。舌红少苔，脉沉细。3月9日化验 ALT 128U/L，AST 153U/L，GGT 61U/L，ALP 135U/L，ALB 31g/L，TBIL 21.8μmoL/L，TBA 91.90μmoL/L。守方加冬瓜皮30g，抽葫芦10g，继服。

三诊 2004年4月1日。停服甘利欣2周，乏力减轻，口干不明显，腹胀减轻，大便不成形，每日2~3次。3月30日化验 ALT 38U/L，AST 58U/L，GGT 37U/L，ALP 123U/L，ALB 38g/L，TBIL 24.5μmol/L。血常规：HGB 112g/L，WBC 3.0×10^9/L，PLT 43×10^9/L。舌红少苔干燥，脉沉细。证治同前。

处方

猪苓 15g	泽泻 20g	茯苓 30g	滑石 30g
生黄芪 30g	生白术 10g	泽兰 10g	阿胶(烊化) 10g
防己 10g	炙甘草 6g	车前草 30g	旱莲草 15g
茵陈 15g	炒山药 15g	丹参 15g	茜草 10g

生牡蛎(先煎) 30g

每日1剂，水煎服。

四诊 2004年4月22日。大便成形，每日2次，尿少而黄，腹胀、牙龈出血仍有。守前方去丹参、茜草、生牡蛎、泽兰加熟地12g，山萸肉10g，陈皮10g，砂仁3g。继服。

五诊 2004年5月20日。口干苦、乏力均好转。停服护肝宁1周，昨天查：ALT 93U/L，AST 126U/L，GGT 45U/L，ALP 129U/L，ALB 38g/L，TBIL 24.8μmoL/L。证治同前。

处方

猪茯苓 各 15g	泽泻 20g	滑石 30g	阿胶 10g (烊化) 10g
生黄芪 30g	生白术 15g	防己 10g	炙甘草 6g
柴胡 10g	赤芍 10g	丹参 15g	茜草 10g
郁金 10g	茵陈 15g	车前草 30g	旱莲草 15g
白蒺藜 10g	合欢皮 10g		

每日1剂，水煎服。

六诊 2004年6月10日。病情变化不大。化验：ALT 45U/L，AST 59U/L，GGT 29U/L，ALP 115U/L，ALB 37.6g/L，TBIL 22.3μmoL/L，TBA 69.20μmoL/L。守方继服30剂。

七诊 2004年7月8日。体力明显增加，可长时间散步。饮食二便如常，入睡亦佳。仅觉肝区隐痛，心烦。舌淡红，苔薄白，脉沉细。

处方

猪苓20g	泽泻15g	茯苓30g	滑石30g
合欢皮10g	生黄芪30g	生白术10g	阿胶(烊化)10g
防己10g	炙甘草6g	金钱草30g	郁金10g
鸡内金10g	柴胡10g	茵陈15g	赤芍15g
丹参15g	白蒺藜10g		

每日1剂，水煎服。

八诊 2004年8月5日。肝区隐痛，牙龈出血，尿黄，大便干溏不一。7月30日化验：ALT 25U/L，AST 32U/L，GGT 21U/L，ALP 104U/L，ALB 39.9g/L，TBIL 25.3μmoL/L，TBA 107.20 μmoL/L。血常规：HGB 130g/L，WBC 3.4×10⁹/L，PLT 48×10⁹/L。

$HGB\ 130g/L$，$WBC\ 3.4 \times 10^9/L$，$PLT\ 48 \times 10^9/L$。

处方

猪茯苓各15g	泽泻15g	滑石30g	阿胶(烊化)10g
生黄芪30g	炙甘草6g	车前草30g	旱莲草15g
茵陈15g	黄芩10g	柴胡10g	陈皮10g
赤芍10g	丹参15g	郁金10g	女贞子10g

每日1剂，水煎服。

九诊 2004年9月8日。牙龈不出血，肝区痛不明显。9月6日化验：ALT 28U/L，AST 43U/L，GGT 21U/L，ALP 98U/L，ALB 37g/L，TBIL 32.4μmoL/L，TBA 107.20μmoL/L。血常规：HGB 107g/L，WBC 3.5×10⁹/L，PLT 23×10⁹/L。守方继服30剂。

$HGB\ 107g/L$，$WBC\ 3.5 \times 10^9/L$，$PLT\ 23 \times 10^9/L$。

十诊 2004年10月28日。精神体力极佳，二便如常，牙龈不出血，肝区隐痛。10月22日化验：ALT 31U/L，AST 42U/L，GGT 19U/L，ALP 117U/L，ALB 40g/L，TBIL 19.8μmoL/L，TBA 120.40μmoL/L。B超：肝硬化，门静脉1.2cm，脾厚5.7 cm。胆囊炎。舌偏红绛，苔白干，脉沉细。

处方

猪苓 15g	茯苓 15g	泽泻 15g	滑石 30g
炙甘草 6g	生黄芪 30g	车前草 30g	阿胶（烊化）10g
旱莲草 15g	茵陈 15g	黄芩 10g	柴胡 10g
赤芍 10g	丹参 15g	茜草 10g	土鳖虫 5g
郁金 10g			

每日1剂，水煎服。

十一诊 2004年12月23日。一直服用上方，病情稳定，可操持一般家务活，近查肝功能同前，舌红苔薄白，脉沉细。守方继服。随诊至2009年5月，病情稳定，未再反复。

按语

本案罹患慢性乙肝长达18年之久，病程绵长。近3年又发现肝硬化腹水、低蛋白血症，反复发作，屡经西医保肝、利尿、输白蛋白治疗，正气大伤而邪气羁留，属于肝硬化失代偿期。中医谓之臌胀，以肝、脾、肾三脏功能失调致气阴两虚、血瘀水停为其病理特点。治疗上如果单纯利水则易耗气伤阴而伐其根本；徒以补气养阴则有碍水邪难消，故治以固本扶正为要，祛邪利水同施，方为完善之策。本案选用猪苓汤和防己黄芪汤作为主方治疗正是根据这一病机特点而定。

猪苓汤出自《伤寒论》，功能育阴利水，本为阴虚水热互结、小便不利证而设，我科史济招教授常用其加味治疗阴虚夹湿的肝硬化腹水，证见舌红，苔厚腻或黄腻，浮肿、身重、腹水、胸闷、发热、口渴、小便不利，可收到利水不伤阴，滋阴不碍湿之效；防己黄芪汤亦出自《金匮要略》，本为治疗风湿表虚或风水表虚所致的脉浮、身重、汗出、恶风等证之方，具有益气祛湿，固表行水之功。现代中医常用其治疗慢性肾病、肝病、心衰属于脾肾气虚所致的水肿。董师将两方合用，益气滋阴、利水消肿，标本兼顾，再加车前草配旱莲草，方名二草丹，亦有滋阴利水之效；随证掺入柴胡、黄芩、茵陈疏肝清热；丹参、茜草、赤芍、生牡蛎、合欢皮、白蒺藜、地鳖虫凉血活血、软坚消癥。坚持守法守方，经治数年，患者不但症状消失，而且肝功能完全恢复正常，取效满意。

42.肝硬化腹水（臌胀）

杨某，女，70岁。

就诊时间： 2013年10月25日。

主诉： 肝功能异常8个月，腹胀乏力1月余。

病史： 患者既往体健。2013年3月当地查体化验肝功能：ALT 121U/L，AST 63U/L，GGT 71U/L，ALP 120U/L。乙肝病毒血清标记物阴性。抗ANA 1：100；抗AMA抗体、AMA-M2均（-），给以保肝治疗2月后复查：ALT 59U/L，AST 41U/L，GGT 358U/L，ALP 156U/L。腹部B超：肝实质性损害。肝脏右叶体积小，左叶体积大，考虑先天异常。2013年10月24日当地腹部B超：慢性肝实质性损害。腹腔大量积液，深约7cm。上消化道造影：未见食道静脉曲张。化验血常规：WBC 5.50×10^9/L，HGB 124g/L，PLT 228×10^9/L。CA 125 >1000U/ml。诊断为肝硬化腹水，不除外肿瘤。昨日来本院复查血常规WBC 5.54×10^9/L，HGB 127g/L，PLT 317×10^9/L。大便潜血阳性。血清CA 125 1171U/ml。肝功能：ALT 146U/L，AST 51U/L，GGT 203U/L，ALP 139U/L。ANA抗体、抗ENA抗体和自身免疫性肝病抗体均阴性。腹部B超：脂肪肝。腹腔探及游离液性暗区，较深处位于右下腹，深约8cm。胸腹部增强CT扫描：右肺上叶不规则片状高密度伴粗大条索状影；双肺下叶片状磨玻璃影，双侧胸膜局限性增厚。肝脏形态失常，肝内多发片状强化减低区，肝左叶点状强化减低灶，腹膜后及肠系膜区多发小淋巴结，腹腔、盆腔积液。就诊于中医。

现症 腹胀，神疲乏力，平卧好转，口干黏腻，失眠多梦，手足心热，小便不畅，大便每日3~4次，成形便。舌红胖大齿痕，苔黄厚，脉沉细。

辨证立法 脾胃气虚，湿热中阻。治以健脾益胃，清利湿热，理气消臌。方用李东垣中满分消丸加减。并嘱看消化内科和妇科，进一步明确西医诊断。

处方

党参10g	白术10g	茯苓30g	猪苓15g
泽泻20g	黄芩10g	黄连6g	片姜黄10g
干姜6g	法半夏10g	知母10g	厚朴10g

枳实 10g	陈皮 10g	黄芩 10g	黄连 6g
大腹皮 15g	凤尾草 15g	石见穿 15g	泽兰 10g
炙甘草 6g			

5剂，水煎服。

二诊 2013年10月30日。药后腹胀稍减，每于凌晨3点左右则胃部不适，口中黏液多，伴恶心、呃逆。舌淡暗，苔黄薄，脉细弦。证治同前，嘱原方继服12剂。

三诊 2013年11月13日。患者尿量增多，腹胀消失，较前有力，仍有失眠多梦，手足心热。11月4日复查肝功能：ALT 29U/L，AST 21U/L，GGT 121U/L，ALP 126U/L。CA125 961.8U/ml。11月6日行全消化道造影：轻度食管及胃底静脉曲张；十二指肠水平段及空肠息室。消化内科诊断为肝硬化原因未明，给予口服优思弗250mg，bid；同时口服小剂量利尿剂1周。妇科检查除外恶性病变，建议继续中医治疗。舌红苔黄，脉细弦。

处方
党参 10g	白术 10g	茯苓 30g	猪苓 20g
泽泻 30g	黄芩 10g	黄连 6g	片姜黄 10g
干姜 6g	法半夏 10g	知母 10g	厚朴 10g
枳实 10g	陈皮 10g	黄芩 10g	黄连 6g
凤尾草 15g	石见穿 15g	预知子 15g	泽兰 10g
炙甘草 6g			

每日1剂，水煎服。

四诊 2013年12月17日。未再腹胀，乏力精神均明显好转，进食极佳，口干失眠，右偏头痛。停服利尿药。12月4日当地检查肝功能：ALT 146U/L，AST 38U/L，GGT 121U/L，ALP 139U/L。CA 125 58.8U/ml。大便常规加潜血均阴性。腹部B超：肝脏回声稍粗，胆囊壁毛糙，腹腔未见明显液性暗区。舌红苔黄，脉沉细。

处方
党参 10g	白术 10g	茯苓 30g	猪苓 20g
泽泻 30g	黄芩 10g	黄连 6g	片姜黄 10g
干姜 6g	法半夏 10g	知母 10g	厚朴 10g
枳实 10g	陈皮 10g	黄芩 10g	黄连 6g

丹皮 10g　　　炒枣仁 15g　　　预知子 15g　　　泽兰 10g

炙甘草 6g

每日1剂，水煎服。

五诊 2014年1月23日。病情稳定，偶有胃部不适，入睡困难。1月16日当地化验肝功能正常。CA125 38.1U/ml。舌脉证治同前。

处方
党参 10g	白术 10g	茯苓 30g	猪苓 15g
泽泻 20g	黄芩 10g	黄连 6g	片姜黄 10g
干姜 6g	法半夏 10g	知母 10g	厚朴 10g
枳实 10g	陈皮 10g	黄芩 10g	黄连 6g
凤尾草 15g	石见穿 30g	生黄芪 15g	女贞子 15g
赤芍 10g			

每日1剂，水煎服。

六诊 2014年3月12日。精神体力均好，偶有进食后胃脘不适，入睡困难，近日化验血常规、肝功能均正常范围。舌淡暗齿痕，苔薄白，脉沉细。

处方
党参 10g	白术 10g	茯苓 15g	猪苓 15g
泽泻 10g	黄芩 10g	黄连 6g	片姜黄 10g
干姜 6g	法半夏 10g	知母 10g	厚朴 10g
枳实 10g	陈皮 15g	黄芩 10g	黄连 6g
大腹皮 10g	预知子 15g	莪术 10g	

每日1剂，水煎服。

2014年5月6日随诊。病情稳定，无明显不适，复查血常规、肝功能均正常范围。守方继续服用20剂，巩固疗效。2014年8月13日家属来京代诉：间断服用上方，同时服用熊去氧胆酸（优思弗）250mg/d。近期化验肝功能除GGT 68U/L之外均正常；B超：极少量腹水。生活自理，无特殊不适。守方去枳实加泽兰10g，继续服用。半年后随诊，病情稳定。

按语

　　肝硬化多因各种慢性肝病失治、误治，迁延不愈发展而成，临床一般分为代偿期和失代偿期两类。本案肝功能慢性异常，腹胀伴大量腹水，尿少。

胃镜提示食道、胃底静脉曲张。同时存在血清CA125明显升高，在除外妇科恶性肿瘤的基础上考虑与大量腹水有关，因此属于肝硬化失代偿期。属于中医臌胀范畴，病机多由情志郁结、饮食失节，或嗜酒，或有虫积，久之肝脾受损、气滞血瘀、水湿不行所致。所涉及的环节众多，治疗相对比较复杂。可以简要地概括为：多因素伤肝→肝郁气滞（或伴血瘀）→肝脾不和→肝木克脾土→脾不制水→水湿停聚。其病证以腹部胀大痞满为主要特点，由于病程较长，寒热错杂、虚实并见者最为多见，故用药多以平调寒热、消痞散结为出发点。

董师治疗本案，在保肝西药和小剂量利尿剂治疗的基础之上，应用健脾益气清理湿热的中满分消丸加减治疗数月，不仅腹水消退，体力恢复，而且肝功能和血清CA125亦恢复正常，充分体现了中西医结合治疗的优势。中满分消丸是李东垣所创，载于《兰室秘藏》。由白术、人参、猪苓、姜黄、茯苓、泽泻、干姜、砂仁、橘皮、知母、黄芩、黄连、半夏、枳实、厚朴、炙甘草组成。功用健脾益气、行气助运、清热利湿、消胀除满，主治湿热臌胀，症见腹大坚满、脘腹痞满胀痛、口苦纳呆、小便短赤、大便秘结，苔黄腻、脉弦数等。从方剂组成看出，本方是以半夏泻心汤、香砂六君子汤、平胃散三方为基本结构加减变化而来的。前人评论李东垣制方特点是"韩信用兵、多多益善"。其实李东垣方剂用量每每是轻重相宜，药多不杂，条理清楚，层次分明，紧扣病机，有的放矢，堪称治疗复杂病证的制方典范，中满分消丸即是其代表方剂之一。董师常用其加减治疗脾胃气虚、湿热蕴结所致臌胀，疗效满意。本案同时加凤尾草清热利湿、凉血解毒、保肝退黄；泽兰活血利水，通经散结而不伤正；泽兰和石见穿相伍清热解毒、活血化瘀、消肿散结，相得益彰。

43.甲亢合并药物性肝损害（黄疸）

陈某，女，39岁。

就诊时间： 2014年3月6日。

主诉： 乏力、心悸4月余，巩膜、皮肤黄疸近4个月。

病史：患者2013年11月感觉乏力、心悸，伴多汗，食欲下降，当地医院查甲功升高，诊断为甲状腺功能亢进，口服甲巯咪唑片（赛治）3天后化验肝功能ALT 119U/L，乃停服。予保肝治疗20天肝功能正常后继续服用赛治，期间周身出现红色皮疹，浮肿，心悸气短，活动后加重，偶有夜间不能平卧，故再次停药。2013年11月29日当地化验甲功：FT_3 18.28pg/ml，FT_4 >6ng/dl，TSH 0.0005IU/ml。遂住当地医院查体：双侧甲状腺II度肿大；双肺呼吸音粗，肺底部可闻及少量湿罗音；心界增大，心律绝对不齐，二尖瓣听诊区可闻及收缩期3/6级吹风样杂音；双下肢轻度可凹性水肿。肝功能：ALT 22.3U/L，TBIL 121.70μmol/L，DBIL 74.30μmol/L，PA 61.0mg/L，GGT 261.4U/L，ALP 147U/L，AST 46.7U/L，ALB 33.20g/L，TBA 25.4μmol/L。血常规：WBC 4.04×10^9/L，HGB 117.9g/L，PLT 92.24×10^9/L。尿常规：BIL 1+，BLD 2+。甲状腺B超：甲状腺弥漫性病变。甲状腺摄I^{131}试验：甲状腺吸碘率3小时及24小时均增高。甲状腺静态显象：甲状腺肿大伴摄取功能增强。心电图：房颤，偶发室早。心脏彩超：瓣膜损害（二尖瓣脱垂并腱索断裂，二、三尖瓣中度关闭不全），双房及左室增大，轻度肺动脉高压，左室舒张功能减低。经抗过敏、保肝、强心、利尿、扩冠及抗凝等治疗后症状稍减。12月12日再次服用赛治10mg tid，3天后化验肝功能：ALT 14U/L、TBIL 83.0μmol/L、DBIL 49.9μmol/L、PA 40mg/L、GGT 266U/L、ALP 183U/L、AST 36.4U/L、TBA 33.70μmol/L。次日出院，出院诊断为：甲状腺功能亢进症、甲亢性心脏病、心功能不全（心功能IV级），心律失常（心房纤颤），粒细胞减少症，肝损害，心脏瓣膜病、二尖瓣脱垂并关闭不全。出院后多次化验胆红素进行性升高，故停赛治。2014年1月16日行I^{131}治疗后仍有乏力、心悸，1月后复查甲功：FT_3 14.9pg/ml，FT_4 79.7ng/dl，T_3 2.13ng/ml，T_4 218μg/dl，TSH 0.015IU/ml，A-TG 84.23IU/ml，A-TPO 281.7IU/ml，促甲状腺激素受体抗体 12.68IU/ml。肝功能：ALT 10U/L，TBIL 280.6μmol/L，DBIL 238.3μmol/L，TBA 71μmol/L。血常规：WBC 4.36×10^9/L，HGB 110g/L，PLT 65×10^9/L；CRP 5.9mg/L。2014年2月25日至北京某心脏专科医院心脏彩超提示：全心增大，二尖瓣中量反流，三尖瓣中量反流，主动脉瓣少量反流，左室收缩功能正常低限。3月3日至我院内分泌科查甲功：FT_3 9.79pg/ml，FT_4 6.232ng/dl，T_3 3.476ng/ml，T_4 29.34μg/dl，A-Tg 85.95IU/ml，A-TPO 311.30IU/ml，促甲状腺激素受体抗体 10.24IU/L。肝功能：TBIL 335.8μmol/L、DBIL 266.6μmol/L。建议中医治疗。

现症 巩膜和皮肤重度黄染，色晦暗如烟熏，乏力倦怠，畏寒肢冷，心悸手抖，活动耐量下降，纳差腹胀，肝区不适，下肢轻度浮肿，易鼻出血，大便不成形，闭经半年。舌淡胖，苔薄白，脉细弦结。服用拜阿司匹林 0.1g，qd，倍他乐克 25mg，bid，地高辛 0.125mg，qd，托拉塞米 10mg，qd，呋塞米 20mg，qd，螺内酯 20mg，qd，氯化钾缓释片 2# tid。

辨证立法 脾肾阳虚、寒湿中阻、肝郁气滞、心气不足。治以温阳散寒、健脾化湿、疏肝理气、补益心气。方用茵陈术附汤合四逆散、生脉散加减。

处方

柴胡 10g	枳实 10g	赤芍 30g	炙甘草 6g
党参 30g	麦冬 15g	五味子 10g	干姜 10g
凤尾草 15g	穿山龙 30g	茵陈 30g	黑附片 (先煎) 10g
生黄芪 30g	炒白术 10g	葶苈子 (包) 30g	

每日 1 剂，水煎服。

二诊 2014 年 4 月 24 日。服药 40 余天，皮肤巩膜黄染、乏力均明显减轻，下肢水肿消退，怕冷腹胀好转，肝区无不适，时有心悸、气短、脱发明显，下肢皮肤痒。月经已来潮，经量少，行经结束时鼻出血。舌淡暗，苔薄白，脉细弦结。停拜阿司匹林，余西药同前。复查甲功：FT_3 7.87pg/ml，FT_4 4.14ng/dl，T_3 3.11ng/ml，T_4 23.7μg/dl，TSH_3 0.004uIU/ml；肝功能：TBIL 97.7μmol/L、DBIL 83.7μmol/L、GGT 120U/L、ALP 134U/L，TBA 60.6μmol/L，ChE 3.0kU/L，PA 42mg/L；血常规：WBC 4.17×10^9/L，RBC 3.31×10^{12}/L，HGB 96g/L，PLT 108×10^9/L；CRP 4.91mg/L。证治同前。守方去葶苈子，加防己 10g、红景天 15g、茯苓 15g。每日 1 剂，水煎服。

三诊 2014 年 8 月 14 日。服用 3 月余，皮肤、巩膜黄染基本消退，无乏力、腹胀及肝区不适，偶有心悸、手颤，汗不多，下肢皮肤仍痒，大便成形，月经规律来潮。舌淡苔薄白，脉弦结。复查甲功：FT_3 6.01pg/ml，FT_4 2.284ng/dl，T_3 2.214ng/ml，T_4 14.06μg/dl，TSH_3 0.001uIU/ml；肝功能：TBIL 45.7μmol/L、DBIL 31.3μmol/L、GGT 193U/L、ALP 118U/L，TBA 32.6μmol/L，CHE 3.9kU/L，PA 84mg/L；血常规：WBC 5.0×10^9/L，HGB 111g/L，PLT 108×10^9/L；CRP 1.67mg/L；心电图示房颤。守方去

黑附片、凤尾草、防己、红景天，加丹参30g、当归10g、郁金10g。每日1剂，水煎服。

四诊 2014年9月18日。巩膜皮肤黄疸基本消退，心悸不明显，小腿皮肤痒减轻，进食辛辣食物后背痒，脱发减少。舌淡红苔薄白，脉沉弦结。口服螺内酯20mg qd，倍他乐克37.5mg bid，地高辛0.125mg qd。复查甲功：FT_3 5.46pg/ml，FT_4 2.33ng/dl，T_3 2.095ng/ml，T_4 17.37μg/dl，TSH_3 0.007uIU/ml；促甲状腺激素受体抗体3.50IU/L；肝功能：TBIL 29.0μmol/L、DBIL 18.6μmol/L、GGT 160U/L、ALP 93U/L、TBA 33umol/L，CHE 4.4kU/L，PA 95mg/L；血常规：WBC 4.59×10^9/L，HGB 127g/L，PLT 97×10^9/L。守方茯苓加至30g，加黑附片（先煎）10g、红景天15g。每日1剂，水煎服。半年后电话随访，肝功能、甲状腺功能均正常，可多次外出旅游，病情稳定。

按语

本案甲亢合并药物性肝损害、心功能不全诊断明确，就诊时患者巩膜皮肤重度黄染、心悸气短，脉律不整，化验总胆红素高达335.8 μmol/L、直接胆红素高达 266.6 μmol/L；甲状腺功能T_3、T_4明显增高；超声心动图示心脏扩大、心瓣膜病变、肺动脉高压、心电图提示心房纤颤。经西药保肝、强心利尿、控制心率等治疗，改善不明显。无论从西医还是中医的角度看，均属病情重笃，治疗棘手。中医主要从黄疸、心悸、瘿病的范畴进行辨证论治，西医的化验、检查则作为辨证参考和疗效评定的依据。

患者黄疸病程虽短，但从色泽如烟熏，乏力倦怠，畏寒肢冷，心悸手抖，纳差腹胀，水肿便溏，闭经半年，结合舌脉，辨证为阴黄。仲景有云："黄家所得，由湿得之"，本案乃肝失疏泄，克犯脾土，加以药毒所伤，损伤脾阳，累及肾阳，脾肾阳虚，寒湿内生，困遏中焦，壅塞肝胆，致使胆液不循常道，外溢肌肤而发为黄疸。正如《类证治裁》所说："阴黄系脾脏寒湿不运，与胆液浸淫，外渍肌肤，则发而为黄。"肝木克土，脾之源不足，气血阴阳亏乏，脏腑功能失调，致心神失养，发为心悸。治以《医学心悟》治疗阴黄的代表方茵陈术附汤为主温散寒湿，扶阳退黄。生黄芪、防己、白术、桂枝即《金匮要略》之防己黄芪汤，功用益气祛风，健脾利水，可以治疗表虚不固的气虚水肿。心悸气短、脉律不整因甲亢心脏病导致，四逆散合生脉散可以疏肝解郁，补益心气，是董师治疗甲亢常用之方。葶苈子大剂量应用有利尿强心功能，并加凤尾草清热利湿、凉血解毒，保肝降酶；丹参、赤芍、郁金等凉血活血、推陈致新；穿山龙、红景天除湿活血通络、扶正固本、益气养血。经半年的中医治疗，黄疸消退，诸证告愈，月经来潮，肝功能和甲状腺功能恢复正常，取得了意想不到的疗效。

44.胆汁淤积性肝病（黄疸）

张某某，女，30岁，工人。

就诊时间：2007年4月28日。

主诉：皮肤瘙痒10个月，加重伴巩膜、皮肤黄染2月。

病史：患者于2006年8月无诱因出现周身皮肤瘙痒，夜间明显，影响入睡。双下肢皮肤干燥，颜色逐步变暗并出现色素沉着，未诊治。2007年2月上述症状加重，并出现巩膜及皮肤黄染、小便颜色深黄，大便呈黄色稀糊状，每日4～5次。就诊于当地医院，化验肝功能示：ALT 139U/L，AST 117U/L，GGT 33U/L，ALP 423U/L，TBIL 171.2μmol/L，DBIL 98.6μmol/L，TBA 288.5μmol/L。各项肝炎病毒指标均阴性，免疫指标阴性。腹部磁共振（MRI）＋磁共振胰胆管成像（MRCP）示：胆总管及左右肝管、肝内胆管未见明显扩张，胆囊及胰管未显示。当地医院予保肝、退黄、激素治疗1月后，皮肤瘙痒缓解，但巩膜、皮肤黄染加重。2007年4月2日转诊至我院收住消化内科病房进一步诊治。

入院后（4月6日）化验肝功能：ALT 105U/L，AST 124U/L，GGT 48U/L，ALP 267U/L，TBIL 161.6μmol/L，DBIL 121.4μmol/L，TBA 251.4μmol/L。肝穿刺活检病理示：部分肝索排列拥挤，局灶肝细胞羽毛状变性，肝细胞及毛细胆管有淤胆，汇管区有较多淋巴细胞浸润。考虑"肝内胆汁淤积"诊断明确，病变主要位于肝细胞和微胆管水平，其原因不明，原发性硬化性胆管炎（PSC）不除外。继续予口服泼尼松龙30mg/d、多烯磷脂酰胆碱胶囊（易善复）、熊去氧胆酸胶囊（优思弗）、丁二磺酸腺苷蛋氨酸肠溶片（思美泰）治疗。2周后黄疸消退仍不明显，复查肝功能示：ALT 100U/L，AST 71U/L，GGT

51U/L，ALP 136U/L，TBIL 137.5μmol/L，DBIL 103.7μmol/L，TBA 344.9μmol/L。邀请中医会诊。

现症 巩膜、皮肤黄染明显，色泽鲜明，皮肤瘙痒难忍，口干、口苦，手足心热，小便色深黄，大便不成形，每日2次。舌淡红，舌体胖大、边有齿痕，苔薄白，脉细滑。

辨证立法 脾胃气虚、肝胆湿热、瘀血发黄。治法以健脾益气、清利湿热、活血退黄。方用六君子汤合小柴胡汤加减。

处方

党参10g	白术15g	茯苓15g	陈皮10g
半夏10g	炙甘草6g	柴胡10g	黄芩10g
茵陈20g	当归10g	赤芍30g	丹参30g
秦艽10g	威灵仙15g	菖蒲10g	郁金10g

14剂，每日1剂，水煎，早晚分服。同时继续服用泼尼松龙27.5mg/d；优思弗250mg，tid。

二诊 2007年5月11日。巩膜、皮肤黄染较前明显减轻，皮肤瘙痒消失；大便成形。仍口干、口苦，手足心热，小便色黄；近日足趾缝有小水疱，破溃后流水瘙痒。舌淡红、边有齿痕，苔薄白，脉细滑。肝功能：ALT 80U/L，AST 53U/L，GGT 47U/L，ALP 165U/L，TBIL 67.2μmol/L，DBIL 51.5μmol/L，TBA 330.3μmol/L。证治同前，守方加苍术10g，黄柏10g，苦参10g，生薏仁30g，大枣10个。7剂。

三诊 2007年5月17日。巩膜、皮肤轻度黄染，口干、口苦及手足心热告愈，舌淡红、边有齿痕，苔薄白，脉细滑。肝功能：ALT 80U/L，AST 51U/L，GGT 46U/L，ALP 164U/L，TBIL 52.7μmol/L，DBIL 42.5μmol/L，TBA 151.8μmol/L。现口服泼尼松龙25mg/d，优思弗250mg，tid。证治同前，守方续服14剂。

四诊 2007年7月31日。患者于5月18日出院，出院诊断：胆汁淤积性肝病。出院后坚持服用上方，同时口服泼尼松龙12.5mg/d；优思弗250mg，tid。当地医院复查多次复查肝功能：ALT 79→44→16U/L，AST 53→30→18U/L，TBIL 36.3→9.1→6.1μmol/L，DBIL 15.4→5.9→3.5μmol/L，TBA 24.3→6.2→6.1μmol/L。现巩膜、皮肤无黄染。乏力，怕热，动辄汗出，舌色淡，舌体胖、边有齿痕，苔薄白，脉沉细。

证治同前。

处方 党参 10g　　白术 10g　　茯苓 15g　　陈皮 10g

半夏 10g　　炙甘草 6g　　当归 10g　　赤芍 30g

丹参 30g　　威灵仙 20g　　秦艽 15g　　茵陈 15g

郁金 10g　　生黄芪 15g　　女贞子 10g　　生山药 15g

白扁豆 15g　　生薏仁 30g　　大枣 10个

每日1剂，水煎，早晚分服。

五诊 2007年10月15日。坚持服用中药治疗至今，无不适感。10月12日当地医院查肝功能：ALT 8U/L，AST 22U/L，TBIL 10.7μmol/L，DBIL 4.2μmol/L，GGT 15U/L，ALP 131U/L。现口服泼尼松龙 7.5mg/d；优思弗 500mg，qd。守方隔日1剂继服。

六诊 2008年5月11日。来京复诊，现无不适。今年1月停服泼尼松龙，3月停服优思弗，4月停服中药，近期复查肝功能各项指标均正常，病获痊愈，随访1年，未再复发。

按语

　　胆汁淤积性肝病是以胆汁淤积为主要特征的一组临床疾病，可由多种原因如遗传、感染、药物等诱发，出现胆汁形成、分泌和（或）胆汁排泄异常，使胆汁淤积于肝内引起的肝脏病变，其临床表现各异，具有其各自的诊断标准及治疗特殊性。MRCP、内镜超声检查（EUS）、逆行胰胆管造影（ERCP）及肝组织活检等对诊断具有重要意义。本案以皮肤瘙痒起病，病程中出现黄疸、腹泻、检查肝功能明显增高，腹部MRI及MRCP未见明显异常，肝穿刺活检示"肝内胆汁淤积"，胆汁淤积性肝病诊断明确，经常规西医治疗（UDCA联合类固醇激素等），疗效不满意。

　　中医对黄疸的辨证有外感与内伤、阳黄与阴黄之分，本案起病时无外感见证，当属内伤致病。初诊时皮肤黄染明显，色泽鲜明，并兼口干口苦、手足心热、脉细滑等肝胆湿热的表现，应辨证为阳黄，但伴有大便稀溏、舌淡胖有齿痕、苔薄白等脾胃气虚之象，又似兼有阴黄的特征，可见阳黄与阴黄之辨不可拘泥。推究其病因病机，乃素体脾胃气虚，纳运失常，复加饮食不节，湿热内生，熏蒸肝胆，气机不畅，以致胆汁外溢发黄。即仲景所谓"黄家所得，从湿得之"。董师认为，化湿、利小便虽为治黄基本大法，但对于久治不愈的黄疸，治疗宜考虑健脾益气、活血退黄。因脾胃气虚，不能运化水湿，可加重肝胆湿热，而肝胆湿热阻滞气机，又会进一步加重脾胃气虚。此外，瘀血发黄值得重视，早在《金匮要略》就指出："四肢苦烦，脾色必黄，瘀热以行"，强调了黄疸的病机为瘀热在血分。《医学心悟》亦云："瘀血发黄，亦湿热所致，瘀血与积热熏蒸，故见黄色也。"治疗若单纯清利湿热有苦寒伤脾之嫌，益气健脾又有助热之弊，虚实夹杂，互相掣肘。故立法以健脾益气、清利湿热、活血退黄，选六君子汤合小柴胡汤加减作为主方。

本案以六君子汤为基础加减治疗，一则增强脾胃运化之力以除湿，二则健脾益气固护后天之本，符合仲景"见肝之病，知肝传脾，当先实脾"之训。小柴胡汤清泻少阳肝胆郁热，疏利通畅三焦。复加丹参、赤芍、郁金活血凉血，推陈致新；茵陈、秦艽、威灵仙、菖蒲等利胆退黄。全方益气不助热、祛湿不伤脾，虚实兼顾。复诊时，患者症状、体征及肝功能指标都明显改善。此后因病机未变，始终以六君子健脾益气为基础，随证加入苍术、黄柏、苦参、薏仁等清热除湿之药，赤芍、丹参、郁金等活血化瘀之品，坚持守方守法治疗1年，终获痊愈。

董师治疗胆汁淤积性肝病，在辨证的基础之上，非常重视活血化瘀药物的应用，本案由始至终均重用了丹参、赤芍30g，并配伍当归、郁金以加强活血的作用。一方面是由于胆汁淤积性肝病的黄疸发生时，常出现微循环障碍，血液黏稠度增高，另一方面，现代药理研究，丹参具有改善血液流变性，降低血流黏稠度，抑制血小板聚集及黏附性，改善肝脏微循环，调节组织的修复与再生等作用。赤芍用于治疗长期重度胆郁积症取效迅速。赤芍煎剂可使血栓形成时间明显延长，长度缩短，还具有保肝及清除氧自由基作用，可以有效地改善肝脏的氧化损伤。董师治病衷中参西，不但将患者症状、体征的改变作为判断疾病转归的标志，而且善于借鉴现代西医检测指标的作为疗效的参考，体现了其运用辨证与辨病相结合的特色。

45.IgA肾病（尿血）

彭某，男，15岁，学生。

就诊时间：2003年12月29日。

主诉：蛋白尿、血尿3年。

病史：患者于2000年底出现眼睑、双下肢水肿，当地医院化验尿蛋白阳性、红细胞大量，24小时尿蛋白定量5.4g，诊断为"肾病综合征"。3个月后住北京协和医院肾脏内科病房行肾脏穿刺，病理报告为IgA肾病，一直予口服泼尼松、先后并加用环磷酰胺、雷公藤多苷、硫唑嘌呤、环孢素软胶囊、吗替麦考酚酯（骁悉）多种免疫抑制剂治疗，疗效均较差。2003年9月因24小时尿蛋白检测4g，又加用6-巯基嘌呤，药后反复皮肤感染，发生水痘和湿疹，故而停用，并建议中医治疗。

现症 皮肤感染已愈，无明显不适。库兴样面容，容易咽痛和感冒，尿中泡沫多。现口服泼尼松40mg/d。10天前化验尿常规：蛋白5g/L，红细胞50/μl。24小时尿蛋白定量5.8g。舌淡红，苔薄白，脉沉细。

辨证立法 脾肺气虚，风热邪毒扰肾，兼夹瘀血。治以补益脾肺，清热散风，解毒活血。方用玉屏风散合银翘散加减。

处方

生黄芪30g	生白术15g	防风10g	银花15g
连翘10g	地丁30g	益母草30g	白花蛇舌草30g
当归10g	赤芍10g	丹参15g	鬼箭羽15g
知母10g	补骨脂10g	菟丝子15g	枸杞子10g
生甘草6g			

每日1剂，水煎服。

二诊 2004年3月1日。服药2月，泼尼松减量至15mg/d。一直未再感冒和咽痛，自觉尿中泡沫减少，化验尿常规：蛋白1.5g/L，红细胞25/μl。24小时尿蛋白定量4.7g。舌淡红，苔薄白，脉沉细。守方去菟丝子加牛膝15g继服。

三诊 2004年4月20日。略感咽痛，已停服泼尼松3天。未查尿。舌淡红，脉沉细。

处方

生黄芪30g	生白术15g	防风10g	银花15g
连翘10g	蒲公英30g	地丁30g	黄芩10g
桔梗10g	石韦15g	益母草30g	当归10g
赤芍10g	丹参15g	鬼箭羽15g	生甘草6g

每日1剂，水煎服。

四诊 2004年6月3日。尿中泡沫又增多，咽痛较前明显，今化验尿常规：蛋白5g/L，红细胞50/μl。舌红，苔黄，脉沉细。证治同前。

处方 生黄芪30g　　生白术15g　　防风10g　　银花15g
连翘10g　　板蓝根15g　　地丁30g　　白僵蚕10g
桔梗10g　　益母草30g　　赤芍10g　　丹参15g
鬼箭羽15g　　补骨脂10g　　菟丝子20g　　鹿衔草15g
生甘草6g

每日1剂，水煎服。又保肾康2片，每日3次。

五诊 2004年7月15日。今查尿常规：蛋白5g/L，红细胞25/μl。无明显不适。

处方 生黄芪30g　　生白术15g　　防风10g　　白僵蚕10g
片姜黄10g　　生熟地各10g　　山萸肉10g　　山药10g
桔梗10g　　益母草30g　　赤芍10g　　白花蛇舌草30g
丹参15g　　鬼箭羽15g　　补骨脂10g　　生甘草10g

每日1剂，水煎服。又保肾康2片，每日3次。

六诊 2004年8月17日。无特殊不适。化验尿常规：蛋白1.5g/L，红细胞25/μl。24小时尿蛋白定量3.5g。前方加黄芩、丹皮各10g。每日1剂，水煎服。又保肾康2片，每日3次。

七诊 2005年7月12日。一直服上方1年，当地查过2～3次24小时尿蛋白定量1.3～1.6g。

处方 生黄芪30g　　生白术15g　　防风5g　　白僵蚕10g
蝉蜕10g　　片姜黄10g　　生熟地各15g　　山萸肉10g
山药10g　　桔梗10g　　黄芩10g　　白花蛇舌草30g
白茅根30g　　补骨脂10g　　生甘草10g

每日1剂，水煎服。又保肾康2片，每日3次。

八诊 2005年7月25日。今化验尿常规：蛋白1.5g/L，红细胞25/μl。24小时尿蛋白定量1.26g。无特殊不适。守方去山萸肉加穿山龙15g，14剂。返当地继续随诊治疗。

慢性肾病常常易患感冒，且往往诱发或加重病情，从中医而言应属肺脾气虚，卫表不固；又因病久入络，故常兼挟瘀血证候。本案之肾病综合征经西医用泼尼松、环磷酰胺、雷公藤多苷、硫唑嘌呤、环孢素软胶囊、吗替麦考酚酯多种免疫抑制剂治疗后，使其免疫功能降低，因而反复皮肤感染、水痘和湿疹，肺脾气虚之象明确；尿中大量蛋白漏泄，肾之封藏失职，固摄无权；容易咽痛和感冒，乃风热邪毒内扰。因此用玉屏风散益气固表；银翘散合升降散加蒲公英、地丁、黄芩、桔梗等疏风清热、解毒泄浊；六味地黄汤加补骨脂、菟丝子、鹿衔草、滋阴补肾、固其封藏；益母草、当归、赤芍、丹参、鬼箭羽、保肾康活血化瘀通络。虽停用西药，但经长期守方治疗1年，能够保持24小时尿蛋白下降并稳定，说明中医药对于此类免疫性疾病确有较好的疗效，只是需坚持守方，所谓"王道无近功也"。

46.过敏性紫癜性肾炎（发斑）

王某，女，15岁，学生。

就诊时间： 2011年11月17日。

主诉： 双下肢皮肤紫癜疹反复发作3年，尿中泡沫增多1年余。

病史： 患者3年前无诱因双下肢皮肤密集紫癜疹，伴有轻度瘙痒，当地医院诊断为过敏性紫癜，经治疗（服药不详）1月，紫癜消退。以后间断皮肤紫癜发作，持续半月或1月。2010年10月下肢皮肤紫癜加重，同时发现尿中泡沫，腰痛。住某部队医院化验：大量蛋白尿，肾穿刺病理诊断为"紫癜性肾炎"，给予口服泼尼松40mg/d，维生素C等治疗1月后紫癜消失，尿蛋白减少。以后又配合某医院中药治疗至今。现仍口服泼尼松15mg/d。3天前化验尿常规：红细胞250/dl；蛋白0.5g/L。24小时尿蛋白0.89g。肝肾功能正常。因病情控制不理想，而来求治。

现症 皮肤已无紫癜。库兴样面容，面红口干，咽痒咳嗽，出汗多，手足心热，时感腰痛。大便干燥，尿黄，尿中泡沫多。经行腹痛，有血块。舌尖红，苔黄中厚腻，脉弦滑。

辨证立法 脾肾两虚，风热袭肺，湿热下注。治以培补脾肾，养阴祛风，清热利湿。方用六味地黄丸合玉屏风散、二妙丸加减。

处方

生地黄30g	山萸肉10g	山药10g	茯苓15g
丹皮10g	泽泻15g	生黄芪30g	生白术10g
防风10g	苍术10g	黄柏10g	银柴胡10g
五味子10g	穿山龙30g	生甘草6g	

每日1剂，水煎服。

二诊 2015年2月13日。药后未再咽痒咳嗽，大便通畅，皮疹不痒。尿中仍泡沫多，乏力汗出，手足心热。泼尼松减至10mg/d，半月前加用雷公藤多苷片20mg，tid。2月4日月经来潮，3天干净，仍痛经，血块多。今化验尿常规：红细胞200/ml；蛋白3g/L。舌红苔黄腻，脉滑数。证治同前。

处方

熟地黄15g	生地黄15g	山萸肉10g	山药10g
土茯苓30g	丹皮10g	泽泻15g	知母10g
黄柏10g	生黄芪30g	生白术10g	防风10g
穿山龙30g	荆芥炭10g	生甘草6g	

每日1剂，水煎服。

三诊 2012年7月9日。加减服药5个月，泼尼松减至10mg/d，雷公藤多苷片20mg，tid。闭经4月余，无明显不适。但化验尿常规：红细胞200/ml；蛋白1g/L。舌淡红，苔黄腻，脉细滑。

处方

生地黄15g	山萸肉10g	山药10g	茯苓15g
丹皮10g	泽泻15g	知母10g	黄柏10g
益母草30g	白茅根30g	鹿衔草15g	地骨皮10g
秦艽10g	生甘草6g		

每日1剂，水煎服。

四诊 2013年1月17日。加减服药5月余。库兴样面容消失，乏力汗出明显好转，尿中泡沫减少，泼尼松减至5mg/d，雷公藤多苷片20mg，tid。今日化验尿常规：红细胞200/dl；蛋白0.5g/L。24小时尿蛋白0.21g。嘱停用雷公藤多苷片。舌红苔薄白，脉细滑。

处方

生地黄15g	山萸肉10g	山药10g	土茯苓30g

丹皮 10g	泽泻 15g	穿山龙 30g	水牛角粉 (包煎)10g
丹参 30g	赤芍 15g	益母草 30g	白茅根 30g
桃仁 10g	红花 10g	鬼箭羽 10g	

每日1剂，水煎服。

五诊 2014年5月13日。上方服用7剂，月经来潮，量不多，4天净，未再痛经。加减服药至今，近3月规律来潮。目前仅服用泼尼松5mg/d，汗多，手足心热，余无不适。化验尿常规：红细胞80/dl。舌淡红苔薄白，脉沉细。

处方
生地黄 30g	熟地黄 15g	山萸肉 10g	山药 10g
茯苓 15g	丹皮 10g	泽泻 15g	水牛角粉 (包煎)10g
白芍 10g	穿山龙 30g	生黄芪 30g	生白术 15g
防风 10g	荆芥炭 10g	炙甘草 g	

每日1剂，水煎服。

以上方加减治疗至2016年10月，复查尿常规、24小时尿蛋白、肝肾功能均正常，停用泼尼松。无明显不适。将原方配制丸药常服，巩固疗效。随诊至今，病情稳定。

按语

本案先有皮肤紫癜反复发作，后因大量蛋白尿、镜下血尿，经肾脏刺病理明确诊断为过敏性紫癜性肾炎。董师接诊之时，患儿经过大量皮质激素治疗，皮肤紫癜已经控制，但如若根治，仍较棘手。考虑患儿素体肝肾阴虚，血热内蕴，外感风热毒邪，灼伤血络，血热外溢肌肤发为紫癜，类似于中医的"肌衄"或"葡萄疫"。因其反复发作，病情迁延，邪毒伤及肾脏，以致出现蛋白尿和镜下血尿。因为肾为封藏之本，主藏精而不泻；脾主升清，统摄精气，慢性肾病出现蛋白尿时多属脾肾不足导致的封藏失职、精气下泄，即《诸病源候论》所云"劳伤肾虚不能藏精，故小便精液出也。"镜下血尿则与患者阴虚内热，血热妄行有关。又因激素副作用出现面红口干、手足心热、腰痛、便秘尿黄、舌尖红，苔黄中厚腻，脉弦滑等阴虚内热、湿热下注之象。董师治疗主要以六味地黄汤合玉屏风散加减培补脾肾，固其精微下泄，消除蛋白尿，此是治本之法。因本病易感受风热、热毒等外邪诱发或加重病情，故随证加荆芥、防风、蝉蜕、白僵蚕、金银花等祛风清热，防其复发；犀角地黄汤加白茅根、槐花滋阴清热、凉血止血；益母草、丹参、鬼箭羽、桃仁、红花等活血化瘀，数法并用，有主有辅，长期服药，达到停用西药，最终根治的效果。可见要消除紫癜性肾炎的蛋白尿、血尿，非旦夕之功，也不能拘于一方一法，其中辨别病情虚实、邪正消长至关重要。

47.慢性肾功能不全（水肿）

刘某，男，73岁，退休教师。

就诊时间： 2007年4月24日。

主诉： 双下肢间断水肿伴蛋白尿12年，血肌酐增高3年。

病史： 患者12年前出现双下肢水肿，时重时轻，化验尿蛋白1~3g/L，未系统诊治。3年前发现血Cr 176.8~265.2μmol/L，诊断为慢性肾功能不全。2005年8月因肠梗阻，手术探查为乙状结肠癌并行切除术，术后同步放疗1程，规律化疗10程。2006年4月化疗期间发现贫血，血Hb 82g/L，始用重组人促红素（益）3000U，每周2~3次，皮下注射，口服琥珀酸亚铁缓释片（速力菲）0.1 Tid，血红蛋白可升至107g/L。但血肌酐逐渐升高，2007年3月13日化验血Cr 294μmol/L，BUN 17.94μmol/L。4月20日再查血Cr 283μmol/L，BUN 13.2μmol/L，血Hb 109g/L，尿蛋白>3g/L，乃来中医就诊。既往患高血压3年，2型糖尿病1年。

现症 体型肥胖，面色晦暗，乏力，不耐劳累，出虚汗多，下肢沉重，轻度水肿，口干喜冷饮，大便每日1~2次，夜尿4~5次。舌红暗，苔白腻厚，脉沉细。

辨证立法 脾失健运、湿热浊毒，治以健脾助运、清利湿热解毒，方用香砂六君子汤加味。

处方

木香 10g	砂仁 5g	党参 10g	生白术 30g
茯苓 30g	炙甘草 3g	法半夏 10g	陈皮 10g
菖蒲 10g	佩兰 10g	黄芩 10g	黄连 6g
生黄芪 30g	当归 10g	柴胡 10g	生石膏 (先煎) 30g

每日1剂，水煎服。

二诊 2007年5月15日。药后乏力较前好转，口干减轻，汗出仍多。今化验血Hb 116g/L。舌暗红，苔薄白，脉沉细。证治同前。守方去柴胡加防己10g，川牛膝10g。14剂，水煎服。

三诊 2007年5月29日。病情稳定，口干乏力进一步好转，下肢仍沉重。5月25日化验血Cr 285μmol/L，BUN 17.58μmol/L。舌暗红，苔黄，脉细弦。证治同前。守方去黄芩、黄连、生石膏，加枳实、竹茹、土大黄、淫羊藿各10g，丹参30g，鬼箭羽15g。每日1剂，水煎服。

四诊 2007年7月17日。服药月余，乏力明显好转，出汗减少，下肢沉重感缓解，夜尿减至1~2次。双目干涩不适。舌胖大齿痕，苔黄，脉沉细。证治同前。守方继服20剂。

五诊 2007年8月7日。除目干涩外无其他不适，舌淡红，苔薄白，脉沉细。7月16日化验血Cr 215μmol/L，BUN 14.62μmol/L。守方加菊花10g，鹿衔草15g，再服14剂。

六诊 2007年8月28日。一直未用益比奥和琥珀酸亚铁，今化验血Hb 108g/L，Cr 199μmol/L，BUN 13.59μmol/L。视物较前好转，夜尿1~2次，精神体力均佳。舌淡红胖，脉弦滑。证治同前。

处方

木香10g	砂仁5g	党参10g	生白术30g
茯苓30g	炙甘草3g	半夏10g	陈皮10g
生黄芪30g	当归10g	丹参30g	鬼箭羽15g
益母草30g	淫羊藿10g	枸杞子10g	鹿衔草15g
菊花10g	土大黄10g	泽泻30g	

每日1剂，水煎服。

七诊 2007年11月13日。以上方加减服用至今，病情稳定。停用益比奥和琥珀酸亚铁1月，今化验血Hb 109g/L，Cr 208μmol/L，BUN 15.07μmol/L。尿蛋白5g/L。自觉食后腹胀，余无所苦。舌红暗，苔白腻，脉细滑。证治同前。守方去当归、鬼箭羽、淫羊藿、鹿衔草、枸杞子、菊花，加菖蒲、佩兰各10g，黄连6g。每日1剂，水煎服。

八诊 2008年4月22日。加减服用半年，一直未用益比奥和琥珀酸亚铁，无特殊不适。4月18日化验血Hb 110g/L，Cr 221μmol/L，BUN 13.53μmol/L。病情稳定。

按语

　　慢性肾功能不全是多种病因导致的肾脏排毒功能减退、代谢毒物储留从而引起氮质血症、代谢紊乱和各系统受累等一系列临床症状的综合征。散见于水肿、呕吐、虚劳、肾风、关格等中医古籍的描述中。西医认为慢性肾功能不全导致的水肿病位在肾脏，而中医论治则关系到肺、脾、肾三脏，如《景岳全书·肿胀》云："凡水肿等病，乃肺脾肾三脏相干之病。盖水为至阴，故其本在肾；水化于气，故其标在肺；水惟畏土，故其制在脾。"结合本案水肿，董师认为主要由于脾肾两虚，湿热浊毒蕴结所致，尤以脾虚为主。脾气不足，肌肉失养则体胖乏力、不耐劳累、自汗；脾失健运，水湿内停而见尿少、水肿、下肢沉重；湿蕴化热，浊毒内生，则见口干喜饮、舌红苔厚腻。治以香砂六君子汤为主方益气补中、健脾和胃、燥湿化痰，加生石膏、黄芩、黄连、防己清热燥湿；泽泻利水渗湿；因本患气虚明显，加以黄芪补气，且药理研究表明黄芪有减少尿蛋白的作用，加当归即为当归补血汤，补气生血以纠正贫血。随证加菖蒲、佩兰芳香化湿；淫羊藿、枸杞子、鹿衔草补肾强骨；丹参、益母草、土大黄、川牛膝、鬼箭羽通络化瘀、活血利水。方中鹿衔草、鬼箭羽补肾化瘀，可减少尿蛋白，兼有辨病而用之意。经1年调治，水肿消除，脾运得健，使清自升，则浊自降，不仅诸症缓解、贫血基本纠正，而且使血肌酐和尿素氮水平稳定。说明中医药对维护肾功能，延缓透析时间，具有一定的效果。

48.再生障碍性贫血（虚劳）（一）

李某，女，28岁，干部。

就诊时间：2002年8月29日。

主诉：皮肤出血4个月，面色苍白3月。

病史：患者于今年4月无诱因出现双下肢皮肤针尖大小的出血点，1周后出血点增多，来我院门诊化验血WBC 6.7×10⁹/L，HGB 132g/L，PLT 33×10⁹/L。骨髓穿刺检查示：血小板少见。给予泼尼松30mg/d治疗1月，皮肤出现瘀斑、瘀点，并鼻衄、牙龈出血，月经量多，伴有头晕、心慌和面色苍白。6月21日再次复查血WBC 1.1×10⁹/L，HGB 62g/L，PLT 5×10⁹/L，当即成分输血400ml后收住内科病房。经进一步骨髓活检，确诊为再生障碍性贫血、类固醇性糖尿病，给予间断成分输血、止血，口服西药环孢菌素A（新山地明）、司坦唑醇（康力龙）等治疗1月余，出血控制，出院后乃来中医就诊。

现症 面色苍白，库兴样面容，下肢皮肤散在出血点，口燥咽干，怕热汗出，心烦失眠，大便溏薄，每日2次。现服环孢素软胶囊（新山地明）200mg/d，康力龙2mg/d。今化验血WBC 4.88×10⁹/L，HGB 65g/L，PLT 41×10⁹/L。舌淡红，苔薄白，脉沉细无力。

辨证立法 气血两虚，脾肾不足，阴虚燥热。治以益气养血，培补脾肾，清热除烦。方用祝谌予教授的降糖对药方加味。

处方

生黄芪30g	熟地30g	延胡索20g	苍白术各10g
丹参30g	葛根10g	黄芩10g	黄连6g
党参10g	茯苓15g	陈皮10g	生苡仁30g
制首乌15g	女贞子10g	淫羊藿10g	菟丝子30g
枸杞子10g	龟板胶（烊化）15g		

14剂，水煎服。

二诊 2002年10月10日。上方服后因感冒低热未再来诊，近来每隔10天即需输血小板200ml，新鲜血200ml以维持血象。昨日刚输血1次，今化验血WBC 4.2×10⁹/L，HGB 71g/L，PLT 23×10⁹/L。乏力气短明显，出虚汗，恶心纳差，口干思饮，大便不成形，甚至每日5~6次。舌淡红，苔薄白，脉沉细。证属气血两虚，脾失健运。方用八珍汤合七味白术散加减。

处方

党参15g	白术15g	茯苓15g	当归10g
白芍10g	熟地15g	生黄芪30g	女贞子15g
葛根15g	木香10g	藿香10g	陈皮10g
山药15g	莲子肉10g	仙鹤草30g	砂仁3g（后下）
淫羊藿10g	菟丝子20g		

每日1剂，水煎服。西药同前。

三诊 2002年11月21日。药后10月28日成分输血400ml，乏力气短减轻，大便成形，恶心纳差消失，仍汗出多，口干思饮，月经量多，今查血WBC 2.9×10^9/L，HGB 77g/L，PLT 51×10^9/L。舌淡胖齿痕，苔薄白，脉沉细。证治同前。

处方

生黄芪30g	党参25g	当归10g	白芍10g
熟地15g	川芎5g	荆芥炭10g	艾叶炭10g
川断15g	桑寄生20g	菟丝子20g	阿胶10g (烊化)
黄精15g	砂仁3g (后下)	炙甘草5g	鹿角胶15g (烊化)
女贞子15g	枸杞子10g	淫羊藿10g	生白术10g
生苡仁30g			

每日1剂，水煎服。西药同前。

四诊 2002年12月26日。已经2月未再输血，今化验血WBC 3.8×10^9/L，HGB 92g/L，PLT 47×10^9/L。乏力气短不明显，月经量色正常。但恶心欲吐，胃脘胀满，大便成形，舌淡红，苔薄白，脉沉细。证属脾胃不和，气血两虚。治以健脾和胃，益气养血。方用香砂六君子汤加味。

处方

木香10g	砂仁5g (后下)	党参10g	白术15g
茯苓15g	半夏10g	陈皮10g	炙甘草5g
生黄芪30g	当归10g	白芍10g	黄精15g
淫羊藿10g	菟丝子30g	生山药15g	苏叶10g
黄连6g	生姜3片	大枣5枚	

每日1剂，水煎服。

五诊 2003年1月27日。加减服用1月余，未再输血，恶心欲吐消失，略感头晕，余无不适，今化验WBC 3.6×10^9/L，HGB 97g/L，PLT 60×10^9/L。仍以益气养血、培补脾肾为主治疗，圣愈汤合大菟丝子饮加味。

处方

生黄芪30g	党参10g	当归10g	白芍15g
生熟地各15g	川芎10g	川断15g	桑寄生20g
菟丝子30g	鸡血藤30g	枸杞子10g	生山药15g
生苡仁30g	砂仁3g (后下)	茵陈15g	黄芩10g
黄连6g	炙甘草5g		

每日1剂，水煎服。西药同前。

六诊 2003年7月16日。以上方加减调治半年，一直未再输血，无自觉症状，多次化验血WBC（5.6～6.3）×10^9/L，HGB（91～110）g/L，PLT（59～126）×10^9/L。新山地明减量至150mg/d，停服康力龙。将原方稍加调整，配制蜜丸，每丸重约9g，每饭后服1丸，每日三次巩固疗效。随诊至2006年7月10日，病情稳定，化验血WBC 4.56×10^9/L，HGB 123g/L，PLT 97×10^9/L。新山地明减量至100mg/d维持。

按语

　　本案经西医骨髓活检诊断为再生障碍性贫血，由于骨髓衰竭，自身造血功能障碍所以需频频输血维持病情的稳定。就诊时证见其面色苍白，乏力、气短，气血不足可知；口燥咽干，怕热汗出，心烦失眠，阴虚内热又盛；恶心、纳差、便溏，脾虚失运证显；下肢皮肤出血、月经量多，脾不统血较著。其病机错综复杂，但总以阴阳气血不足为本，脾肾虚衰为根，故属于中医虚劳的范畴，又因兼患类固醇性糖尿病，所以诊为消渴病。初诊按气血两虚，脾肾不足，阴虚燥热辨证，投以祝谌予老师的降糖对药方加味益气养阴，培补脾肾，清热降火为主，但仍加入制首乌、女贞子、淫羊藿、菟丝子、枸杞子、龟板胶补肾填精，因肾主骨生髓，精血互生之故。其后出现脾虚泄泻则加七味白术散健脾止泻；再其后月经量多成崩漏之象，故又用圣愈汤合寿胎丸以益气养血，固摄冲任。最终以八珍汤或十全大补丸加补肾填精之药而获效。对此慢性虚弱性疾病，补益气血非旦夕之功，必须坚持守方，不能轻易改弦易辙。

49.再生障碍性贫血（虚劳）（二）

董某，女，37岁，干部。

就诊时间：2004年3月5日。

主诉：乏力、面色苍白伴月经量多6个月。

病史：患者于2003年11月主因"皮肤瘀斑、月经量增多3月，乏力1月"收住本院血液内科病房，经骨髓穿刺检查确诊为再生障碍性贫血（重型），给予环孢菌素A（田可）、康力龙等治疗至今。2003年12月31日出院时化验血HGB 57g/L，WBC 2.9×10^9/L，PLT 19×10^9/L。自发病以来月经量多，持续10余日不止，曾用黄体酮行药物性闭经无效。近两月曾服用某中医益气养血、固摄止血中药治疗仍无显效，而来就诊。

现症 月经量多，夹有大血块。上次月经自2004年2月6日来潮，持续12天干净。面色苍白，乏力气短，口干腰痛，现月经将来潮。化验血WBC 2.54×10^9/L，HGB 67g/L，PLT 29×10^9/L。目前仍服用西药环孢菌素软胶囊（田可）、康力龙治疗。舌淡胖，苔薄白，脉滑数。

辨证立法 脾肾两亏，肾精衰败，冲任不固。治以培补脾肾，填精养血，固摄冲任，拟从通补奇经组方。

处方

乌贼骨15g	菟丝子15g	炙甘草6g	紫石英（先煎）30g
覆盆子10g	补骨脂10g	五味子10g	枸杞子10g
杜仲10g	山萸肉15g	茜草15g	丹皮10g
生黄芪30g	当归10g	熟地20g	艾叶炭10g
荆芥炭10g	生蒲黄（包煎）10g		

每日1剂，水煎服。

二诊 2004年3月24日。药后月经3月14日来潮，头3天量多，血块减少，第四天即干净，腰痛亦不明显。今化验血HGB 105g/L，WBC 2.84×10^9/L，PLT 32×10^9/L。舌淡红，苔薄白，脉沉细。守方去荆芥炭、生蒲黄加鹿角胶（烊化）10g，阿胶（烊化）10g，黄芩10g，继服30剂。

三诊 2004年4月26日。4月18日行经，量中等，5天干净，无血块。现感头晕头昏，燥热无汗，略有乏力。舌尖红，苔薄白，脉细数。化验血HGB 133g/L，WBC 3.55×10^9/L，PLT 59×10^9/L。月经已调正常，治疗以温肾填精，固摄冲任为主。

处方

乌贼骨15g	菟丝子30g	炙甘草6g	紫石英（先煎）30g
覆盆子10g	补骨脂10g	五味子10g	枸杞子10g
杜仲10g	川断15g	茜草15g	丹皮10g
黄芩10g	生黄芪30g	白芍15g	鹿角胶（烊化）10g
熟地20g	生地10g	砂仁3g	阿胶（烊化）10g
知母10g	陈皮10g		

每日1剂，水煎服。

四诊 2004年7月15日。一直服用上方，同时用西药环孢菌素A（田可）、康力龙，月经按月来潮，量色正常，偶乏力头晕，怕热汗出。今化验血HGB 151g/L，WBC 3.78×10^9/L，PLT 103×10^9/L。舌红，苔薄黄，脉沉细。知柏地黄丸每次6g，每日2次，连服1月，以资善后调理。2004年9月随诊，病情稳定，月经规律来潮，血象恢复正常。2010年随诊，停用西药5年，未再复发，一如常人。

按语

　　脏腑元气亏损、精血不足谓之虚劳，其病机以脾肾两虚为本，尤以肾之精气虚衰至关重要。再生障碍性贫血所以属于虚劳的范畴，因为骨髓造血功能衰竭，表现为全血细胞减少，且以劳损血虚、出血和发热为其中心证候。月经量多，持续不止中医谓之崩漏。本案经西医确诊为重型再生障碍性贫血，伴有月经不止的临床表现，虽予以环孢菌素软胶囊（田可）、康力龙等治疗，但疗效不甚理想；而且服用两月益气养血、固摄止血中药经血依然不止。究其原因有二：一者脾肾精血衰败，骨髓难以生血为其本；二者崩漏不止反而数夺其血为其标。血液生化乏源且又亡失过多，但病本在肾之精气不足。肾主骨生髓，精血同源，肾精虚衰不能生髓则全血细胞减少；肾气衰败，气不摄血，血从下泄故而崩漏不止。

　　治疗方面考虑到填精补髓以生血非旦夕可效，而固摄冲任以止崩漏乃为先务。然遣方用药又全不从气血入手，即叶天士《临证指南医案》所云："思经水必诸路之血，贮于血海而下，其不致崩决淋漓者，任脉为之担任，带脉为之约束，刚维跷脉之拥护，督脉以总督其统摄。今者但以冲脉之动而血下，诸脉皆失其司，症固是虚，日饵补阳不应，未达奇经之理耳。"董师仿叶氏奇脉阳虚之治法，用紫石英、乌贼骨收震冲脉；茜草、丹皮通达任脉；艾叶炭、荆芥炭、生蒲黄温摄奇脉；菟丝子、覆盆子、补骨脂、五味子、枸杞子、杜仲、山萸肉补肾填精；生黄芪、当归、熟地益气养血；炙甘草和中养胃。药进7剂崩漏即止，而后继服巩固疗效，1月后月水正常。在此基础上加鹿角胶、阿胶血肉有情之品填精补髓，并配合田可，中西药并进以恢复血象，终使这一疑难疾病获得痊愈。

50.再生障碍性贫血（虚劳）（三）

邵某，女，34岁，职员。

就诊时间： 2004年4月6日。

主诉： 乏力伴月经量多3月。

病史： 患者于今年1月始感乏力明显，月经量多，伴有大血块，持续1周干净。3月初在外院化验血HGB 45g/L，WBC 1.80×10^9/L，PLT 17×10^9/L。遂到北京协和医院血液内科急诊输血小板400ml，症状好转。3月22日行骨髓穿刺检查确诊为再生障碍性贫血。并予口服环孢菌素A（田可）、司坦唑醇片（康力龙）治疗。4月2日化验：血HGB 73g/L，WBC 1.91×10^9/L，PLT 17×10^9/L。同时来中医就诊。

现症 面色苍白，头晕、乏力明显，不耐劳累，心悸失眠，腰痛怕冷，四肢不温，纳可，二便如常。末次月经3月10日，现月经将至。舌淡嫩，苔薄白，脉沉细滑。

辨证立法 气血两虚，脾肾不足，血失统摄。治以益气养血，培补脾肾，固摄止崩。方用圣愈汤合寿胎丸加味。

处方

生黄芪30g	党参10g	当归10g	生地10g
熟地20g	白芍10g	荆芥炭10g	艾叶炭10g
川断15g	桑寄生20g	菟丝子30g	阿胶(烊化)10g
制首乌15g	女贞子10g	淫羊藿10g	生蒲黄(包煎)10g
巴戟天10g			

7剂，水煎服。

二诊 2004年4月12日。4月10日月经来潮，量中等，无血块。现正值经期，仍感乏力、头晕，心慌气短，后背酸痛，纳差胃痞，二便如常。舌淡嫩，脉沉细。证治同前。守方去荆芥炭、艾叶炭、生蒲黄加鹿角胶（烊化）15g，陈皮10g，白术10g，生薏仁30g。14剂，水煎服。

三诊 2004年4月26日。本次月经第6~7天量极多，并出现血块，淋漓至今方始干净。4月16日因化验血常规：HGB 49g/L，WBC 2.67×10^9/L，

PLT 24×10^9/L，故又输血小板400ml。现乏力头晕好转，面色较前红润。舌淡不华，苔薄白，脉沉细无力。证治同前。

处方

生黄芪30g	党参10g	当归10g	生地10g
熟地20g	白芍15g	荆芥炭10g	艾叶炭10g
川断15g	桑寄生20g	菟丝子30g	阿胶(烊化)10g
制首乌15g	女贞子10g	乌贼骨20g	紫石英(先煎)30g
桑螵蛸10g	补骨脂10g	煅牡蛎(先煎)30g	

7剂，水煎服。

四诊 2004年5月4日。经行3天，量较前明显减少，亦无血块。体力增加，头晕减轻，但感头痛、咽痛。舌淡红，脉沉细。证治同前。

处方

乌贼骨15g	桑螵蛸15g	熟地15g	煅牡蛎(先煎)30g
茜草15g	补骨脂10g	炒杜仲10g	紫石英(先煎)30g
棕榈炭10g	炮姜炭5g	黄芩10g	生蒲黄(包煎)10g
丹皮10g	阿胶(烊化)10g		

7剂，水煎服。

五诊 2004年5月11日。药后第二天月经即净。现口干思饮，咽痛，手足心热，面部出现散在痤疮。舌淡红，脉沉细。守4月26日方加丹皮、黄芩各10g，14剂，水煎服。

六诊 2004年5月25日。面部痤疮增多，并有部分白脓头，局部疼痛。口干思饮，头痛失眠。舌淡红，脉沉细。重新辨证为肺胃湿热，毒热入血，治以凉血清热，燥湿解毒，方用温清饮合五味消毒饮加减。

处方

黄芩10g	黄连5g	黄柏10g	栀子10g
当归10g	生地10g	赤白芍各10g	川芎10g
银花15g	连翘10g	野菊花30g	紫地丁30g
苦参10g	生甘草6g		

10剂，水煎服。

七诊 2004年6月3日。药后痤疮及皮肤疖肿均减轻。5月27日月经来潮，量不多，无血块，4天即净。今日化验血HGB 94g/L，WBC 2.67×10^9/L，PLT 52×10^9/L。口干头痛仍有。舌淡红，脉沉细。守方去野菊花、苦参加川断、牛膝、丹皮、陈皮各10g。12剂，水煎服。

八诊 2004年6月15日。痤疮及皮肤疖肿基本告愈。头痛明显1周，伴口干、微恶心、失眠、心烦、手足心热。舌淡红，脉沉细。

处方

茵陈 15g	柴胡 10g	黄芩 10g	半夏 10g
沙参 10g	菊花 10g	当归 10g	白芍 10g
丹皮 10g	白薇 10g	连翘 10g	枳壳 10g
炙甘草 5g	大枣 5枚		

14剂，水煎服。

九诊 2004年6月29日。6月24日月经时至，量色均正常，4天干净。现手心热，足掌痛。余无不适。今化验血HGB 104g/L，WBC 3.48×10^9/L，PLT 98×10^9/L。舌暗红，苔薄白，脉沉细滑。证属阴虚火旺，湿热蕴肤，治以滋阴降火，清热祛湿。

知柏地黄丸6g，每日二次；当归苦参丸6g，每日二次。2005年9月随诊，血常规正常，无特殊不适，病遂告愈。

按语

　　本案西医虽确诊为再生障碍性贫血，中医谓之虚劳，但临床却以月经量多为主证，故董师依据崩漏论治。崩漏之证有气虚失摄与血热妄行之别：前者属脾肾不足，宜温宜补；后者属冲脉热盛，宜清宜泻。本案呈现面色苍白、头晕、乏力、不耐劳累、心慌失眠、腰痛怕冷、舌淡嫩、苔薄白、脉沉细滑等一派气血两虚之象，故辨证为脾肾不足，血失统摄。治疗以祝谌予教授之补中升清法为主：即圣愈汤合寿胎丸培补脾肾、两益气血、固摄冲任，复加荆芥炭、艾叶炭、生蒲黄温经止血。因肾主骨生髓，肾精又能化生血液，故又加制首乌、女贞子、鹿角胶补血填精；淫羊藿、巴戟天、补骨脂温补肾阳，以求阳旺生阴。又虑其久补碍胃，则随证加陈皮、白术、生薏仁等运化脾胃之药。崩漏控制，肾精气充沛，脾胃生化有源，气血恢复则再障得愈。

　　本案同时应用西药田可和康力龙治疗，因其副作用，数月后出现面部痤疮和皮肤疖肿，中医视为药毒，故六诊时辨证属肺胃湿热，毒热入血，易方用温清饮合五味消毒饮加减以凉血清热，燥湿解毒，使痤疮和疖肿消退，可见中医治疗应随证立法，方能取得较好的疗效。

51.再生障碍性贫血（咯血）（四）

郎某，男，34岁，干部。

就诊时间：2004年12月30日。

主诉：血液三系低下2年余，反复牙龈出血、鼻衄及便血2年，咯血2月。

病史：患者2002年4月因"头晕、皮肤紫癜1月"，血常规示三系降低，经骨髓穿刺检查确诊为再生障碍性贫血。其后住本院内科病房半年，间断输血小板、板球，先后服用过环孢素软胶囊、泼尼松、康力龙等治疗。出院后服用过某医院的中药1年多，但仍反复牙龈出血、鼻衄及便血。继续服用西药环孢素软胶囊、康力龙等出血好转，血常规检查波动在HGB（50~60）g/L，WBC（1.0~2.4）×10^9/L，PLT（10~13）×10^9/L。2004年10月2日，因剧烈咳嗽后发生咯血，2~3天发作1次，每次先有咽喉发痒，轻咳，继则咯新鲜血20~30口，每口2~3ml，曾多次为此而来急诊止血治疗。因反复咯血，遂就诊于中医。

现症 间断咯血，血色鲜红，每发先有喉痒，继则咳嗽咯鲜血数口，不易速止。面色苍白，面部有多个白头粉刺，口干咽燥，手足心热，二便如常。12月24日血常规HGB 76g/L，WBC 4.95×10^9/L，PLT 5×10^9/L。服用西药环孢素软胶囊、康力龙。舌体胖大，有齿痕，苔薄白，脉沉细。

辨证立法 气血两虚，阴虚火旺，风燥伤肺，血热妄行。急则治其标，先以疏风润肺，凉血止血为法，用桑杏汤合逍遥散加减。

处方

丹皮10g	黄芩10g	柴胡10g	川贝粉(分冲)2g
当归10g	白芍10g	生地10g	钩藤(后下)10g
白茅根30g	蝉蜕10g	麦冬10g	薄荷(后下)10g
生甘草6g	桑叶10g	黛蛤散(包煎)10g	

14剂，水煎服。

二诊 2005年1月17日。咽痒减轻，未再咳嗽、咯血，自觉乏力明显，腰膝酸软。舌淡胖齿痕，苔薄白少津，脉沉细。证属肾阴不足，虚火上炎，方用知柏地黄丸加减以滋阴清热降火。

处方

知母 10g	黄柏 10g	生熟地各15g	山萸肉 10g
山药 10g	丹皮 10g	茯苓 15g	泽泻 10g
阿胶珠 10g	女贞子 10g	炙甘草 6g	炙鳖甲(先下)20g
旱莲草 10g	枸杞子 10g	川断 15g	当归 10g
白芍 15g	木瓜 10g	茵陈 15g	茜草 10g
生槐花 15g			

14剂，水煎服。

三诊　2005年1月31日。3天前又因受凉后咳嗽、咯血而急诊，量100ml左右，即刻输入血小板200ml。现仍咳嗽，咽痒，有多量脓痰，胸闷、心烦、易急。舌淡红，脉细弦。此外感风燥，挟肝火犯肺，灼津为痰，迫血妄行。拟疏风清热润肺、养血平肝化痰为治。

处方

丹皮 10g	黄芩 10g	柴胡 10g	当归 10g
白芍 10g	生地 10g	生甘草 6g	钩藤(后下)10g
蝉蜕 10g	杏仁 10g	海蛤壳 10g	薄荷(后下)10g
麦冬 10g	五味子 10g	海浮石 15g	黛蛤散(包煎)10g
藕节炭 10g	阿胶珠 10g	金荞麦 30g	

14剂，水煎服。

四诊　2005年3月1日。近1月未再咳嗽咯血，偶有咽痒，咽部异物感，乏力口干。化验血常规HGB 80g/L，WBC 4.3×10^9/L，PLT 9×10^9/L。证治同前。

处方

丹皮 10g	黄芩 10g	柴胡 10g	当归 10g
白芍 15g	生熟地各10g	蝉蜕 10g	黛蛤散(包煎)10g
桔梗 10g	枳壳 10g	知母 10g	浙贝母 10g
山萸肉 10g	山药 10g	茯苓 15g	麦冬 10g
五味子 10g	生甘草 6g		

14剂，水煎服。

五诊　2005年3月22日。一直未咯血，咽喉舒适。面部有多个脓头粉刺，头皮油脂多，瘙痒，手足心热。舌淡胖齿痕，苔薄白，脉沉细。证属阴虚火旺，热毒蕴结，易以滋阴降火，清热解毒为治，方用知柏地黄丸合五味消毒饮加减。

处方

生地15g	山萸肉10g	山药15g	丹皮10g
知母10g	麦冬10g	枸杞子10g	女贞子15g
野菊花30g	紫地丁30g	蒲公英30g	连翘15g
生甘草10g	当归10g	苦参10g	白茅根30g
生侧柏15g	生槐花15g		

28剂，水煎服。

六诊 2005年4月27日。未咳嗽咯血，痤疮减少，余无不适。已有3个月未输血。今化验血常规HGB 84g/L，WBC 5.7×10^9/L，PLT 6×10^9/L。舌淡红，脉沉细。证治同前。守方去山萸肉，生地加至30g，再服20剂。又：左归丸9g，每日2次。

七诊 2005年5月12日。痤疮基本消失，头皮油脂及瘙痒亦明显减少，偶有咽痒，手足心热。舌红，薄白苔，脉沉细。证属阴虚火旺，热毒蕴结。治法同前。

处方

生地15g	山药15g	丹皮10g	茜草15g
野菊花30g	紫地丁30g	蒲公英30g	连翘10g
龙葵10g	黄芩10g	蝉蜕10g	生甘草6g
当归10g	苦参10g	生槐花15g	赤芍15g
杏仁10g			

14剂，水煎服。又：左归丸9g，每日2次。

八诊 2005年5月31日。无特殊不适，两天前感冒，略头痛，无发热及咳嗽、咯血。舌红苔薄白，脉沉细。守方去杏仁、山药加川芎10g，菊花10g，白芷10g，再进14剂。随诊至2005年12月，未再咯血，血常规恢复正常。

按语

　　再生障碍性贫血检查血液三系均低，基本病机是肾虚不足，髓减骨枯，临床表现为气血阴阳亏损的证候，一般中医多从虚劳论治。但病有标本，证分缓急。本案虽患再生障碍性贫血病史2年有余，化验血液三系都低，见证有面色苍白，舌体胖大齿痕，脉沉细无力本属气血不足、阴阳两虚。但反复牙龈出血、鼻衄、便血，刻下又咯血不止，易感外邪诱发，实属于血热妄行之变证。董师治疗时考虑到患者气血两虚之体，迭经应用皮质激素、雄激素"阳刚"药物助阳伤阴，阴虚火旺，则口干咽燥，手足心热；加之外感风燥，燥热灼伤肺络，则咯血不止；阴虚内热，热毒蕴肤则面部肺风粉刺密集。谨遵"急则治其标"之旨，先以桑杏汤合逍遥散加丹皮、黄芩、桑叶、蝉蜕、生地、白茅根、黛蛤散、麦冬、川贝粉等疏风润肺、益阴凉血之品，服药两月，咯血得止。其后再根据阴虚火旺、热毒蕴肤的情况应用知柏地黄丸、左归丸、五味消毒饮、当归苦参丸等滋阴补肾、清热解毒，此不拘泥于西医病名的中医治法。

52.焦虑抑郁状态（不寐）

戴某，女，66岁，高级工程师。

就诊时间： 2002年11月26日。

主诉： 间断失眠5年，加重半年。

病史： 患者2007年无诱因突然出现失眠伴右耳鸣，经西医神经科诊断为焦虑抑郁症，曾服用过抗抑郁西药或安眠药略有效果，但次日醒后则头昏神疲，故而停用。后经北京某名老中医用中药治疗1年，症状明显控制。但因老中医去世，又辗转找几个中医治疗均罔效。近半年失眠明显加重，慕名来诊。

现症 入睡困难，烦热不安，每晚仅睡3～4小时，甚至彻夜难眠，稍一入睡则乱梦纷纭，次日头昏脑胀，颇为所苦。平素郁郁寡欢，性急烦躁，心里一紧张则瞬间舌根僵硬不利，手抖，右耳鸣如蝉。舌暗红，苔黄微腻，脉沉细弦。

辨证立法 痰热内蕴，心肝火旺，肝阳上亢。治以化痰清热，清心安神，平肝潜阳。方用温胆汤合珍珠母丸加减。

处方

| 法半夏10g | 陈皮10g | 茯神15g | 生甘草6g |
| 枳实10g | 竹茹10g | 石菖蒲10g | 珍珠母（先煎）30g |

夏枯草10g　　　合欢花10g　　　首乌藤30g　　　炒枣仁15g

远志10g　　　　黄连6g　　　　莲子心3g　　　　生龙齿(先煎)30g

7剂，水煎服。

二诊　2012年12月3日。睡眠好转，每晚可睡5、6小时，安卧不惊。昨日外感，流涕微咳，右耳仍鸣。舌暗，苔薄黄，脉弦细。

处方　上方去夏枯草、黄连加柴胡10g，黄芩10g，百合15g，紫苏叶10g，薄荷10g，羚羊角粉(冲服)0.3g。14剂。

三诊　2012年12月17日。药后睡眠改善，每晚可睡7小时，舌根僵硬缓解。10天前入睡前紧张感，自服1片赛庚啶好转。但夜间仍感烦热，情绪不稳定，易惊恐，舌红苔黄微腻少津，脉弦滑。

处方
法半夏10g　　　陈皮10g　　　茯神15g　　　生甘草6g

枳实10g　　　　竹茹10g　　　石菖蒲10g　　　远志10g

合欢花10g　　　首乌藤30g　　　炒枣仁15g　　　珍珠母(先煎)30g

北沙参15g　　　百合15g　　　莲子心3g　　　　生龙齿(先煎)30g

柴胡10g　　　　丹皮10g　　　羚羊角粉(山羊角代)(冲服)0.3g

14剂，水煎服。

四诊　2012年12月30日。入睡不再困难，停用赛庚啶，每晚可安卧入睡6~7小时。耳鸣减轻，情绪稳定，出汗不多。舌暗淡，苔薄黄，脉弦细。守方继服14剂巩固疗效。

按语

　　《景岳全书·杂证谟》云："不寐证虽病有不一，然惟知邪正二字则尽之矣。盖寐本乎阴，神其主也。神安则寐，神不安则不寐；其所以不安者，一由邪气之扰，一由营气之不足耳。有邪者多实，无邪者皆虚。"认为其病机不外虚实两端，虚证多为阴血不足、心失所养，而实证多为火盛扰心、痰热内扰。本案因情志不遂，肝气郁滞，肝郁化火则郁郁寡欢，性急易怒；肝火灼津为痰，痰热内扰心神，心窍不利故舌根僵硬不舒；心神失养、魂不守舍则失眠多梦，烦热不安，甚至彻夜难眠；阴虚阳亢，虚风袭络则头昏脑胀、耳鸣手抖。舌暗红，苔黄腻少津，脉弦细滑皆为心肝火旺、痰热内扰、肝阳上亢之象。本病病位在心、肝，病性属于虚实夹杂，以实证为主，治以攻补兼施为原则，治以化痰清热、平肝潜阳为主，兼以养血安神，交通心肾。治以温胆汤清化痰热、理气和胃为主，加柴胡、黄芩、丹皮、夏枯草清肝泻火，加珍珠母、生龙齿、羚羊角粉重镇潜阳，凉肝息风，安神定惊；加菖蒲、远志、莲子心、枣仁、百合、合欢花、首乌藤交通心肾、养血安神。先后4诊，疗程2月，终使痼疾痊愈。温胆汤出自《备急千金要方》，董师认为其名为温胆，实则有清化肝胆痰热之功，常用其加减治疗多种痰热蕴结，肝胆气郁的病证，如西医的焦虑抑郁状态、顽固性失眠、更年期综合征、癫痫、梅尼埃病眩晕等，其辨证要点是《医宗金鉴·伤寒心法要诀》："口苦呕涎烦惊悸，半苓橘草枳竹姜。"再加上舌苔厚腻，白腻为痰湿，黄腻为痰热，脉弦滑或沉滑。但中医治疗的特点是同病异治，切记不能把温胆汤看成是治疗失眠或焦虑抑郁的特效方。

53.脑供血不足（眩晕）

李某，男，73岁，干部。

就诊时间：1999年10月22日。

主诉：头晕伴双肩胛、颈部发紧6年。

病史：患者1993年始发作性头晕，头胀，呈一过性，每月发作1次，西医诊断为脑供血不足，经服用扩张血管药1年后稍有缓解，但仍经常头昏、头胀，双肩胛、颈部发紧。半年前检查头颅CT：左侧脑室旁缺血性病变。TCD：左大脑中动脉、后动脉血管狭窄。X像：颈椎病。化验血液黏稠度高。既往有高血压、高血脂、前列腺肥大史多年。

现症 头昏头胀，双肩胛酸沉疼痛、颈部发紧。腰背怕冷，口干思饮，右手发麻，小腹抽痛，下肢无力，大便干燥，2~3天1次。舌红暗，舌苔黄，舌下脉络瘀曲。脉沉细滑。

辨证立法 肝肾不足，气虚血瘀。治以补益肝肾，益气活血，方用补阳还五汤加减。

生黄芪 50g　　当归 15g　　川芎 10g　　赤芍 20g

桃仁 10g　　红花 10g　　地龙 10g　　丹参 30g

葛根 20g　　桑寄生 20g　　鸡血藤 30g　　羌活 10g

菊花 10g　　菖蒲 10g　　郁金 10g　　威灵仙 15g

14 剂，水煎服。

二诊　1999 年 11 月 5 日。药后头昏头胀、肩胛酸痛均缓解，大便仍干燥。舌红苔黄腻，脉弦滑。此气虚血瘀兼夹痰浊阻络，方用补阳还五汤合温胆汤化裁。

生黄芪 50g　　当归 15g　　川芎 10g　　赤芍 20g

桃仁 10g　　红花 10g　　地龙 10g　　丹参 30g

葛根 20g　　半夏 10g　　茯苓 20g　　陈皮 10g

枳实 10g　　竹茹 10g　　菖蒲 10g　　远志 10g

钩藤 10g　　炙甘草 5g

14 剂，水煎服。

三诊　1999 年 11 月 19 日。头昏进一步好转，大便通畅，化验血液黏稠度仍高。舌脉证治同前。守方去钩藤加水蛭 10g，再服 14 剂。

四诊　1999 年 12 月 3 日。头昏头胀基本未反复，大便通畅，小腹抽痛。舌红苔薄黄，脉沉弦。仍从肝肾不足，气虚血瘀治疗。

生黄芪 50g　　当归 15g　　川芎 10g　　赤芍 20g

桃仁 10g　　红花 10g　　地龙 10g　　丹参 30g

葛根 20g　　片姜黄 10g　　桑枝 30g　　菖蒲 10g

郁金 10g　　羌活 10g　　菊花 10g　　桑寄生 20g

鸡血藤 30g　　威灵仙 15g

14 剂，水煎服。

五诊　1999 年 12 月 14 日。肩胛酸痛明显减轻，颈部柔和，右下肢麻木沉重。阴囊小腹发凉抽痛。舌淡暗，苔薄白，脉沉细。

生黄芪 50g　　当归 15g　　川芎 10g　　赤芍 20g

桃仁 10g　　红花 10g　　地龙 10g　　丹参 30g

葛根 20g　　草薢 15g　　菖蒲 10g　　乌药 10g

益智仁 10g　　橘核 10g　　荔枝核 15g　　炒小茴 10g

桑寄生 20g　　鸡血藤 30g　　威灵仙 15g

每日 1 剂，水煎服。

前方连服 28 剂，诸证告愈。2005 年 8 月因他病就诊，诉一直未再反复。

按语

经云："上气不足，脑为之不满，为之苦鸣，头为之苦倾，目为之眩"，"诸风掉眩，皆属于肝。"本案之发作性头晕因年老肾虚，精血亏少、经脉失柔，加之瘀血痰浊阻滞、气血阻痹、脑失所养所致。脾肾气虚，脑髓失养则头昏头胀，腰背怕冷、下肢无力；气虚不运，瘀血阻络则双肩胛酸沉疼痛、颈部发紧、肢体麻木；津液不足则口干思饮、大便干燥；舌红暗，舌苔黄，舌下脉络瘀曲，脉沉细滑皆肝肾不足、气虚血瘀之象。治以补阳还五汤加丹参、葛根、鸡血藤益气活血化瘀；羌活、菊花、菖蒲、郁金、威灵仙、桑寄生散寒宣痹通络。二诊时又加温胆汤以化痰清热治疗痰湿；五诊时加入草薢分清饮以清利湿热，化气利窍，均为药随证变之法。

54.面神经麻痹（面瘫）

周某，男，71 岁，大学高工。

就诊时间：2005 年 6 月 28 日。

主诉：左侧面瘫 3 月。

病史：今年 3 月 21 日突然发生左眼流泪，闭合不全，口角歪斜，遂到附近医院就诊考虑"面瘫"，予糖皮质激素、维生素 B 族、针灸、理疗等治疗，目前仍遗留左眼闭合不全、口角歪斜。今日来我院神经内科检查：左眼闭合不全，上视时左侧额纹及鼻唇沟浅，伸舌居中，余无异常。诊断为左侧周围性面瘫恢复期，建议中医会诊。

现症　左眼闭合不全约 1cm，流泪，左面部僵硬发木不适，口角歪斜，偶伴流涎，口不干，大便干燥。舌暗红，苔黄，脉沉细。

辨证立法　风痰阻络，血脉不通，治以祛风化痰，活血通络。

处方 川芎 10g　　白芷 15g　　菊花 10g　　钩藤 10g

天麻 10g　　全蝎 3g　　大蜈蚣 2条　　白僵蚕 10g

土鳖虫 5g　　升麻 10g　　葛根 30g　　赤芍 30g

炙甘草 5g

14 剂，水煎服。

二诊 2005 年 7 月 9 日。左面僵硬感好多了，左眼能闭合至 0.6～0.7cm，大便通畅，舌脉证治同前。

处方 川芎 15g　　白芷 15g　　菊花 10g　　天麻 10g

全蝎 5g　　大蜈蚣 2条　　白僵蚕 10g　　土鳖虫 5g

胆南星 10g　　白芥子 5g　　炙甘草 5g　　水牛角粉 (包煎) 5g

升麻 10g　　葛根 30g　　赤芍 30g

14 剂，水煎服。

三诊 2005 年 8 月 11 日。左面僵硬感基本控制，左眼可闭合 0.5cm 左右。口苦，大便干燥。舌暗红，苔白腻，脉沉滑。

处方 当归 15g　　川芎 15g　　白芍 30g　　茯苓 15g

生白术 30g　　泽泻 15g　　半夏 10g　　陈皮 10g

枳实 10g　　竹茹 10g　　全蝎 5g　　大蜈蚣 2条

白附子 10g　　白僵蚕 10g　　土鳖虫 5g　　葛根 30g

丹参 15g

14 剂，水煎服。

四诊 2005 年 10 月 18 日。左眼完全能闭合，但仍流泪。左侧牙齿咀嚼无力，时有口角流涎，口干苦，性急易怒，大便干燥。舌暗红，苔白腻，脉沉滑。

处方 当归 10g　　川芎 10g　　赤芍 15g　　生地 30g

桃仁 10g　　红花 10g　　柴胡 10g　　枳壳 10g

菊花 10g　　大蜈蚣 2条　　炙甘草 5g　　生石膏 (先煎) 30g

葛根 30g　　升麻 10g　　白僵蚕 10g　　羚羊角粉 (分冲) 0.6g

土鳖虫 5g

14 剂，水煎服。

五诊 2005 年 11 月 1 日。流泪及口角流涎明显减少，左腮咀嚼有力，大便通畅，仍有口干苦。守方去生石膏、升麻加龙胆草5g，黄芩10g，栀子10g再服14剂。

六诊 2006年1月5日。左眼流泪少，左鼻唇沟略浅，咽喉少痰不利。舌红苔薄黄，脉细弦。证属肝胆火旺，痰瘀互结，肝风袭络。治以平肝清热，化痰逐瘀，方用龙胆泻肝汤合温胆汤加减。

处方

龙胆草10g	黄芩10g	栀子10g	当归10g
川芎10g	赤芍15g	柴胡10g	枳壳10g
半夏10g	茯苓30g	陈皮10g	竹茹10g
全蝎5g	白僵蚕10g	土鳖虫5g	菊花10g
甘草5g			

14剂，水煎服。半月后随诊，诸证告愈。

按语

面神经麻痹中医称为"面瘫"或"吊线风""口眼歪斜"。主要症状为突然一侧面肌瘫痪，眼皮不能闭合，流泪，面部表情动作消失，说话发音不清，吃饭时漏饭、漏水，额纹消失，鼻唇沟变浅等。中医认为多由正气不足，络脉空虚，风寒侵袭，以致气血不畅，经脉失养，肌肉纵缓不收而发生。治疗应以祛风化痰，活血通络为主，日久需兼顾扶正。本案得之已有3月之久，属于恢复期，且伴风寒化热之趋，并引动内风发作。因此治疗以白芷、钩藤、天麻、菊花、白僵蚕祛风散寒、平肝通络，促进局部炎症吸收；川芎、赤芍、土鳖虫、全蝎、大蜈蚣祛风活血通络，加快经络气血运行；升麻配葛根、生石膏以清阳明经之邪热；炙甘草调和诸药。俾邪去正复，风寒得除，经络得养，血脉流畅，则面瘫乃愈。

55.酒精中毒性周围神经病（血痹）

魏某，男，50岁，干休所干部。

就诊时间： 2006年6月8日。

主诉： 双下肢、双足麻木疼痛1年余。

病史: 患者大量饮酒史有20余年,每日饮酒量达300～500ml,最多1000ml,经常腹胀、腹泻、乏力、下肢沉重。2007年5月始感双下肢麻木、疼痛,腹胀加重,未予诊治。10月18日因出现腹水,住某肝病医院1月,确诊为酒精性肝硬化,肝功能失代偿,低蛋白血症,胸腹水,脾梗塞,胆石症,胆囊炎,并发周围神经病。经保肝、利尿、补充白蛋白等治疗后胸腹水消失,血浆白蛋白正常,肝功能基本恢复,但双下肢、双足麻木疼痛未缓解,故而来诊。

现症 双下肢及双足趾麻木、疼痛,发凉,刺痛或痉挛性痛,经常夜间痛醒,影响睡眠,口不干,二便如常。舌暗淡,苔薄白腻,脉沉细。

辨证立法 气血两虚,寒凝血滞。治以益气养血,散寒通络。方用黄芪桂枝五物汤合四藤一仙汤加减。

处方

生黄芪30g	桂枝10g	赤芍10g	当归10g
鸡血藤30g	络石藤15g	海风藤15g	钩藤15g
威灵仙15g	地龙10g	豨莶草15g	川牛膝15g
桑寄生20g	土鳖虫5g	红景天15g	

14剂,水煎服。

二诊 2006年6月22日。药后下肢温暖,疼痛减轻,但夜间仍然抽痛,影响入睡。舌脉证治同前。守方去地龙、豨莶草、土鳖虫、红景天加苍术10g,黄柏10g,茵陈15g,木瓜10g。14剂,水煎服。

三诊 2006年7月6日。双下肢疼痛大减,夜能安卧,守方加生薏仁30g,鬼箭羽15g,14剂,水煎服。

四诊 2006年8月3日。双下肢、足趾疼痛未再出现,但觉足趾麻木。近查B超:肝脏肿大,回声增粗,胆囊结石,胆囊炎。脾厚4.3cm。口干苦,尿黄。舌淡红,苔白,脉细滑。

辨证立法 肝胆湿热,瘀血阻络。治以清利湿热,活血通络。方用逍遥散、桃红四物汤加减。

处方

茵陈15g	当归10g	赤芍15g	柴胡10g
黄芩10g	桂枝10g	虎杖15g	炙甘草6g
滑石30g	竹叶10g	石韦15g	细辛3g
鸡血藤30g	丹参15g	桃仁10g	地龙10g

土鳖虫 6g　　　威灵仙 15g

14剂，水煎服。

五诊　2006年10月16日。服上方后诸症告愈。近1周天气变冷，双下肢、足趾疼痛、麻木、发凉又有反复，夜间为重。舌淡暗，苔薄白，脉沉细。证属气血两虚，寒湿阻络。再用2006年6月8日初诊方加细辛3g，通草10g，每日1剂，水煎服。加减调治1月，疼痛麻木消失，活动如常。随访5年，未再反复。

按语

　　酒精中毒性周围神经病为长期饮酒引起的一种最常见的并发症，多发生于长期酗酒且每天达1000ml的患者。主要是乙醇引起的葡萄糖异生降低，肝脏三酰甘油累积，蛋白质合成抑制和血清尿酸增加等一系列代谢变化。乙醇还可引起胃肠道损害症状，造成营养吸收和代谢障碍，特别是抑制B族维生素的吸收及其在肝脏的储存，并且影响到磷脂类的合成，使周围神经组织出现脱髓鞘和轴索变性样改变，导致神经系统难以逆转的损害。根据本病肢体麻木、疼痛的临床特征，与中医的血痹非常相符。《素问·痹论》云："营气虚，则不仁。"《金匮要略》立血痹专篇，认为主要是由气血虚弱，当风睡卧，或因劳汗出，风邪乘虚侵入，使血气闭阻不通所致。但是中医古籍也有关于饮酒过多引起血痹的记载，如《中藏经·论血痹》云："血痹者，饮酒过多，怀热太盛。或寒折于经络，或湿犯于荣卫，因而血拚，遂成其咎。故使人血不能荣于外，气不能养于内。"即长期嗜酒，伤及脾胃，导致气虚不能运血，血虚不能养气。气血凝滞，脉络不畅；加之酒热灼阴，日久阴津干涸，络脉失于濡养，以致四肢麻木疼痛。

　　本案由于长期大量饮酒，不但导致酒精性肝损害，而且并发周围神经病，出现剧烈、难以忍受的肢体麻木疼痛。董师辨证为气血两虚，寒凝血滞，营卫失和。治以黄芪桂枝五物汤为主加减补益气血、通阳行痹、调和营卫、活血通络。方中重用黄芪甘温益气，补在表之卫气；桂枝祛风散寒而温通经脉；芍药养血和营而除血痹，复加鸡血藤、络石藤、海风藤、钩藤、土鳖虫、地龙活血逐瘀，舒筋通络；威灵仙、豨莶草散寒除湿；川牛膝、桑寄生、红景天补益肝肾，诸药合用，营卫调和，气血得行，络通痹除，顽疾乃愈。

56.痉挛性截瘫（痿证）

赵某，男，22岁，农民。

就诊日期： 2007年11月6日。

主诉： 双下肢无力、行走困难10年，僵硬不利5年。

病史： 10年前无诱因逐渐出现双下肢无力、行走困难和排尿等待。5年后进而发展为全身有捆绑感，肢体僵硬，紧张时僵硬更明显。双下肢无力、行走困难加重，闭上眼睛走路下肢更差，有时大、小便也排出困难，需等待，睡眠质量差。多年来四处求医，花费人民币数万元罔效。多方检查，如脑电图、头颅、脊髓MRI等均未见异常，又服用中药治疗2年仍无效果。今日到本院神经内科就诊，查体：神清语利，伸舌居中，双下肢肌张力增高，膝腱反射亢进，踝振挛阳性，双侧babinski征阳性。双上肢肌力正常，腱反射亢进，Hoffmas征阴性。拟诊为痉挛性截瘫，但谓西医无特效治疗，而来中医求诊。

现症 虽双下肢无力但僵硬不利更为明显，遇冷加重。口干黏，胸闷太息，闻异味则胸闷加重，头昏沉。性急易怒，心烦失眠，阴囊潮湿。有尿等待现象，大便干燥不畅。舌质暗，舌苔白腻，脉沉细。

辨证立法 肝经湿热下注，血不荣筋生风。治以清利肝胆湿热，养血荣筋息风。方用龙胆泻肝汤合二妙丸加减。

处方

龙胆草10g	栀子10g	苍术10g	黄柏10g
柴胡10g	枳壳15g	白芍30g	通草10g
泽泻15g	生薏仁30g	大蜈蚣2条	车前子(包煎)15g
木瓜10g	鸡血藤30g	地龙10g	炙甘草6g

14剂，嘱带回当地服用，每日1剂。

二诊 2007年11月20日。服药3剂，下肢僵硬感减轻，但肌力和神经敏感性恢复不明显。全身有点放松，懒散乏力，大便稀有腹泻现象时重时轻。继续服用10剂后仍然无改变。重新辨证为肝郁血虚，湿热动风，治以养血柔肝，祛湿息风。易方用逍遥散合五苓散加减。

处方

柴胡10g	当归10g	白芍30g	茯苓15g

白术 10g	生薏仁 30g	炙甘草 6g	地龙 10g
枳壳 10g	白蒺藜 10g	鸡血藤 30g	桂枝 10g
猪苓 10g	泽泻 15g	益智仁 10g	补骨脂 10g
生姜 3片	大枣 5个		

20剂，水煎服。

三诊 2007年12月15日。药后下肢较前有力，僵硬明显减轻，右腿比左腿重。易紧张和胸闷现象减轻，大便正常。舌尖红，边有齿印，苔薄黄，脉沉细。

处方

柴胡 10g	当归 10g	白芍 15g	茯苓 15g
白术 10g	炙甘草 6g	枳壳 10g	丹皮 10g
黄芩 10g	钩藤 10g	防风 10g	秦艽 10g
生黄芪 15g	女贞子 10g	白蒺藜 10g	鸡血藤 30g
地龙 10g	生姜 3片	大枣 5个	

30剂，水煎服。

四诊 2008年1月17日。由于气温降低，下肢力量及神经敏感改善不明显。睡眠不实，多梦，晨起后心慌胸闷，易紧张。仍有尿等待现象，舌淡红，苔薄黄，脉沉细。证属肝郁肾虚，湿热下注，血不养筋，方用滋水清肝饮加味。

处方

柴胡 10g	当归 15g	白芍 30g	黄芩 10g
丹皮 10g	生地 10g	山萸肉 10g	山药 10g
枸杞子 10g	川断 15g	牛膝 15g	地龙 10g
鸡血藤 30g	土鳖虫 5g	生薏仁 30g	车前子(包煎) 15g
炙甘草 6g			

每日1剂，水煎服。

五诊 2008年1月31日。下肢较前有力，僵硬感减轻。睡眠仍不实，尿等待。服中药后肠鸣不适，大便稀溏，甚至腹泻。舌淡红，苔白，脉沉细。证治同前。

处方

柴胡 10g	当归 10g	白芍 15g	丹皮 10g
熟地 15g	山萸肉 10g	山药 10g	枳壳 30g
苏梗 10g	藿香 10g	牛膝 15g	地龙 10g

鸡血藤 30g   土鳖虫 5g   生薏仁 30g   车前子（包煎） 15g

炙甘草 6g

每日1剂，水煎服。

六诊 2008年3月15日。服药40余剂，下肢力量增加，但不持久。全身"捆绑感"明显放松。足底板发木感改善。睡眠明显改善。大小便基本恢复正常。舌淡红，苔薄白，脉细弦。证治同前。

处方

柴胡 10g	当归 10g	白芍 15g	丹皮 10g
熟地 15g	山萸肉 10g	山药 10g	茯苓 15g
泽泻 10g	牛膝 15g	枣仁 15g	五味子 10g
鸡血藤 30g	桑寄生 20g	川断 15g	菟丝子 15g
地龙 10g	秦艽 10g	炙甘草 6g	

40剂，水煎服。

加减服药至2008年11月26日。患者诉诸证消失，一如常人，病遂告愈，迄今未发。

按语

痉挛性截瘫是一组以双下肢进行性肌张力增高和无力、剪刀步态为特征的具有明显遗传异质性的综合征，西医迄今为止尚无特效治疗和缓解进展的方法，主要采取对症治疗。本病发病缓慢，开始为两下肢肌张力增高，呈痉挛性步态，病人举足困难，步行徐缓，常为不全性截瘫。中医尚无对应性病名，多数医家认为属于痿躄范畴。本案虽有双下肢无力、行走困难，病程10年，但无肌肉萎缩又不能完全用痿躄解释，同时伴有肌张力增高，肢体僵硬不灵活更为明显。考《素问·痿论》云"肝气热则胆泄，口苦筋膜干，筋膜干则筋急而挛，发为筋痿。"又《灵枢·终始篇》云："屈而不伸者，其病在筋，伸而不屈者，其病在骨，在骨守骨，在筋守筋。"故董师认为其应属于痿躄的筋痿。病位主要在肝、肾、脾三脏。肝藏血，在体合筋；肾藏精，在体为骨，主骨生髓；脾为后天之本，气血生化之源，在体合肌肉四肢。论其病机，由于肝肾不足，精血亏虚，髓海失充，筋膜干燥，血不荣筋，筋失所养则筋脉挛急；骨枯髓减，气血津液不能荣养则双下肢无力；肾失开阖则尿等待；血不柔肝，肝气郁结则胸闷太息，性急易怒，心烦失眠；口干黏，阴囊潮湿，舌苔白腻乃肝经湿热下注之象。经云："湿热不攘，大筋软短，小筋弛张，软短为拘，弛张为痿。"可见湿热不攘不仅可以致肢体痿废不用，也能够致筋脉拘急不伸。初诊时，由于患者以肝气郁结、湿热下注证候为主，故用龙胆泻肝汤合二妙丸加减，清利肝胆湿热，养血荣筋息风治其标。其后俟气滞、湿热等症状消除，始终用滋水清肝饮加减，滋补肝肾，强筋壮骨，养血柔筋，息风解痉治其本。滋水清肝饮出自《医宗己任》，功用滋补肾阴，方中以三补三泄的六味地黄丸滋阴补肾为主，合以当归、白芍、柴胡、栀子等清肝泄热，本案通过1年多治疗，临床症状明显减轻，病情稳定，随访未再复发，说明中医以滋补肝肾为主辨证治疗本病是有效的。

57.多发单神经病（痿证）

赵某，男，14岁，中学生。

就诊时间：2005年12月27日。

主诉：右上肢无力1年，右下肢无力3月。

现病史：患者于2004年11月无诱因出现右肩乏力，抬肩不高，伴有疼痛，当地医院用针灸等治疗半月后疼痛消失，但仍感无力。2005年7月出现右拇指乏力，用筷子不灵活，不能写字。后来北京某专科医院住院行相关检查未能确诊，20天后出院。2005年8月右膝关节疼痛，并出现右下肢乏力，以足部为主，右足背曲无力，行走10多分钟症状明显，伴有小腿酸痛，休息后好转，即来我院神经内科检查肌电图示：上下肢神经源性损害。同年9月收住神经内科病房，入院后检查：右拇指肌力5⁻级，右足、趾背屈肌力3级，右足趾屈肌力4级。右手背面桡侧、拇指背面、食指及中指背面痛觉减退，双侧巴氏征（+）。拟诊为周围神经病，行神经活检病理：轻度轴索性神经病。给予多种维生素、静脉滴注复方丹参注射液等治疗，无明显好转。其后于2005年10月17日转入我院神经外科行右侧腓总神经松解术，术后右足趾背曲较前有力，但右上肢和右下肢乏力仍无好转，且有加重之势，又给予泼尼松50mg/d治疗仍无显效，2005年10月26日自行出院，诊断为神经根性周围神经病。继服泼尼松，逐渐减量，遂来中医诊治。

现症 右手拇指无力弯曲，不能持物和写字，右下肢无力，仅能步行20m左右，故持杖行走。右足背下垂不能上抬，下蹲后站起困难，偶有右下肢抽动。口干尿黄，大便干溏不一，已停服所有西药。舌红尖著，苔白腻，脉沉细。此为湿热之邪流注肌肉关节，浸淫筋脉，而成痿证。法当清热化湿，祛风通络，方拟当归拈痛汤加味治之。

处方

当归10g	苦参10g	苍白术各10g	猪苓10g
泽泻15g	知母10g	防风10g	葛根10g
菖蒲10g	黄芩10g	枳壳10g	羌独活各5g
地龙10g	天麻10g	豨莶草20g	穿山龙15g
黄柏10g	生薏仁30g	生甘草5g	

每日1剂，水煎服。

二诊 2006年2月21日。药后症状无变化，肌力同前，乏力神疲，不耐劳累，舌偏红，苔薄白腻，脉细滑。证治同前。守方去穿山龙加制附子10g。20剂，水煎服。

三诊 2006年3月21日。仍无显效，1周前上课时突发右大腿跳动感，约10分钟后右腿不能伸直，行走困难，持杖行走。现右手怕冷，右拇指和右足背仍不能上抬，腰部酸痛，口干尿黄，舌红，苔薄黄，脉沉细。重新辨证为脾肾阴阳两虚，寒湿瘀血阻络。治以培补脾肾，温阳益气，散寒活血通络。方用河间地黄饮子合五味异功散加减。

处方

熟地30g	山萸肉15g	石斛10g	麦冬15g
五味子10g	肉苁蓉15g	菟丝子15g	炙龟板(先煎)15g
生黄芪30g	党参15g	白术10g	桂枝10g
赤芍10g	鸡血藤30g	陈皮10g	枸杞子10g

14剂，水煎服。

四诊 2006年4月8日。患者于3月21日再次住本院神经内科病房，入院检查：右下肢伸膝、屈髋力弱，屈膝肌力4级，右足背屈肌力0级，右足趾背屈肌力4级，趾屈肌力正常。右上肢外侧及右下肢外侧针刺觉减退。肌电图示：上下肢神经源性损害，诊断考虑多发单神经病，病因可能与嵌压有关，建议使用丙种球蛋白治疗，被患者拒绝。并邀中医会诊。舌淡红，苔薄白，脉沉细。证治同前。

处方 熟地30g　　山萸肉15g　　石斛15g　　麦冬10g

五味子10g　　炙甘草6g　　肉苁蓉15g　　炙龟板(先煎)15g

生黄芪50g　　党参15g　　白术10g　　茯苓15g

络石藤15g　　鸡血藤30g　　大蜈蚣2条　　全蝎3g

陈皮10g

14剂，水煎服。

五诊 2006年5月8日。患者因西医无特效治疗，故于4月11日出院，诊断为多发单神经病，以后一直服用前方治疗。现右足背可以轻度上抬，腰酸疼痛，下肢怕冷。舌淡红，苔薄白，脉沉细。证治同前。

处方 熟地30g　　山萸肉15g　　石斛10g　　制附子6g

巴戟天10g　　桂枝10g　　麦冬15g　　五味子10g

肉苁蓉15g　　生黄芪30g　　地龙10g　　炙龟板(先煎)15g

党参15g　　当归10g　　鸡血藤30g　　菟丝子15g

20剂，水煎服。

六诊 2006年6月5日。药后右下肢较前有力，可以拖步行走，下肢不怕冷了。仍右手拇指无力弯曲，右足背不能上抬。舌胖大齿痕，苔薄白，脉沉细。证治同前。

处方 熟地30g　　山萸肉15g　　石斛15g　　制附子10g

巴戟天10g　　桂枝10g　　麦冬15g　　五味子10g

千年健15g　　狗脊15g　　肉苁蓉15g　　生黄芪30g

当归10g　　仙鹤草30g　　功劳叶15g　　威灵仙15g

炙甘草5g

20剂，水煎服。

七诊 2006年7月17日。右手拇指弯曲较前有力，可以步行但右足背仍不能上抬，畏寒肢冷，不能耐受吹空调及电扇。无腰痛。舌红苔薄黄，脉沉细。证治同前。

处方 熟地30g　　山萸肉15g　　石斛15g　　制附子10g

巴戟天10g　　麦冬15g　　五味子10g　　桂枝10g

赤芍10g　　狗脊15g　　肉苁蓉15g　　生黄芪30g

当归10g　　桑寄生20g　　鸡血藤30g　　红景天15g

细辛 3g　　　　威灵仙 15g　　　炙甘草 5g

20剂，水煎服。

八诊　2006年8月30日。右大腿有力，活动自如，右手拇指肌力恢复，可以持物和写字，右足背亦可以轻度上抬，已经上学20天（原已休学半年）。仍畏寒肢冷，晨起手足不温。舌脉证治同前。守方加鹿角胶(烊化)10g，地龙10g。20剂，水煎服。

九诊　2006年12月30日。左足背上抬有进步，右手可以写字，恢复学业已3月，口干乏力，不耐劳累，可以行走但右足背仍有些下垂。舌淡红，苔薄白，脉沉细。证治同前。

处方　熟地 30g　　　山萸肉 15g　　　石斛 15g　　　制附子 10g
巴戟天 10g　　　麦冬 15g　　　五味子 10g　　　桂枝 10g
白芍 10g　　　肉苁蓉 15g　　　生黄芪 50g　　　当归 10g
桑寄生 20g　　　鸡血藤 30g　　　牛膝 15g　　　党参 15g
升麻 5g　　　柴胡 10g　　　金雀根 30g　　　炙甘草 5g

20剂，水煎服。

2007年3月13日随诊，诉右上、下肢肌力基本恢复正常，查：屈膝肌力5级，右足背屈肌力4级，右足趾背屈肌力5级。右手拇指持物有力，书写无碍，步履轻捷，并可快跑约5km，乃将原方加工配制蜜丸，每丸重约9g，每服1丸，每日2次，巩固疗效。2008年7月特地来京感谢，自诉自去年6月以来，因无明显不适，肌力正常，活动自如，还能参加打篮球，故停服中药，后考入某国内大学就读。

按语

本案以右上、下肢无力，不能持物和行走的方式起病，应属于中医痿证之范畴，但须与风证、痹证、厥证、风痱相鉴别。考张子和在《儒门事亲》中云："夫四末之疾，动而痉者为风；不仁、或痛者为痹；弱而不用者为痿；逆而寒热者为厥，此其状未尝同也。故其本源，又复大异。风者必风热相兼，痹者必风寒湿相合，痿者必火乘金，厥者或寒或热皆从下起……痿之为状，两足痿弱不能引用。"至于与风痱的鉴别，明代医家楼英在《医学纲目》讲的很清楚："痱病有言语变乱之证，痿病则无之也。痱病又名风痱，而内伤外感兼备，痿病独得于内伤也。痱病发于击仆之暴，痿病发于怠惰之渐也。"根据本案起病较缓，主要表现为肢体的痿软无力，不能随意运动和行走的特点。既无风病之痉挛、痹病之疼痛的表现；又无厥证之冲逆、中风之偏枯、风痱之言语变乱的症状，所以应当按照痿证进行辨证论治。

痿证的病因病机较为复杂，早在《内经》就有讨论痿证的专篇，指出本病的主要病理为"肺热叶焦"，确立了"治痿独取阳明"的重要法则。后世医家对痿证的认识进一步深化，相继提出有火热、湿热、湿痰、气血亏损、瘀血等不同致痿的病机。本案初诊时辨证为湿热痿证，系考虑患者年轻，除肢体无力、活动不随意外余无所苦，且兼有口干尿黄，大便干溏不一，舌红苔腻之湿热证候。故治疗选用了李东垣的当归拈痛汤清利湿热为主，并加地龙、天麻、豨莶草、穿山龙等祛风通络，但服用2月，效果不明显，原因何在？

《景岳全书·杂证谟·痿证》指出：痿证"元气败伤，则精虚不能灌溉，血虚不能营养者，亦不少矣。若概从火论，则恐真阳亏败，及土衰水涸者，有不能堪，故当酌寒热之浅深，审虚实之缓急，以施治疗，庶得治痿之全矣。"同时在治疗上主张："若绝无火证，而止因水亏于肾，血亏于肝者，则不宜兼用凉药，以伐生气，惟鹿角丸为最善。"本案后经重新辨证为脾肾阴阳两虚，寒湿瘀血阻络，肌肉筋脉失养所致。乃因脾主肌肉四肢，为气血生化之源；肾为作强之官，主骨生髓。脾气虚弱则气血不足，生化乏源，不能濡养筋脉、肌肉，令肢体驰纵痿软不用；肾元亏损，不能滋养肝阴，髓海不充，筋骨失养，故下肢痿软无力，复加风寒湿邪侵袭，阻滞经脉，而成是证。治疗选用地黄饮子合五味异功散为主，地黄饮子出自刘河间《宣明论方》，原主治"瘖痱，肾虚弱厥逆，语声不出，足废不用"。由熟地、巴戟天、山茱萸、石斛、肉苁蓉、炮附子、五味子、肉桂、茯苓、麦门冬、石菖蒲、远志、薄荷、生姜、大枣组成，具有滋肾阴，补肾阳，化痰开窍的功能。现代广泛用于脑血管病后遗症及老年痴呆等老年神经系统疾病。总之，本案治疗从脾肾入手，籍地黄饮子温阳补肾，强筋壮骨，滋阴振颓之功，合五味异功散健脾益气之效，加桂枝汤调和营卫，疏风解肌；鹿角胶、狗脊、千年健、桑寄生、牛膝壮腰膝；黄芪、当归、鸡血藤益气血；地龙、全蝎、大蜈蚣、威灵仙、细辛通经络。药证相符，坚持守方，经过近1年的调治，取得了满意的疗效。

58.重症肌无力（痿证）

张某，男，75岁，退休职工。

就诊时间： 2001年5月8日。

主诉： 眼睑下垂，复视，头颈无力伴吞咽困难、咀嚼无力2月。

病史： 患者2月前无诱因出现左眼睑下垂伴头颈无力抬起，视物成双，吞咽困难，咀嚼无力，症状每于下午3～4时加重。当地医院查头颅CT：脑萎缩；胸腺CT：未见明显异常。肌电图：周围神经病变，新斯的明试验阳性，诊断为重症肌无力，给予新斯的明60mg，每日4次，症状有所好转。近日来北京协和医院神经科测定乙酰胆碱受体抗体均高，确认诊断，并就诊于中医。既往有高血压史30年。

现症 乏力明显，头颈无力抬起，左眼睑下垂，闭合受限，视物成双。吞咽有障碍，咀嚼无力。时觉胸闷憋气，呼吸费力。夜间左小腿麻木，蚁走感。畏寒肢冷，二便如常。舌淡暗，苔薄白，脉细滑。

辨证立法 脾肾气虚，肾阳不足，营卫不和。治以培补脾肾，温肾壮阳，调和营卫。方用补中益气汤合桂枝汤加味。

处方

生黄芪50g	党参10g	白术15g	升麻5g
柴胡5g	当归10g	陈皮10g	桂枝10g
白芍10g	炙甘草6g	淫羊藿10g	肉苁蓉15g
川续断15g	桑寄生20g	菟丝子15g	金狗脊15g
千年健15g			

7剂，水煎服。

二诊 2001年5月15日。药后感微微汗出，肢体有麻热感。眼睑上抬较前有力，吞咽障碍减轻。全身乏力由原来的午后6～7小时现减少至3～4小时，休息后体力可恢复。舌脉证治同前，加重温阳之药力。前方去肉苁蓉加黑附片(先煎)10g、鸡血藤30g。再进7剂。

三诊 2001年5月23日。眼睑下垂进一步好转，吞咽障碍及午后全身无力均消失。但微觉口干，咀嚼时间稍长则无力再嚼。舌淡暗，苔薄白，脉沉弦。效不更方。前方去黑附片加菖蒲10g，远志10g。7剂，水煎服。

四诊 2001年5月30日。病情稳定，本周西药新斯的明由每日4片（240mg）减至3片（180mg），眼睑下垂略有反复，步行10分钟则下肢乏力，晨起咽部少量黏痰，余无不适。近日准备返回当地，舌脉证治同前。守方去鸡血藤加半夏10g，枳壳10g，14剂继服。

同时配丸药1料，待汤药服完后继服以巩固疗效：

生黄芪120g	党参50g	白术50g	升麻20g
柴胡20g	当归30g	陈皮30g	赤白芍 各30g
炙甘草20g	淫羊藿30g	巴戟天30g	肉苁蓉30g
川断30g	桑寄生60g	菟丝子60g	狗脊30g
千年健30g	鹿角胶50g	西洋参30g	半夏30g
茯苓50g	菖蒲30g	远志30g	

诸药共研细末，炼蜜为丸，每丸重约9g，每服1丸，每日3次。

随访：患者回当地后又服用汤药1月，感觉病情稳定，自行停用西药。以后改服丸药半年，精神体力均好，肌肉无力未再复发。2005年8月来京探亲因咳嗽就诊，据述4年来未再发生肌无力等现象，病遂告愈。

按语

重症肌无力属中医痿证范畴。《诸病源候论》认为痿证属"由体虚腠理开，风气伤于脾胃之经络也。……足阳明为胃之经，胃为水谷之海也。脾候身之肌肉，主为胃消行水谷之气，以养身体四肢。脾气弱，即肌肉虚，受风邪所侵，故不能为胃通行水谷之气，致四肢肌肉无所禀受；而风邪在经络，搏于阳经，气行则迟，机关缓纵，故令身体手足不随也。"故古有"治痿独取阳明"的治法。

本案年高体弱，脾肾俱虚。脾胃为后天之本，气血生化之源，主肌肉四肢，又主升主运，脾胃健运，则精力旺盛，气血充沛，脾胃气虚，则气血生化乏源，四肢肌肉失去充养，导致肌肉无力四肢不用；胞睑为肉轮属脾，脾虚气陷，升提无力则双睑下垂，头颈无力上抬；胃气不足，受纳失司，故见吞咽困难，咀嚼无力；肾乃一身阳气之所主，阳不化阴，肾精不足，肝血亏虚，精血不能上注于目，故见复视；脾胃气虚，化源匮乏，水谷精微不能上供于肺，宗气亦虚，故而时觉胸闷憋气，呼吸费力；气虚血行不畅，营卫失和则小腿麻木，蚁走感；舌淡暗，苔薄白，脉细滑均为脾肾亏虚之征象。治疗大法宜补脾益肾，调和营卫，益气活血，选升阳举陷之补中益气汤为主益气补脾；合桂枝汤调和营卫，温通血脉；加淫羊藿、肉苁蓉、川断、桑寄生、菟丝子、狗脊、千年健、黑附片等温补肾阳，强筋壮骨；当归、鸡血藤养血通络；脾胃健运，营卫调和，肾阳充实，经脉通畅，肌肉得养则诸证告愈。

59.亚急性甲状腺炎（颈痛）

王某，女，56岁，干部。

就诊时间： 2016年1月5日。

主诉： 颈部疼痛40天，发热1月。

病史： 患者40天前颈部疼痛、咽痛，3天后无诱因发热，体温37.4～38℃，伴心慌汗出。2015年12月3日在北京某三甲医院化验甲状腺功能FT_4: 1.76 ng/dl（正常值0.93～1.7ng/dl），FT_3: 3.59pg/ml（正常值：2.0～4.4pg/ml），TSH 0.065μIU/ml（正常值0.27～4.2μIU/ml）。体检：甲状腺Ⅱ度肿大，有压痛。B超：甲状腺弥漫性肿大，回声不均。诊断为亚急性甲状腺炎，与口服芬必得退热，药后体温可下降，停用则升高。12月23日复查化验：血常规：WBC 5.0×10^9/L；HB 100g/L；血小板283×10^9/L。CRP 46mg/L（正常值0～10mg/L），ESR 96mm/h。1月4日化验甲状腺功能：FT_4: 4.08 ng/dl（正常值0.93～1.7ng/dl），FT_3: 9.29pg/ml（正常值2.0～4.4pg/ml），T_3: 2.8ng/ml（正常值0.8～2.0ng/ml）；T_4: 20.02 μg/dl（正常值5.1～14.1μg/dl）；TSH<0.005 μIU/ml（正常值0.27～4.2μIU/ml）。肝肾功能、免疫球蛋白正常，甲状腺ECT：锝摄取率下降。求治于中医。既往乙肝小三阳多年。

现症 颈部肿痛，压痛。发热，体温37.5～38℃，服用洛索洛芬钠片可退热。心慌多汗，乏力，食欲不振，体重下降约2kg，口干便秘，舌淡红，苔薄白，脉细数。

辨证立法 肝胆气郁，外感风热蕴毒，痰热互结。治以宣散风热，清热解毒，疏利肝胆，化痰散结。方用小柴胡汤合升降散加减。

处方 柴胡15g　　黄芩15g　　法半夏10g　　白僵蚕10g

蝉蜕10g　　片姜黄10g　　生甘草6g　　熟大黄（后下）10g

金银花30g　　连翘10g　　板蓝根15g　　山慈菇10g

土贝母10g　　玄参10g　　穿山龙30g

10剂，水煎服。

二诊 2016年1月16日。药后未再发热，体温偶有37℃，停用乐松。颈部疼痛减轻，仍乏力、心慌汗出。心率快，大便通畅，每日1次。1月12日复查：CRP 28mg/L，ESR 86mm/h。舌红苔有剥脱，脉细数。

处方 柴胡10g　　黄芩10g　　白僵蚕10g　　蝉蜕10g

片姜黄10g　　金银花30g　　五味子10g　　熟大黄（后下）10g

连翘10g　　板蓝根15g　　肿节风30g　　黄连6g

黄柏10g　　生地黄10g　　熟地黄10g　　生黄芪15g

麦冬10g　　红景天15g　　生甘草6g　　生牡蛎（先煎）30g

14剂。

三诊 2016年1月29日。夜间低热37.2℃，口干乏力心慌，汗出减轻，大便偏干，1月27日化验：WBC 5.12×10^9/L，HB 115g/L，血小板 303×10^9/L。CRP 7mg/L，ESR 94mm/h。舌红苔薄白，沉细。

处方 柴胡10g　　黄芩10g　　白僵蚕10g　　蝉蜕10g

片姜黄10g　　枳实10g　　生甘草6g　　熟大黄（后下）6g

白芍10g　　党参10g　　麦冬10g　　五味子10g

金银花30g　　连翘10g　　板蓝根15g　　肿节风30g

穿山龙30g

14剂。

四诊 2016年2月19日。10天前受凉后咽痛，又有低热，鼻塞，大便干燥。舌红苔薄白，脉沉细。2月14日B超：甲状腺弥漫性肿大，回声不均。化验CRP 5.6mg/L，ESR 48mm/h。甲状腺功能：FT_4：1.10 ng/dl（正常值0.93～1.7 ng/dl），FT_3：2.09pg/ml（正常值2.0～4.4 pg/ml），T_3：0.928ng/ml（正常值0.8～2.0ng/ml）；T_4：10.43ug/dl（正常值5.1～14.1μg/dl）；TSH 0.056μIU/ml（正常值0.27～4.2μIU/ml）。

处方 柴胡10g　　　黄芩10g　　　白僵蚕10g　　　蝉蜕10g

片姜黄 10g	金银花 30g	连翘 10g	板蓝根 15g
玄参 15g	桔梗 10g	山慈菇 10g	龙葵 10g
夏枯草 10g	皂角刺 10g	穿山龙 30g	生甘草 10g

14剂。

五诊 2016年3月4日。病情稳定，双手略胀，余无不适。舌红少苔，脉细滑。方用柴胡桂枝汤加味。

处方

柴胡 10g	黄芩 10g	清半夏 10g	党参 10g
桂枝 10g	白芍 10g	金银花 30g	连翘 10g
山慈菇 10g	玄参 15g	穿山龙 30g	桑枝 30g
炙甘草 6g	大枣 10g

14剂。

六诊 2016年3月18日。无特殊不适，大便偏干，舌红少苔，脉沉细。3月15日化验CRP 3.0mg/L，ESR 15mm/h。甲状腺功能：FT_4：1.040 ng/dl（正常值0.93～1.7 ng/dl），FT_3：2.6pg/ml（正常值2.0～4.4 pg/ml），T_3：0.923ng/ml（正常值0.8～2.0ng/ml）；T_4：7.27μg/dl（正常值5.1～14.1μg/dl）；TSH 2.55μIU/ml（正常值0.27～4.2μIU/ml），均在正常范围，病告痊愈。守方加生白术15g，枳壳10g，继服14剂，巩固疗效。随诊半年，未再复发。

按语

　　亚急性甲状腺炎是一种与病毒感染有关的自限性炎性甲状腺疾病，以甲状腺肿大、疼痛和压痛、发热、乏力等全身症状为临床特点。发病机制尚未完全阐明，多数学者认为病毒感染破坏了部分甲状腺滤泡，释放出的胶体作为一种抗原引起甲状腺组织内的免疫反应。西医首选糖皮质激素作为治疗药物，具有疗程短、见效快的优点，但长期应用具有一定的副作用，并容易复发。根据其发病特点和临床表现归属于中医"瘿瘤""瘿肿"等范畴。如《济生方·瘿瘤论治》曰："夫瘿瘤者，多由喜怒不节，忧思过度，而成斯疾焉。大抵人之气血，循环一身，常欲无滞留之患，调摄失宜，气凝血滞，为瘿为瘤。"

　　董师认为，甲状腺和喉咙为肝胆经循行路线，本案以颈部疼痛、咽痛伴发热起病，考虑病因病机主要为平素情志不遂，肝气郁结，加之素体气虚，卫表不固，外感风热毒邪，蕴结生痰、气血壅滞于颈部所致。风热蕴毒，毒热蕴于颈部，气血壅滞则颈部肿痛，压痛；卫表不和则见发热、汗出；毒邪留恋少阳，正邪分争，日久耗气伤阴则口干便秘、乏力、食欲不振、体重减轻；气郁化火，肝火上炎，扰乱心神可见心慌；舌淡红，苔薄白，脉细数均为风热蕴毒，少阳郁热之象。治以小柴胡汤清透少阳，和解表里，疏肝理气；合升降散宣散风热，加金银花、连翘、板蓝根清热解毒；山慈菇、土贝母、玄参加软坚散结；清泻少阳郁火，疏肝散结止痛。从而使风热从表而散，毒邪自内而解。二诊时因体温恢复正常，风热毒邪已解，而乏力、心慌汗出、心率快等气阴两虚症状突出，故又合用当归六黄汤益气养阴敛汗；三诊合用生脉散养心安神，强心复脉。经治2个月，诸症缓解，甲功正常，体现了老师辨病与辨证相结合、灵活用药的特点。

60.甲状腺功能亢进（瘿病）（一）

赵某，女，41岁，农民。

就诊时间： 2000年6月2日。

主诉： 怕热多汗、心慌手抖伴体重减轻1年余。

病史： 患者1999年4月无诱因出现怕热多汗、乏力、心慌手抖，继之食欲亢进，易饥饿，大便次数增多，每日3～4次。口干思饮，心烦易怒。月经量少、稀发，1年内体重减轻约10kg。今年5月4日来医院检查血T_3>12.3nmol/L（正常值0.92～2.79nmol/L），T_4>387nmol/L（正常值58.1～140.6 nmol/L）。1周后到本院内分泌科确诊为甲状腺功能亢进，当时体检双侧甲状腺2度肿大，手颤征阳性。因患者对服用抗甲状腺西药有顾虑，乃来中医求治。

现症 乏力消瘦明显，怕热多汗，善食易饥，口干思饮，性急易怒，心慌手抖，大便溏薄，每日2次以上。间断出现全身皮肤痒疹，月经半年未来潮。舌淡红有齿痕，脉细滑数。

辨证立法 气阴两伤，肝郁化火，心气不足，肝风内动。治以益气养阴，清热泻火，平肝息风。方用当归六黄汤合生脉散加减。

处方 生黄芪 30g　　当归 10g　　生熟地 各10g　　黄芩 10g

黄连 10g　　黄柏 10g　　党参 10g　　麦冬 10g

五味子 10g　　白头翁 30g　　橘核 15g　　生牡蛎 (先煎) 30g

钩藤 10g　　白蒺藜 10g　　地肤子 15g　　丹皮 10g

14剂，水煎服。

二诊 2000年6月16日。药后手抖已止，心慌饥饿感减轻，仍乏力明显，怕热多汗，肠鸣便溏，每日达5次以上，且痰多白黏，咽喉堵闷。舌淡红，苔薄白，脉沉细数。此为肝风已平而心肾阳气不足，脾虚痰凝之象，拟益气养阴，温振心肾阳气，健脾化痰之法。

处方 生黄芪 30g　　当归 10g　　生熟地 各10g　　黄芩 10g

黄连 6g　　黄柏 10g　　党参 20g　　黑附片 (先煎) 10g

五味子 10g　　荔枝核 15g　　麦冬 15g　　生牡蛎 (先煎) 30g

干姜 6g　　炙甘草 6g　　炒枣仁 15g　　橘核 10g

14剂，水煎服。

三诊 2000年6月30日。黏痰减少，咽喉舒畅，汗出亦少，大便减为每日2~3次。现怕热心慌，舌红，苔薄白，脉滑数。证属燥热痰凝已除，气血阴阳不足，拟从益气养血，温阳育阴，交通心肾治之。

处方 生黄芪 30g　　当归 10g　　党参 20g　　麦冬 15g

五味子 10g　　橘核 10g　　干姜 10g　　黑附片 (先煎) 10g

炙甘草 6g　　炒枣仁 15g　　柏子仁 10g　　黄连 10g

玉竹 30g　　黄精 15g

14剂，水煎服。

四诊 2000年7月14日。体力增加，口干思饮、手抖多汗、饥饿感均愈。大便成形，每日1~2次。7月5日复查血：T_3 7.7nmol/L（正常值0.92~2.79nmol/L），T_4 259.5nmol/L（正常值58.1~140.6 nmol/L）。两天前感冒发热，现体温正常，皮肤有散在红色痒疹，舌红苔黄，脉滑数。证治同前。

处方 生黄芪 30g　　熟地 15g　　当归 10g　　党参 15g

麦冬 15g　　五味子 10g　　黄连 10g　　黑附片 (先煎) 10g

干姜 5g　　细辛 3g　　炙甘草 6g　　炒枣仁 15g

柏子仁10g

20剂，水煎服。

五诊 2000年8月11日。未再心慌胸闷，咽喉有痰不利。8月4日月经来潮，经量极少，1天干净。舌红苔黄，脉滑数。拟益气养血，开郁化痰，调和脾胃治之。方用当归六黄汤合半夏泻心汤加减。

处方

生黄芪30g	熟地15g	当归10g	党参15g
麦冬15g	五味子10g	半夏10g	干姜5g
黄芩10g	黄连10g	茯苓15g	苏叶10g
厚朴10g	炙甘草6g	白蒺藜10g	首乌藤15g
丹皮10g			

28剂，水煎服。

六诊 2000年9月8日。月经来潮，经行不畅，口干，口鼻气热，心烦易怒，小腿酸胀。8月31日化验：T_3 3.2nmol/L（正常值0.92~2.79nmol/L），T_4 141.8nmol/L（正常值58.1~140.6 nmol/L）。舌红有齿痕，脉沉细。证属肝肾阴虚，肝郁化热。方用滋肾清肝饮加减。

处方

丹皮10g	栀子10g	当归10g	白芍15g
生地15g	柴胡10g	山萸肉12g	山药10g
茯苓15g	泽泻10g	桑寄生20g	鸡血藤30g
木香10g	川芎10g	益母草30g	

14剂，水煎服。

七诊 2000年9月21日。腰痛，小腿怕热，右足背水肿，夜寐不安。舌红有齿痕，脉沉细。

处方

知母10g	黄柏10g	生熟地各15g	山萸肉12g
山药10g	茯苓15g	泽泻10g	生黄芪30g
防己10g	生白术15g	生薏仁15g	党参15g
麦冬10g	五味子10g	桑寄生20g	鸡血藤30g
益母草30g			

14剂，水煎服。

八诊 2000年10月5日。精神体力均好，腰酸胸闷，白带量多。舌红苔薄白，脉沉细。证属肝郁脾虚，湿热下注，方用完带汤加味。

处方

苍术 10g	白术 20g	山药 15g	党参 10g
柴胡 10g	白芍 15g	陈皮 10g	车前子(包煎) 15g
黄柏 10g	荆芥炭 3g	白芷 10g	炙甘草 6g
川断 15g	桑寄生 20g	菟丝子 10g	益母草 15g

14剂，水煎服。

九诊 2000年11月1日。诸证告愈。10月23日化验：T_3 1.26nmol/L（正常值0.92~2.79nmol/L），T_4 60.6nmol/L（正常值58.1~140.6 nmol/L），均在正常范围。拟丹栀逍遥散合六味地黄汤加减再服14剂以巩固疗效。4年后随访，未再反复。

按语

　　甲状腺功能亢进症以颈前瘿肿、眼突、怕热多汗、心悸易怒、多食消瘦为其中心证候，中医一般按肝郁化热、阴虚火旺、气阴两虚、阳亢风动、痰气凝结等辨证治之。董师回忆在20世纪80年代曾为一甲亢患者抄北京某老中医之方，所用皆为参芪、术附、干姜、当归、苁蓉、肉桂、细辛之类，半年而见获愈。此用温热药何理？窃思本病除上述之表现外，常有虚汗不止、心悸失眠、大便溏泻之心脾两虚或脾肾阳虚之候，乃阳虚不敛、虚阳外越之故，因此用药参、芪、术、附等温阳益气之药属甘温除热之法。

　　本案在二诊后出现乏力明显，肠鸣便溏，每日多达5次以上，痰多白黏，咽喉堵闷，舌淡红，苔薄白，脉沉细数等症，已显心脾肾阳气不足、痰凝之象，故治疗在益气养阴的基础上掺入如生脉散、四逆汤以温振心肾阳气，健脾化痰。始则虑其温燥助火，孰料汗出、便溏均愈。本案经治5月，先后九诊，未用任何抗甲状腺的西药，患者不仅诸证消除，而且多次化验甲功指标恢复正常，足以说明"有是证就用是药"之理，不必拘泥于甲亢或是甲减。

61.甲状腺功能亢进（心悸）（二）

刘某，女，21岁。学生。
就诊时间：2012年2月1日。

主诉：心慌怕热多汗半年，突眼2月。

病史：2011年8月初发热5天，伴乏力、出汗多。继则心慌、心率增快120次/分，怕热明显。10月份月经后错1月。2011年12月发现双眼球突出，当地化验甲状腺功能：FT_3：12.27pmol/L（正常值3.1~6.8 pmol/L），FT_4：30.89 pmol/L（正常值12~22 pmol/L），T_3：3.62ng/ml（正常值0.8~2.0ng/ml），T_4：11.93μg/dl（正常值5.1~11.1μg/dl），TSH 0.005μIU/ml（正常值0.27~4.32 μIU/ml）。诊断为甲状腺功能亢进，予口服甲巯咪唑片（赛治）每次10mg，tid，治疗1月，多次化验血常规WBC（3.19~3.44）×10^9/L，故而停药，给予口服阿替洛尔片每次1片，每日2次。并就诊于中医。

现症　心悸，心率98~105次/分，怕热多汗。双眼球突出，但可闭合。乏力膝软，口干。1月29日复查甲状腺功能：FT_3：14.58pmol/L，FT_4：37.60 pmol/L，TSH 0.01μIU/ml。舌淡红，苔薄白，脉细滑数。

辨证立法　肝郁气滞，心气不足。方用四逆散合生脉散加味。

处方

柴胡10g	白芍10g	枳实10g	生甘草6g
党参15g	麦冬15g	五味子10g	红景天15g
穿山龙30g	炙黄芪30g	生地榆15g	夏枯草10g
生牡蛎(先煎)30g			

28剂，每日1剂，水煎服。

二诊　2012年2月29日。药后心慌好转，心率80~90次/分。乏力减轻，月经时至。仍怕热多汗，眼球突出，复查FT_3：16.89pmol/L，FT_4：28.85pmol/L，TSH 0.005μIU/ml。舌脉证治同前。守方去红景天、生地榆、炙黄芪加黑附片10g，干姜5g，皂角刺10g，再服28剂。

三诊　2012年3月28日。药后怕热、多汗、心慌均减轻，心率84次/分，口干不明显。1周前感冒后咽痛、咳嗽，大便不成形，3月27日复查FT_3：10.79pmol/L，FT_4：33.96 pmol/L，TSH 0.01μIU/ml。血常规WBC 3.28×10^9/L。舌脉证治同前。

处方

柴胡10g	枳实10g	白芍10g	生甘草6g
党参15g	麦冬10g	五味子10g	生黄芪15g
干姜6g	穿山龙30g	白僵蚕10g	蝉蜕10g

片姜黄10g　　夏枯草10g　　皂角刺10g　　生牡蛎(先煎)30g

再服28剂。

四诊　2012年4月25日。眼球不胀，仍突出。有力多了，心慌、怕热、多汗均不明显。昨日复查FT$_3$：10.30pmol/L，FT$_4$：33.76 pmol/L，TSH 0.01μIU/ml。血常规WBC 3.28×10^9/L。舌脉证治同前。

处方

柴胡10g	枳实10g	白芍10g	生甘草6g
党参15g	麦冬15g	五味子10g	穿山龙30g
皂角刺10g	夏枯草15g	淫羊藿10g	红景天15g
龙眼肉10g	女贞子10g	生黄芪30g	生牡蛎(先煎)30g

每日1剂，水煎服。

五诊　2012年7月4日。一直服用上方，除了双眼球突出外，体若常人。7月2日复查FT$_3$：6.72pmol/L，FT$_4$：21.70 pmol/L，均在正常范围；TSH 0.01μIU/L，仍偏低。血常规WBC 3.97×10^9/L。舌红少津，苔薄白，脉沉细。

处方

柴胡10g	枳实10g	白芍10g	炙甘草6g
党参10g	麦冬10g	五味子10g	穿山龙30g
皂角刺10g	夏枯草15g	山慈菇10g	红景天15g
白僵蚕10g	女贞子10g	生黄芪30g	生牡蛎(先煎)30g
白头翁30g	钩藤10g		

每日1剂，水煎服。

2012年8月22日随诊，除眼球略突，余无不适，甲状腺功能正常。原方配制丸药常服，巩固疗效。2012年11月5日随诊，无不适，化验甲状腺功能均在正常范围。2012年1月10日复查甲状腺功能均在正常范围。随诊2年，未再反复。

按语

　　本案属于早期轻中度甲亢，因服用甲巯咪唑片后出现白细胞减少，又不愿意进行放射性同位素治疗，改用中医治疗。临床所见心慌、怕热、多汗、口干、乏力诸症，乃肝郁气滞，气郁化火，耗气伤阴所致，病位在肝、心。肝郁气滞，气郁生痰则目胞肿胀；气郁化火，内扰心神则心悸；气郁化火，耗气伤阴，则乏力、口干；阴虚不能涵木，阴不敛阳，津液外渗则怕热多汗。治疗以四逆散疏肝解郁；生脉散加黄芪、红景天补益心气；生牡蛎软坚散结兼敛阴止汗；夏枯草、皂角刺清肝散结；生地榆、穿山龙凉血活血通络。服药28剂后诸症明显减轻，考虑久病阴损及阳，又加用黑附片、干姜温补脾肾，因方中佐有麦冬、五味子、白芍、甘草等阴柔之品，可防其温燥劫阴之虑。三诊时因外感后出现咽痛、咳嗽等症状，故又去黑附片并加升降散以祛风清热化痰。待外感告愈后仍守疏肝解郁、益气养阴法为主，随证加减。单纯应用中医治疗，平调阴阳脏腑，患者坚持服用半年，终于治愈。

62.甲状腺功能亢进（瘿病）

许某，女，56岁，退休工人。

就诊时间： 2008年7月17日。

主诉： 颈部肿物16年，多食、消瘦、心悸6年，加重伴胸背痛10天。

病史： 患者1992年发现颈部肿物，当地医院化验"T_3、T_4正常"，诊断为结节性甲状腺肿，建议手术被拒绝。此后颈部肿物逐渐增大，2002年因乏力、多食，多汗、手抖，1年内体重下降5kg，伴心悸（心率100～110次/分），化验T_3、T_4升高，诊断为甲状腺功能亢进，予口服丙硫氧吡啶和倍他乐克治疗，症状明显好转，多次测甲功正常。半月前因乏力、心悸加重，心率120次/分，伴多汗，手足麻木，大便稀溏，胸背压榨样疼痛，持续5～10min，服速效救心丸无效。来我院急诊查血常规：WBC 10.03×10^9/L；血K 3.0mmol/L。予吸氧、阿司匹林0.3g嚼服、爱倍20mg静点，胸背痛未再发作。化验甲功：FT_3 4.28pg/ml、FT_3 2.17ng/dl↑、TSH 0.00μIU/ml↓；予口服丙硫氧吡啶100mg tid+倍他乐克25mg bid，心悸有所减轻。为进一步诊治收住入院。

入院查体：甲状腺Ⅲ度肿大，质韧，可触及多个结节，可闻及收缩期吹风样杂音。心率86次/分，律齐，主动脉瓣听诊区可闻及2～3级收缩期吹风样杂音。眼睑细颤（＋），双手细颤（－）。化验甲功：T_3 2.080ng/ml、T_4 12.56μg/dl、TSH 0μIU/ml。胸像：甲状腺增大，气管右偏，上纵隔增宽。B

超：甲状腺增大，弥漫性病变，可见多发实性及囊实性结节，部分伴粗大钙化。内分泌科会诊考虑为弥漫性毒性甲状腺肿（Graves病）、冠状动脉粥样硬化性心脏病不除外。继续予丙硫氧吡啶100mg tid、倍他乐克25mg bid治疗。仍自汗、盗汗明显，阵发心悸，心率100~110次/分，每次持续约半小时，休息后可缓解。外科会诊考虑结节性甲状腺肿合并甲亢，建议行手术切除，仍被患者拒绝。

现症 颈部明显增粗肿大，乏力、心悸、气短，活动后加重。多食易饥，食后腹胀，口干口渴，性急易怒，两胁胀痛，腰膝酸痛，手足心热，自汗盗汗，大便溏泻，小便频数，唇淡红，舌淡胖，边有齿痕，舌有裂纹，苔薄黄，少津，脉细数。

辨证立法 病房医生辨为气阴两虚、气滞痰凝。治以益气养阴，舒肝健脾，化痰散结。方用补中益气汤合生脉散加减。

处方

生黄芪60g	太子参30g	炒白术10g	陈皮10g
升麻5g	柴胡5g	防风10g	麦冬10g
五味子10g	白芥子3g	法半夏10g	怀山药15g
薤白10g	枳壳10g	生山楂30g	生龙骨(先煎)30g
炙甘草6g	生牡蛎(先煎)30g		

7剂，水煎服。

二诊 2009年7月24日。药后出现虚汗不止，仍乏力气短，活动后阵发心悸，心率100~110次/分，持物手抖，畏寒肢冷，大便溏泻，2~3次/日，舌胖大、淡嫩有齿痕，苔薄白，脉沉细数。遂邀董师查房指导，认为患者病程日久，耗气伤阴，阴损及阳。重新辨证为脾肾不足，阴阳两虚，治以培补脾肾、温阳育阴，实卫固表，易方用四逆汤合理中丸、生脉散加味。

处方

干姜10g	党参15g	炙甘草6g	黑附片(先煎)10g
麦冬10g	五味子10g	淫羊藿10g	肉桂5g
穿山龙30g	红景天15g	生黄芪30g	白术10g

每日1剂，水煎服。

服用7剂，胸闷、阵发性心悸消失，汗出明显减少，畏寒肢冷，乏力神疲等明显减轻，仍大便溏泻。守加鹿衔草15g再服7剂，大便较前成形，诸症明显改善，基本以原方加减，病情稳定，2008年10月出院。丙硫氧吡啶逐渐减为100mg，bid，半年后颈部肿物逐渐缩小，复查甲状腺功能大致正常。

按语

　　本案为结节性甲状腺肿合并甲亢，经抗甲状腺药物治疗，甲状腺功能指标稳定，但甲状腺仍明显肿大，且胸像提示压迫临近器官导致气管右偏，具有手术切除的指征。中医认为病位在颈部瘿脉，病变可涉及肝、肾、心、脾等，而以肝脏为主。情志不遂或郁怒伤肝，致肝郁气滞，日久化火，耗气伤阴，加之素体阴虚、劳欲伤肾，遂成阴虚火旺或气阴两虚之证，兼有痰、瘀互结于颈前形成甲状腺肿大。早期多实证，以气滞血瘀痰结或肝火为主，进一步发展则多见虚实夹杂，而以阴虚或气阴两虚多见。如病程迁延，病变后期多见阴阳两虚。现代中医治疗多以疏肝理气、养阴清热为主，或从软坚散结、消痰化瘀立论。早期宜疏肝理气、化痰散结、滋阴泻火，晚期宜滋阴养血和益气温阳，标本兼治。本案初始治疗除了颈部瘿瘤明显肿大外，既有口干口渴，多食易饥，性急易怒，两胁胀痛，腰膝酸痛，手足心热等肝郁化热之象；又有汗出明显，乏力气短心悸，活动后加重，大便溏泻，小便频数，舌淡胖齿痕，脉细数等脾肾两虚，心气不足之表现。选用补中益气汤合生脉散加减益气养阴，舒肝健脾，化痰散结，唯感益气养阴尚可，温补阳气不足，故而服用7剂，虚汗淋漓不止，似有亡阳之虞。董师查房时结合舌胖大、淡嫩有齿痕，脉沉细之本象。抓住阴损及阳、阴阳两虚、卫表不固的主要矛盾，易方以温阳补肾、益气养阴，实卫固表为治，方选四逆汤合理中丸、生脉散加生黄芪、淫羊藿温补脾肾，助阳固表；生脉散加红景天、肉桂益气养阴，强心复脉，取得满意疗效。从中体会，中医治疗甲亢如确定阴阳两虚证候时，不必因有口干口渴，手足心热，性急易怒之局部热象而不敢应用制附子、干姜、肉桂、黄芪有等温热药物。

63.糖尿病（消渴病）

仁某，男，71岁，蒙古族。
就诊时间：2014年5月7日。

主诉： 确诊为糖尿病20年，头晕、口干多饮、夜尿频多、体重减轻半年。

病史： 患者20年前因口干多尿、化验血糖增高，当地医院诊断为糖尿病，开始饮食控制和适当运动，间断服用中成药"神农三消丸"，病情稳定，空腹血糖控制在4.5～6.2mmol/L。近半年来头晕、口干多饮，每日饮水量达5000ml左右，尿量与饮水量相当。夜尿频多、每晚3～5次；体重减轻约5kg。半月前体检空腹血糖6.4mmol/L；B超：胆囊结石，甲状腺多发性囊实性结节，颈动脉粥样硬化斑块形成，前列腺增生。头颅MRI：脑萎缩。求治于中医。

现症 乏力头晕，不耐劳累。手足冰冷，心悸胸闷，胃脘嘈杂不适。口干思饮，喜热饮。尿量多，夜尿频数，大便干燥，舌淡暗胖大，苔白腻，脉沉弦。

辨证立法 阴阳两虚，湿热下注，治以温补肾阳，清利湿热，方用金匮肾气丸合草薢分清饮加减。

处方

熟地黄25g	山萸肉10g	山药15g	茯苓15g
丹皮10g	泽泻10g	吴茱萸3g	黑附片(先煎)10g
肉桂6g	草薢15g	菖蒲10g	乌药10g
益智仁10g	黄连6g		

28剂，水煎服。

二诊 2014年6月11日。药后头晕、乏力、口干均减轻，饮水量和尿量减为每日3000ml左右，夜尿减为每晚3次。胸闷嘈杂仍有，大便不成形，每日2次，手足不温。复查空腹血糖6.1mmol/L。舌淡红，苔白有裂纹，脉沉细。证治同前。

处方

熟地黄25g	山萸肉10g	山药15g	茯苓15g
丹皮10g	泽泻10g	吴茱萸3g	黑附片(先煎)10g
肉桂5g	干姜6g	炒白术10g	葛根15g
益智仁10g	黄芩10g	黄连6g	

28剂，水煎服。

三诊 2014年7月30日。口干减轻，饮水量和尿量减为每日2000ml左右，胸闷嘈杂好转，大便成形，手足转温，有力多了。上午感头晕。复查空腹血糖5.1mmol/L。舌淡红，苔薄白，脉沉细。证治同前。

处方 　熟地黄 25g　　山萸肉 10g　　山药 15g　　　茯苓 15g
　　　　　丹皮 10g　　　泽泻 10g　　　益智仁 10g　　黑附片 (先煎) 10g
　　　　　桂枝 10g　　　生黄芪 30g　　炒白术 10g　　干姜 6g
　　　　　萆薢 15g　　　石菖蒲 10g　　乌药 10g

30剂，水煎服。

四诊 　2014年9月3日。口干思饮不明显，无特殊不适，复查空腹血糖、餐后血糖均正常，舌脉证治同前。

处方 　熟地黄 25g　　山萸肉 10g　　山药 15g　　　茯苓 15g
　　　　　丹皮 10g　　　泽泻 10g　　　红景天 15g　　黑附片 (先煎) 10g
　　　　　肉桂 6g　　　　生黄芪 30g　　炒白术 10g　　干姜 6g
　　　　　益智仁 10g　　枳壳 10g　　　陈皮 10g

30剂，水煎服。

按语

　　糖尿病属于中医的消渴病范畴，病本在肾，与肺、胃相关。基本病机是阴虚燥热，按病位可分为上消肺胃燥热、中消脾胃燥热、下消肾阴虚燥热。治疗多以滋阴清热为其大法。张仲景《金匮要略》云："男子消渴，小便反多，以饮一斗，小便一斗，肾气丸主之。"可见金匮肾气丸本是中医治疗消渴病的经典祖方，奈何每有医家畏其方中之附桂温热伤阴，凡见到口干便结者则不敢放胆用之。本案年逾七旬，消渴病史已20余年，口干多饮，每日饮水量达5000ml左右，且尿量与饮水量相当，与仲景所言"以饮一斗，小便一斗"无异。究其病机，乃久病及肾，阴损及阳，导致肾气衰惫，阴阳两虚，下元不固，兼夹瘀血。尽管口干多饮明显，实由肾阳不足，津液生成障碍，气不化津之故；而大便干燥亦是气化无力，阴津凝而固结，津液不行，大肠传导失常所致。观其乏力头晕，不耐劳累，手足冰冷，心悸胸闷，口干反喜热饮，夜尿频多，舌淡暗胖大，苔白腻，脉沉弦均为一派阴阳两虚，寒湿凝结之象。所以董师治疗始终以金匮肾气丸为主，温阳育阴，培补下元，以助气化之用，合萆薢分清饮温肾利湿，分清化浊，患者不仅多饮多尿的症状明显改善，精力增进，血糖也趋于正常。消渴病也属于中医的燥证，清代周学海《读医随笔》云："盖阴气凝结，津液不得上升，以致枯燥。治宜温热助阳，俾阴精上交阳位，如釜底加薪，釜中之水气上腾，其润泽有立至者。仲景以八味丸治消渴，即此义也。但枯燥有由于阴竭者，必须大剂濡养，如救焚然。故同一枯燥，而有阴凝、阴竭之分，二证霄壤，至宜细审，不可误也。"可资参考。

64.糖尿病肾病（水肿）

经某，男，79岁，高级工程师。

就诊时间： 2005年8月10日。

主诉： 双下肢水肿1年。

病史： 患者有糖尿病史30余年，心律不齐3年，高血压1年。2004年7月因双下肢水肿住院诊为糖尿病肾病，予胰岛素及降压、利尿剂治疗，血糖控制尚可，但水肿一直未消失。今年6月又因心动过缓住内科行永久心脏起搏器植入手术。就诊于中医。

现症 眼睑及双下肢轻度水肿，全身乏力，下肢尤甚，口干黏，咽喉有粘痰不爽。心烦失眠，大便干燥，小便黄。化验血 Cr 144.9μmol/L，BUN 5.16mmol/L。舌红暗，舌下络脉瘀曲，苔黄厚腻，脉沉细。

辨证立法 痰瘀互结，脾肾两虚。治以化痰清热，益气祛瘀，方用温胆汤、小陷胸汤合补阳还五汤加减。

处方

法半夏10g	茯苓30g	陈皮10g	甘草5g
竹茹10g	枳实10g	全瓜蒌30g	黄连5g
生黄芪30g	当归15g	川芎10g	赤芍15g
桃仁10g	红花10g	地龙10g	丹参30g
葛根15g	生白术30g	郁李仁10g	

每日1剂，水煎服。

二诊 2005年9月14日。服药半月，水肿减轻，大便通畅。近日因受凉后肺部感染，用西药抗炎治疗10天痊愈。化验血Cr 133.48μmol/L，BUN 6.58mmol/L。现下肢又有水肿，纳差，口干黏，乏力，尿黄，大便尚通畅。舌红苔黄厚腻而干，脉沉细。证属湿热中阻，三焦失司。治以清热化湿，行气导浊。方用平胃散、葛根芩连汤、三仁汤加减。

处方

苍术 10g	厚朴 10g	陈皮 10g	甘草 5g
半夏 10g	藿香 10g	葛根 15g	黄芩 10g
黄连 6g	菖蒲 10g	白蔻仁 10g	生苡仁 30g
滑石 30g	槟榔 10g	草果 5g	生甘草 5g

每日1剂，水煎服。

三诊 2005年11月16日。口干及咽喉黏痰减少，较前有力，入睡好转，大便通畅，下肢轻度水肿。舌苔白腻，脉沉细。证属痰瘀互结，脾肾两虚，水湿内停。治以化痰通络，益气消肿，方用温胆汤合防己黄芪汤加减。

处方

法半夏 10g	茯苓 30g	陈皮 10g	甘草 5g
竹茹 10g	枳实 10g	菖蒲 10g	远志 10g
丹参 30g	葛根 15g	生黄芪 30g	防己 10g
白术 15g	桂枝 10g	藿香 10g	鬼箭羽 15g
桃杏仁各 10g	槟榔 10g	草果 3g	

每日1剂，水煎服。

四诊 2006年1月25日。加减用药60余剂，诸证消失，精神体能均好，血压、血糖稳定。舌暗红，苔白薄腻，脉沉细。化验血 Cr 105.20μmol/L，BUN 4.8mmol/L。继以前法加减以巩固疗效。

按语

　　糖尿病属于中医"消渴病"的范畴，历代医家多宗《素问·阴阳别论》之"二阳结谓之消"的观点从阴虚燥热立论，以滋阴清热为治疗大法。近年来由于饮食结构变化和生活方式的改变，使糖尿病的发病情况具备了新的特点，即2型糖尿病患者典型的"三多一少"临床表现已不多见，而营养过剩，形体肥胖，缺乏运动使其发病率明显增高。董师临床观察到相当一部分2型糖尿病人甚至在糖耐量异常（IGT）阶段就出现形体肥胖、舌苔厚腻、肢体困重、脘痞腹胀、便溏尿黄等痰湿内阻的证候；而在有些合并症或慢性并发症的患者常伴有头晕目眩、恶心纳差、腹胀便溏、浮肿、肢体麻木等症状，符合中医学"肥人多痰湿"的理论，通过祛湿化痰为主治疗往往取得较为满意的疗效。本案罹患糖尿病30年之久，伴有高血压、冠心病、糖尿病肾病等并发症，中医见证为肢体水肿、乏力口黏、舌暗苔厚腻等气阴两伤，痰瘀互结之象，属于本虚标实的证候。治疗选用温胆汤合小陷胸汤清化痰热，宽胸除痹；补阳还五汤益气活血，通络止痛；防己黄芪汤补气利水，健脾消肿。数方加减或合用，患者不仅症状明显缓解，而且血糖、血压、肾功能稳定。应当明确，痰湿证仅属糖尿病的一种证候类型，并非所有的糖尿病都是痰湿证。痰湿的生成与脏腑功能紊乱有关，治疗要注重调理脾肾两脏，以杜生痰之源。

65.慢性乙型肝炎（肝胆湿热）（一）

赵某，男，65岁，退休干部。

就诊时间：2010年8月26日。

主诉：慢性乙型肝炎伴反复肝功能异常4年半。

病史：患者2006年1月因急性胆囊炎行手术切除，术前化验发现"乙肝大三阳"，肝功能异常（具体数值不详）。3个月后我院肝炎门诊检查仍为乙肝大三阳，ALT 55U/L；AST 53U/L，诊断慢性乙型肝炎，给予五味养肝丸、乙肝清热解毒冲剂、联苯双酯滴丸、天晴甘平和中药汤剂等治疗，肝功能一度正常，但停药2～3月随即升高，多次化验ALT 69～121～158U/L、AST 76～146～179U/L。给予口服甘草酸二铵肠溶胶囊（天晴甘平）100mg，tid。1月后复查ALT 42U/L，AST 45U/L，就诊于中医。

现症 乏力口苦，口中有异味；手足心热，尿黄便溏，舌苔白腻，脉细滑。

辨证立法 肝胆湿热，治以清利肝胆，健脾祛湿，方用柴平散加减。嘱咐停用天晴甘平。

处方

柴胡 10g	黄芩 10g	法半夏 10g	苍术 10g
厚朴 10g	陈皮 10g	黄连 6g	茵陈 15g
赤芍 10g	凤尾草 15g	土茯苓 15g	炙甘草 6g

内科疾病

每日1剂，水煎服。

二诊 2010年10月14日。药后口苦、尿黄减轻，手足心热不明显，仍有乏力，肢体酸沉，复查ALT 28U/L，AST 43U/L。舌淡红，苔白腻，脉沉细。守方加藿香10g，继续服用。

三诊 2010年12月9日。口苦尿黄等症状消失，多次化验ALT 35～37U/L；AST 45～39U/L，舌淡红，苔白腻，脉沉细。证治同前。守方去土茯苓加虎杖15g，继续服用。

四诊 2011年8月11日。以前方加减服药至今，病情稳定，肝功能维持在ALT 35～37U/L，AST 45～42U/L，无特殊不适。拟配制丸药巩固疗效。

处方

柴胡30g	黄芩30g	法半夏30g	苍术30g
厚朴30g	陈皮30g	黄连20g	茵陈90g
赤芍50g	凤尾草50g	虎杖30g	五味子100g
菖蒲30g	枳壳30g	丝瓜络30g	白花蛇舌草100g
炙甘草20g			

诸药共研细末，炼蜜为丸，每丸重约9g，每次1丸，每日3次。

五诊 2011年12月1日。一直服用丸药，每月化验1次肝功能，均在正常范围，偶有乏力、便溏，舌淡红，苔白微腻，脉细滑。守方加干姜30g，女贞子30g，旱莲草30g，配制丸药继续服用。

六诊 2012年8月9日。服丸药1年，多次肝功能均正常。嘱停药观察。2014年7月中旬因咳嗽随诊。自诉2年来未再服任何保肝药，无明显不适，间断复查肝功能均在正常范围。

按语

　　本案慢性乙型肝炎诊断明确，且病毒复制处于病情活动期，虽经中西医多种药物治疗3年余，但肝功能始终难以恢复正常，最后经单纯中药治疗，从肝胆湿热、脾胃气虚着手，以柴平散为主加减治疗2年，终使肝功能恢复稳定，持续正常。董师认为，病毒性肝炎急性期病机多为湿热疫毒内侵，脾胃乏运，肝胆失疏，慢性活动期则以脾胃气虚为本，湿热疫毒为标，辨治时需要辨清湿和热的孰轻孰重。如本案口苦、尿黄、口气臭秽、手足心热、舌苔厚腻，属热重于湿之象；罹病多年，湿热疫毒耗伤正气，脾气脾阳受损，故同时伴有乏力、纳差、便溏、脉细滑等脾胃气虚之证。治疗结合其转氨酶升高、病情活动的特点，攻补兼施，以清利肝胆湿热为主、健脾益气为辅。柴平汤出自《景岳全书》，由小柴胡汤与平胃散合方而成，具有疏肝健脾、燥湿化痰之功。所加茵陈、赤芍、凤尾草、土茯苓、虎杖均具有清热祛湿、活血凉血之功。其中凤尾草味辛，性平，归大肠、胃、肝、肾经，清热利湿，凉血止血，消肿解毒；土茯苓性味甘、淡，归肝、胃经，可解毒除湿，通利关节，能"健脾胃，强筋骨，祛风湿，利关节"；虎杖，味微苦，性微寒，归肝、胆、肺经，功用利湿退黄，清热解毒，散瘀止痛，化痰止咳，药理研究三药均有保肝降酶作用。至病情稳定，则配制丸药长期服用，防其反复。实践证明，中医治疗慢性乙型肝炎有肯定的疗效，但是否能够杀灭或抑制病毒复制尚无证据。

66.慢性乙型肝炎（胁痛）（二）

可某，男，39岁，农民。

就诊日期： 2013年7月18日。

主诉： 肝功能异常15年，肝区胀痛、乏力纳差半月。

病史： 患者15年前查体发现乙肝"大三阳"，乙肝DNA阳性，肝功能异常（具体数值不详），外院予保肝西药治疗，控制欠佳。其后服用中药汤剂治疗1年病情控制后停药。半月前劳累后出现肝区胀痛，乏力倦怠，纳差消瘦，化验肝功能：ALT 423U/L，PA 129mg/L；血常规、蛋白电泳、AFP均正常。腹部B超：脂肪肝，胆囊壁多发息肉，胆囊结石，门脉1.0cm，就诊于中医。

现症 肝区胀痛，胸闷气短，烦躁，乏力纳差，口中发木，稍感口干苦，偶有失眠，尿黄。舌淡暗胖大，苔薄白，脉弦滑。

辨证立法 肝郁气滞、湿热内蕴、脾虚血瘀。治以疏肝理气、益气活血，清利湿热，方用四逆散加味。

处方 柴胡 10g　枳实 10g　白芍 10g　石见穿 15g
凤尾草 15g　预知子 15g　生黄芪 30g　女贞子 15g
丹参 15g　白蒺藜 10g　合欢皮 10g　生甘草 6g
每日 1 剂，水煎服。

二诊 2013 年 8 月 22 日。药后乏力倦怠、肝区胀痛、胸闷烦躁均减，仍口干，纳食睡眠可，二便调。舌体淡暗胖大，舌尖红，苔黄腻，脉沉弦滑。守方去白蒺藜、合欢皮，加黄芩 10g、茵陈 30g、茯苓 15g、炒白术 10g。7 剂，水煎服。

三诊 2013 年 8 月 29 日。8 月 26 日复查 ALT 273U/L；乙肝大三阳；HBV-DNA 4.79×10^7/ml。肝区胀痛、乏力减轻，仍纳差困倦，口淡无味，偶有肝区不适，口苦，近日外出工作劳累，乏力、肝区不适稍加重，偶有耳鸣，舌尖红少苔，脉沉细。证治同前。

处方 柴胡 10g　枳实 10g　白芍 10g　生甘草 6g
石见穿 30g　凤尾草 15g　贯众 10g　生黄芪 30g
女贞子 15g　垂盆草 15g　黄芩 10g　炒白术 10g
土茯苓 30g　白花蛇舌草 30g
20 剂，每日 1 剂，水煎服。

四诊 2013 年 12 月 26 日。间断服用前方 2 月余，10 天前复查 ALT 140U/L。稍感乏力，时易困倦，偶有肝区不适。舌尖红，少苔，脉沉细。辨证为肝肾阴虚，肝胆湿热，治以滋补肝肾，疏肝理气，清热利湿，方用滋水清肝饮加减。

处方 熟地黄 25g　山茱萸 10g　山药 10g　土茯苓 30g
泽泻 15g　牡丹皮 10g　柴胡 10g　当归 10g
白芍 10g　生白术 10g　黄芩 10g　法半夏 10g
旱莲草 10g　女贞子 10g　凤尾草 15g　石见穿 30g
炙甘草 6g
每日 1 剂，水煎服。

五诊 2014 年 7 月 10 日。药后诸症告愈，肝功能正常，停服中药半年。近 1 月因劳累后再次出现乏力，恶心，厌油腻。10 天前复查肝功能：ALT 904U/L，AST 519U/L，GGT 147U/L；HBV-DNA：1.98×10^6/ml。

现感乏力纳差，恶心，厌油腻，肝区胀痛，大便先干后溏，舌红稍暗，苔薄白，脉弦滑。辨证为肝郁脾虚、湿热蕴毒。治以疏肝健脾，清热祛湿解毒，方用柴平汤加减。

处方

柴胡10g	黄芩10g	厚朴10g	炒半夏曲10g
炒苍术10g	陈皮10g	凤尾草15g	垂盆草15g
石见穿30g	茵陈30g	土茯苓30g	党参10g
女贞子15g	青蒿10g	藿香10g	滑石30g
枳实10g	生甘草6g		

30剂，水煎服。

六诊 2014年8月21日。服药40余剂，稍有乏力、易疲劳，时有失眠，肝区隐痛，舌红苔薄黄，脉沉弦。昨日复查肝功能：ALT 32U/L、AST 29U/L、GGT 57U/L、ALP 84U/L、PA 220mg/L。证治同前。守方去青蒿、枳实，加黄精15g、生黄芪15g。28剂，每日1剂，水煎服。

加减服用2月，2014年10月30日随诊，复查肝功能正常：ALT 15U/L，AST 26U/L，TBIL 7.9μmol/L，DBIL 2.8μmol/L，GGT 28U/L，ALP 76U/L，PA 267mg/L；乙肝小三阳；HBV-DNA：1.7×10^3/ml；腹部B超：肝大，剑下1.7cm，肝回声稍增粗，脂肪肝，胆囊壁多发胆固醇结晶，胆囊壁隆起样病变，息肉可能。以后基本以前方加减随诊2年余，患者无不适，多次复查肝功能正常，病情平稳。

按语

　　慢性乙型肝炎是HBV感染的一种严重结果，估计有15%～25%的慢性乙型肝炎患者将过早地死于肝硬化或原发性肝细胞癌。目前对大多数慢性乙肝的西医治疗仍有很多问题，包括干扰素（TFN）和拉米夫定等抗病毒药物的应用，达不到根治的目的，而运用中医辨证论治存在着一定优势。中医认为，慢性乙肝的发生与外感湿热疫毒，情志伤肝，饮食劳倦等有着密切关系，而正气亏损是发病的内在因素。在急性期或慢性肝炎的活动期，多表现为一系列肝胆湿热、疫毒蕴结的证候。由于湿邪和热邪有偏胜和人体体质有偏阳虚与偏阴虚的区别，所以本病的转归有两种趋向：其一是由肝传脾，脾气受损，运化无权而致脾虚肝郁，湿邪内阻；其二是肝郁日久伤阴，虚热灼津成瘀，形成肝肾阴虚，瘀血阻络的证候。

本案患者罹患慢性乙肝多年，同时患有胆石症、脂肪肝，病情缠绵，毒邪留恋，每于劳累后病情反复，病位主要在肝、脾、肾。辨证属于本虚标实，脾胃气虚、肝肾不足是其本，肝郁气滞、湿热疫毒蕴结是其标，补益脾胃、疏肝滋肾、清热利湿解毒、活血化瘀为总的治则。初诊时因肝气郁结，疏泄不畅，故见肝区胀闷疼痛、脉弦；肝郁化热，故烦躁、口干苦；肝气横逆侵犯脾土，脾主运化饮食精微和水湿，脾虚失运，则食欲下降、消瘦、乏力倦怠、气短；脾失健运，水湿停滞，郁久化为湿热，故见胸闷脘痞、小便黄、舌淡胖大、苔黄腻、脉滑。遵张仲景"见肝之病，知肝传脾"之训，治以疏肝健脾、清热祛湿、益气活血，方以四逆散疏肝解郁，加党参、茯苓、白术健脾益气；茵陈、土茯苓清热利湿，保肝降酶；凤尾草、垂盆草、石见穿、丹参清热利湿、活血解毒；生黄芪配女贞子益气健脾，滋补肝肾；白蒺藜辛散苦泄、疏肝解郁、行气破血，合欢皮安神解郁、明目消肿、和血止痛，二药相配，一散一补，补泻兼施，活血消癥。治疗3月后肝功能恢复正常，易方用滋水清肝饮加生黄芪、女贞子等滋补肝肾，益气养阴以巩固疗效。但半年后又因劳倦过度复发，肝功能多项均明显增高，乙肝病毒复制活跃，病情处于活动期，此正气抗邪无力，邪毒留恋，湿热蕴蒸肝胆，选用柴平汤加茵陈、土茯苓、凤尾草、垂盆草、石见穿、青蒿、藿香、滑石清热利湿，解毒凉血之品，随证加减治疗3月，没用任何西药，达到肝功能恢复正常，乙肝大三阳逆转为小三阳，HBV-DNA由 4.79×10^7/ml 降至 1.7×10^3/ml 的疗效。

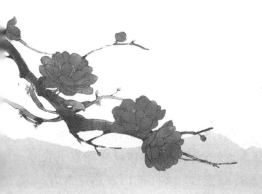

风湿免疫病

1.干燥综合征（燥痹）（一）

张某，女，63岁，退休工人。

就诊时间： 1993年5月12日。

主诉： 口眼干燥8年，双下肢皮肤结节性红斑反复发作2年。

病史： 患者近8年口眼干燥咽干食需水送，逐渐加重。1991年始双下肢皮肤出现结节性红斑，2～3月发作1次，持续半月。半年前因发热伴乏力，化验RF阳性；ESR 37mm/h，口服泼尼松治疗体温正常。遂到本院风湿免疫科就诊，化验抗SSA、SSB抗体阳性；IgG 23.5g/L；口腔科、眼科检查符合干燥综合征诊断。给予口服溴隐亭治疗3月，乏力减轻，但口眼干燥未改善，复查ESR 35mm/h，IgG 29.2g/L；IgA 4.8g/L。就诊于中医。

现症　口干无唾液，眼干少泪，猖獗龋。乏力明显，关节酸痛，冬季皮肤干燥脱屑，双下肢皮肤色素沉着。纳差，胃脘不适，心慌易怒。舌红无苔少津，舌面有裂纹，脉沉细。

辨证立法　阴虚内燥，肝胃郁热，治以养阴生津，润燥解毒，疏肝和胃。方用自拟增液润燥汤加减。

处方

生地15g	麦冬15g	玄参15g	升麻10g
葛根10g	当归10g	枸杞10g	天花粉20g
北沙参20g	石斛10g	生山楂10g	乌梅10g
五味子10g	佛手10g	香橼皮10g	陈皮10g
菖蒲10g	郁金10g	生甘草6g	

每日1剂，水煎服。

二诊　1993年6月16日。药后口眼干燥、心慌减轻，较前有力，纳食增加，现时感头晕，颈背不舒，血压正常。舌红无苔干裂，脉沉细。守方去菖蒲、郁金加生黄芪30g，葛根加至20g，再服14剂。

三诊　1993年6月30日。头晕告愈，口干减轻，心烦燥热，余证同前。守方去佛手、香橼皮加黄芩10g，黄连6g，再服30剂。

四诊 1993年9月1日。口干不明显，纳食好转，双手背皮肤瘙痒，双下肢出现2个无痛性结节性红斑，乏力气短，不耐劳累。复查ESR 54mm/h，IgG 25g/L；IgA 5.28g/L。舌红无苔干燥，脉沉细。守方加苦参10g，再服30剂。又活血消炎丸每次3g，每日2次。

五诊 1993年9月15日。口眼干燥明显减轻，下肢结节性红斑变小，仍胸闷气短。舌脉证治同前。

处方

生地15g	麦冬15g	玄参15g	升麻10g
葛根10g	当归10g	枸杞10g	生山楂15g
鸡血藤30g	桑寄生20g	柴胡10g	枳壳10g
佛手10g	穿山甲10g	皂角刺10g	生甘草6g

每日1剂，水煎服。

六诊 1993年12月15日。以上方加减服用3月，口干不明显，眼干减轻，双下肢结节性红斑好转仍有反复，化验ESR 18mm/h，IgG 24g/L，IgA 4.2g/L。舌红暗少苔，脉沉细。拟从活血化瘀、软坚散结治疗，方用血府逐瘀汤加减。

处方

当归10g	川芎10g	生地20g	赤芍15g
桃仁10g	红花10g	柴胡10g	枳壳10g
牛膝10g	丹参30g	穿山甲10g	皂角刺10g
莪术10g	陈皮10g	炙甘草6g	

每日1剂，水煎服。

加减服用半年，下肢结节性红斑消退，口眼干燥减轻，病情稳定。

按语

　　干燥综合征属于中医内燥证的范畴，临床常见口干无津、眼干少泪、鼻干唇裂、皮肤干燥皲裂脱屑、大便干燥、妇女阴道干涩等一派津液枯涸、脏腑孔窍失却濡润的燥象，起病隐袭，病程绵长，治疗不易速效，国医大师路志正将其定名为燥痹。病机本质是阴津亏损，而燥为其貌。干燥症状的出现，或由津液亏损耗夺，脏腑清窍失却濡润；或由瘀血、痰湿阻络，气虚不能化津，津液敷布障碍，总属津液代谢失衡失润所致。多为阴虚体质，复感燥热邪气，蕴酿成毒，内陷入里，煎熬津液而成。故病机以虚、瘀、痹、燥为特点：阴虚津亏为其本质，气、阳虚为其所累，瘀、痹、燥为其标象。养阴生津，增液润燥是其治疗大法。董师常用自拟增液润燥汤为基本方加减：生地15～30g，麦冬15～20g，玄参20～25g，升麻10g，葛根10g，当归10g，枸杞10g，天花粉20g，山慈菇5g，生甘草6g。如口干明显加沙参、石斛各15g；眼干明显加女贞子、白芍各10g；腮腺肿痛加山慈菇、土贝母各10g；口腔溃疡加土茯苓、蒲公英各30g；关节疼痛加秦艽、防风各10g；乏力倦怠加生黄芪、党参各15g；皮肤紫癜加丹皮、紫草各10g。本方取《温病条辨》增液汤之生地、麦冬、玄参为主增液生津，养阴润燥。因患者多见口、咽、眼、鼻等身体上部孔窍津液失润的表现，故加升麻、葛根载药上浮以升津除燥，润其孔窍，且升麻辛甘微寒，兼有清热解毒之效；葛根甘寒，升津止渴尚能扩张血管，活血通脉；复用当归补肝血，枸杞子益肾精，天花粉润肺胃，三焦同治则养阴增液之效更强。本案因兼有纳差，胃脘不适，心慌易怒的肝胃不和与下肢结节性红斑的瘀血阻络见证，故在治疗过程加柴胡、佛手、香橼皮、枳壳、郁金以疏肝和胃，丹参、生山楂、穿山甲、皂角刺等以活血化瘀、软坚散结，标本兼治。

2.干燥综合征（燥痹）（二）

王某，女，30岁，职员。

就诊时间：2012年9月18日。

主诉：间断腹泻伴乏力5年，口干半年。

病史：2008年秋季进食不慎开始腹泻，大便每日2到3次，伴有肠鸣、腹痛，当地医院按照"肠炎"治疗好转。以后每于进食瓜果、凉拌菜、海鲜等生冷食物即腹泻发作。逐渐体重减轻、消瘦，伴乏力头晕。半年前出现口干，进干食需水送。眼干不明显，关节无疼痛。1周前当地医院化验血常规：WBC 4.27×10^9/L，HGB 144g/L，PLT 240×10^9/L。肝肾功能正常；ANA 1：320；抗SSA（+），抗SSB（-），IgG 23.98g/L。ESR 22mm/h。诊断为干燥综合征，给予口服醋酸泼尼松10mg/d，硫酸羟氯喹片0.2g/次，bid，至今。因对激素有顾虑，求治于中医。

现症 消瘦明显，乏力头晕，口干，胃胀嗳气，食欲可，但进食不适则大便溏薄，伴肠鸣腹痛，腹部怕冷，失眠多汗，脱发，月经正常。舌淡红胖大，脉沉细滑。

辨证立法 脾胃虚寒，清阳下陷。治以补中益气，升阳止泻。方用补中益气汤合理中丸加减。

处方

炙黄芪30g	党参10g	炒白术10g	升麻5g
柴胡10g	当归10g	陈皮10g	防风10g
白芍10g	干姜5g	石斛20g	炙甘草5g

30剂，水煎服。并嘱泼尼松减为5mg/d。

二诊 2012年10月30日。服药1月，乏力、腹泻、口干、胃胀均明显缓解，体重增加，现大便偶有溏薄，每日2~3次，伴有轻度腹痛。仍有些口干和失眠。自行停用泼尼松，仅服羟氯喹0.2g/次，bid。复查WBC 3.98×10^9/L，HGB 142g/L，PLT 128×10^9/L。IgG 18.4g/L。ESR 7mm/h。舌红暗，苔薄白，脉沉细。证治同前。

处方

生黄芪30g	党参10g	当归10g	陈皮10g
升麻6g	柴胡10g	炒白术10g	炙甘草5g
制远志10g	女贞子10g	墨旱莲10g	炒酸枣仁15g
防风炭10g	枸杞子10g	石斛20g	麦冬10g
炮姜炭6g			

30剂，水煎服，日一剂。

三诊 2012年12月13日。药后精神和体力增加，口干改善不明显。大便成形，每日1次，偶有乏力，左下腹部经常出现阵疼，白带减少。舌淡红，苔薄白，脉沉细。证属气阴两虚，肝肾不足。方用补中益气汤合生脉散、二至丸加减。

处方

生黄芪30g	党参10g	白术10g	升麻6g
柴胡10g	当归10g	麦冬10g	五味子10g
石斛20g	天花粉30g	女贞子10g	旱莲草10g
赤芍10g	黄柏10g	车前子10g	炙甘草6g

20剂，水煎服，日一剂。

四诊 2013年1月11日。已经停服所有的西药半月。复查WBC 3.90×10⁹/L，ESR 12mm/h，IgG 16.2g/L。口干消失。稍感乏力，大便易溏薄，每日2～3次。舌淡红，苔薄白，脉沉细。方用七味白术散加减。

处方 党参10g　　白术10g　　茯苓20g　　葛根15g
木香10g　　藿香10g　　炒白芍10g　防风10g
陈皮10g　　炮姜炭10g　山药15g　　益智仁10g
石斛20g
20剂。

五诊 2013年2月26日。上方服用至今，口干、眼干、乏力均不明显，大便基本成形。但嘴唇容易干裂、脱皮。舌淡红，苔薄白，脉沉细。证治同前。

处方 生黄芪30g　党参10g　　白术10g　　升麻5g
柴胡5g　　当归10g　　陈皮10g　　麦冬10g
五味子10g　白芍10g　　红景天15g　黄芩10g
石斛20g　　生甘草6g

水煎服。嘱再服20剂后停药。1年后随诊，口眼干燥、乏力、腹泻未再反复。

按语

　　干燥综合征以阴虚津亏的证候类型较为多见，多数医家均以养阴生津为主要治法。现在有的中医一见到干燥综合征的患者，治疗时马上想到的是阴虚津亏，动辄用生地、麦冬、玄参、沙参、花粉、五味子等一派养阴生津之品。如果确有是证，冀可获效。但若为脾胃阳虚、脾胃气虚的气不化津之证，或湿热中阻、瘀血阻络的津液失于敷布证，用养阴药治疗后有如雪上加霜，更伤脾阳，洞泄寒中，在所难免。本案就诊时虽然明显口干，但因饮食寒凉，导致腹泻便溏已达5年之久，且伴有神疲乏力、头晕消瘦、腹痛肠鸣、舌淡脉细一派脾胃阳虚，中气下陷之象，故董师辨证为脾胃虚寒，清阳下陷。此为干燥综合征的又一证候类型。脾主运化，气能生津和化津。脾胃气旺则化生的津液充盛；反之，脾胃之气虚衰，影响津液的生成则津液不足，津液乏源，患者除燥象外，尚有腹胀、便溏、纳差等症状，甚则有口粘、舌苔黄腻或白腻夹湿之象。再加上本案长期腹泻，津液从大肠丢失过多，气随津泄，更伤脾胃阳气。董师治疗本案以补脾益气、温阳益阴为主，选用补中益气汤合理中丸加减，随证加入石斛、天花粉、山药等补脾阴之品，经治疗半年，不仅干燥症状明显改善，精神体力增强，而且停用西药后多次复查免疫指标均下降稳定，可见干燥综合征病情的复杂性和治疗困难性。患者有体质的不同、有地域的差异，有生活、饮食习惯的影响，更有是否病情活动、是否合并多系统损害的种种问题，提示一定要对每一例患者具体分析，制定出较为合理的治疗方案。

3.干燥综合征（燥痹）（三）

牛某，女，62岁，退休职工。

主诉： 口眼干燥5年。

病史： 患者5年来口眼干燥，咽干食用水送，眼干涩不适，有异物感，逐渐加重。1999年10月住北京友谊医院风湿科病房，确诊原发性干燥综合征，予口服甲氨蝶呤（MTX）治疗，因服药后呕吐、胃不适而停药。1周前本院风湿免疫科就诊，查：ANA 1∶40，抗ds-DNA（－），ESR 33mm/h，尿Rt（－），抗SSA（＋），抗Scl70（－），抗Jo-l（－），血Cr 203.3μmol/L，BUN 7.8mmol/L，尿Pro 25mg/dl，Glu 100mg/dl，诊断为干燥综合征，建议中医治疗。

既往史： 1990年因腰痛，查尿Pro（＋），诊为慢性肾炎。长期服中药保肾康治疗。1993年发现BP 140/90mmHg，血Cr 117mg/dl；BUN 30mg/dl；FBG 7.2mmol/L，餐后2h PBG 10.6mmol/L，诊为肾功能不全，2型糖尿病，胃溃疡，青光眼。

现症 口，舌，咽均干燥，无唾液，咽干食需用水送，鼻干，眼干，口黏腻不爽。脘腹痞闷，小腹坠胀，大便不畅，尿频，小便不利。舌红暗，苔白厚腻，舌下络脉瘀张明显，脉细濡。

辨证立法 湿热困脾，气机被遏，瘀血不行，津液不化，水不上承。治宜芳香化湿，清热理气，活血化瘀。方用三仁汤合平胃散、桃红四物汤加减。

处方

杏仁 10g	白豆蔻 10g	生薏苡仁 10g	厚朴 10g
半夏 10g	通草 10g	滑石 30g	竹叶 5g
生甘草 5g	苍术 10g	陈皮 10g	当归 10g
川芎 10g	赤芍 15g	桃仁 10g	红花 10g
坤草 30g	茵陈 10g		

7剂，水煎服。

二诊 1999年12月21日。药后大便通畅，口眼干燥明显减轻，脘腹胀闷好转，周身舒适，感觉轻快。舌苔仍白腻，脉沉细。守方加藿香10g，菖蒲10g。7剂，水煎服。

三诊 1999年12月28日。大便偏干，仍有不畅感，口眼干燥未加重，有时不干。尿频已控制。舌苔白腻，脉沉细。关节酸沉。

处方

杏仁 10g	白豆蔻 10g	生薏苡仁 10g	半夏 10g
厚朴 10g	陈皮 10g	生白术 30g	苍术 10g
滑石 30g	枳壳 10g	茵陈 10g	苦参 10g
当归 10g	川芎 10g	赤芍 15g	桃仁 10g
红花 10g	坤草 30g	生甘草 6g	

7剂，水煎服。

四诊 2000年1月11日。口干明显减轻，有时不干，胃脘不胀，关节不痛，大便畅。舌红暗，苔白腻，脉沉细。守方加菖蒲10g，川木通5g。14剂，水煎服。

五诊 2000年1月25日。病情稳定，舌暗，苔薄腻，舌下仍瘀，脉细。

处方

杏仁 10g	白豆蔻 10g	生薏苡仁 30g	厚朴 10g
半夏 10g	通草 10g	坤草 30g	车前子(包煎) 15g
竹叶 5g	生甘草 6g	茵陈 15g	天花粉 20g
当归 10g	川芎 10g	赤芍 15g	桃仁 10g
红花 10g	丹参 15g		

14剂。

六诊 口眼干燥消失，咽干食不用水送，余证均愈。但前日始受凉后，又有口干，胃脘胀闷，进食加重，咳嗽，口腔有白黏浊唾，头晕头痛，周身不适，大便干燥，小便不畅。舌质暗，舌下瘀，苔白腻，脉沉细。

处方

杏仁10g	白豆蔻10g	生薏苡仁30g	厚朴10g
半夏10g	陈皮10g	滑石30g	生甘草6g
通草10g	生白术30g	天花粉30g	全瓜蒌30g
当归10g	川芎10g	赤芍15g	桃仁10g
红花10g	坤草30g		

20剂，水煎服。

七诊 2000年3月24日。药服3剂诸症均愈，一直服上方至今，无特殊不适。近日查：血Cr 203.3μmol/L，BUN 6.05mmol/L，ESR 20mm/h。舌质淡，苔薄白，舌下瘀色减少多了，脉沉细。守方加白僵蚕10g，山慈菇10g，再服14剂。

同时将原方加工配制水丸，每次6g，每日2次，长期服用，以资巩固。

按语

> 干燥综合征的中医病机一般分为阴虚内燥，津液亏损，脏腑孔窍失却濡润，或气虚、阳虚不能化气生津，或湿热内蕴、瘀血阻络，津液敷布障碍，不能上潮导致。本案虽以口咽干燥、无唾液，咽干食需用水送，鼻干、眼干为主诉，但兼有口黏腻不爽、脘腹痞闷、小腹坠胀、大便不畅、尿频、舌红暗、苔白厚腻、舌下络脉瘀张明显一派湿热瘀血阻络、津液敷布障碍之象。因此选用三仁汤合平胃散、桃红四物汤加减以芳香化湿，清热理气，活血化瘀。湿热祛除，瘀血得化则津液正常运行，上潮于口、咽、鼻、眼诸清窍，则干燥症状得以缓解。诚如《医门法律》所言："使道路散而不结，津液生而不枯，气血利而不涩，则病日已矣。"提示我们治疗干燥综合征时不能见到口眼干燥即投以大队甘寒养阴、生津润燥之品，不但阻碍气机运行，加重湿停瘀阻，而且滋腻碍胃滑肠，反生变证。

4.干燥综合征（燥痹）（四）

史某，女性，67岁，退休干部。

就诊时间：2005年4月7日。

主诉：口眼干燥，反复口腔溃疡、腮腺肿痛4年。

病史：4年前无诱因出现口眼干燥，咽干食需水送，反复口腔溃疡。腮腺肿痛或左或右发作4次。2004年11月在北京某口腔医院检查腮腺造影及唇腺粘膜活检病理符合干燥综合征，抗ENA抗体阴性。12月上旬本院化验血常规WBC 3.94×10^9/L，HGB 132g/L，PLT 153×10^9/L，尿常规正常。血抗SSA抗体阳性；ANA 1：320；抗dsDNA（－）；SMA 1：160；抗心磷脂抗体（++）；RF 113.2IU/ml；IgG 17.1g/L，IgA 5.36g/L，IgM 1.24g/L，ESR 32mm/h，确诊为干燥综合征。今年1月胸部CT：左肺上叶尖后段小结节影，呼吸内科考虑不除外结核感染，给予异烟肼和乙胺丁醇抗痨治疗至今，复查ESR 22mm/h，就诊于董师。

现症 双眼干痒，目赤。下午口干，口中黏腻感，咽干食用水送。口腔反复溃疡疼痛，胃脘不适，咽痒咳嗽少痰，尿黄，大便正常，冬天手足皮肤干裂。舌质红，苔白腻干燥，脉沉细。

辨证立法 阴虚津亏，脾胃湿热，燥毒蕴结。治以养阴生津，清热化湿兼软坚散结，方用局方甘露饮加减。

处方

生地15g	熟地10g	天麦冬各10g	茵陈10g
枳壳10g	黄芩10g	石斛15g	炙杷叶10g
生甘草6g	赤芍10g	白僵蚕10g	土贝母10g
山慈菇10g	天花粉20g		

14剂，水煎服。

二诊 2005年4月22日。药后胃脘舒适，口干减轻，眼结膜仍有充血。舌淡暗，苔薄白少津，脉沉细。证治同前。守方去土贝母、白僵蚕加枸杞子10g，菊花10g。再服14剂。

三诊 2005年5月18日。口干减轻比较明显，自觉有少量唾液了。咽喉不适，遇风则咳嗽，大便不畅，每日2次。舌红苔薄白，中有剥脱，脉沉细。证属胃阴虚挟有湿热，肺郁燥痰。治以养胃阴，清湿热兼润肺化痰。

处方

生熟地各15g	天麦冬各10g	茵陈10g	黄芩10g
枳壳10g	炙杷叶10g	天花粉30g	石斛15g
炙甘草6g	蝉蜕10g	菊花10g	浙贝母10g

桃杏仁_各10g　　生薏仁30g

14剂，水煎服。

四诊　2005年6月1日。10天前发生口腔溃疡，现已愈合，但面积和疼痛程度均较以前减轻，咽痒咳嗽仍有。舌红苔白中有剥脱，脉沉细。守方合桑杏汤为治。

处方
生熟地_各10g	天麦冬_各10g	茵陈10g	黄芩10g
枳壳10g	炙杷叶10g	天花粉30g	石斛15g
北沙参10g	生甘草5g	炙甘草5g	桑叶10g
浙贝母10g	杏仁10g	生薏仁30g	白僵蚕10g
山慈菇10g			

14剂，水煎服。

五诊　2005年6月22日。口干基本缓解，咽痒好转，不咳嗽，胃脘略有不适。舌脉证治同前。守方去白僵蚕、山慈菇、生甘草加茯苓15g，白扁豆15g，生荷叶10g。每日1剂，水煎服。

六诊　2005年7月13日。口眼干燥不明显，受凉或遇灰尘仍有些咽痒干咳。

处方
天麦冬_各10g	茵陈10g	黄芩10g	生熟地_各10g
枳壳10g	炙杷叶10g	天花粉30g	石斛15g
北沙参10g	生甘草5g	炙甘草5g	桑叶10g
浙贝母10g	蝉蜕10g	钩藤10g	薄荷10g
白僵蚕10g	山慈菇10g		

每日1剂，水煎服。

七诊　2005年8月10日。连服1月，无特殊不适，守方再服14剂。半月后复查血常规 WBC 3.85×10^9/L，HGB 139g/L，PLT 141×10^9/L。RF 30.2IU/ml；IgG 15.9g/L，IgA 3.9g/L，ESR 20mm/h，病情稳定。

按语

　　干燥综合征中有部分患者既可见到口眼、咽喉、皮肤干燥、舌干无津之阴虚内燥表现，又可见到口腔反复溃疡、口中黏腻不爽、纳差胃痞、大便溏薄、舌苔白腻或黄腻之湿热证候，属于阴虚兼有湿热。如本案既有口干无津，眼目赤，咽干食用水送，口腔反复溃疡疼痛，舌质干红的阴虚症状，又有口中黏腻感，胃脘不适，咽痒咳嗽少痰，苔白腻的肺胃湿热表现故辨证为阴虚挟湿证，治疗较为棘手，如单纯养阴则有碍湿邪，徒祛湿则易伤阴，颇为矛盾，唯有养阴与化湿同投方可收效。《局方》甘露饮乃养阴清热，宣肺利湿之良方，最适于此类证候。该方原治龈肿出脓或口疮咽痛等口腔科疾病，方中用生熟地、天麦冬、石斛滋阴润肺养胃为君；黄芩、茵陈清利湿热为臣；枇杷叶、枳壳宣肺理气以展气机，气化则湿化，而为之佐；甘草调和诸药为使。张璐云："素禀湿热而挟阴虚者，治以寻常湿热迥殊。若用风药胜湿，虚火易于僭上；淡渗利水，阴液易于脱亡；专于燥湿，必致真阴耗竭；纯用滋阴，反助痰湿上壅。务使润燥合宜，刚柔协济，始克有赖。"本方正是体现了养阴为主，清热为辅，佐以宣肺除湿的这一配伍原则。方中用生熟地、天麦冬、石斛滋阴润肺养胃为君；黄芩、茵陈清利湿热为臣；枇杷叶、枳壳宣肺理气以展气机，俾气化则湿化，而为之佐；甘草调和诸药为使。本案既然辨证阴虚津亏，脾胃湿热，董师始终以甘露饮加减守方治疗半年，口眼干燥等得以消除，免疫指标下降而且稳定，正是遵循这一原则而取效的。

5.干燥综合征合并腮腺肿大（发颐）

王某，女，45岁。

就诊时间： 2012年3月21日。

主诉： 口眼干燥8年，双侧腮腺肿痛反复发作1年。

病史： 患者2004年出现口眼干燥，咽干食需水送，当地医院化验抗SSA抗体阳性，眼科有干眼症，免疫球蛋白增高，确诊为干燥综合征，先后服用过皮质激素、甲氨蝶呤、来氟米特等治疗2年，症状缓解后停药。近1年来，双侧腮腺肿痛反复发作，有时伴有发热、咽痛抗炎治疗可消退。10天左腮腺肿痛又发作，口服抗炎药治疗无效。

现症 口干少津，咽干食用水眼干，猬獭龋。左侧腮腺肿大，发硬，触痛。乏力咽痛，有黏痰咯出不爽，大便干燥，舌紫暗干裂，苔白腻厚，脉细滑。

辨证立法　肝肾阴虚，燥毒蕴结。治以滋补肝肾，润燥解毒，方用柴芩升降散合增液汤加减。

处方

柴胡 10g	黄芩 10g	白僵蚕 10g	蝉蜕 10g
片姜黄 10g	生甘草 6g	山慈菇 10g	生大黄(后下) 6g
土贝母 10g	皂角刺 10g	忍冬藤 30g	连翘 10g
板蓝根 15g	天花粉 30g		

14剂，水煎服。

二诊　2012年11月21日。药后腮腺肿痛消失，口眼干燥减轻。左腮腺肿大硬度变软。但1月前感冒后咽痛，病情反复。现又有腮腺肿胀不适，咽干咽痛，大便不成形，每日2次以上。乏力膝痛，性急易怒，皮肤干燥。舌红无苔，脉沉细。

处方

柴胡 10g	黄芩 10g	党参 10g	法半夏 10g
白僵蚕 10g	蝉蜕 10g	片姜黄 10g	射干 10g
桔梗 10g	玄参 15g	山慈菇 10g	金银花 15g
连翘 10g	板蓝根 15g	生甘草 6g	

14剂，水煎服。

三诊　2013年10月16日。药后腮腺肿痛、咽痛告愈，间断服药半年余，病情稳定。4月前停用，腮腺肿痛又发作1次，静脉抗炎治疗后消退。现口眼干燥明显，乏力不耐劳累，大便干燥，皮肤干燥。舌紫暗无苔，干燥少津，脉细滑。

处方

柴胡 10g	黄芩 10g	白僵蚕 10g	蝉蜕 10g
片姜黄 10g	生甘草 6g	生地黄 30g	生大黄(后下) 6g
麦冬 15g	玄参 30g	沙参 15g	天花粉 30g
升麻 10g	山慈菇 10g	夏枯草 10g	赤芍 15g
丹皮 10g			

每日1剂，水煎服。

四诊　2014年12月10日。一直服用前方，近日复查血常规、血沉、免疫球蛋白均正常。口眼干燥缓解，腮腺肿痛未再发生。月经延期2月未至，烘热汗出，乏力腰酸，口干咽痛，失眠手麻，大便不成形。舌红少苔，脉沉细。

处方

柴胡 10g	黄芩 10g	黄连 6g	白僵蚕 10g
蝉蜕 10g	片姜黄 10g	生地黄 15g	麦冬 10g
玄参 15g	天花粉 30g	白芍 10g	桑叶 10g
菊花 10g	红景天 15g	生甘草 6g	

14剂，水煎服。随诊2年，病情稳定。

按语

干燥综合征患者中约40%有唾液腺肿大，以腮腺为多见。常表现为单侧或双侧腮腺反复肿胀，或有压痛。挤压腺体时，有混浊的雪花样唾液溢出，少数可为持续肿大，合并感染则常伴发热和局部疼痛。若腺体硬并且呈结节状，则应警惕恶变。干燥综合征本为津血不足，阴虚内燥，若复加外感燥邪侵袭，日久蕴热成毒，壅聚于耳后、颌下等足少阳经脉循行之处，则可导致唾液腺的反复肿大疼痛并常伴有发热、口鼻干燥、口腔溃疡、咽喉肿痛等津亏燥毒炽盛之证，与温热病的温毒发颐类似。严重者腮腺肿大持续不消退，为痰瘀互结之象。本案肝肾阴虚日久，津液匮乏，反复外感燥邪，蕴结成毒，聚于两颐，故腮腺肿痛反复发作，伴咽痛、便秘，经董师用柴芩升降散加减治疗2年，病情控制。方中柴胡、黄芩直入少阳，清透肝胆经邪热；白僵蚕、蝉蜕、片姜黄、大黄辛凉宣泄，升清降浊，解毒逐秽；再配以石斛、天花粉、生地黄、麦冬滋阴润燥，生津止渴；玄参、山慈菇、土贝母清热解毒，软坚散结，消除肿大之唾液腺；生甘草调和诸药，共奏清热润燥解毒、散结消肿止痛之功。有时腮腺红肿热痛明显，董师还常加用外治法：即用新鲜的芦荟汁调和如意金黄散成糊状，外敷局部，每天1次，消肿止痛较快。

6.干燥综合征合并舌下腺囊肿（痰包）

李某，女，36岁。

就诊时间：2015年2月16日。

主诉：发现舌下腺肿物半年余。

病史：患者2014年8月某日进食时感到舌下有异物感，发现2～3cm大小淡蓝色肿物，无疼痛，挤压后破溃出少量黏稠的液体。次日就诊于北京口腔医院，诊断为舌下腺囊肿，建议手术摘除。患者不愿接受，来中医求治。既往患脂肪肝多年。

现症 舌下腺和颌下部位酸胀不适，右侧舌下可见3cm×3cm大小之肿物。细询之感觉口眼干燥多年，未予重视，半年前曾有右侧腮腺肿大一次。董师考虑需除外干燥综合征，拟下一步进行干燥综合征的相关检查。舌红苔黄腻、少津，边有瘀斑，脉沉细。

辨证立法 肝郁气滞，痰瘀结聚，治以疏肝解郁，化痰祛湿，软坚散结。方用四逆散合升降散加减。

处方

柴胡10g	黄芩10g	枳实10g	白芍10g
白僵蚕10g	蝉蜕10g	片姜黄10g	玄参15g
山慈菇10g	土贝母10g	黄药子5g	夏枯草10g
生甘草6g	生牡蛎(包煎)30g		

14剂，水煎服。

二诊 2015年3月2日。药后舌下腺囊肿未消除。本院化验血常规正常；肝功能：ALT 47U/L，AST 49U/L，GGT 57U/L。ANA 1∶80；抗SSA抗体阳性，口腔科、眼科检查符合干燥综合征。舌暗红，苔黄腻，脉细滑。守方加莪术10g，皂角刺10g，丹参30g，继服14剂。

三诊 2015年3月19日。药后舌下腺囊肿较前减小，口眼干燥，咽喉有黏痰，颈部发胀。舌红暗，苔黄腻少津，脉沉细滑。重新辨证为肝肾阴虚，痰瘀互结，治以滋补肝肾，润燥化痰，活血散结，方用自拟润燥解毒汤加味。

处方

生地黄15g	麦冬10g	玄参15g	升麻10g
葛根10g	山慈菇10g	土贝母10g	皂角刺10g
黄药子6g	龙葵10g	白芥子10g	天花粉30g
生甘草6g			

14剂，水煎服。

四诊 2015年4月2日。舌下腺囊肿明显消退，口眼干燥减轻，咽喉有黏痰，月经后错1周。舌红暗，苔黄腻，脉沉细。证治同前。

处方

生地黄 15g	麦冬 10g	玄参 15g	升麻 10g
葛根 10g	天花粉 30g	山慈菇 10g	土贝母 10g
丹皮 10g	丹参 30g	皂角刺 10g	龙葵 10g
白芥子 10g	生甘草 6g		

14 剂，水煎服。

五诊 2015年4月30日。舌下腺囊肿基本消失，口干减轻，咽喉有黏痰咯出不利，舌右侧发麻。舌红暗，边有瘀斑，脉沉细。守方去白芥子、丹参、龙葵加桔梗 10g，诃子肉 10g，14 剂，水煎服。

六诊 2015年5月14日。舌下腺囊肿消失，诸证减轻。月经逾期10天未至。舌红暗，苔黄腻少津，脉沉细滑。

处方

生地黄 15g	麦冬 10g	玄参 15g	升麻 10g
葛根 10g	柴胡 10g	黄芩 10g	白僵蚕 10g
蝉蜕 10g	片姜黄 10g	山慈菇 10g	土贝母 10g
皂角刺 10g	天花粉 30g	生甘草 6g	

14 剂，水煎服。

按语

　　干燥综合征合并舌下腺囊肿临床不多见，如果不了解本病的特点，即舌下腺囊肿是干燥综合征腺体受累的一部分，口腔科医生往往将舌下腺囊肿手术摘除，更易加重口干的症状。如本案以舌下腺囊肿为主诉来就诊，董师并没有拘泥于局部病变，而是关注导致舌下腺囊肿的原因，经进一步检查确诊为干燥综合征。舌下腺囊肿为舌下腺导管堵塞、涎液潴留所形成的囊肿，类似中医所称的痰包。首见于明代陈实功所著的《外科正宗》，其云："痰包，乃痰饮乘火流行，凝注舌下，结如匏肿，绵软不硬，有碍言语，作痛不安。用利剪刀，当包剪破，流出黄痰，若鸡子清，稠黏难断。"还说："痰包每在舌下生，结肿绵软似匏形，痛胀舌下妨食语，火稽痰涎流注成。"明确指出成因是痰火流注。从脏腑而言，脾开窍于口，心其苗在舌；从经络而论，舌下为足太阴脾经、足少阴肾经与手少阴心经循行所过；痰包（囊肿）既是痰涎流注，其形成又可因肺、脾、肾及三焦等脏腑气化功能失常，津液代谢障碍所致。本案舌下有痰包、舌质暗有瘀斑，是因气机瘀阻、痰湿结聚所致。肝郁气滞，影响脾之升清散精、运化水湿功能，湿聚成饮，津凝成痰，进一步阻遏气血运行，痰瘀互结，使舌下络脉不畅，痰湿日久化热蕴毒，则形成囊肿。董师治疗常以疏肝理气、清热解毒、滋阴润燥、软坚散结为主，基本用柴芩升降散加金银花、连翘、板蓝根、龙葵等，再加山慈菇、土贝母、皂角刺、夏枯草、玄参、黄药子、白芥子、生牡蛎等软坚散结。如果阴虚内燥现象明显，口干无津、舌红无苔者，则以自拟增液润燥汤加上述药物，疗程2~3个月，部分患者的舌下腺囊肿可以缩小或完全消失。

7.干燥综合征合并皮肤紫癜（发斑）

王某，女性，45岁，北京人。

主诉： 反复双下肢紫癜、口干4年。

就诊时间： 2014年6月18日。

病史： 患者自2010年劳累后反复出现双下肢皮肤紫癜样皮疹，2010年8月本院风湿免疫科查化验ANA（+），抗SSA及抗SSB均阳性，ESR 97mm/h，IgG 34.0g/L，RF 205IU/ml。诊断为干燥综合征，建议服用激素和免疫抑制剂治疗，患者不愿接受，间断服用中药治疗，但皮肤紫癜仍反复发作。2014年5月26日复查血IgG 28.5g/L，RF 483IU/ml，ESR 73mm/h。

现症 口干唾液少，两目干涩，皮肤干燥易起屑，劳累及久立后即出现双下肢皮肤紫癜样皮疹，暗红色。月经减少，带下量多，色黄，二便及睡眠正常。舌质胖大紫暗，舌干无津少苔，脉细弦。

辨证立法 气阴两虚，脾不统血，血热妄行。治以益气养阴，健脾清热，凉血止血，方用补中益气汤合生脉散、犀角地黄汤加减。

处方

生黄芪30g	党参10g	炒白术10g	柴胡10g
升麻6g	当归10g	陈皮10g	麦冬10g
五味子10g	白芍15g	石斛20g	生地黄15g
牡丹皮10g	茜草10g	生甘草6g	水牛角粉(包煎)10g

生蒲黄_(包煎)10g

每日 1 剂，水煎服。

二诊 2014 年 7 月 30 日。劳累后双下肢仍间断发生散在皮肤新发紫癜，时感活动后胸闷，检查胸部 CT 提示"右肺肺大泡，两肺小结节，左下肺磨玻璃影，双腋下及纵膈淋巴小结节"。乏力，咯少量白黏痰，进食寒凉后大便稀溏，白带偏多。舌淡暗胖大，舌干无津少苔，脉细弦。证治同前。

处方

生黄芪 30g	党参 10g	柴胡 10g	当归 10g
炒白术 10g	陈皮 10g	升麻炭 10g	水牛角粉_(包煎)20g
荆芥炭 10g	北沙参 15g	生地黄 15g	干姜 10g
浙贝母 10g	赤芍 10g	牡丹皮 10g	茜草炭 10g
仙鹤草 30g	生薏苡仁 30g	生甘草 6g	

每日 1 剂，水煎服。

三诊 2014 年 8 月 26 日。病情平稳，极个别新发双下肢皮肤紫癜，色红；体力较前有所恢复，轻咳，少量白痰，易感冒，大便不稀。舌淡暗，苔薄白，脉细滑。中医辨证为脾气虚弱、血热血瘀。治疗健脾益气、凉血止血。

处方

生黄芪 30g	党参 10g	炒白术 10g	升麻炭 10g
柴胡 10g	当归 10g	陈皮 10g	水牛角粉_(包煎)20g
北沙参 15g	生地黄 15g	赤芍 10g	牡丹皮 10g
干姜 10g	生薏苡仁 30g	浙贝母 10g	仙鹤草 30g
茜草炭 10g	侧柏炭 10g	生甘草 6g	

每日 1 剂，水煎服。

四诊 2014 年 11 月 18 日。下肢劳累后新发紫癜较前减少，体力可，二便如常。容易感冒，近日鼻塞鼻堵，有少量黄黏涕，口眼干涩。怕冷，腰稍痛，脱发，月经量极少，仅 2 天量；查血 FSH 大于 10IU/L。舌红暗偏紫，少津液，苔薄黄少，脉如前。2014 年 10 月底来我院复查：血沉 47mm/h，IgG 22.97 22.97g/L；RF 397.8IU/ml，血尿常规正常。辨证为气阴两虚、血热血瘀、肝肾不足、肺窍不利。

处方

生黄芪 30g	党参 10g	炒白术 10g	升麻炭 10g

柴胡 10g	当归 10g	炙甘草 6g	水牛角粉（包煎） 15g
牡丹皮 10g	赤芍 10g	熟地黄 20g	山萸肉 10g
菟丝子 15g	续断 15g	女贞子 10g	干姜 10g
侧柏炭 10g	皂角刺 10g	路路通 15g	辛夷 10g

每日 1 剂，水煎服。

五诊 2015 年 1 月 13 日。病情如前，鼻塞鼻堵缓解。双下肢陈旧紫癜，未见新发出血点。腰酸腰痛，白带偏多，脱发多。舌淡红偏暗，少津液，苔薄白少，脉沉细。辨证为气阴两虚、肝肾亏虚、血热血瘀。

处方

生黄芪 30g	党参 10g	当归 10g	陈皮 10g
升麻炭 10g	柴胡 10g	炒白术 10g	水牛角粉 20g
生地黄 15g	白芍 10g	熟地黄 15g	牡丹皮 10g
山萸肉 10g	山药 15g	茯苓 10g	泽泻 15g
女贞子 10g	续断 15g	侧柏炭 10g	

每日 1 剂，水煎服。

六诊 2015 年 2 月 10 日。近期加班劳累，双下肢新发少量鲜红色紫癜，下肢怕热发胀，但患者主诉发作严重程度较前明显减轻。休息后新发出血点无加重。体力稍差，月经量少，口干。舌淡红苔薄白少，舌干，脉沉细。中医辨证为气阴不足、血热血瘀。治疗益气养阴，凉血止血。

处方

黄芩 10g	黄连 6g	生地黄 30g	当归 10g
白芍 10g	川芎 10g	黄柏 10g	炒栀子 10g
牡丹皮 10g	女贞子 10g	墨旱莲 10g	水牛角粉（包煎） 15g
茜草炭 10g	陈皮 10g	生黄芪 30g	

每日 1 剂，水煎服。

七诊 2015 年 3 月 17 日。双下肢未再反复出现皮肤紫癜。体力可，二便如常。证治同前。

处方

生黄芪 30g	党参 10g	炒白术 10g	升麻炭 10g
柴胡 10g	当归 10g	陈皮 10g	黄芩 10g
黄连 6g	生地黄 30g	白芍 10g	川芎 10g
黄柏 10g	炒栀子 10g	炙甘草 6g	水牛角粉（包煎） 15g
牡丹皮 10g	女贞子 10g	墨旱莲 10g	茜草炭 10g

每日1剂，水煎服。

八诊 2015年4月3日。病情如前。2015年3月26日复查血常规及肝肾功能正常。血IgG 18.67g/L，补体正常，类风湿因子400IU/ml。病情平稳，巩固治疗。

按语

干燥综合征合并皮肤紫癜的发病机制与高免疫球蛋白血症造成的血管炎有关，经常被误诊为单纯的过敏性紫癜。起病缓慢，病程较长，紫癜样皮疹多以下肢为主，颜色紫红或暗红，呈反复发作，久立或劳累后发作频繁，数日或数月1次。类似于中医的"肌衄""葡萄疫""斑疹"及血证等范畴。《景岳全书》说："凡治血证，须知其要，而血动之由，惟火惟气耳。故察火者但察其有火无火，察气者但察其气虚气实，知此四者而得其所以，则治血之法无余义矣。"干燥综合征皮肤紫癜早期或急性期多以燥热之毒或阴虚火旺，灼伤脉络，迫血妄行而致，晚期或慢性反复发作者多以脾虚气弱，统血失职，血不循经，溢于脉外所致。董师认为本病多以气阴两虚，血热妄行的虚实夹杂证为主，患者每因劳累或久立诱发下肢皮肤紫癜、斑疹发作，故常用补中益气汤、生脉散合犀角地黄汤加减治疗。犀角地黄汤中用水牛角清热解毒，配生地黄凉血止血，养阴清热；赤芍药、牡丹皮既能凉血，又能散瘀。考虑到皮肤出血之后为离经之血，瘀血滞留，可使再发出血，如单纯用止血药易于留瘀，故处方中每每加入炭类药如升麻炭、荆芥炭、侧柏炭、炮姜炭、茜草根、三七粉等止血不留瘀之品，可长期服用。本案皮肤紫癜的特点为暗红色，每逢劳累久立诱发新鲜出血，出血局部有发热发胀感，故辨证为气阴两虚，脾不统血，血热妄行，选用补中益气汤合生脉散、犀角地黄汤加减以益气养阴、凉血止血、滋补肝肾，未经服用任何西药，经数月的治疗，皮肤紫癜消除，高免疫球蛋白血症控制，病情稳定。

有的中医治疗干燥综合征伴发下肢皮肤紫癜，见到患者同时存在口眼干燥、舌红无苔、干燥无津症状时，往往以甘寒养阴、凉血清热为主，不敢应用补气补血等甘温药物，恐其温燥再伤津液，但疗效不佳。董师经过多年来临床观察，发现很多此类患者病程很长，反复发作，每因劳累、久立而加重和诱发紫癜，加之长期服用养阴生津药治疗导致寒凉伤及脾胃，容易出现纳差便溏的脾胃气虚表现。考虑到脾主统血，改用补中益气汤补气健脾、升阳摄血为主，合用犀角地黄汤滋阴凉血，随证加减，治疗多例取得满意疗效，需要注意的是，疗程至少2个月以上，短期效果不佳。

8.干燥综合征合并荨麻疹性血管炎（瘾疹）

李某，女，23岁。

就诊时间：2013年6月8日。

主诉：全身风团样皮疹1年，加重3月。

病史：1年前全身出现风团样皮疹伴瘙痒，外院诊断"荨麻疹"，用抗过敏西药治疗无效。近3月皮疹加重，2013年3月15日本院皮肤科检查见全身风团痒疹，硬币大小，环形红色风团、红斑，诊断荨麻疹性血管炎。服用西替利嗪（仙特明）治疗1周亦无效。2013年4月23日化验ANA 1∶640；抗ENA：抗SSA 1∶4，抗SSB 1∶4；ANCA 1∶20；RF147IU/ml。考虑系统性红斑狼疮可能，给予硫酸羟氯喹0.2g，bid、白芍总苷胶囊0.6g，bid治疗，皮疹红斑仍有发作。5月22日本院风湿免疫科就诊，口腔黏膜科检查不除外SS，眼科检查：干眼症。5月27日再次复查ANA 1∶640；抗ENA：抗SSA 1∶4；抗SSB 1∶4；RF 154IU/ml。IgG 27.81g/L，IgA 3.18g/L，IgM 1.03g/L。风湿免疫科诊断为干燥综合征，建议继续服用羟氯喹和白芍总苷胶囊治疗。

现症 周身泛发斑片状、环形红色皮疹，伴瘙痒，心情烦躁。如劳累、日晒、洗热水澡或情绪激动时易诱发皮疹，晨起减轻，午后加重。口干思饮，乏力不耐劳累，双手、膝关节酸痛，手足心热，脱发腰酸。舌红舌苔黄腻，脉细滑。

辨证立法 风湿热毒蕴肤，肝肾阴虚，肝郁气滞，治以散风清热，滋补肝肾，疏肝解郁。方用消风散加味。

处方

荆芥10g	防风10g	蝉蜕10g	牛蒡子10g
知母10g	生地黄10g	生甘草6g	生石膏（先煎）30g
当归10g	苍术10g	黄柏10g	丹皮10g
黄芩10g	苦参10g	通草10g	女贞子10g
旱莲草10g	柴胡10g	赤芍15g	

28剂，水煎服。硫酸羟氯喹0.2g，bid；白芍总苷胶囊0.6g，bid。

二诊 2013年7月2日。药后风团皮疹消失，瘙痒减轻。日光照射后易皮疹发作，脱发，大便不成形。舌红苔黄，脉沉细。守方去柴胡加银柴胡10g，五味子10g，乌梅10g。28剂，水煎服。

三诊 2013年8月8日。皮疹未发，脱发好转，容易感冒。8月7日受凉后流清涕、打喷嚏多，咽喉不适。大便不成形，每日1次。8月1日化验ESR 27mm/h。IgG 29.03g/L，IgA 3.18g/L，IgM 1.03g/L。RF 118.5IU/ml。舌红暗，苔黄，脉沉细。证治同前。

处方

荆芥10g	防风10g	蝉蜕10g	牛蒡子10g
生甘草6g	知母10g	生地黄15g	生石膏(先煎)30g
当归10g	丹皮10g	黄芩10g	苦参10g
通草10g	藿香10g	金银花15g	赤芍15g

28剂，水煎服。

四诊 2013年9月2日。口眼稍干燥，脱发不严重，关节不痛，大便仍不成形。舌胖大齿痕，苔薄白，脉沉细。守方去金银花、藿香加炮姜炭10g。30剂，水煎服。

五诊 2013年10月17日。皮疹一直未再发作。仍感乏力疲劳，畏寒肢冷，大便成形，痛经严重。舌淡红，苔白腻，脉沉细。化验血常规、肝肾功能正常。ESR 29mm/h。IgG 28.2g/L。舌胖大齿痕，脉沉细。拟从滋补肝肾、温经通络治疗，方用六味地黄丸和桂枝茯苓丸加减。

处方

熟地黄15g	山萸肉10g	山药15g	茯苓15g
丹皮10g	泽泻10g	苍术10g	黄柏10g
女贞子10g	旱莲草10g	桂枝10g	白芍10g
炙甘草6g	细辛3g	石见穿30g	生蒲黄(包煎)10g
石韦30g	仙鹤草30g		

30剂，水煎服。

以上方加减服用至2014年1月13日。皮疹一直未再反复，痛经减轻，大便成形。复查肝肾功能正常，ESR 31mm/h；IgG 27.1g/L。随诊至今，病情稳定。

按语

干燥综合征常见有皮肤黏膜的损害，且皮疹表现多样。如合并荨麻疹样血管炎，表现为反复发生风团痒疹、红斑，自觉灼热或疼痛，瘙痒难忍消退过程中出现环状损害、紫癜或色素沉着。属于中医"瘾疹""风疹""鬼饭疙瘩"等范畴。发病与素体禀赋不足、外感风湿热或饮食失调有关，病机多因风湿热邪侵袭人体，浸淫血脉，内不得疏泄，外不得透达，郁于肌肤腠理之间所致，故可从风、湿、热、气血方面论治。

本案西医确诊为干燥综合征，起病方式并不是口眼干燥，而是反复发作的风团痒疹和红斑，因此中医按瘾疹论治，选方用《外科正宗》消风散加减。本方由当归、生地、防风、蝉蜕、知母、苦参、胡麻、荆芥、苍术、牛蒡子、石膏、甘草、木通组成。功能养血祛风，清热燥湿。原方主治"风湿侵淫血脉，致生疮疥，瘙痒不绝，及大人小儿风热瘾疹，偏身云片斑点，乍有乍无者。"具有疏风养血、清热除湿的功效。方中荆芥、防风、牛蒡子、蝉蜕辛散透达、疏风止痒，以祛在表之风邪，使风去则痒止，共为君药；配伍苍术、苦参清热燥湿，木通渗利湿热，是为湿邪而设，俱为臣药；佐以知母、石膏清热泻火，当归、生地黄、胡麻仁养血活血，凉血息风，并寓"血行风自灭"之意；生甘草清热解毒，调和诸药为使。诸药合用，以祛风为主，配伍祛湿、清热、养血之品，祛邪之中，兼顾扶正，使风邪得散、湿热得清、血脉调和，则痒止疹消。鉴于本病的基本病机是属于阴虚血燥，血不润肤。血虚生风或外感风邪导致皮肤风团痒疹发生。患者又有口干思饮，乏力不耐劳累，双手、膝关节酸痛，手足心热，脱发腰酸，舌体胖大齿痕等肝肾阴虚表现，故方中加生地黄、当归、女贞子、旱莲草、丹皮滋补肝肾，凉血润燥；大便溏薄一方面因脾虚湿阻，另一方面于服用白芍总苷胶囊有关，故加藿香、炮姜炭燥湿止泻。经治半年，病情控制，提示临床治疗干燥综合征不能一味拘泥于养阴生津，而是要遵循中医辨证论治的原则，不断发现新问题，找出中医治疗的切入点，如不知道灵活变通，提高疗效无从谈起。

9.干燥综合征合并肝损害（燥痹）

李某，女，48岁，工人。

就诊时间： 2015年3月13日。

主诉： 口腔溃疡反复发作8年，口干3年，肝功能异常半个月。

病史： 患者8年来反复口腔溃疡，每年发作2次，每次持续半个月。3年前年绝经后出现口干，咽干食用水送，大便不成形，外院胃镜检查示：慢性浅表性胃炎。2004年4月本院化验ANA 1：320；抗SSA抗体阳性，IgG 27.47g/L；血沉 41mm/h。口腔科唇腺活检病理、眼科检查符合干燥综合征。风湿免疫科给予口服羟氯喹0.2g，bid，间断服用中药，口腔溃疡未再发生，口干缓解。近半月自觉乏力明显，2月28日化验肝功能ALT 98U/L，AST 69U/L，GGT 135U/L，ALP 123U/L；IgG 24.69g/L；ESR 41mm/h。就诊于中医。

现症 口干苦黏，舌痛，牙龈肿痛，脱发，尿黄。乏力明显，大便不成形，每日2~3次。舌暗红，有齿痕，苔黄腻少津，脉沉滑。

辨证立法 肝胆湿热，燥毒蕴结，兼气阴两虚。治以清利湿热，润燥解毒，益气养阴。方用刘渡舟教授经验方柴胡解毒汤合升降散加减。

处方

柴胡15g	黄芩12g	茵陈30g	土茯苓30g
凤尾草15g	垂盆草15g	石见穿30g	白僵蚕10g
蝉蜕10g	片姜黄10g	炒白术10g	女贞子10g
旱莲草10g	石斛20g	炙甘草6g	

14剂，水煎服。

二诊 2015年3月27日。乏力减轻，大便仍不成形，每日2~3次。舌脉同前。方用柴胡解毒汤合七味白术散加减，增强健脾益气之力。

处方

柴胡10g	黄芩10g	茵陈15g	土茯苓30g
凤尾草15g	垂盆草15g	石见穿30g	党参10g
炒白术10g	茯苓15g	藿香10g	葛根15g
女贞子10g	旱莲草10g	石斛20g	天花粉30g
炙甘草6g			

14剂，水煎服。

三诊 2015年4月10日。口干苦好转，乏力舌痛减轻，大便仍不成形，每日2~3次。4月7日复查肝功能ALT 63U/L，AST 62U/L；GGT 94U/L，ALP 107U/L；IgG 24.56g/L；血沉 37mm/h。舌暗淡，苔薄白，脉沉细。

处方

柴胡15g	黄芩10g	茵陈15g	生牡蛎(先煎)30g
凤尾草15g	石见穿30g	党参10g	炒白术10g
茯苓15g	北沙参10g	葛根15g	女贞子10g

旱莲草 10g　　　　石斛 20g　　　　天花粉 30g　　　　高良姜 10g

炙甘草 6g

28 剂，水煎服。

四诊　2015 年 5 月 8 日。乏力口干明显减轻，大便不成形，每日 1 次。5 月 6 日复查肝功能 ALT 43U/L，AST 37U/L；GGT 79U/L，ALP 98U/L；舌暗红，苔黄，脉沉细。守方去生牡蛎、北沙参加赤芍 15g，14 剂，水煎服。

五诊　2105 年 6 月 12 日。烘热汗出，脱发，便溏。舌红暗，齿痕，苔白腻，脉沉细。昨日复查肝功能除 GGT 66U/L 之外，ALT、AST、ALP 均正常。证属肝肾阴虚，肝胆湿热。方用局方甘露饮合芩连四物汤加减。

处方　熟地黄 10g　　　生地黄 10g　　　山药 15g　　　　麦冬 10g

石斛 20g　　　　枳壳 10g　　　　黄芩 10g　　　　茵陈 15g

黄连 6g　　　　　当归 10g　　　　白芍 10g　　　　川芎 10g

桑叶 10g　　　　菊花 10g　　　　女贞子 10g　　　旱莲草 10g

凤尾草 15g　　　红花 10g　　　　茜草 10g　　　　生甘草 6g

28 剂，水煎服。

六诊　2015 年 7 月 10 日。口干，舌痛，脱发、心烦健忘，大便不成形，每日 2~3 次。舌红暗，苔黄少津，脉沉细。复查肝功能均正常。证治同前。

处方　生地黄 10g　　　熟地黄 10g　　　天冬 10g　　　　麦冬 10g

石斛 20g　　　　黄芩 10g　　　　枳壳 10g　　　　茵陈 15g

半夏 10g　　　　干姜 10g　　　　党参 10g　　　　黄连 6g

竹叶 6g　　　　　莲子心 3g　　　　凤尾草 15g　　　生甘草 6g

14 剂，水煎服。

随诊 1 年，多次复查肝功能正常。

按语

　　干燥综合征合并肝损害临床并不少见，一般要除外病毒性、药物性以及代谢性引起的肝损害。常见有三种情况：一是干燥综合征本身累及肝脏；另外两种是同时合并自身免疫性肝炎（AIH）和（或）原发性胆汁性肝硬化

风湿免疫病

199

（PBC）。但中医治疗无明显区别，总以辨证论治为主，可以结合辨病治疗。常表现为肝区不适、乏力、纳差、黄疸，化验检查可见转氨酶（AST/ALT）和/或γ-谷氨酰转移酶（γ-GT）、碱性磷酸酶（ALP）的升高。如发展为肝硬化可出现肝脾肿大、水肿、腹水等，属于中医胁痛、腹胀、黄疸、癥积、臌胀等范畴。干燥综合征病机以阴虚津亏为本，临床所见如合并肝损害或AIH后多兼有肝郁脾虚、湿热血瘀的证候，治疗以养阴生津、清利湿热、理气活血为主。但应用甘寒生津或苦寒清热的药物时切勿过量，以免滋腻碍胃、遏伤脾阳、阻滞气机，加重病情。

董师临床常从肝郁脾虚、脾胃气虚、湿热瘀血、肝肾阴虚治疗。本案年届七七，肝肾之阴亏于下则口干心烦、乏力脱发；肝胆脾胃湿热蕴蒸于上则口干苦黏，舌痛，牙龈肿痛、便溏尿黄、苔腻。辨证为肝肾阴虚兼有脾胃湿热蕴毒，初诊时肝功能明显增高，湿热见证明显，所以用柴胡解毒汤合升降散为主清利湿热，润燥解毒治其标，兼以二至丸、石斛、天花粉等养阴生津固其本。二诊时因脾虚泄泻明显，又合七味白术散加强健脾益气、升津止泻。俟其肝功能恢复正常，再以局方甘露饮合芩连四物汤加减滋补肝肾，兼清利湿热，先后次序不能颠倒。至于所用茵陈、凤尾草、垂盆草、石见穿、土茯苓等药理研究皆有保肝降酶的作用，属于辨病之用。

10.干燥综合征合并肝损害（臌胀）

李某，女，57岁。

就诊时间：2009年7月29日。

主诉：乏力、腹胀、纳差、厌油伴肝功能异常半年。

病史：患者2008年7月行脑膜瘤手术，术后未放化疗。半年后查体发现肝功能异常，ALT 101～166U/L；保肝治疗后正常。2009年2月乏力、腹胀、纳差、厌油腻，化验肝功能：ALT 321U/L，AST 490U/L；GGT 117U/L；ALP 154U/L；TBIL 27.1μmol/L；DBIL 15.8μmol/L。2009年6月18日住中日友好医院肝穿刺病理：重度小叶型肝炎。予服用泼尼松龙5mg/d；熊去氧胆酸胶囊200mg tid；美能2片/次，tid。7月19日到本院风湿免疫科化验：ANA 1∶320；抗SSA、

SSB均阳性；乙肝三抗体均阳性；WBC 2.74×10⁹/L，PLT 84×10⁹/L；肝功能：ALT 142U/L，AST 129U/L；TBIL 47.7μmol/L；DBIL 23.1μmol/L；IgG 35.9g/L；血沉 41mm/h。B超：脾肿大，厚4.8cm，肋下1.0cm。口腔科、眼科检查符合干燥综合征。诊断为干燥综合征伴肝损害，给予泼尼松龙50mg/d；法莫替丁（高舒达）20mg，bid。服用10天后，复查肝功能：ALT 146U/L，AST 113U/L；GGT 132U/L；ALP 118U/L；TBIL 28.2μmol/L；DBIL 12.5μmol/L；7月14日B超：肝硬化，脾肿大，腹水，盆腔积液，胆囊结石，胆囊炎。胃镜：未见食道及胃底静脉曲张。今来中医科就诊。

现症 口眼干燥，舌根发硬，乏力腹胀、纳差，胃脘灼热，皮肤碰后瘀斑，手足间断发麻。绝经1年，烘热汗出，手足心热，小腹拘急不舒。舌红少苔，干燥无津，脉细滑。

辨证立法 气阴两虚，湿热蕴结，瘀血阻络。治以益气养阴，清热利湿，活血通络。方用一贯煎合当归补血汤加减。

处方

北沙参15g	麦冬10g	生地黄15g	枸杞子10g
石斛20g	生黄芪30g	当归10g	赤芍15g
郁金10g	红花10g	茜草10g	茵陈30g
金钱草30g	茯苓15g	陈皮10g	炙甘草5g

每日1剂，水煎服。又：五味养肝丸1丸，tid。

二诊 2009年9月15日。乏力腹胀减轻，纳食增加，未再厌油。泼尼松龙减为22.5mg/d。复查肝功能：ALT 15U/L，AST 62U/L；GGT 227U/L；ALP 67U/L；TBIL 15.3μmol/L；DBIL 6.6μmol/L；WBC 4.79×10⁹/L，HGB 118g/L，PLT 101×10⁹/L。舌红少苔，脉细弦。守方去金钱草、茵陈加红景天15g，每日1剂，水煎服。

三诊 2010年1月28日。一直服用上方，精神体力均好。口干减轻，偶有乏力。泼尼松龙逐渐减为10mg/d。复查肝功能：ALT 15U/L，AST 62 U/L；GGT 227 U/L；ALP 67U/L；TBIL 15.3μmol/L；DBIL 6.6μmol/L；WBC 4.79×10⁹/L，PLT 101×10⁹/L。舌红少苔，脉沉细。守方继续服用。

四诊 2010年5月18日。有力多了，腹不胀，肝区隐痛，余无不适。泼尼松龙减为5mg/d；五味养肝丸2丸/日；复查肝功能ALT 17U/L，AST 27U/L；GGT 88U/L；ALP 98U/L；TBIL 12.9μmol/L；DBIL 6.8μmol/L；

WBC 2.95×10^9/L, PLT 73×10^9/L; B超: 脂肪肝, 脾肿大。厚 4.1cm; 肋下 2.0cm。舌红无苔干燥, 脉弦滑。

处方

生黄芪 30g	当归 10g	女贞子 10g	枸杞子 10g
赤芍 15g	茵陈 15g	马鞭草 15g	丹参 30g
陈皮 10g	北沙参 15g	红花 10g	王不留行 10g
莪术 10g	炙甘草 6g	阿胶(烊化) 10g	

14剂。水煎服。

五诊 2010年8月21日。病情稳定, 无明显不适。泼尼松龙 5mg/d。化验肝功能: ALT 39U/L, AST 14U/L, GGT 117U/L, ALP 68U/L, TBIL 17.7μmol/L, DBIL 8.6μmol/L; WBC 4.79×10^9/L, PLT 101×10^9/L。

处方

生黄芪 30g	当归 10g	赤芍 15g	柴胡 10g
茯苓 15g	丹参 30g	女贞子 15g	莪术 10g
郁金 10g	茵陈 15g	凤尾草 10g	枸杞子 10g
沙参 15g	白蒺藜 10g	合欢皮 10g	生甘草 6g

15剂, 水煎服。

六诊 2011年4月30日。无特殊不适。现口服泼尼松龙 5mg/d, 守方配制丸药巩固: 生黄芪 100g, 红景天 50g, 石斛 60g, 五味子 30g, 女贞子 50g, 丹参 100g, 赤芍 30g, 红花 30g, 茜草 30g, 三七 30g, 王不留行 30g, 马鞭草 60g, 柴胡 30g, 枳壳 30g, 制鳖甲 60g, 生牡蛎 100g, 炙甘草 20g。诸药共研细末, 炼蜜为丸, 每丸重约 9g, 每饭后服 1 丸。

七诊 2012年12月18日。12月7日当地化验 WBC 3.26×10^9/L, PLT 86×10^9/L; 肝功能正常; B超: 脂肪肝, 脾轻度肿大。口干仍有, 但不严重。2014年2月再次复查B超, 脾脏肿大已不明显。随诊至今, 病情稳定。

按语

干燥综合征累及肝脏, 造成肝损害, 主要由血管炎和局部免疫复合物和补体、炎症细胞浸润破坏引起。糖皮质激素是最强力的抗炎剂, 能够抑制多核细胞向炎症部位移动和聚集, 抑制多核和单核细胞的吞噬功能及各种酶的释放, 通过抑制肝血管炎而避免肝细胞受损。本案经肝穿刺病理确诊为重度小叶型肝炎。B超提示：肝硬化、脾大及新发腹水、盆腔积液，胆囊结石，胆囊炎。西医加用足量激素治疗后，但肝酶下降不明显。临床有脾大、腹水、脾功能亢进导致的血液三系减少，病属于晚期，所以董师从臌胀治疗。

患者先天禀赋不足加以天癸已竭，肾水不足，五脏失养，则见肝肾阴虚、胃燥津亏、阴虚内燥之诸多证候，如口眼干燥、胃脘灼热、舌红干燥少苔；阴虚生内热则手足心热；肝肾阴虚，阴不潜阳，虚阳外越，迫津外泄则烘热汗出；阴虚内燥，燥毒日久耗气，则见乏力纳差、脉细；脾气不足，运化失常，水湿内蕴，湿热互结，肝胆失于通利，则肝酶异常、胆红素升高、新发腹水；阴虚内燥，燥毒致使气血运行失常，血行不畅，瘀血内生，则见舌根发硬、皮肤瘀斑、手足发麻、小腹拘急不舒等。综合辨证为气阴两虚，湿热蕴结，瘀血阻络，病位主要在肝、脾、肾。治当以益气养阴，清热利湿，活血通络为法。方选《续名医案》之一贯煎，滋阴柔肝，合当归补血汤益气生血，再加石斛养阴生津；陈皮、茯苓健脾燥湿；茵陈、金钱草清热利胆，保肝退黄；赤芍、郁金、红花、茜草行气活血；炙甘草甘缓和中、调和诸药。五味养肝丸为北京协和医院院内部制剂，由五味子、黄芪、党参、当归、黄精等组成，具有补气养血、保肝降酶的功效。再治疗月余，患者肝酶和胆红素均基本恢复正常，且湿热之象消失，故二诊时去茵陈、金钱草，加益气养血之红景天以增扶正之效。服药9月余，患者肝功能一直保持正常，四诊时除有肝区隐痛外无其他不适，舌仍色红无苔干燥，血WBC、PLT降低，故仍治以补气养血、滋补肝肾为主，加阿胶以增滋阴养血；马鞭草、丹参、王不留行、莪术以活血消癥。后因病情稳定，配制丸药缓图治本，方中先后加用三七、制鳖甲、生牡蛎以活血消癥、软坚散结，以消除肿大之脾脏。随诊治疗5年，诸症消失，肝功能保持基本正常。

11. 干燥综合征合并自身免疫性肝病（泄泻）

许某，女，66岁，退休干部。

就诊时间：2004年12月16日。

主诉：口眼干燥10年，大便稀溏伴肝功能异常2年。

病史： 1994年患者因口眼干燥、关节疼痛确诊为干燥综合征，服用中药后治疗，病情稳定。2002年4月出现大便稀溏，每日数次，同时化验肝功能：ALT 49UL，AST 59U/L，GGT 138U/L，ALP 143U/L。蛋白电泳：α 47.6％，γ 26.4％。IgG 29.8g/L，IgA 4.9g/L，IgM 3.63g/L。自身抗体ANA 1∶80。AMA 1∶160。B超：胆囊多发结石。本院风湿免疫科考虑干燥综合征合并自身免疫性肝病。先后用过保肝西药多种及中药逍遥散、六味地黄汤、补中益气汤、参苓白术散等近百剂加减治疗，但肝功能总在以上范围波动。平素乏力纳差、肝区疼痛、腹胀肠鸣、大便不成形，食油腻食物加重。2004年11月29日复查肝功能：ALT 72U/L，AST 54U/L，GGT 161U/L，ALP 181U/L。

现症 大便稀溏，每日2～3次，食油腻加重。口眼干燥，头晕乏力，心慌燥热汗出，肝区隐痛，腹胀肠鸣，腹部双足畏冷，舌红苔薄白少津，脉沉细。

辨证立法 肝胆郁热，寒湿困脾，上热下寒。治以清热疏肝利胆，温散脾胃寒湿，方用乌梅丸加减。

处方

乌梅15g	黄柏10g	黄连6g	川椒10g
细辛3g	炮附子6g	干姜6g	党参10g
桂枝10g	当归10g	茯苓10g	炙甘草6g

7剂，水煎服。

二诊 2004年12月23日。口眼干未加重，大便较前成形，每日1次。肝区痛好转，腹部及双足仍畏冷。舌红少苔，脉沉细。证治同前。

处方

乌梅10g	黄柏10g	黄连6g	川椒5g
细辛3g	炮附子10g	干姜6g	党参10g
桂枝10g	茵陈15g	郁金10g	天麻10g
山药10g	炙甘草6g		

14剂，水煎服。同时加服熊去氧胆酸（优思弗）250mg，每日2次。

三诊 2005年1月4日。大便成形，每日1次，但进食油腻则溏稀。腹胀减轻，肝区隐痛，头晕明显，口干目涩。舌淡红，苔薄白，脉沉细。

处方

乌梅10g	黄柏10g	黄连6g	川椒5g
细辛3g	炮附子10g	干姜6g	党参10g
桂枝10g	茵陈15g	威灵仙15g	天麻10g

赤芍 10g　　　　山药 10g　　　　炙甘草 6g

14剂，水煎服。

四诊　2005年1月20日。口干头晕好转，眼干仍有。大便又不成形，每日1~2次。复查ALT 25U/L，AST 27U/L，GGT 65U/L，ALP 113U/L。舌淡红，苔薄白，脉沉细。

处方　乌梅 10g　　　黄柏 10g　　　黄连 6g　　　川椒 5g

细辛 3g　　　炮附子 10g　　干姜 6g　　　党参 10g

肉桂 3g　　　茵陈 15g　　　天麻 10g　　　钩藤 10g

山药 10g　　　白扁豆 15g　　炙甘草 6g

14剂，水煎服。又：优思弗 250mg，每日2次。

五诊　2005年2月1日。头晕不明显，大便成形，每日1次，腹不胀。近日胃镜检查有十二指肠球部溃疡。舌淡红，苔薄白，脉沉细。证治同前。

守方去白扁豆加丹皮 10g，益智仁 10g。14剂，水煎服。两月后随诊，未再反复。

按语

　　多数干燥综合征患者病机属于阴虚内燥，以口眼干燥，津液匮乏的临床表现为特征，养阴润燥生津虽为治疗大法，但日久也可以累及或发展成气虚、阳虚的证候。本案为干燥综合征继发自身免疫性肝病所导致的慢性腹泻，久治不愈。因临床既有口眼干燥、心慌燥热汗出、舌红少津的上热现象，又有大便稀溏、腹胀肠鸣，腹部双足畏冷的下寒症状，与《伤寒论》厥阴病寒热错杂的病情相吻合，故而辨证为肝胆郁热，寒湿困脾，上热下寒。治以乌梅丸加减清热疏肝利胆，温散脾胃寒湿。方中以乌梅为主药酸涩收敛、生津止渴；黄柏、黄连苦寒清热燥湿；川椒、细辛、炮附子、干姜、桂枝扶阳祛寒，温中止痛；党参、茯苓、炙甘草补气健脾、培土制肝；乌梅与当归、甘草相配，酸甘合化为阴以养肝阴、补肝体，又能制约连、柏、附、桂、辛、椒之燥烈之弊。诸药寒温同用，并行不悖，相辅相成，恰中病机，因而取效满意。用药前董师最初尚虑本方温燥伤阴，与干燥综合征的病情不利，然而疗效证实只要在辨证准确的大前提之下，配伍合宜，并无此弊。

12.干燥综合征合并肾小管酸中毒（燥痹）

李某，女，36岁。

就诊时间：2010年12月21日。

主诉：发作性无力8年，血肌酐增高1个月。

病史：患者8年来经常无明显诱因出现发作性无力，不能行走，当地医院查血钾偏低，予补钾后症状缓解，伴有口眼干，并有夜尿增多，夜尿3～5次，未系统诊治。2010年11月再次发生低血钾无力，住郑州大学附属医院肾内科，化验血K 2.80mmol/L；血Cr138μmol/L；pH：7.355；ANA、抗SSA、抗SSB抗体均阳性。双肾彩超：弥漫性强回声。肾穿病理：肾损伤伴多个肾小球缺血性硬化，肾小管间质可见灶性细胞及浆细胞浸润，可见一处炎性肉芽肿形成。诊断为干燥综合征合并肾小管酸中毒，慢性肾功能不全。给予口服补钾、泼尼松45mg/d；百令胶囊12粒/d；代文80mg qd。今年12月17日到本院肾脏内科化验24小时尿蛋白50mg，血K 4.4mml/L，血Cr 126μmol/L，ESR 55mm/h，IgG 18.95g/L，RF 72.4IU/L。患者近1月未补钾，并来中医诊治。

现症 口干思饮，乏力神疲，腰酸膝软，手足发冷，失眠手抖，指甲瘀紫。夜尿5次，尿频量多，每日尿量约20L。月经两月1行。舌胖大有齿痕，苔薄白，脉沉细。

辨证立法 肾气不固，封藏失职，肺胃燥热。治以补益肾气，滋阴降火，清热润燥。方用五子衍宗丸和知柏地黄丸加减。

处方

菟丝子15g	五味子10g	枸杞子10g	覆盆子10g
生熟地各10g	山萸肉10g	生甘草6g	车前子（包煎）10g
生山药15g	茯苓15g	知母10g	黄柏10g
肉桂3g	当归10g	石斛20g	

14剂水煎服。嘱泼尼松每半月减5mg，直至5mg/d维持。

二诊 2011年1月6日。服用15剂，口干明显减轻，饮水量明显减少；夜尿2到3次，每日尿量由20L减为5L。泼尼松减为30mg/d。近2天饮水又有增加。守方加生牡蛎、天花粉各30g，继续服用。

三诊 2011年4月11日。口干思饮、多饮多尿基本消失，夜尿1次，尿量正常。月经量少延后，复查血Cr124μmol/L；血沉20mm/h。泼尼松减为10mg/d。舌暗红有瘀色，脉沉细。证属肾阴不足，封藏失职，瘀血阻络。治以滋补肾阴，清热降火，活血化瘀，方用知柏地黄丸合桃红四物汤加减。

处方

生地20g	熟地黄10g	山萸肉10g	生山药15g
茯苓30g	知母10g	黄柏10g	当归10g
川芎10g	赤芍15g	红花10g	桃仁10g
益母草30g	丹参30g		

每日1剂，水煎服。

四诊 2011年8月9日。现无口干、眼干，胃中灼热感，乏力不耐劳累，夜尿2次，腰酸，指甲紫暗，月经量少淋漓不尽。白带量少质稀。血Cr 127μmol/L；尿常规正常。泼尼松减至5mg/d。舌紫暗，胖大齿痕苔白，脉沉细。证治同前。

处方

生黄芪30g	桃仁10g	丹参30g	蒲公英30g
当归10g	红花10g	僵蚕10g	赤芍15g
益母草15g	菟丝子15g	川芎10g	地丁30g
续断15g	生甘草6g		

每日1剂，水煎服。

五诊 2012年1月4日。病情稳定。无特殊不适，亦未化验。证属肾虚不固，阴虚火旺，方用五子衍宗丸合知柏地黄丸加减。

处方

菟丝子15g	五味子10g	枸杞子10g	覆盆子10g
生熟地各10g	山萸肉10g	炙甘草6g	车前子(包煎)10g
生山药15g	茯苓15g	陈皮10g	红景天15g
知母10g	石斛20g		

每日1剂，水煎服。

六诊 2012年3月20日。近1年来未补钾，无低钾发作。夜尿1次，月经后错1周，量少。泼尼松5mg/d。活动后气短，大便畅，胃无不适。舌红苔黄，脉细弦。证治同前。

处方

菟丝子15g	枸杞子10g	覆盆子10g	车前子(包煎)10g

五味子 10g	生地黄 15g	山萸肉 10g	炒山药 10g
当归 10g	赤芍 15g	红花 10g	桃仁 10g
红景天 15g	益母草 15g	炙甘草 5g	

每日1剂，水煎服。

七诊 2012年4月12日。上方服用60剂，化验 Cr 117μmol/L；尿常规正常。无不适，舌暗红，苔薄白，脉沉细。守方再服60剂。

八诊 2012年8月2日。除乏力怕热汗出，月经推迟外，余无不适。复查 Cr 152μmol/L；血钾 3.74mmol/L；泼尼松 5mg/d。当地双肾B超：右肾有两个3mm的结石。舌淡暗，苔白腻，脉沉细。证属脾肾两虚、瘀阻肾络。方用五子衍宗丸合香砂六君子汤加减。

处方

菟丝子 15g	枸杞子 10g	覆盆子 10g	车前子(包煎) 10g
五味子 10g	木香 10g	党参 10g	砂仁(后下) 3g
茯苓 15g	生白术 30g	陈皮 10g	半夏 10g
当归 10g	赤芍 10g	桃仁 10g	益母草 30g
淫羊藿 10g	炙甘草 6g		

每日1剂，水煎服。

九诊 2013年2月20日。药后1月，肾结石自行排出。口干不明显，夜尿1次，性急易怒，大便干溏不一，月经后错10天，量少。化验血 Cr 130μmol/L；ESR 15mm/h。舌红苔薄白，脉沉细。泼尼松减为 5mg，qod。证治同前。

处方

生熟地各 10g	山萸肉 10g	生山药 15g	茯苓 15g
丹皮 10g	泽泻 10g	柴胡 10g	当归 10g
白芍 15g	木香 10g	党参 10g	砂仁(后下) 3g
茯苓 15g	生白术 15g	陈皮 10g	半夏 10g
丹参 30g	益母草 30g	炙甘草 6g	

30剂，水煎服。

十诊 2014年3月11日。因症状不明显，病情稳定，停用中药半年，仅服用泼尼松 5mg，qod；百令胶囊8粒/日。近期化验血 Cr 124~130μmol/L；ESR 38mm/h；IgG 17g/L，RF 120.5IU/ml。现略感口干乏力。余无不适。舌淡红，齿痕，苔薄白，脉细滑。证治同前。

处方 菟丝子15g　枸杞子10g　覆盆子10g　车前子(包煎)10g

五味子10g　木香10g　党参10g　砂仁(后下)3g

茯苓15g　生白术30g　陈皮10g　半夏10g

穿山龙30g　生黄芪30g　淫羊藿10g　益母草30g

炙甘草6g

30剂，水煎服。

十一诊 2016年3月22日。间断服用上方，停用泼尼松和补钾10个月。2天前当地化验血Cr134μmol/L；ESR 12mm/h；IgG16.8g/L，RF 99.5IU/ml。现口干思饮，夜尿4次；无乏力、腰疼。舌淡暗，脉细滑。证治同前。

处方 菟丝子15g　枸杞子10g　覆盆子10g　车前子(包煎)10g

五味子10g　当归10g　川芎10g　白芍15g

茯苓15g　生白术15g　泽泻10g　桃仁10g

丹参30g　益母草15g　牛膝15g　骨碎补10g

淫羊藿10g　炙甘草6g

30剂，水煎服。

按语

　　干燥综合征累及肾脏损害以肾小管酸中毒（RTA）最为常见，由于远端肾小管分泌H^+功能障碍，以致尿的pH持续>5.5，K^+代替H^+大量排出，临床发生低血钾软瘫（肌无力）、肾性尿崩（多饮多尿）、肾性软骨病（关节疼痛）、泌尿系结石甚或肾功能不全等不同表现。干燥综合征合并RTA者很难有对应的中医病名，中医古籍也鲜有记载。根据本病的不同临床特征如肾性尿崩症、肾性软骨病、泌尿系结石可以分别从中医的"消渴""骨痿""石淋"论治。而本病所见反复发作性低血钾软瘫的症状，与中医古籍中描述的"弹曳"非常类似，弹曳即手足筋脉弛缓无力。考《诸病源候论·卷一》记载有："风弹曳者，肢体弛缓不收摄也。人以胃气养于肌肉经络也，胃若衰损，其气不实，经脉虚，则筋肉懈惰，故风邪搏于筋而使弹曳也"。说明风弹曳是由于脾胃气虚，筋肉失养，风邪侵袭筋脉所致，补益脾胃精气是其治疗大法。

　　董师认为干燥综合征合并RTA的基本病机在于肾虚不固，封藏失职。《素问·六节藏象论》云："肾者主蛰，封藏之本，精之处也。"《灵枢·本神篇》还说："肾藏精，精舍志，肾气虚则厥，实则胀，五脏不安。"肾藏精即指肾气对肾精具有固秘、闭藏作用。先天禀赋不足或后天燥毒、瘀血伤肾，则肾气不足，固摄无权，封藏失职，故而钾盐等精微物质易从尿中漏出，发生低血钾症。临床观察到干燥综合征合并RTA者往往有腰膝酸软、下肢无力、足跟疼痛、尿频量多、脱发等肾虚之症。董师治疗本病若无其他系统损害时多以五子衍宗丸为主加减化裁。本方由菟丝子、五味子、枸杞子、覆盆子、车前子组成，具有补肾益精、固精缩尿之效。方用菟丝子辛以润燥，甘以补虚，平补肝肾阴阳，不燥不腻，平补中又具收涩之性，可补肾阳、益肾精以固精止遗；五味子五味皆备，而酸味最浓，补中寓涩，敛肺补肾；枸杞以填精补血见长；覆盆子以固精益肾为著；妙在车前子一味，泻而通之，泻有形之邪浊，涩中兼通，补而不滞，是方中唯一的寒性药物，与其他四子相配，通涩兼施，相得益彰。本案由于尿频量多，每日尿量约20L，导致津液丢失过多，引起烦渴引饮，气随津泄则乏力神疲，腰酸膝软，手足发冷，失眠手抖；阴虚火旺，劫灼津液，血液浓缩则瘀血阻络，是以指甲瘀紫、经期延后。治用五子衍宗丸补肾固精、知柏地黄丸滋阴降火、桃红四物汤活血祛瘀，方证合拍，达到停用激素、补钾、免疫指标和肾功能稳定的疗效。

13.干燥综合征并发慢性肾功能不全（燥痹）

王某，女，60岁。

就诊时间： 2013年5月2日。

主诉： 口眼干燥5年，发现肾功能不全2月。

病史： 患者2008年因口眼干燥，间断发热，住当地医院确诊为干燥综合征，用中药治疗病情缓解。2010年12月B超检查示：双肾萎缩。2011年7月住院予口服泼尼松30mg/d治疗，同年发现股骨头缺血性坏死，停用皮质激素。2013年3月多次化验尿蛋白（＋）；微量白蛋白大于0.15g/L。尿白细胞200～500/dl。血ANA1∶1000；RF 48.5IU/ml；ESR 56mm/h。血Cr 183.6μmol/L（正常值22.1～106μmol/L）；BUN 10.59mmol/L（正常值1.7～8.5mmol/L）；ESR 56mm/h；B超提示：双肾萎缩加重，双肾弥漫性改变。核医学ECT显像：双肾血流灌注及功能低减。诊断为干燥综合征并发慢性肾功能不全。

现症 口眼干燥，口腔溃疡反复发作，腰酸腰痛，皮肤痒疹，畏寒肢冷，纳差乏力，大便不成形，尿频，夜尿2次。舌淡暗，苔白厚腻，脉沉细弦。近5年尿频、尿急、尿痛伴腰痛反复发作，现服用金水宝胶囊4粒，tid；白芍总苷胶囊0.6，bid。

辨证立法 脾肾两虚，湿热下注。治以培补脾肾，清利湿热。方用香砂六君子汤合萆薢分清饮加减。

处方

木香 10g	法半夏 10g	陈皮 10g	砂仁(后下) 6g
党参 10g	生白术 15g	土茯苓 30g	炙甘草 6g
萆薢 15g	石菖蒲 10g	益智仁 10g	乌药 10g
石韦 15g	凤尾草 15g	淫羊藿 10g	续断 15g
生黄芪 30g	丹参 30g		

每日1剂，水煎服。

二诊 2013年5月28日。乏力尿频减轻，仍有口腔溃疡发生。5月24日当地化验Cr 156.0μmol/L；BUN 11.93mmol/L。尿蛋白(+)；尿白细胞100/dl。舌淡暗，苔白根厚腻，脉沉细弦。证治同前。守方去石韦加骨碎补10g，每日1剂，继续服用。

三诊 2013年7月2日。诸证均好转，但全身皮肤出现痒疹，干燥症状较前明显。舌淡暗，苔薄白腻，脉沉细。复查血Cr125.0μmol/L，BUN 13.6mmol/L，ESR 29mm/h，RF 258IU/ml，CRP 4.57mg/L。守方去续断加蒲公英30g，防风10g，荆芥炭10g。每日1剂。水煎服。

四诊 2013年8月21日。皮肤痒疹明显好转，口腔溃疡未再反复。当地化验血Cr 123.0μmol/L，BUN 10.3mmol/L，ESR 23mm/h，RF 138IU/ml。尿蛋白(+)；尿白细胞少量。舌淡暗，苔薄白，脉沉细。证治同前。

处方

木香 10g	法半夏 10g	陈皮 10g	砂仁(后下) 6g
党参 10g	生白术 15g	土茯苓 30g	炙甘草 6g
萆薢 15g	土大黄 10g	淫羊藿 10g	生石膏(先煎) 15g
知母 10g	凤尾草 15g	生黄芪 30g	蒲公英 30g
骨碎补 10g	防风 10g	荆芥炭 10g	

每日1剂，水煎服。

五诊 2013年10月14日。1月前因头晕住当地医院半个月，CT检查为多发性腔隙性脑梗死。血压170/90mmHg，服用替米沙坦片后正常。血Cr稳定在125.0μmol/L左右。守方去蒲公英、淫羊藿加蝉蜕10g，荆芥炭10g，干姜6g，苦参10g，继续服用。

六诊 2013年12月20日。近1月来口干加重，乏力失眠，腿脚疼痛。化验血Cr 145.0μmol/L，BUN 15.3mmol/L，ESR 30mm/h，RF 136IU/ml。尿蛋白（－）；尿白细胞50/dl。舌淡暗，脉细滑。证治同前。

处方

木香10g	法半夏10g	陈皮10g	砂仁(后下)6g
党参10g	生白术15g	土茯苓30g	炙甘草6g
萆薢15g	石菖蒲10g	益智仁10g	乌药10g
凤尾草15g	生黄芪30g	蒲公英30g	骨碎补10g
防风10g	枣仁30g	淫羊藿10g	

30剂。

七诊 2014年2月18日。来信诉服药1个月，感觉很好。守方去蒲公英、枣仁加石韦30g，红景天15g，继续服用。

八诊 2014年5月9日。病情稳定，症状不多，口干不明显，精神体力均好转。复查血Cr 138.0μmol/L，BUN 11.1mmol/L，ESR 20mm/h。CRP、尿常规正常，RF 124IU/ml。证治同前。

处方

木香10g	党参10g	生白术15g	砂仁(后下)6g
法半夏10g	茯苓30g	陈皮10g	炙甘草5g
淫羊藿10g	红景天15g	丹参30g	生黄芪30g
萆薢15g	石韦30g	刘寄奴10g	防风10g
穿山龙30g			

每日1剂，水煎服。

加减服用至2014年11月23日。患者除后背疼痛和腰腿疼外，无明显不适。化验血、尿常规均正常。血Cr 129.0μmol/L，BUN 9.3mmol/L，ESR 16 mm/h。考虑后背疼痛和腰腿痛可能与肾功能不全、肾性骨病有关，建议口服骨化三醇每次1粒，每日2次。碳酸钙片每次200mg，每日3次。守方去萆薢、石韦加续断15g，骨碎补10g，刘寄奴10g，再服30剂。

　　无论何种原因导致的慢性肾功能不全，在中医而言往往是累及脾肾，造成脾肾两虚，湿热瘀血内蕴，胃失和降、浊毒上逆之病机，只不过是严重程度的不同与脾虚为主还是肾虚为主的区别。前人认为，脾为后天之本，肾为先天之本，久病及肾，也就是说举凡慢性病发展到晚期，多为脾肾两虚的证候。中医的肾与西医的肾脏不能划等号，因此治疗慢性肾功能不全也需要辨证论治。本案为干燥综合征继发慢性肾功能不全，病位主要在肺、脾、肾和三焦。脾为湿土，脾虚湿困，运化失常，气血生化不足，无以养肾；肾为水脏，肾虚不能温化水湿，则邪阻中焦；脾肾两虚，浊毒上泛则恶心欲吐，口腔溃疡，舌苔白腻；关门不利，湿热下注则尿频、尿急、尿痛伴腰痛反复发作。《景岳全书》曰："欲呕作呕，胃气虚也，补胃为主，或用香砂六君子汤。"临床很多慢性肾功能不全的患者常常合并消化道不适表现，如恶心呕吐、食欲下降、腹胀乏力、大便稀溏等。本案治疗选用香砂六君子汤为主以健脾和胃、化浊降逆，加生黄芪、淫羊藿、续断、丹参增强益气健脾，温补肾阳之功，合萆薢分清饮以温肾利水泄浊。其中黄芪、防风、炒白术配伍又为玉屏风散，可益气固表、紧腠理，减少蛋白尿的漏出。经1年的纯中药治疗，患者血肌酐指标稳中有降，虽然不能治愈，但可以维护残留肾功能，延缓透析时间，这也是祝谌予教授的经验。

14. 干燥综合征合并视神经脊髓炎（视瞻昏渺）（一）

李某，女，42岁。

就诊时间： 2011年12月2日。

主诉： 双下肢无力、四肢麻木伴痛性痉挛反复发作近2年，突发右眼视力下降2月。

病史： 患者2005年开始感口干，牙齿变黑碎裂脱落，未重视。2009年1月感冒后出现双下肢无力，右下肢痛性痉挛，伴呕吐、大便失禁，当地医院诊为多发性硬化（MS），予甲强龙冲击治疗好转，改为口服泼尼松，逐渐减量至停用。2011年2月双下肢疼痛、发凉，再次用甲强龙冲击和丙种球蛋白治疗后好转。两年内上述病情反复发生过4次。2011年10月突发右眼视力明显下降，严重时无光感，再次用甲强龙冲击治疗缓解。11月初住北京某神经专科医院，仍诊断为MS。11月21日就诊于本院风湿免疫科。化验ANA 1：320；抗SSA阳性，ACA阳性。唇腺活检：涎腺小导管扩张，导管周围见散在及灶性淋巴细胞、浆细胞浸润。诊断为干燥综合症合并视神经脊髓炎，给予口服泼尼松70mg/d，规律减量；复方环磷酰胺（CTX）2片，qod；维生素B_1、B_{12}、卡马西平等治疗。同时就诊于中医。

现症 视力模糊，视力下降，右眼视物如蚊虫飞动。双下肢无力，不耐久行。四肢麻木明显，午后左上肢和右下肢痉挛性疼痛，服用卡马西平可控制。汗出多，夜尿3～4次。舌红少苔，中间舌苔剥脱，脉沉细。

辨证立法 肝肾阴虚，瘀血阻络。治以滋补肝肾，养血荣筋，通络止痛。方用杞菊地黄丸加减。

处方

生地黄30g	山萸肉10g	生山药15g	丹皮10g
麦冬10g	茯苓15g	菊花10g	枸杞子10g
丹参30g	茺蔚子10g	肿节风30g	络石藤15g
鬼箭羽15g	生甘草6g	白花蛇舌草30g	

每日1剂，水煎服。

二诊 2012年2月28日。服用2月余，未再发作性眼痛，视力好转。肢体麻木减轻，但左侧肢体仍麻木，紧束感。臀部皮肤发红、疼痛，瘙抓后有红色皮疹。失眠多梦，大便不畅。因服复方CTX后恶心、反胃而停用，改为吗替麦考酚酯胶囊（扶异）2片，bid。泼尼松减量至15mg/d。舌红苔黄腻，有瘀斑，脉沉细。证属血热血瘀，气血两燔。方用温清饮合白虎汤加减。

处方

黄芩10g	黄连5g	黄柏10g	栀子10g
当归10g	赤芍15g	生地黄15g	桑叶10g
菊花10g	女贞子10g	旱莲草10g	桃仁10g
红花10g	丹皮10g	牛膝15g	生石膏(先煎)30g
知母10g	红景天15g	茺蔚子10g	生甘草6g

每日1剂，水煎服。

三诊 2012年4月5日。服用30剂，诸证明显改善。二便正常。泼尼松减为 7.5mg/d；扶异改为甲氨蝶呤片 10mg/周。舌红苔黄腻，脉细滑。
证治同前。

处方

生地黄 15g	当归 10g	川芎 10g	赤芍 15g
桃仁 10g	红花 10g	柴胡 10g	枳壳 10g
黄芩 10g	黄连 6g	桑叶 10g	菊花 10g
女贞子 10g	旱莲草 10g	络石藤 15g	钩藤 10g
天麻 10g	生甘草 6g		

每日 1 剂，水煎服。

四诊 2012 年 5 月 2 日。口干不明显，视物较前清楚，仍下肢无力，后背和足心发凉怕冷，胃脘不适，大便不成形。舌紫暗，苔白腻，脉沉细。现口服泼尼松 5mg/d；甲氨蝶呤片 10mg/周。证属肝肾阴虚，阴损及阳，瘀血阻络。方用金匮肾气丸加桃红四物汤合方。

处方

熟地黄 15g	炒山药 10g	山茱萸 10g	牡丹皮 10g
茯苓 15g	桂枝 10g	茺蔚子 10g	黑附片（先煎）10g
川芎 10g	赤芍 15g	丹参 30g	桃仁 10g
红景天 15g	肿节风 30g	菊花 10g	

每日 1 剂，水煎服。

五诊 2012 年 7 月 27 日。继服 50 余剂，视力进一步恢复，偶有飞蚊现象，视野的范围窄。肢体的感觉缓慢恢复，月经正常。泼尼松减为 5mg/d，MTX 10mg/周。舌红暗，苔薄白，脉沉细。

处方

当归 10g	生地黄 15g	川芎 10g	赤芍 15g
桃仁 10g	红花 10g	柴胡 10g	丹皮 10g
丹参 30g	茺蔚子 10g	枳壳 10g	牛膝 15g
刘寄奴 10g	菊花 10g	肿节风 30g	生甘草 10g

每日 1 剂，水煎服。

六诊 2012 年 9 月 17 日。左眼视力稳定，右眼视物不清，双下肢和足心发凉，无胸部束带感和感觉障碍。复查血、尿常规和血沉、肝肾功能均正常。舌红少苔，脉沉细。证属肝肾阴虚，瘀血阻络，方用补阳还五汤和五子衍宗丸加减。

处方

| 生黄芪 30g | 当归 10g | 川芎 10g | 赤芍 15g |

桃仁10g	红花10g	地龙10g	菟丝子15g
枸杞子10g	覆盆子10g	青葙子10g	车前子(包煎)10g
五味子10g	桂枝10g	女贞子10g	茺蔚子10g

每日1剂，水煎服。

七诊 2012年11月18日。四肢麻木和痛性痉挛基本恢复，下肢轻度无力，视物仍有模糊，双眼灼热发红，饮食、睡眠、二便、月经均正常。证治同前。

处方

生地黄15g	当归10g	赤芍15g	川芎10g
桃仁10g	红花10g	柴胡10g	枳壳10g
牛膝10g	地龙10g	络石藤15g	鸡血藤30g
葛根15g	丹参30g	黄芩10g	丹皮10g
生甘草6g			

30剂，水煎服。

八诊 2013年1月20日。左腿和左手的触觉障碍好转，左大腿小腿外侧有手掌大小的范围触觉不明显。右下肢仍感无力。证治同前。

处方

生地黄15g	当归10g	赤芍15g	川芎10g
桃仁10g	红花10g	柴胡10g	枳壳10g
牛膝10g	菊花10g	络石藤15g	丹皮10g
葛根15g	丹参30g	茺蔚子10g	青葙子10g
生甘草6g			

30剂，水煎服。

九诊 2013年4月9日。视力基本恢复，肢体有力，无感觉障碍，汗出后恶风，余无不适。口服泼尼松5mg/d，MTX 10mg/周，舌红苔薄白，脉沉细。守方加桑叶10g，红景天15g，卷柏10g，生蒲黄10g。继服30剂。2013年11月随诊。视力基本恢复，肢体有力，无感觉障碍，除汗出后恶风，余无不适。配制丸药巩固疗效。

处方

当归30g	赤芍50g	生地黄100g	川芎30g
桃仁30g	红花30g	柴胡30g	炒枳壳30g
牛膝50g	丹参100g	桂枝30g	络石藤50g
炒苍术30g	生黄柏30g	狗脊60g	千年健60g

女贞子30g　　　墨旱莲30g　　　土鳖虫20g　　　僵蚕30g

　　伸筋草100g　　　制何首乌50g　　　炙甘草20g

　　诸药共研细末，炼蜜为丸，每丸重约9g，每次1丸，每日3次。随诊至今，病情稳定。

按语

　　部分干燥综合征中枢神经系统受累常表现非常类似视神经脊髓炎（NMO）。NMO最典型的表现为视神经炎引起的视力下降、眼球胀痛、视野缺损等改变及脊髓横贯性损害引起的双侧截瘫、感觉减退、自主神经功能受损等症状。根据不同临床特征可分别归于中医"暴盲""视瞻昏渺""痿证"等范畴。本病以肝肾阴虚为本：由于肝血肾精亏损，精血不能上荣，目失濡养则视物不清、视力下降甚或失明；气血不足，筋脉失养则肢体麻木，弛缓无力甚至发生瘫痪。痰瘀互结为标：肝郁气滞，瘀血阻滞，或脾胃运化不及，痰湿内蕴等病理产物阻滞经络亦可造成视力受损和肢体痿弱、感觉或运动障碍。急性期多为瘀血阻络或痰瘀互结，缓解期多为肝肾阴虚、气血不足。本案以双下肢无力、四肢麻木伴痛性痉挛反复发作起病，伴有口眼干燥和突发右眼视力下降。乃肝肾阴虚，精血不足，目失濡养，瘀血阻络所致，故治用杞菊地黄丸或五子衍宗丸合血府逐瘀汤为主滋补肝肾，养血荣筋，活血化瘀，随证加入女贞子、旱莲草、何首乌、狗脊、千年健等补益肝肾；生黄芪、当归、红景天等益气养血；钩藤、天麻、茺蔚子、青箱子清肝明目；葛根、丹参、鬼箭羽、刘寄奴等活血化瘀；鸡血藤、络石藤、土鳖虫、伸筋草等通络止痛。经中西医结合治疗3年，虽不能根治，但配合可以减毒增效，缓解和稳定病情，提高生活质量。

15.干燥综合征合并视神经脊髓炎（视瞻昏渺）（二）

高某，女，56岁。

就诊时间：2010年5月28日。

主诉：口眼干燥10年，右眼视力下降反复发作5年。

病史：患者2005年初右眼突发失明，当地医院眼科诊断为球后视神经炎，半年后左侧肢体僵硬不适，麻木不仁，头颅MRI：脑白质及脊髓病变；化验ANA 1：320；抗SSA、抗SSB抗体均阳性，诊断为干燥综合征合并视神经脊髓炎。应用皮质激素治疗好转。5年来右眼突发失明3次，均用大剂量泼尼松龙（1000 mg/d）冲击治疗3天后好转，以后改为口干，逐渐减量维持。今年4月4日左眼又出现突发失明，伴右侧肢体僵硬。住当地医院1月余，再次用大剂量激素冲击治疗。视力恢复为右眼0.2；左眼0.3。追问病史，患者10年来就有口眼干燥，腮腺反复肿痛，牙齿变黑，呈片状脱落。双下肢皮肤紫癜样皮疹，大便干燥。现口服甲泼尼龙片48mg/d；弥可保500mg，tid。因病情控制不佳，来京求治。

现症 双眼视物不清，仅有光感，几近失明。双下肢僵硬发木，时而抽痛、活动不利，腰痛如锥刺，步履艰难。胸部发紧如束带感，燥热出汗，口干无津，双颐肿大发胀，舌红暗少津，舌下血管迂曲，脉沉细。现口服甲氨蝶呤（MTX）15mg/周；甲泼尼龙60mg/d。

辨证立法 气滞血瘀，肝肾阴虚。治以活血通络，滋补肝肾。方用血府逐瘀汤加减。

处方

当归10g	川芎10g	赤芍15g	生地黄15g
桃仁10g	红花10g	柴胡10g	炒枳壳10g
菊花10g	牛膝10g	生甘草6g	穿山龙30g
土鳖虫6g	知母10g	大蜈蚣2条	

每日1剂，水煎服。

二诊 2010年6月30日。药后视力未再下降，大便通畅，胸部发紧如束带感减轻，双腿无抽搐，略有麻木，失眠脑鸣。舌暗红少津，脉沉细。甲泼尼龙片减为40mg/d。

处方

当归10g	赤芍15g	生地15g	桃仁10g
红花10g	柴胡10g	炒枳壳10g	生牡蛎(先煎)30g
牛膝15g	土鳖虫6g	生甘草6g	生龙骨(先煎)30g
僵蚕10g	蝉蜕10g	片姜黄10g	穿山龙30g

每日1剂，水煎服。

三诊 2010年9月25日。药后视力好转，可以看清近景。双腿不抽搐，略有麻感，MTX减至10mg/周；甲泼尼龙减至6mg/d。因腰间盘突出和骨质增生，现腰痛明显，后背疼痛，下肢无力。口干舌燥，汗出怕热，大便干燥。舌暗红，脉涩。证治同前。

处方

当归10g	川芎10g	赤芍10g	生地黄10g
桃仁10g	红花10g	柴胡10g	炒枳壳10g
天麻10g	牛膝10g	僵蚕10g	蝉蜕10g
片姜黄10g	炒栀子10g	生甘草5g	生大黄(后下)10g
穿山龙30g	土鳖虫6g	桑叶10g	

每日1剂，水煎服。

四诊 2011年5月4日。服药30剂，视力稳定，全身抽搐未再复发。乏力改善，活动自如，大便正常，后背和肋骨酸沉疼痛。前胸紧，肋骨疼。舌暗红，脉沉细。

处方

柴胡10g	枳壳10g	枳实10g	郁金10g
当归10g	赤芍10g	川芎10g	生地15g
茯苓20g	黄芩10g	鬼箭羽15g	丹参15g
瓜蒌皮10g	桂枝10g	丹皮10g	络石藤15g
生甘草6g			

30剂。

五诊 2011年6月18日。再服30剂，腰骶酸胀减轻，仍翻身起床加重，脚踝骨肿，证治同前。

处方

当归10g	柴胡10g	川芎10g	赤芍15g
枳壳10g	红花10g	桃仁10g	生熟地各15g
续断15g	桑寄生20g	独活10g	骨碎补10g
茺蔚子10g	菊花10g	防己10g	茯苓30g
牛膝10g	生甘草6g		

30剂，水煎服。

六诊 2011年7月9日。药后颜面足踝肿胀酸痛消退，腰腿痛减轻，仍感酸沉，不耐久行，纳差便溏。守方去防己加鹿角霜（先煎）10g，生麦芽15g，再服14剂。

2017年6月患者复诊。诉自2011年8月以后，自行停用所有西药，间断服用几次中药后，视力和肢体僵硬麻木一直未再复发。5年来病情稳定，生活如常人。1月前因感肢体轻度发麻，再次口服甲泼尼龙4mg/d。中药继续以血府逐瘀汤加减。

按语

　　本案表现为反复发作的视力急剧下降，甚至盲而不见，西医诊断为干燥综合征合并视神经脊髓炎，中医则从"视瞻昏渺"或"暴盲"论治。经云："目者，肝之官也。"又云："目（肝）受血而能视"，"肝气通于目、肝和则目能辨五色矣。"尽管五脏六腑之精气、血、津液皆上注于目，但由于肝开窍于目，故以肝藏血对视功能的影响最大。董师认为，干燥综合征合并视神经脊髓炎的病因病机多为肝肾阴虚，血不养肝，肝阳上亢，血瘀气滞。早期或急性期以肝郁化火、肝阳上亢、瘀阻目络居多；晚期或缓解期以肝肾阴虚，血不养肝居多。治疗注重养肝明目，滋补肝肾，活血通络，平肝潜阳为主。尤其是急性发作期导致神经轴突肿胀产生视盘水肿，多表现为中医的郁热或瘀阻目络的证候，清肝泄热、活血化瘀为常用治法。现代药理学研究发现：活血化瘀药具有改善微循环，增加神经纤维和神经细胞的营养及耐缺氧能力，治疗视神经炎可以加速神经周围炎性渗出物的吸收及消散，减轻视神经炎性水肿的作用，有助于视力的恢复。本案始终以血府逐瘀汤为主活血通络，滋补肝肾治疗，取得视力稳定、生活质量提高的满意疗效，理由概源于此。

16.类风湿关节炎（尪痹）（一）

王某，女，51岁，农民。

就诊时间：2004年7月27日。

主诉：双手腕、膝关节肿痛及颈部疼痛2年余。

病史：患者2年前出现双手腕、双膝关节肿痛。左膝关节曾有积液，今年4月当地医院予关节腔积液穿刺抽液，并予口服强的松15mg/d，双氯酚酸钾25mg，tid，治疗后出现胃痛、黑便，化验大便OB阳性，胃镜示：慢性胃炎、多发胃溃疡，经西药抗溃疡治疗1月胃痛、黑便消失，但关节肿胀疼痛无改善。7月20日本院风湿免疫科检查：轻度贫血貌，双腕软组织肿胀，掌屈受限，左肘不能伸直，双膝稍肿。化验RF 400.8IU/ml，ESR 75mm/h。双手X像：

骨质疏松，诊断为类风湿关节炎，口服泼尼松5mg，qd治疗并来中医就诊。

现症 双手腕关节肿痛，活动受限。双膝胀疼，足踝肿胀，按之凹陷，下肢发凉。面色苍白，乏力神疲，时感胃脘不适。二便如常。关节局部无明显寒热。舌淡胖，边有齿痕，苔薄白，脉沉细。

辨证立法 气血两虚，肝肾不足，寒湿入络。治以益气养血，补益肝肾，散寒除湿。方用黄芪桂枝五物汤合祝氏四藤一仙汤加减。

处方

生黄芪 30g	当归 10g	桂枝 15g	白芍 15g
鸡血藤 30g	海风藤 15g	络石藤 15g	钩藤 10g
威灵仙 15g	羌独活 各10g	防风 10g	防己 10g
生薏仁 30g	白芥子 3g	生姜 3片	大枣 5枚

14剂，水煎服。

二诊 2004年8月10日。胃痛告愈。关节肿胀疼痛减轻，活动较前灵活。证治同前，守方加白僵蚕10g，露蜂房5g，再服14剂。

三诊 2004年8月26日。关节疼痛基本消失，但仍感乏力神疲，双手腕活动不灵活，右内踝肿胀，舌淡红，苔薄白，脉沉细。此气血不足，寒湿欲除，而湿邪仍留驻之象。继守前法加重祛湿消肿之力。

处方

生黄芪 30g	当归 10g	桂枝 15g	白芍 15g
炙甘草 5g	鸡血藤 30g	海风藤 15g	络石藤 15g
钩藤 10g	威灵仙 15g	桑枝 30g	片姜黄 10g
防己 10g	肿节风 10g	生薏仁 30g	白芥子 5g
露蜂房 5g	生姜 3片	大枣 5枚	

14剂，水煎服。

四诊 2004年9月14日。精神体力均明显增强，足踝肿胀已消，手腕略感酸胀，下肢发冷不温。舌淡红，苔薄白，脉沉细。肝主筋，为罢极之本；肾藏精，为主骨之脏。风寒湿邪浸淫日久，羁留筋骨为患。拟从补益肝肾，散寒除湿，舒筋通络治疗，方用《千金方》独活寄生汤加味。

处方

羌独活 各10g	桑寄生 20g	当归 10g	生熟地 各10g
川芎 10g	赤芍 10g	桂枝 10g	细辛 3g
秦艽 10g	防风 10g	防己 10g	茯苓 15g

白术 10g	络石藤 15g	青风藤 15g	白僵蚕 10g
露蜂房 5g	土鳖虫 5g	炙甘草 5g	

20剂，水煎服。

五诊 2004年10月14日。关节肿痛不明显，停服泼尼松2周。近日查 RF 463.4IU/ml，ESR 38mm/h。舌淡红，苔薄白，脉沉细。拟配丸药以资巩固：

羌独活 各30g	桑寄生 60g	当归 30g	川芎 30g
赤芍 30g	桂枝 30g	细辛 10g	秦艽 50g
防风 30g	茯苓 45g	白术 30g	生薏仁 60g
络石藤 30g	银花藤 100g	白僵蚕 30g	露蜂房 30g
乌稍蛇 30g	土鳖虫 30g	鬼箭羽 30g	葛根 30g
狗脊 30g	牛膝 30g		

诸药共研细末，炼蜜为丸，每丸重约9g，每饭后服1丸。

六诊 2004年10月28日。诸关节无明显肿痛，继服以上丸药，嘱避免过劳和受寒，定期随诊。

七诊 2004年12月28日。病情稳定，手腕及右肘关节略有酸痛。近查 RF 183.3IU/ml，ESR 28mm/h。继配丸药以资巩固疗效。

按语

　　本案辨证要点有二：其一为多关节肿痛，或伴积液，活动受限，局部无明显寒热，下肢发凉，此乃寒湿痹阻之象；其二为胃溃疡失血后，出现乏力神疲，面色苍白，胃脘不适，舌淡胖，边有齿痕，脉沉细等气血不足之证。病机属本虚标实，正如《类证治裁》所云："诸痹……良由营卫先虚，腠理不密，风寒湿乘虚内袭，正气为邪气所阻，不能宣行，因而留滞，气血凝涩，久而成痹。"治疗宜扶正驱邪兼顾，方选《金匮要略》治血痹之黄芪桂枝五物汤益气养血、宣痹通阳治其本，合经验方"四藤一仙汤"祛风除湿、散寒通络治其标。黄芪桂枝五物汤由桂枝汤去甘草，倍生姜加黄芪而成，具有益气补血、固表温阳、调和营卫、散寒通络的功能。董师常用本方加减治疗因素体虚弱、劳倦过度，寒湿乘虚入络或痹证日久不愈，正气无力祛除风寒湿邪，导致气血亏虚型的类风湿关节炎。四藤一仙汤乃名医祝谌予教授治疗风寒湿痹的经验方，由鸡血藤、钩藤、络石藤、海风藤、威灵仙组成。方中选用藤枝攀绕、性能多变的四藤，配合通达十二经脉的威灵仙，使全方具有疏通经络、养血活血、解痉止痛的作用，本案随证加用的姜黄、防己、肿节风、生薏仁、白芥子、露蜂房、白僵蚕、乌稍蛇、地鳖虫等均为祛湿消肿止痛、搜剔风邪之品。俟肿痛缓解则易方为独活寄生汤加减补益肝肾、散寒通络，并配制丸药常服，巩固疗效。

17.类风湿关节炎（尪痹）（二）

潘某，女，40岁。

就诊时间： 2011年7月26日。

主诉： 多关节肿痛伴晨僵2年，口眼干燥1年。

病史： 患者1998年产后出现头晕头疼、畏寒怕冷，当地医院检查贫血，症状逐渐加重。2008年7月足趾关节肿痛，1月后全身多关节肿痛，晨僵，午后低热，继之关节活动受限，不能步履。住当地医院检查双手X线：右手腕关节间隙变窄，双手骨质疏松，诊断为类风湿关节炎，给予中药、甲氨蝶呤、泼尼松、来氟米特等治疗2月，关节肿痛明显好转，可下地短距离步行。2009年3月病情反复，关节肿痛伴发热、严重贫血，再次住北京广安门医院查类风湿因子阳性，抗SSA抗体、抗RO-52阳性、HLA-B27均阳性，经中药、甲氨蝶呤、泼尼松、来氟米特、乐松、帕夫林等治疗2月，体温正常，关节肿痛缓解，贫血好转。坚持正规治疗，病情时好时坏。2010年10月口眼干燥加重，2011年5月停服泼尼松后晨僵加重，关节多处出现囊肿、结节，甲状腺肿大、牙龈出血、腹泻、体重下降，就诊于董师门诊。

现症 口眼干燥，咽干食用水送。多关节肿痛，部分有皮下结节，活动受限，怕冷晨僵明显，双侧腘窝有鸡蛋大囊肿，无压痛。神疲乏力，牙龈出血、胃痛胃胀，大便不成形，尿黄如茶。化验WBC3.27×10⁹/L，HGB 102g/L，CRP8.35mg/L，血沉65mm/h，类风湿因子107.1IU/ml。现服用泼尼松5mg/d，甲氨蝶呤12.5mg/周，叶酸10 mg/周，来氟米特20mg/d。舌淡红胖大齿痕，苔白腻，脉沉细。

辨证立法 气血两虚，肝肾不足，寒湿阻络。治以益气养血，补益肝肾，散寒除湿，方用独活寄生汤加减。

处方

独活 10g	桑寄生 20g	当归 10g	熟地黄 15g
川芎 10g	白芍 10g	桂枝 15g	细辛 3g
生黄芪 30g	党参 10g	茯苓 15g	炒白术 10g
穿山龙 30g	肿节风 30g	炙甘草 6g	黑附片(先煎) 15g
汉防己 10g	皂角刺 10g		

每日1剂，水煎服。

二诊 2011年9月2日。服药1剂感觉口腔有唾液，三天后口干明显减轻，可以不饮水吃下一个小馒头。关节肿痛减轻，囊肿、结节逐渐变软变小，劳累后关节肿痛则加重。现仍牙龈出血，胃痛胃胀，尿黄色深。复查WBC 3.85×10^9/L，HGB 107g/L；CRP 5.45mg/L；血沉35mm/h。舌淡红，苔白腻，脉细滑。证治同前。

处方

独活 10g	桑寄生 20g	当归 10g	白芍 15g
桂枝 10g	细辛 3g	生熟地各 15g	生黄芪 30g
川芎 10g	防风 10g	牛膝 15g	苍术 10g
黄柏 10g	陈皮 10g	砂仁 3g	滑石 30g
穿山龙 30g	肿节风 30g	皂角刺 10g	白芥子 5g
生薏仁 30g	土茯苓 15g	生甘草 6g	

20剂，水煎服。

三诊 2011年9月30日。口干不明显，未再胃痛，仍有牙龈出血，偶有眼干。纳食极佳，体重增长6kg。关节疼痛基本控制，不能耐受重体力劳动，腘窝囊肿消失，手足及全身皮肤干燥有裂纹。舌淡红有齿痕，白苔，脉沉细。

处方

独活 10g	桑寄生 20g	当归 10g	白芍 15g
桂枝 10g	细辛 3g	熟地 15g	生黄芪 30g
秦艽 10g	防风 10g	牛膝 15g	苍术 10g
黄柏 10g	骨碎补 10g	白芥子 5g	黑附片(先煎) 10g
穿山龙 30g	肿节风 30g	石见穿 15g	砂仁(后下) 3g
生薏仁 30g	土茯苓 15g	生甘草 6g	

30剂，水煎服。调整西药泼尼松5mg/d；甲氨蝶呤10mg/周；叶

酸 10mg/周；来氟米特 10mg/d。

四诊 2011年10月29日。关节肿痛基本消失，偶有游走疼痛。但口眼干燥，眼分泌物仍多。复查血常规正常，血沉90mm/h。守方加石斛20g，继续服用。

五诊 2012年4月28日。仍有口眼干燥，关节肿痛不明显。4月11日发现左脚面有一个小结节，按压不痛。早晨左脚足弓处脚面肿痛，影响行走，化验血常规、CRP正常，血沉32mm/h。舌暗红，苔薄白，脉沉细。

处方

柴胡10g	黄芩10gg	法半夏10g	僵蚕10g
蝉蜕10g	片姜黄10g	桂枝10g	赤芍15g
肿节风30g	汉防己10g	山慈菇10g	小通草10g
皂角刺10g	穿山龙30g	络石藤15g	生石膏(先煎)30g
滑石粉30g	炙甘草6g		

每日1剂，水煎服。

六诊 2012年10月29日。复查血常规正常，血沉46 mm/h。关节无肿痛大小便正常。口干明显，频频饮水。月经延后3个月，量极少。舌淡暗，苔薄白，脉细滑。证属气血两虚，风湿阻络，方用黄芪桂枝五物汤合四藤一仙汤加减。

处方

生黄芪30g	桂枝15g	白芍15g	石斛20g
忍冬藤30g	牛膝15g	穿山龙30g	红景天15g
独活10g	威灵仙15g	鸡血藤30g	益母草15g
香附10g	卷柏10g	炙甘草6g	

每日1剂，水煎服。

以后基本以上方加减随诊治疗至2013年10月。患者关节肿痛未再反复，活动自如，可以参加旅游爬山。血常规、血沉、肝肾功能均正常，因病情稳定，嘱停服甲氨蝶呤。2015年10月停用来氟米特，仅服用中药和泼尼松5mg/d；羟氯喹0.4g/d。仍在治疗中。

按语

本案因产后气血两虚、肝肾不足，风寒湿邪乘虚入侵腠理、肌肉、关节致使经络痹阻，气血运行不畅，发为尪痹。说明正虚卫外不固是痹证发生的内在基础，感受外邪是发病的外在条件。诚如《济生方·痹》所云："皆因体虚，腠理空疏，受风寒湿气而成痹也。"寒湿邪气留滞关节，湿胜则肿，寒胜则痛，是以关节肿痛反复发作，畏寒肢冷、僵硬不舒、屈伸不利；邪痹经脉，气血津液运行不畅，血滞而为瘀，津停而为痰，酿成痰浊瘀血，则出现皮下结节、腘窝囊肿；寒湿内阻，津液不布则口眼干燥，咽干食用水送。神疲乏力，胃痛胃胀，大便不成形，尿黄如茶等皆为气血不足、脾胃虚弱之象。治以独活寄生汤补益肝肾、益气养血、祛风胜湿、行瘀止痛。加黑附片、生黄芪散寒除湿、益气固表；穿山龙、肿节风、石见穿等祛风通络；汉防己、白芥子、皂角刺消肿散结。扶正与驱邪并重，攻补兼施，经治数载，终使顽疾平稳地好转，生活质量大为提高。

18.类风湿关节炎（风湿热痹）（三）

尤某，女，34岁，教师。

就诊时间： 2007年8月23日。

主诉： 间断发热2年，双腕关节肿痛1年余。

病史： 患者自2005年秋季始间断发热，午后明显每年发作1～2次，体温38～39℃，每次持续1月余。发热时伴咽痛，乏力，出汗，无皮疹。2006年7月出现双腕关节肿痛，晨僵，活动受限。今年2月住某三甲医院1月，拟诊为成人Still病，给予泼尼松50mg/d治疗1月后体温正常，三个月来逐渐减量至2.5mg/d，但双腕关节一直肿胀，不能持重物和拧东西。6月下旬到本院风湿免疫科就诊，当时查体：双手腕关节肿胀，压痛阳性，活动受限，左腕不能背曲。化验抗ENA抗体、抗CCP、RF均阴性；CRP 19.3mg/L；ESR 48mm/h。双手X像提示：双腕关节间隙狭窄。诊断为类风湿关节炎，建议泼尼松继续服用，并加服甲氨蝶呤10mg/周。服用1月后症状无明显改善。

现症 双手腕关节肿胀，压痛，局部有灼热感。腕关节不能用力，如拧毛巾、开门、洗衣等，手足心热，口干，大便偏干。舌淡暗，苔薄白，脉沉细。

辨证立法 风湿热痹，蕴热成毒。治以清热利湿，解毒蠲痹。

处方

白花蛇舌草30g	生地30g	穿山龙30g	土茯苓30g
生薏仁30g	石见穿30g	丹参30g	鬼箭羽15g
片姜黄10g	海桐皮10g	汉防己10g	桑枝30g
羌活10g	陈皮10g	生甘草6g	

每日1剂，水煎服。

二诊 2007年9月13日。服药20剂，双手腕肿胀减轻，但仍不能用力活动。手足心热消失，大便通畅，舌淡红，苔薄白，脉沉细。证治同前。守方去羌活、陈皮加生石膏（先煎）50g，银花藤30g，桂枝10g，皂角刺10g，再服2月。

三诊 2007年11月15日。双手腕肿胀基本消退，无灼热和明显压痛，能从事开门、拧毛巾、洗衣服等活动。复查肝功能正常，抗CCP、RF均阴性，CRP 2.97mg/L，ESR 13mm/h。近来气候变冷，下肢感觉发凉。舌淡胖齿痕，苔薄白，脉沉细。此湿热已清而寒湿盛，拟桂枝芍药知母汤加减除湿散寒，消肿止痛。

处方

桂枝15g	白芍15g	知母10g	羌独活各10g
生薏仁30g	土茯苓30g	白术10g	防风10g
汉防己10g	黄柏10g	白芥子5g	细辛3g
穿山龙30g	鬼箭羽15g	炙甘草6g	黑附片（先煎）10g
皂角刺10g	露蜂房6g	肿节风15g	

30剂，水煎服。

四诊 2007年12月28日。病情稳定，停用激素，仅服MTX 7.5mg/周。下肢发凉好转，手腕无肿痛，但弯曲略感不适，其余关节活动自如。舌淡胖，脉沉细。守方去黑附片加大蜈蚣2条，再服30剂。

按语

　　本案以反复发热伴关节红肿热痛起病，辨证为风湿热痹无疑。唐代医家孙思邈最早提出热痹是由于"热毒流于四肢，历节肿痛"所致，确立了清热解毒的治则。其后《类证治裁》云："风寒湿合而成痹，蕴邪化热，蒸于经络，四肢痹痛，筋骨不舒"，"初因风寒湿郁闭阴分，久则化热攻痛。"吴鞠通《温病条辨·中焦篇》也云："湿聚热蒸，蕴于经络，寒战热炽，骨骱烦疼，舌色灰滞，面目萎黄，病名湿痹。"说明感受热邪，或风寒湿邪郁而化热均可导致湿热痹阻、肢体肿痛。治疗以清热解毒为主，兼以利湿通络、活血化瘀。方中以白花蛇舌草、忍冬藤清热解毒、透毒外出；土茯苓、生薏苡仁、石见穿、穿山龙、汉防己、桑枝清热利湿、通络消肿；生地黄、丹参、鬼箭羽凉血养阴、活血通络而不伤正；片姜黄、海桐皮宣痹止痛；羌活苦辛温，祛风胜湿，又可防止寒凉太过；陈皮理气健脾；甘草调和诸药。全方清解疏利、宣透并举、疏通经络、邪正兼顾，使热毒消退，湿痹蠲除，经络通畅，则关节肿痛好转。

19.类风湿关节炎（痹证发热）（四）

只某，女，70岁，退休工人。

就诊时间： 2003年3月27日。

主诉： 多关节肿痛反复发作3年，午后发热3个月。

病史： 患者2000年出现双肘、膝关节疼痛，半年后双手指、踝关节肿痛伴晨僵、发热，化验ESR70mm/h，RF（－），服用非甾体抗炎药疼痛减轻，但关节痛和发热仍间断发作，未系统诊治。2002年3月经本院风湿免疫科确诊为类风湿关节炎和膝骨性关节炎。经口服泼尼松、雷公藤多苷、甲氨蝶呤（MTX）治疗2月后体温正常，关节疼痛未缓解。2002年12月又开始发热，体温37.2～38.2℃，午后加重，化验血、尿常规正常，肝功能ALT 67U/L，ESR 112mm/h。胸部CT、腹部B超未见异常。乃停服泼尼松与MTX，仅用雷公藤多苷20mg，bid，并口服扶他林退热治疗不效，乃来中医就诊。

现症 发热以午后为主，体温37～38.2℃，伴恶心、呕吐、纳差、食少，乏力，手足不温，周身关节酸沉，下肢沉重无力，口干面黄，热退后则汗出，小便黄热，大便成形，舌质红，苔黄腻干燥，脉沉细。

辨证立法 表里不和，湿热阻络。治以和解表里，宣畅气机，清利湿热。

方用小柴胡汤合三仁汤加减。

处方

柴胡20g	黄芩10g	半夏10g	沙参10g
生甘草6g	杏仁10g	白蔻仁10g	芦茅根各30g
生薏仁30g	厚朴10g	菖蒲10g	滑石30g
竹叶5g	大枣10g		

14剂，水煎服。

二诊 2003年4月10日。药后恶心、呕吐、尿热均好转，仍发热、纳差、乏力，手足心热，周身关节疼痛。舌红苔黄，脉沉细。证属气阴两伤，湿热痹阻。方用竹叶石膏汤加减。

处方

竹叶10g	半夏10g	大枣10g	生石膏(先煎)30g
党参10g	麦冬15g	生地15g	白花蛇舌草30g
鬼箭羽15g	肿节风15g	生薏仁30g	芦茅根各30g
炙甘草6g	生姜3片		

7剂，水煎服。

三诊 2003年4月24日。体温一般在37℃，偶尔达37.8℃，纳食增加，较前有力，神疲，胃脘不舒，后背及四肢关节疼痛，大便干燥，舌淡红，苔薄白少津，脉沉细。证属表里不和，肝气犯胃，湿热痹阻。方用柴胡桂枝汤加减。

处方

柴胡24g	黄芩10g	党参10g	半夏10g
桂枝10g	白芍15g	大枣10g	生石膏(先煎)30g
知母10g	葛根15g	鬼箭羽15g	白花蛇舌草30g
肿节风15g	生薏仁30g	芦茅根各30g	滑石30g
炙甘草6g	生姜3片		

每日1剂，水煎服。

四诊 2003年5月28日。服药1月，体温基本正常，偶尔可37.8℃，持续约1小时即自行热退。胸背及关节疼痛均明显好转，现口干气短，皮肤瘙痒，大便干燥。舌脉证治同前。

处方

柴胡10g	黄芩10g	半夏10g	生石膏(先煎)30g
知母10g	葛根15g	鬼箭羽15g	白花蛇舌草30g
肿节风15g	生薏仁30g	生地30g	银花藤30g

生白术 15g	防风 10g	牛膝 10g	白僵蚕 10g
蜂房 6g	炙甘草 6g		

每日 1 剂，水煎服。

五诊 2003 年 6 月 18 日。连服 20 余剂。有 3 次发热 37.6℃，夜间关节疼痛，以两髂部为主，乏力口干，大便干燥，化验：肝功能正常，CRP 8.2mg/L，ESR 123mm/h，舌红，苔白腻干燥，脉沉细。此仍为湿热痹阻兼有瘀毒之证，方以三石汤、加减木防己汤化裁。

处方

滑石 30g	桂枝 10g	防己 10g	生石膏 (先煎) 30g
杏仁 10g	炙甘草 6g	银花藤 30g	白花蛇舌草 30g
肿节风 15g	生薏仁 30g	通草 10g	生大黄 (后下) 6g
丹参 15g	鬼箭羽 15g	白芥子 5g	黄柏 10g
寒水石 (先煎) 30g			

每日 1 剂，水煎服。

六诊 2003 年 8 月 20 日。加减服药 2 月，体温恢复正常，未再发热。精神体力饮食均可，唯双膝关节疼痛，下蹲后站立困难，怕冷汗出，大便偏干。舌红苔薄白，脉沉细。证属肝肾不足，寒湿痹阻之证，方用独活寄生汤加减。

处方

羌独活 各10g	桑寄生 20g	当归 10g	生熟地 各10g
川芎 10g	白芍 10g	桂枝 10g	白术 10g
细辛 3g	秦艽 10g	防风 10g	牛膝 10g
杜仲 10g	制附子 6g	生薏仁 30g	黄柏 10g
炙甘草 5g			

每日 1 剂，水煎服。

七诊 2003 年 9 月 24 日。一直未发热，膝关节疼痛明显缓解，口不干，可室内活动，但不能久行，化验 CRP 4.21mg/L，ESR 114mm/h，舌暗，苔薄白，脉沉细。证治同前。

处方

羌独活 各10g	桑寄生 20g	当归 10g	熟地 15g
川芎 10g	赤芍 10g	桂枝 10g	白术 10g
茯苓 15g	细辛 3g	秦艽 10g	防风 10g
牛膝 10g	杜仲 10g	制附子 10g	生黄芪 30g

生薏仁 30g　　　木瓜 10g　　　炙甘草 5g

每日 1 剂，水煎服。

八诊 2003 年 12 月 3 日。加减服药 2 月余，体温正常，膝关节轻度疼痛，近日化验 CRP 3.46mg/L，ESR 117mm/h，病情基本稳定，仅服雷公藤多苷 20mg，bid。舌暗，苔薄白，脉沉细。因皮肤瘙痒嘱暂停中药。

2014 年 4 月到本院风湿免疫科就诊：体温正常，双手关节无明显肿痛，CRP 阴性，ESR 70mm/h，给予口服 MTX、雷公藤多苷治疗半年后，自行停用。2005 年 11 月因鼻腔干燥就诊于董师，诉半年来未服任何药物，关节亦未疼痛，复查：CRP 1.05mg/L，ESR 67mm/h，予白芍总苷 0.6g，bid，口服，巩固疗效。

按语

发热伴有恶心、呕吐、纳差、食少，证属少阳郁热、表里不和无疑，即仲景所曰："呕而发热者，小柴胡汤主之""但见一证便是，不必悉具；发热伴有关节肌肉肿痛、屈伸不利，此乃痹病所致，即《痹论》所云："其热者，阳气多，阴气少，病气胜，阳遭阴，故为痹热。"发热伴有舌苔黄厚腻而又干燥少津，湿热为病，津液被耗，气随津泄可知。本案三者具备，故辨证为少阳郁热，表里不和，津气两伤，湿热痹阻。唯其病程缠绵，胶结难愈，虚实相兼，治疗颇为棘手。故先后以小柴胡汤、三仁汤、竹叶石膏汤、柴胡桂枝汤、白虎汤、三石汤、加减木防己汤等，根据病情变化，随证施用，加减进退，如抽丝剥茧，反复易方，既降体温，又调脾胃，且蠲痹痛，终使 3 年顽痹和发热得以控制，化验指标显著改善，生活质量亦大大提高。

20.类风湿关节炎（颈痹）（五）

史某，女，56 岁，退休工人。

就诊时间： 2006 年 9 月 20 日。

主诉： 多关节肿痛伴颈部活动受限半年。

病史： 今年 3 月登山后始感肢体关节多处肿痛，颈部强硬不柔和，5 月服中药 14 剂无效。此后到本院风湿免疫科确诊为类风湿关节炎，予口服雷公藤多苷、泼尼松治疗 3 个月后肢体肿痛缓解，但颈部强硬无改善，X 线检查颈椎未见异常。故来中医求治。

现症 颈部强硬疼痛，不能转动，两肩酸沉疼痛。无汗不恶风，双手发强，不能握拳，口不干，二便如常。现服强的松 7.5mg/d，雷公藤多苷 10mg，每日 3 次。舌淡红，苔薄白，脉弦细。

辨证立法 风寒痹阻，经输不利。治以驱风散寒，升津润脉。方用葛根汤加味。

处方

桂枝 15g	白芍 15g	炙甘草 6g	麻黄 6g
葛根 30g	威灵仙 15g	片姜黄 10g	生姜 3 片
大枣 12 枚			

7 剂，水煎服。

二诊 2006 年 9 月 27 日。药后汗出，颈痛减轻，可以转颈，仍双手强硬不能握拳。舌淡红，苔薄白腻，脉弦细。证治同前，改用桂枝加葛根汤加味。

处方

桂枝 15g	白芍 15g	炙甘草 6g	葛根 30g
威灵仙 15g	白术 15g	茯苓 15g	生薏仁 30g
炙黄芪 30g	防风 10g	生姜 3 片	大枣 12 枚

14 剂，水煎服。

三诊 2006 年 10 月 18 日。两天前登山受凉，颈部又觉转动不利，右肩疼痛，无汗恶风，舌淡红，苔薄白，脉沉细。

处方

桂枝 10g	白芍 10g	炙甘草 6g	麻黄 6g
葛根 30g	威灵仙 15g	片姜黄 10g	防风 10g
羌活 10g	海桐皮 10g	生姜 3 片	大枣 12 枚

14 剂，水煎服。

四诊 2006 年 11 月 8 日。转颈自如，右肩疼痛明显减轻。守方再服 14 剂巩固疗效。1 月后随诊，未再反复。

本案多关节肿痛伴颈部活动受限半年，西医诊断为类风湿关节炎，经用雷公藤多苷、强的松服治疗后多关节肿痛缓解，但颈部强硬无改善，是为何故？若按中医分析，应属于颈痹的病证。颈痹是由于感受风寒湿邪，或长期劳损，或外伤等作用于颈部，使其经络气血运行不畅，气血凝滞而成，现代一般是指颈椎病而言，但本案X线检查颈椎未见异常，难以解释。考《素问·至真要大论》曰："诸痉项强，皆属于湿。"《金匮要略》载有痉病一节，以颈项强急，甚至角弓反张为主证，《伤寒论》也有"太阳病，项背强几几，无汗恶风者，葛根汤主之"，之论。本案患者有登山感受风寒史，其后每因受寒诱发或加重，风寒侵袭无疑。颈项背部乃足太阳膀胱经循行之部位，风寒著于经脉，循经上犯颈项，气血凝结不通，脉络阻滞而致痹，故而颈部强硬不柔和，转颈不利。治疗效仿仲景之意，用葛根汤加味驱风散寒，升津润脉，药后汗出颈柔，因有表虚之证，则改用桂枝加葛根汤加味疏风散寒，调和营卫。以后又因受凉诱发，再用葛根汤加味治疗仍有效果。可见中医治病，不能拘泥于西医病名，而应以辨证为根本，即"有是证就用是方"。

21.类风湿关节炎合并肺间质病变（肺痹）

陈某，女，53岁，工人。

就诊时间：2012年5月2日。

主诉：多关节肿痛20余年，口眼干燥10年，气短、喘憋1月。

病史：患者20余年前开始多关节肿痛，10年前感口眼干燥。2009年开始间断咳嗽、咯白黏痰，当地医院行肺HRCT：双肺间质性病变，右下肺感染。予口服泼尼松60mg/d治疗，逐渐减量至10mg/d至今。2011年5月当地医院化验ANA 1：160；抗SSA（+），RF 16.1IU/ml；ESR 46mm/h；CRP 7.28mg/L。近1月病情加重，气短、喘憋明显。2012年4月5日住当地医院诊断为类风湿关节炎、干燥综合征、支气管哮喘、高血压。半月前化验：血常规正常；ESR 60mm/h；CRP 9.32mg/L；GGT 71.7U/L。右踝MRI：双侧踝部软组织轻度肿胀，符合骨关节炎表现。目前口服甲泼尼龙8mg/d；白芍总苷胶囊0.3mg，bid；环磷酰胺（CTX）0.2mg，3次/周；强骨胶囊1片，tid。今日我院呼吸内科就诊，诊为肺间质病变、支气管哮喘，予信必可都保吸入、顺尔宁10mg，qd，治疗。

现症 坐轮椅车来诊，口眼干燥，气短不足以息，动则喘憋，咳嗽，无痰。肩、背、腰、足踝、膝关节均肿痛，怕冷，出汗多，胃脘不适，大便正常。病程中曾出现过腮腺肿大，有猖獗龋齿。绝经5年。舌淡红苔白少，脉沉细无力。

辨证立法 气阴两虚，大气下陷，痰热阻肺，风湿阻络。治以益气养阴，升举大气，清热化痰，方用升陷汤合生脉饮加减。

处方

生黄芪30g	柴胡10g	升麻10g	桔梗10g
知母10g	北沙参15g	麦冬10g	五味子10g
红景天15g	山茱萸10g	黄芩10g	金荞麦30g
冬瓜子30g	枳实10g	生甘草6g	

每日1剂，水煎服。

二诊 2012年7月6日。药后无明显喘憋，仍口眼干燥，周身疼痛，足踝、膝关节肿痛，大便每日2次。舌淡暗苔白，脉沉细无力。复查ESR 70mm/h；血常规、肝肾功能、免疫球蛋白、尿常规均正常。现服甲泼尼龙4mg/d；CTX 0.2mg，3次/周。重新辨证为气阴两虚、风湿痹阻。方用升陷汤合验方四神煎加味。

处方

生黄芪30g	柴胡10g	升麻10g	桔梗10g
知母10g	石斛20g	忍冬藤30g	牛膝15g
肿节风30g	穿山龙30g	石见穿15g	骨碎补10g
菊花10g	女贞子10g	红景天15g	生甘草6g

每日1剂，水煎服。

三诊 2012年10月16日。胸闷喘憋不明显，又感乏力，活动后气短，咽痒干咳、咽部不利，口干苦，眼干，畏光涩痛，左踝酸麻不适，膝关节痛，纳差，胃胀嗳气，泛酸烧心，恶心，大便不畅。舌淡红苔中剥脱，脉沉细。复查ESR 31mm/h，血常规、CRP、免疫球蛋白均正常。现服甲泼尼龙2mg/d；CTX 0.2mg，3次/周。辨证为肺气不足、肝郁内热、风湿痹阻。方用升陷汤合丹栀逍遥散加味。

处方

生黄芪 30g	知母 10g	柴胡 10g	升麻 10g
桔梗 10g	当归 10g	白芍 15g	生白术 20g
茯苓 30g	生甘草 6g	香附 10g	薄荷(后下) 10g
牡丹皮 10g	黄芩 10g	穿山龙 30g	红景天 15g
片姜黄 10g	海桐皮 10g	法半夏 10g	五味子 5g
肿节风 30g			

每日1剂，水煎服。

四诊 2012年12月18日。未再咳嗽，自行停服激素及CTX 1个月。仍有少量泡沫痰，口苦，纳差，恶心、呕吐痰涎，心悸，胆小易惊。全身皮肤瘙痒，眼睑稍浮肿，全身多关节疼痛，口角眼角干裂大便每日1次，舌红少津，脉沉细。复查ESR 44mm/h，GGT 48.8U/L。血常规、免疫球蛋白、肾功能正常。因气候降温，又有轻度喘息，继续应用信必可都保吸入、顺尔宁 10mg，qd。重新辨证为痰热内扰，风热袭表。方用温胆汤合消风散加减。

处方

法半夏 10g	陈皮 10g	茯苓 15g	枳实 10g
竹茹 10g	石菖蒲 10g	制远志 10g	荆芥 10g
防风 10g	蝉蜕 10g	牛蒡子 10g	苍术 10g
苦参 10g	生甘草 6g	知母 10g	生石膏(先煎) 30g
通草 10g	生地黄 15g	当归 10g	牡丹皮 10g
穿山龙 30g	黄芩 10g		

每日1剂，水煎服。

五诊 2013年4月9日。药后皮肤瘙痒和喘息好转，口眼干燥，咽干痒，干咳无痰，双眼异物感，颈部僵痛，腰背、双肩、双膝关节疼痛，怕冷，活动后加重。小便不畅、小腹不适，大便不畅，2～3日一行。复查ESR：40mm/h；血常规、肝肾功能、CRP均正常；尿常规：WBC（++），舌暗，苔白少津，脉沉细。证属肝胆郁热，湿热蕴肤，风湿阻络。方用柴胡桂枝汤合枳术丸加减。

处方

柴胡 15g	黄芩 10g	法半夏 10g	党参 10g
桂枝 10g	白芍 10g	生白术 50g	枳实 10g

牡丹皮 10g	苦参 10g	防风 10g	肿节风 30g
穿山龙 30g	凤尾草 15g	红景天 15g	生石膏(先煎) 30g
知母 10g	炙甘草 6g	红枣 10g	

每日1剂，水煎服。

六诊 2013年7月2日。口眼干燥减轻，喘息憋气不明显。仍双手、腕、肘、肩关节均酸痛，怕冷。舌淡红，苔薄白，脉细滑。证属气阴两虚，风湿阻络。方用升陷汤合桂枝汤加减。

处方

生黄芪 30g	知母 10g	升麻 10g	柴胡 10g
桔梗 10g	红景天 15g	穿山龙 30g	肿节风 30g
虎杖 15g	桂枝 10g	白芍 10g	防风 10g
羌活 10g	独活 10g	威灵仙 15g	石斛 20g
牛膝 10g	生甘草 6g		

20剂，水煎服。

按语

　　本案经西医确诊为类风湿关节炎继发干燥综合征、骨性关节炎、肺间质病变、支气管哮喘，长期应用激素和免疫抑制剂治疗，病因病机错综复杂，因此治疗也颇为棘手。类风湿关节炎继发干燥综合征、骨性关节炎分别属于中医尪痹、燥痹、骨痹范畴；继发肺间质病变又属于肺痹之范畴；哮喘中医谓之哮病。初期病因"风寒湿三气杂至"侵袭关节、肌腠、经络，为五体痹，日久则深入脏腑为五脏痹之肺痹，即《素问·痹论》云："肺痹者，烦满喘而呕……淫气喘息，痹聚在肺。"风寒湿邪内舍于肺，肺气闭郁，宣降失职，反复外感，郁而化热，故临床出现喘息、咳嗽咯痰、胸闷心烦等呼吸系统症状。又因病程中长期应用激素和CTX等免疫抑制剂导致机体正气不足，反复感受外邪，故而咳嗽、气短、喘憋，动辄气短不足以息，这是胸中大气下陷，痰湿瘀血痹阻在肺的证候。进而波及到心则心悸胆小、受累于肾则呼多吸少，腰膝酸软。总属本虚标实之证，本虚在肺、心、肾，标实在痰热瘀血阻肺，风寒袭络。《类证治裁》云："肺为气之主，肾为气之根。肺主出气，肾主纳气，阴阳相交，呼吸乃和。若出纳升降失常，斯喘作焉。"故治以以益气养阴、补肺益肾之扶正为主，化痰清热，祛风除湿为辅。方以升陷汤升举胸中下陷之大气，生脉散滋心肺之阴液、兼益气固脱，复加山萸肉、红景天补肾纳气，冬瓜子、金荞麦、黄芩、生甘草清肺化痰。服药2月，喘证基本控制，后随证加减，停用激素和CTX，病情平稳。其后在治疗过程中出现了全身皮肤瘙痒、皮疹等过敏表现，临时易方用消风散合温胆汤加减，属于"急则治其标之法"。

22.盘状红斑狼疮（发斑）

白某，女，2岁9个月。

就诊时间： 2015年4月13日。

主诉： 双手、足趾、鼻部、耳轮皮肤红斑2年半。

病史： 患儿出生4月时双手、足暴露部位出现皮肤红斑，伴有皮肤增厚和鳞屑，局部灼热，瘙痒。1岁时鼻部、耳轮也出现红斑。2014年9月在某医院行皮肤活检，病理提示"盘状红斑狼疮"。口服硫酸羟氯喹片0.5g，bid，治疗半年，鼻部和耳轮红斑减轻，但双手、足趾皮损未改善。乃停服羟氯喹，就诊于中医。

现症 鼻部、耳轮皮肤浅红斑，双手、足趾皮肤红斑仍明显重，颜色鲜红，灼热瘙痒，除出汗多，余无所苦。舌红苔薄白，脉细滑。

辨证立法 血热蕴毒、外发皮肤。治以清热解毒，凉血活血。方用温清饮合犀角地黄汤加减。

处方

黄芩6g	黄连3g	黄柏6g	炒栀子6g
当归6g	赤芍6g	生地黄6g	川芎6g
丹皮6g	徐长卿6g	金银花10g	水牛角粉（包煎）3g
生甘草6g			

14剂，水煎服。

二诊 2015年4月27日。耳轮皮肤红斑已减轻，鼻部、双手、足趾皮肤红斑减轻，仍感瘙痒，患儿不自觉搔抓局部。舌脉同前。守方去徐长卿加桑白皮6g，苦参3g，大枣5g，每日1剂，水煎服。

三诊 2015年5月13日。鼻部、双手、足趾皮肤红斑明显好转，守方去桑白皮、苦参加鬼箭羽6g。继续服用。

四诊 2015年6月4日。皮损大部分恢复，不痛不痒。守方20剂，继续服用。

五诊 2015年8月13日。皮损基本恢复，无不适。2016年3月复查血常规、肝肾功能、抗ds-DNA抗体及补体均正常，随诊1年，病情稳定。

按语

盘状红斑狼疮（DIE）是慢性复发性疾病，女性多于男性，常见皮疹呈持久性盘状暗红色斑片，多为圆形、类圆形或不规则形，大小几毫米左右，边界清楚，中央萎缩有粘着性鳞屑。病因主要与遗传、药物、感染、物理因素、内分泌因素、免疫异常密切相关。中医古籍未见记载，可归属于"阴阳毒""蝴蝶斑"的病证范畴。如在面部形成周边盘状隆起的红斑性损害，可称其为"鬼脸疮"；如因日光暴晒而诱发或日晒后病情加重者，名之为"日晒疮"。《医学正传》："夫小儿八岁以前曰纯阳。"本案发病年龄不足三岁，为纯阳之体，阳气旺盛，神气怯弱，邪易深入。以灼热的皮肤红斑起病，部位多发，皮疹颜色鲜红且瘙痒明显导致患儿搔抓后局部破溃结痂，经皮肤病理活检明确诊断为DIE。病机为先天禀赋不足，肝肾亏虚，热毒侵袭，蕴郁血脉，发于皮肤，属于邪热侵入血分的病变。《温热论》云："入血就恐耗血动血，直须凉血散血。"故治疗选温清饮合犀角地黄汤加减以清热解毒、凉血化瘀为主，温清饮出自明代方约之所著《丹溪心法附余》。本治"治妇人经脉不住，或如豆汁……寒热往来，崩漏不止。"由黄连解毒汤合四物汤组成，前者清热解毒、凉血止血，后者养血活血，现代中医常用其治疗血热蕴结引起的免疫性血管炎等。犀角地黄汤合出自《千金要方》，具有清热解毒，凉血散瘀之功效。董师针对本案血热蕴结的病机，将熟地黄易为生地黄加强凉血养阴之效，配伍金银花清热解毒，徐长卿虽性辛温，但具有活血解毒功效；随诊中加性味甘寒之桑白皮清热消肿、苦寒之苦参清热燥湿解毒，诸药合用，停用西药羟氯喹后，单纯中医治疗2月有余，取得较为满意的短期疗效，值得今后进一步探讨。

23.系统性红斑狼疮（虚劳）

李某，女，55岁，工人。

就诊时间：2004年9月13日。

主诉：乏力、头晕伴贫血、血小板减少近20年。

病史：患者于1986年始觉乏力，头晕，当地住院检查血HGB 80g/L，PLT 70×10⁹/L，诊断为免疫性血小板减少。1990年因头晕加重，血HGB下降至 30～60g/L，经输血及泼尼松治疗，血HGB上升至90g/L，但PLT（60～85）×10⁹/L，停用激素后乏力、头晕明显，后住本院内科病房确诊为系统性红斑狼疮。多年来服用泼尼松5～10mg/d，病情基本稳定。2003年出现发作性头晕，伴视物模糊，恶心呕吐，左眼视力逐渐下降，眼科诊为"眼血管痉挛"。2004年8月复查血HGB 76g/L，PLT 66×10⁹/L，将泼尼松加量为40mg/d，遂来中医就诊。

现症 面容虚胖，颜面潮红，头晕头沉，乏力神疲，周身肿胀，双下肢间断浮肿。畏寒肢冷，虽在夏季仍穿厚衣，口不干，耳鸣时作，左眼视物模糊，双下肢间断水肿，左下肢发麻。化验血HGB 99g/L，WBC 12.2×10⁹/L，PLT 89×10⁹/L，舌暗淡，舌体胖大齿痕，苔白腻，脉沉细无力。

辨证立法 阴阳两虚，水湿内停，瘀血阻络。治以温阳育阴，益气利水，活血通络。方用济生肾气丸加减。

处方

生熟地各15g	山萸肉15g	山药12g	丹皮10g
茯苓20g	泽泻15g	鬼箭羽15g	黑附片（先煎）10g
桂枝10g	车前子15g	牛膝15g	防己10g
生薏仁15g	淫羊藿10g	鹿衔草15g	丹参30g

14剂，水煎服。

二诊 2004年9月27日。药后较前有力，周身肿胀减轻，仍感头晕头沉，不耐劳累，舌脉同前。效不更方，前方再合防己黄芪汤、补阳还五汤加减。

处方

生熟地各15g	山萸肉15g	山药15g	丹皮10g

茯苓 20g	泽泻 15g	鬼箭羽 15g	黑附片（先煎）10g
桂枝 10g	淫羊藿 10g	生黄芪 30g	防己 10g
当归 10g	川芎 10g	赤芍 15g	桃仁 10g
红花 10g	地龙 10g	鸡血藤 30g	

每日 1 剂，水煎服。

三诊 2004 年 10 月 18 日。乏力、肿胀、畏寒均减轻，耳鸣已止。出虚汗多，头晕仍有。舌淡暗，苔薄白，脉沉细。水湿已除而阴阳两虚、瘀血阻络仍著，继以前法加减化裁。

处方

生熟地各25g	山萸肉 15g	山药 15g	丹皮 10g
茯苓 20g	泽泻 15g	菊花 10g	黑附片（先煎）10g
桂枝 10g	淫羊藿 10g	生黄芪 50g	当归 10g
川芎 10g	赤芍 15g	桃仁 10g	红花 10g
地龙 10g	水蛭 10g	土鳖虫 6g	茺蔚子 10g
丹参 30g	葛根 15g	天麻 10g	

每日 1 剂，水煎服。

四诊 2005 年 1 月 4 日。连服上方 2 月，精神极佳，畏寒肢冷不明显，手足微有汗出，仍感头晕。较前有力，可操持家务，泼尼松减至 25mg/d，今查 HGB 115g/L，WBC 13.5×10^9/L，PLT 94×10^9/L。舌红，苔黄微腻，脉沉细。

处方

生熟地各25g	山萸肉 15g	山药 15g	丹皮 10g
茯苓 15g	泽泻 15g	桂枝 10g	生黄芪 30g
生白术 15g	半夏 10g	陈皮 10g	水蛭 10g
茺蔚子 10g	丹参 30g	葛根 15g	天麻 10g
钩藤 10g	菊花 10g		

每日 1 剂，水煎服。加减治疗月余，病情稳定。

按语

系统性红斑狼疮由于容易出现多脏腑、多系统受累，临床表现复杂多变，很难有中医相对应之病名。现代中医认为，本病如果皮肤损害为主可谓之"阴阳毒""日晒疮"或蝴蝶斑；如果以关节、内脏损害为主可谓之周痹、热痹或脉痹。多由先天禀赋不足，肝肾亏损，邪气乘虚而入、蕴结不解发病。风寒湿邪壅滞经络，流注关节肌肉，不通则痛故疼痛肿胀；风寒湿邪郁久化热或直接外感热毒，燔灼营血则高热、发斑发疹；毒邪内陷，蒙蔽心包则烦躁神昏；热毒日久耗伤阴液，阴虚生内热则颧红、低热绵绵；气机阻遏或气虚无力行水，三焦气化不利则水肿尿少；邪伤肾络，封藏失职，精微下漏则见血尿、蛋白尿；毒邪久留脏腑，气血阻滞、血热搏结可致瘀血内生。凡此种种，总以正气亏虚为本，毒邪亢盛为标，而在其发生发展过程中，风寒湿邪、热毒之邪每因患者体质、服药（如糖皮质激素、环磷酰胺）等原因产生兼化、从化的病理。本案以血液系统受累的贫血、血小板减少为主，临床表现为头晕头沉、乏力神疲、舌淡胖大齿痕等一派阴阳两虚、气血不足的证候，董师以虚劳治之。由于患者长期服用大量糖皮质激素后，又导致水湿内停的浮肿和瘀血阻络的肢麻疼痛。因此选用济生肾气丸合防己黄芪汤温阳育阴、益气利水；补阳还五汤补气活血通络，随证加入天麻、菊花、钩藤平肝息风，丹参、葛根、土鳖虫、水蛭、鬼箭羽、茺蔚子、鸡血藤逐瘀通络，标本兼顾，使病情趋于稳定。一般认为系统性红斑狼疮的病机多为阴虚火旺，瘀血毒热，而本案一直应用了附子、桂枝、黄芪、淫羊藿等温热之品，并无伤阴之弊。可见中医治病必须因人制宜，根据具体病情遣方用药，而不能拘泥于常理、常法。

24.狼疮性肾炎（水肿）

史某，男，13岁，中学生。

就诊时间： 2004年12月13日。

主诉： 双下肢水肿伴蛋白尿半年。

病史： 今年4月下旬发热，颜面红斑，关节疼痛，继之双下肢水肿。5月初到北京市儿童医院检查大量蛋白尿，确诊为系统性红斑狼疮、狼疮性肾炎。经住院用口服泼尼松、环磷酰胺（CTX）静脉冲击治疗6次，发热、红斑、关节疼痛均消失，但尿蛋白持续阳性，且间断水肿，故来中医治疗。

现症 库兴样面容，视物模糊，乏力，不耐劳累，容易感冒，手心热，小便泡沫多，肛门湿痒，大便正常。现口服醋酸泼尼松45mg/d；静脉注射CTX 0.2g，每3月1次。化验肝肾功能正常，尿蛋白1.5/dl。舌淡红，苔薄白，脉沉细。

辨证立法 脾肾两虚，风湿扰肾。治以健脾补肾，祛湿解毒。方用玉屏风散加减。

处方

生黄芪30g	生白术10g	防风5g	生地10g
知母10g	生甘草6g	鬼箭羽15g	白花蛇舌草20g
土茯苓15g	丹皮10g	黄芩10g	白僵蚕6g
菊花10g	枸杞子10g	牛膝10g	陈皮10g

28剂，水煎服。

二诊 2005年1月24日。10天前感冒，发热、咳嗽、呕吐，经儿童医院输液治疗3天体温恢复正常。现仍胃脘不适，恶心，纳差，尿中泡沫多。泼尼松减至40mg/d，舌淡红，苔黄微厚，脉细滑。证属脾肾两虚，湿热中阻，治以健脾补肾，清化湿热。方用玉屏风散合玉屏风散加减。

处方

生黄芪30g	生白术10g	防风5g	焦三仙各10g
莱菔子10g	陈皮10g	连翘10g	半夏10g
茯苓10g	砂仁3g	桔梗10g	地丁15g
鬼箭羽10g			

每日1剂，水煎服。

三诊 2005年2月21日。胃脘舒服，未再恶心呕吐，纳食增加，泼尼松减至35mg/d，半月前静脉注射CTX 0.2g。但今天化验尿蛋白5g/dl，ERY 250/dl，尿泡沫较多，手心热，舌暗淡，苔薄白，脉沉细。证属脾肾两虚，阴虚血瘀，治以健脾补肾，养阴活血。方用玉屏风散合五子衍宗丸加减。

处方

生黄芪30g	生白术10g	防风5g	生地20g
知母10g	生甘草6g	菟丝子10g	五味子10g
覆盆子10g	鬼箭羽10g	山药10g	车前子(包煎)10g
芡实10g	丹皮10g	赤芍10g	益母草15g

白茅根 30g　　　焦三仙 各10g　　　白花蛇舌草 30g

14 剂，水煎服，隔日 1 剂。

四诊　2005 年 3 月 21 日。无特殊不适，今查尿蛋白 1.5g/dl，ERY 250/dl，舌脉证治同前。守方加白僵蚕 10g，蝉蜕 10g，片姜黄 10g，再服 1 月。

五诊　2005 年 4 月 28 日。近日又有肛门周围红痒现象，尿中泡沫仍多，化验尿蛋白 1.5g/dl，ERY 250/dl，舌淡红，脉沉细。守方去黄芪、白术、防风、益母草、山药加当归 10g，苦参 10g，生地榆 10g，槐角 10g，枳壳 10g，再服 20 剂。

六诊　2005 年 4 月 19 日。肛门红痒消失，无特殊不适，今化验尿蛋白 0.75g/dl，ERY 250/dl，泼尼松 35mg/d，舌脉同前。拟补肾固精，养阴活血为治。

处方

菟丝子 15g	五味子 10g	覆盆子 10g	车前子 (包煎)10g
枸杞子 10g	山药 15g	芡实 15g	补骨脂 10g
川续断 10g	生地 10g	知母 10g	生甘草 6g
白茅根 30g	益母草 15g	鬼箭羽 15g	丹参 15g
苦参 10g	枳壳 10g		

每日 1 剂，水煎服。

七诊　2005 年 6 月 28 日。加减服用两月余，泼尼松减至 32.5mg/d，偶有口干、汗出、咳嗽，未再发热和感冒。今化验尿蛋白 0.25g/dl，ERY 250/dl。证治同前。

处方

菟丝子 15g	五味子 10g	覆盆子 10g	车前子 (包煎)10g
枸杞子 10g	生黄芪 30g	生白术 10g	防风 5g
生地 20g	知母 10g	生甘草 6g	白僵蚕 10g
蝉蜕 10g	片姜黄 10g	当归 10g	川芎 10g
丹参 15g	穿山龙 15g	鬼箭羽 15g	刘寄奴 10g
川续断 10g			

每日 1 剂，水煎服。

八诊　2006 年 2 月 27 日。加减服用半年有余，病情稳定，尿蛋白波动在 0.25g～1.5g/dl，ERY 250～125/dl。泼尼松减至 25mg/d，已经 3 个月未用 CTX。期间曾感冒 1 次，但未发热。现口干、乏力、尿泡沫不多。

风湿免疫病

舌淡红，苔薄白，脉沉细。证治同前。

处方

生黄芪 30g	生白术 10g	防风 5g	生地 30g
知母 10g	生甘草 6g	白僵蚕 10g	蝉蜕 10g
桔梗 10g	山萸肉 10g	山药 10g	丹皮 10g
茯苓 15g	泽泻 10g	鬼箭羽 10	白花蛇舌草 30g
赤芍 10g	银花 15g	穿山龙 15g	

每日1剂，水煎服。

九诊 2006年6月29日。一直服用上方加减，病情稳定，无不适感，今化验尿蛋白0.75g/dl，ERY 50/dl。泼尼松减至22.5mg/d。

处方

生黄芪 90g	生白术 60g	防风 20g	生地 30g
知母 30g	生甘草 30g	丹皮 30g	白花蛇舌草 100g
鬼箭羽 30g	丹参 60g	穿山龙 60g	怀牛膝 30g
土茯苓 100g	白茅根 100g	赤芍 30g	金银花 50g
连翘 30g	黄芩 20g	白僵蚕 30g	蝉蜕 30g
益母草 60g	鹿衔草 50g		

诸药共研细末，炼蜜为丸，每丸重约9g，每服1丸，每日2次。

以上方加减调整治疗至2006年9月，多次化验尿蛋白阴性，泼尼松减至20mg/d，因此恢复学业。2007年6月随诊，尿常规正常，无不适。2008年7月随诊，多次尿常规均正常，泼尼松减至17.5mg/d。2013年随诊，泼尼松10mg/d维持治疗，多次尿常规均正常，病情稳定，已参加工作3年。

按语

狼疮性肾炎是系统性红斑狼疮累及肾脏的一种免疫复合物介导性肾炎，临床表现有程度不等的蛋白尿、血尿或肾病综合征，少数患者甚至出现肾功能不全。狼疮性肾炎病程迁延，证候复杂多变，很难用单一中医病名来概括，多归属"阴阳毒""水肿""尿血""虚劳"等病证范畴辨治。本案为儿童患者，经西药大剂量激素、CTX冲击治疗后发热、红斑、关节疼痛均消失，但尿蛋白持续阳性，且间断水肿，就诊于中医。由于狼疮之热毒羁留日久和激素、CTX之药毒耗气伤阴，董师认为其病本在脾肾两虚。盖脾主运化，脾气不足，健运失司则乏力，不耐劳累，容易感冒；肾主封藏，肾气虚缓则精微不能固摄，出现尿泡沫多、大量蛋白尿。治疗选玉屏风散益气固表，五子衍宗丸补肾固精为主加减。由于本病病程绵长，正气亏虚，卫外不固，极易感受外邪，使病情反复或加重，故董师培补脾肾的同时，每每加入白僵蚕、蝉蜕、金银花、连翘、白花蛇舌草、地丁等散风清热解毒之品，未病先防；若风湿扰肾，湿热未清，水肿尿血、尿中泡沫多、舌苔厚腻者，常加萆薢、石韦、土茯苓、白茅根等；若兼有瘀阻肾络，常加当归、丹参、益母草、鬼箭羽、刘寄奴等活血通络。针对长期大量应用激素后导致的副作用，董师常用生地黄、知母、生甘草以滋阴清热、凉血解毒，药理研究三药均有拮抗激素副作用的功效，体现出中医治疗风湿病"减毒增效"的特色。

25.系统性红斑狼疮继发抗磷脂抗体综合征

（瘀血痹证）

焦某，女，42岁，会计。

就诊时间： 2002年1月11日。

主诉： 口干10年，肢体活动不利5年，胸痛4个月，失明2个月。

病史： 患者1992年开始口干，未诊治。1995年全身关节疼痛、肿胀，外院查ESR增快，RF阳性，某医院诊断为类风湿关节炎，用雷公藤多苷治疗后症状消失。1996年因上肢活动不利，言謇，头颅CT示"左侧腔隙性脑梗死"，抗凝治疗后好转。1997年牙齿开始变黑并片状脱落。2001年8月因胸痛发作急诊，诊断为"急性前壁心肌梗死"，冠脉造影示：前降支近端次全闭塞，行PTCA —STENT术，但仍反复胸痛发作。2001年10月9日生气后突然左眼失明，眼科诊为"左视网膜中央静脉阻塞"，用地塞米松等治疗无好转，3天后头颅CT示："左侧脑室体旁顶叶低密度灶"，考虑中枢性失明。10月18日再次因胸痛诊断为"急性前壁心梗"，冠造示：原支架处血栓形成，再次行PTCA —STENT术，胸痛仍时有发作。2001年11月来我院门诊查：WBC 2.56×10^9/L，ANA 1：1280，抗RNP、抗SSA、抗SSB均阳性，AMA 1：640，AMA-M2（++），ACL（++++）。肝功能：ALT 49U/L，AST 45U/L，GGT112U/L。

蛋白电泳：γ26.9%。IgG23.9g/L，IgA4.75g/L。口腔科、眼科检查符合干燥综合征。12月27日因咽痛、咳嗽、发热2周收住本院风湿免疫科病房。入院后曾再发心绞痛，对症治疗好转，经多项检查确诊为"结缔组织病，SLE可能性大，继发干燥综合征（SS），继发抗磷脂抗体综合征，不稳定性心绞痛，陈旧性心肌梗死，陈旧性脑梗塞，左眼失明"。口服泼尼松60mg/d；CTX 0.2g，qod治疗原发病，加华法令、阿司匹林抗凝及抗心绞痛等多种药物治疗，心绞痛控制，并邀请中医会诊。

现症 左眼失明，面色瘀暗，口干唇燥，双手紫红肿胀发凉，手心热，头痛头晕，胸闷太息，手足麻木，后背酸痛，大便干燥，月经量少，后错半月。舌红暗，苔白干，脉沉细。

辨证立法 肝肾阴虚，肝阳上亢，瘀血阻络。治以补益肝肾清热，平肝活血通络，方用血府逐瘀汤加减。

处方

当归15g	川芎10g	生地30g	赤芍15g
桃仁10g	红花10g	柴胡10g	枳壳10g
牛膝10g	丹皮10g	知母10g	丹参30g
鬼箭羽15g	益母草30g	桂枝10g	细辛3g
乌蛇10g	秦艽10g	银花藤30g	玄参15g
花粉30g	生甘草6g		

每日1剂，水煎服。

二诊 2002年1月31日。出院半月，一直服上方。口干、后背酸痛明显减轻，仍头痛头晕夜重，手足麻木，夜间麻醒，面有瘀色，双手掌背紫红发凉，胸闷太息，心烦易急，哄热汗出，腹胀，大便干燥，每日一行。舌胖淡，苔薄白，舌下络脉瘀曲，脉沉细。服西药华法令3mg/d，泼尼松60mg/d，CTX 100mg/d。证治同前。

处方

当归10g	川芎10g	生地30g	赤芍15g
桃仁10g	红花10g	柴胡10g	枳壳10g
牛膝15g	水蛭10g	丹参30g	葛根15g
鬼箭羽15g	知母10g	茺蔚子10g	菊花10g
生甘草6g	羚羊角粉（山羊角代）（分冲）0.3g		

每日1剂，水煎服。

三诊 2002年3月21日。药后月经一直正常，已不怕冷。但觉头痛，有"血上冲"感，后背酸痛，手足发麻，大便干燥，手颤，胸闷，失眠，面红。守方加减。西药华法令4.5mg/d，泼尼松35mg/d，CTX 50mg/d。仍守前法为治。

处方
当归15g	川芎10g	生地30g	赤芍15g
桃仁10g	红花10g	柴胡10g	枳壳10g
牛膝15g	水蛭10g	丹参30g	丹皮10g
钩藤10g	白头翁30g	鬼箭羽15g	知母10g
生甘草6g	羚羊角粉（山羊角代）(分冲)0.3g		

每日1剂，水煎服。

四诊 2002年4月18日。手足发麻，头晕头痛，后背酸痛，大便不畅，乏力。舌胖淡齿痕，苔薄白，脉沉细。华法令3mg/d，泼尼松20mg/d，CTX 50mg/d。补阳还五汤加减。

处方
生黄芪30g	当归10g	川芎10g	赤芍15g
桃仁10g	红花10g	地龙10g	丹参30g
葛根15g	茺蔚子10g	水蛭10g	鬼箭羽15g
牛膝30g	丹皮10g	钩藤10g	
羚羊角粉（山羊角代）(分冲)0.3g			

每日1剂，水煎服。

五诊 2002年5月16日。头痛明显减轻，头晕仍有，大便干燥，口不干燥了。

处方
生黄芪30g	当归10g	川芎10g	赤芍15g
桃仁10g	红花10g	地龙10g	生地30g
丹参30g	水蛭10g	丹皮15g	知母10g
生白术30g	升麻5g	柴胡10g	益母草30g。

六诊 2002年8月27日。头痛不明显，月经2月一行，腹胀，大便干燥，舌红苔黄，脉沉细。华法令4.5mg/d，泼尼松15mg/d。停用CTX已1月。

处方
当归10g	川芎10g	生地30g	赤芍15g
桃仁10g	红花10g	柴胡10g	枳壳10g
牛膝15g	益母草30g	水蛭10g	玄参30g
麦冬15g	鬼箭羽15g	陈皮10g	菊花10g

白芷 15g　　　生甘草 6g

每日 1 剂，水煎服。

七诊 2002 年 12 月 26 日。上方加减服用 4 月病情稳定，月经时至，但量少色暗。华法令 4.5mg/d，泼尼松 10mg/d。

处方

当归 15g	川芎 10g	生地 15g	赤芍 15g
桃仁 10g	红花 10g	柴胡 10g	枳壳 10g
牛膝 30g	水蛭 10g	鬼箭羽 15g	白花蛇舌草 30g
香附 10g	炒小茴 10g	桂枝 10g	丹皮 10g
黄连 6g	生甘草 6g		

每日 1 剂，水煎服。

八诊 2003 年 6 月 26 日。左眼失明，两颞胀疼，口眼干燥，心悸失眠，胸闷太息，大便干燥，舌红苔黄，脉沉细。WBC 2.26×10^9/L，ANA1∶640，ACL（−）。肝功能：ALT 53U/L，AST 40U/L，GGT 97U/L。IgG 16.2g/L，IgA 3.58g/L。华法令 3mg/d，泼尼松 10mg/d。

处方

当归 10g	川芎 10g	生地 15g	赤芍 15g
桃仁 10g	红花 10g	柴胡 10g	枳壳 10g
牛膝 15g	水蛭 10g	鬼箭羽 15g	白花蛇舌草 30g
菊花 10g	钩藤 10g	陈皮 10g	生甘草 6g

每日 1 剂，水煎服。

九诊 2003 年 12 月 11 日。左眼失明，头痛 3 天，上午加重，口眼干燥，胸闷太息，大便不干，舌红苔黄，脉沉细。

处方

当归 15g	川芎 10g	生地 30g	赤芍 15g
桃仁 10g	红花 10g	柴胡 10g	枳壳 10g
牛膝 15g	益母草 30g	菊花 10g	钩藤 10g
全蝎 3g	黄芩 10g	黄连 5g	白花蛇舌草 30g
川断 15g	女贞子 10g	生甘草 6g	

每日 1 剂，水煎服。

十诊 2004 年 3 月 1 日。1 月 30 日下午阵发性心前区疼痛，放射至肩背急诊静脉点滴爱倍后缓解。但仍间断发作，近半月频繁。现后背酸胀怕冷，汗出恶风，头晕乏力，口干心悸，大便不干，舌红苔薄白，脉

ECG、肌酶谱均正常。

处方

党参 15g	麦冬 20g	五味子 10g	柏子仁 15g
菖蒲 10g	郁金 10g	羌活 10g	菊花 10g
当归 10g	赤芍 15g	红花 10g	葛根 15g
丹参 30g	全瓜蒌 30g	薤白 10g	水蛭 10g
土鳖虫 5g	炙甘草 5g		

每日1剂，水煎服。

十一诊 2004年4月1日。药后心绞痛明显减轻，汗出恶风均消失，大便不畅，外院查：ALT 57U/L，AST 42U/L，舌红苔薄白，脉沉细。守方加茵陈15g，鬼箭羽15g，草决明30g。继服。一直随诊治疗10年，病情稳定。

按语

《素问·痹论》云："脉痹不已，复感于邪，内舍于心"；"心痹者，脉不通，烦则心下鼓，暴上气而喘，嗌干善噫，厥气上则恐。"本案发病初期病位在经络，表现为关节疼痛肿胀等肢体痹之症状，病久则内传于脏腑，发展为胸痹心痛，颇似于以上经文所述。究其病因病机较为复杂：肝肾阴虚、心气不足为病本；肝阳上亢、寒湿痹阻、瘀血内停乃其标象，导致头痛头晕、心痛、目盲、闭经反复发作，然中医见证则以瘀血之象最为突出。因此治疗上先后选用血府逐瘀汤、补阳还五汤、生脉散、瓜蒌薤白半夏汤加减化裁，随症加入丹参、葛根、鬼箭羽、益母草、水蛭、土鳖虫破血逐瘀；菊花、钩藤、羚羊角粉、秦艽、乌蛇、全蝎等平肝息风通络；麦冬、玄参、川断、女贞滋阴补肾。患者坚持服中药配合西药治疗3年，病情稳定，可以正常的会计工作，提示我们对于此类难以根治的疑难疾病，不求速效，力求保持病情稳定，保证患者的生活质量，也能证明中医药的疗效。

26.皮肌炎（发斑）

李某，女，15岁，中学生。

就诊时间： 2005年12月20日。

主诉：双颊部红斑、水肿3年。

现病史：患者3年前双颊部红斑、水肿，当地医院化验尿蛋白(++)，2月前双手背出现皮疹，来本院内科检测ANA、抗ENA、补体、RF、ESR、尿常规、肝肾功能均正常。肌酶谱：AST 22U/L，LDH 1204U/L，CK 141U/L，HBD 169U/L。肌电图示肌源性损害，皮肤科确诊为皮肌炎，给予口服泼尼松龙20mg/d治疗，并来中医就诊。

现症 双面颊红斑水肿，自觉燥热，双肘有角化丘疹、干燥瘙痒，双手背、手指弥漫性暗红斑，Gotton征阳性。乏力，口干，手心热，3月前月经初潮后，至今未至。舌红苔黄少津，脉沉细。

辨证立法 肾阴不足，血热蕴毒。治以养阴清热，凉血解毒。方用犀角地黄汤合桃红四物汤加减。

处方

生地15g	丹皮10g	赤芍15g	当归10g
丹参15g	桃仁10g	红花10g	女贞子10g
旱莲草10g	白茅根30g	生槐花15g	黄芩10g
知母10g	鬼箭羽15g	土茯苓30g	野菊花30g
地丁30g	生甘草6g		

每日1剂，水煎服。

二诊 2006年2月7日。服药1月余，燥热减轻，双手、肘部斑疹大部分消退，较前有力，泼尼松龙减至15mg/d。唯面颊红斑水肿改变不大，皮肤干燥，月经正常来潮2次。舌暗红，苔薄白，脉沉细。证治同前，方用滋燥养营汤合二至丸加减。

处方

当归10g	生熟地各10g	赤白芍各10g	秦艽10g
防风10g	黄芩10g	丹皮10g	丹参15g
女贞子10g	旱莲草10g	鬼箭羽15g	白花蛇舌草30g
土茯苓30g	地丁30g	穿山龙30g	生甘草6g

每日1剂，水煎服。

三诊 2006年5月15日。服用3个月，面颊红斑减少，水肿减轻，泼尼松龙仍为15mg/d，复查肌酶谱正常。手心热，汗出，乏力。舌红，苔薄白，脉沉细。证属阴虚血热，湿热痹阻。治以养阴凉血，化斑祛湿。方用犀角地黄汤合四妙丸加减。

处方 赤芍 15g　　生地 15g　　生甘草 6g　　水牛角粉 (包煎) 5g

丹皮 10g　　大青叶 15g　　生槐花 15g　　白花蛇舌草 30g

鬼箭羽 15g　　黄芩 10g　　黄柏 10g　　苍术 10g

苦参 10g　　生薏仁 30g　　女贞子 10g　　旱莲草 10g

生黄芪 30g　　仙鹤草 30g　　功劳叶 15g

每日 1 剂，水煎服。

四诊 2006 年 7 月 24 日。停服中药 20 天，眼睑水肿略有反复，红斑同前，无明显乏力，月经正常来潮。舌暗红，脉沉细。拟配丸药巩固。

处方 水牛角粉 20g　　赤芍 45g　　生地 90g　　丹皮 40g

大青叶 30g　　生槐花 50g　　鬼箭羽 50g　　白花蛇舌草 90g

黄芩 30g　　苦参 30g　　牛膝 30g　　知母 30g

地丁 90g　　白茅根 90g　　青蒿 30g　　秦艽 30g

炙鳖甲 30g　　生甘草 20g

诸药共研细末，炼蜜为丸，每丸重约 9g，每服 1 丸，每日 3 次。

五诊 2006 年 12 月 18 日。坚持服用丸药，病情稳定，颜面少量红斑，目眶下微肿。守方再配丸药继服。

2007 年 7 月 9 日随诊，未再反复，一直上学，泼尼松龙减至 10mg/d。2009 年 5 月随诊，颜面红斑消退，泼尼松龙减至 5mg/d，病情稳定。2010 年考入北京某大学读书。

按语

本案之皮肌炎以皮肤损害为主，主要见证为面颊水肿性红斑伴有燥热，手背皮疹，故应从中医发斑、阴阳毒的病症论治。良由先天禀赋不足，阴虚内热，卫外不固，复感热毒，血热蕴结，毒损肌肤所致。董师在治疗过程中始终以犀角地黄汤滋阴凉血、清热解毒为主，根据病情变化随证加减：阴虚内热加女贞子、旱莲草、秦艽、知母、青蒿、鳖甲；血热血瘀加黄芩、生槐花、白茅根、丹参、鬼箭羽；热毒炽盛加野菊花、地丁、白花蛇舌草；兼有湿热加苍术、黄柏、苦参、土茯苓；兼有气虚加生黄芪、仙鹤草、功劳叶，并用甘草健脾益气，调和诸药。总以解毒不伤正，利湿不伤阴，清解与宣透并举，共奏清热解毒、凉血活血、利湿通络之功。病情控制之后缓慢减少激素用量，同时配制丸药常服，以免病情出现反复。

27.皮肌炎继发肺间质病变（皮痹）

许某，男，35岁，大学教师。

就诊时间： 2009年1月4日。

主诉： 多关节痛伴皮疹1年半，声嘶伴咳痰、肌无力3月余，发热、呼吸困难2周。

病史： 患者于2007年6月双腕、手指、膝关节疼痛，活动障碍伴晨僵。2007年11月出现发际及头皮红色皮疹，伴瘙痒、脱屑，继之双肘伸面红斑脱屑，外院诊为银屑病关节炎，口服MTX 10mg/周治疗2月余不效而停药，关节痛加重。2008年7月出现声嘶、咳嗽、少痰，胸部CT：双下肺感染。痰培养：金黄色葡萄球菌，予利复星、头孢菌素治疗无明显缓解。1月后出现四肢及腰背、颈部肌肉酸痛无力，日晒后面颊、鼻梁、眼睑、前额及颈部充血性皮疹，伴燥热、瘙痒、脱屑。声嘶、咳嗽、痰黄稠，并反复发热，体温最高39℃。2008年10月住我院风湿科病房，诊断为"无肌病性皮肌炎、肺间质病变、肺部感染、银屑病关节炎"。予口服泼尼松60mg/d、环孢素软胶囊（田可）100mg/d及止咳化痰药、静脉注射环磷酰胺、超声雾化治疗，症状好转于11月27日出院。2008年12月18日泼尼松减至45mg/d时又出现发热，体温39℃，咳嗽、咯痰、胸闷憋气明显加重。胸部CT：左肺感染，纵隔气肿，双下肺间质陈旧改变。予拜复乐、大扶康抗感染治疗后近3天体温正常，并来中医就诊。

现症 活动后气短不足以息，活动加重，面红口干，乏力，燥热出虚汗多。声嘶咳嗽，痰白黏不利，舌红暗，舌苔白腻厚，脉沉细无力。

辨证立法 大气下陷，痰热阻肺。治以升举大气，化痰清热，方用升陷汤加味。

处方

生黄芪30g	知母10g	柴胡10g	升麻10g
桔梗10g	金荞麦50g	鱼腥草30g	沙参15g
麦冬10g	五味子10g	红景天15g	冬瓜子30g
半夏10g	茯苓20g	陈皮10g	海浮石30g

桃杏仁各10g　　黄芩10g

每日1剂，水煎服。

二诊　2009年1月9日。1月6日收住风湿免疫科病房，口服泼尼松40mg/d，复方CTX 100mg/d治疗。体温正常6天。大便通畅，仍气短不足以息，活动加重，可步行200～300 m。口干面红，燥热出虚汗多，声音嘶哑。舌淡红胖，苔薄白，脉沉细。证治同前。

处方

生黄芪50g	知母10g	柴胡10g	升麻10g
桔梗10g	金荞麦50g	鱼腥草30g	党参10g
麦冬10g	五味子10g	红景天15g	山萸肉15g
半夏10g	茯苓20g	陈皮10g	海浮石30g
桃杏仁各10g	白僵蚕10g	炙甘草6g	

每日1剂，水煎服。

三诊　2009年2月1日。出院1周，出汗不多，无燥热，大便正常。声音嘶哑，脱发减少，泼尼松25mg/d，复方CTX 100mg/d，口干苦，白粘液痰，舌红苔黄，脉沉细。

守方去半夏、茯苓、陈皮加冬瓜子30g，黄芩10g，丹皮10g，白花蛇舌草30g。每日1剂，水煎服。

四诊　2009年3月13日，加减服药1月，病情稳定，已经上全班。痰量时有增多，或白或黄，气短不明显，可步行1km。泼尼松10mg/d，复方CTX 50mg/d，舌淡红胖，苔薄白，脉沉细。守方继服。

五诊　2009年5月8日。加减服药2月，停用复方CTX 1月，泼尼松减至10mg/d。昨日先有恶寒，继则发热，体温最高38℃，口干、咳嗽、痰多偏黄，胸闷气促，汗出较多，尿黄，大便畅。胸部CT：左下肺炎症，原肺部纤维病灶好转。口服拜复乐0.4g，qd。舌红干，苔黄，脉沉细。证属气阴两虚，风温肺热。治以益气养阴，清热化痰，方用麻杏石甘汤加味。

处方

炙麻黄6g	杏仁10g	炙甘草6g	生石膏(先煎)30g
知母10g	党参20g	麦冬10g	五味子6g
山药15g	柴胡10g	黄芩10g	半夏10g
茯苓15g	金荞麦30g	芦茅根各30g	

7剂，水煎服。

六诊 2009年5月15日。药后未再发热，咳嗽减轻，痰仍较多，乏力、纳差、汗出、胃脘不适。化验血 WBC 8.8×10^9/L；血沉40mm/h。舌淡红，苔薄白，脉沉细。证属肺脾气虚，痰湿内停。

处方

生黄芪30g	知母10g	柴胡10g	升麻10g
桔梗10g	党参10g	白术15g	半夏10g
茯苓15g	炙甘草6g	杏仁10g	紫苑10g
枳壳10g	海浮石30g	黄芩10g	金荞麦30g
红景天15g			

14剂，水煎服。

七诊 2009年6月24日。泼尼松减至10mg/d，间断低热，口干汗出，咳嗽痰多，白黏状。气短不明显，可上二楼。证治同前。

处方

生黄芪50g	知母10g	柴胡10g	升麻10g
桔梗10g	金荞麦50g	鱼腥草30g	黄芩10g
红景天15g	山萸肉15g	半夏10g	茯苓20g
陈皮10g	海浮石30g	冬瓜子30g	桃杏仁各10g
炙甘草6g			

每日1剂，水煎服。

以上方加减治疗半年，无特殊不适，病情稳定。停用所有药物，随诊6年，一如常人，多次复查ESR、CRP、肌酶谱均正常。

按语

　　升陷汤出自著名中医张锡纯所著的《医学衷中参西录》，主治胸中大气下陷，气短不足息，或努力呼吸似喘，或气息将停，危在顷刻。脉象为寸口六部脉沉迟微弱，右寸部尤甚；甚则六脉不至，或参伍不调；或不觉其动。本方由生黄芪、知母、柴胡、桔梗、升麻组成。方中以生黄芪补气升陷为主药，知母凉润制主药之温燥，柴胡、升麻助黄芪升陷之力，桔梗载药力上达胸中，共奏升补大气之效。若气分虚极加人参，或加山茱萸以防气之涣散；陷甚倍升麻。董师常用本方加减治疗结缔组织病（CTD）继发肺间质疾病（ILD）等，取得较好的疗效。CTD继发ILD可归属于中医的"肺痹""肺萎"等范畴。《内经·痹论》云："皮痹不已，内合于肺，则为肺痹……淫气喘息痹聚在肺。"本病是临床常见和严重的并发症，以进行性呼吸困难为其突出表现，常伴有咳嗽、胸痛等，西医尚缺乏有效的治疗方法。董师认为其基本病机为本虚标实，虚实夹杂。本虚主要指五脏亏虚，早期以肺虚为主，晚期常合并肾虚、脾虚及心气虚；标实主要指痰浊、瘀血等病理产物，痰瘀互结，互为因果，或因虚致实，或因实致虚。虚、痰、瘀贯穿于该病始终。本案既有活动后气短不足以息，乏力、口干、出虚汗多等气阴两虚之本，又有合并肺感染所致发热、痰黄等痰热阻肺之标，治以升陷汤合生脉散益气养阴；加鱼腥草、金荞麦、冬瓜子、黄芩、海浮石、茯苓、半夏、陈皮、桃杏仁清肺化痰，标本兼顾，相得益彰。经治1年，停用西药，随诊6年，未再复发。

28.自身免疫性肝炎（胁痛）

方某，女，53岁，退休工人。

就诊时间： 2002年6月6日。

主诉： 乏力、肝区疼痛伴肝功能异常10个月。

病史： 患者于2000年1月始低热、乏力伴关节疼痛，化验肝功能ALT 1102U/L，北京市某医院诊断为急性戊肝，经休息保肝治疗2月，症状好转，戊肝抗体转阴，ALT降至正常。但2001年10月后肝功能又复异常，查各项肝炎病毒指标均阴性，保肝治疗无效。今年2月化验血ALT 72U/L，AST 81U/L，GGT 120U/L，ALP 113U/L，自身抗体ANA1∶640，PCA1∶640，AMA弱阳性。我院消化内科诊断为自身免疫性肝炎，拟用激素治疗被患者拒绝，就诊于中医。

现症 乏力，肝区隐痛，口干恶心，胃脘闷胀，大便不畅，尿黄。5月29日查ALT 71U/L，AST 67U/L，GGT 98U/L，ALP 118U/L，B超示脂肪肝。舌质红暗，苔薄白，脉弦细。

辨证立法 肝胆湿热，脾胃不和。治以清热利湿，疏肝利胆，健脾和胃。方用茵陈蒿汤合小柴胡汤加减。

处方

茵陈 30g	栀子 10g	生大黄 3g	柴胡 24g
黄芩 10g	党参 10g	半夏 10g	菖蒲 10g
郁金 10g	丹皮 10g	赤芍 15g	威灵仙 15g
蒲公英 15g	草河车 10g	花粉 30g	生甘草 6g

每日 1 剂，水煎服。

二诊 2002 年 8 月 9 日。加减服药 2 月，口干消失，肝痛、恶心减轻，大便通畅。7 月 19 日化验：ALT 33U/L，AST 41U/L，GGT 72U/L，ALP 56U/L。自身抗体 ANA1：320，PCA1：320。现间断肝区不适，近 1 周低热、口干苦，纳差、恶心、胃脘胀闷，手足心热。舌红苔黄，脉细滑。证属肝胆湿热，新感时邪，治以清利肝胆，和解少阳，方用小柴胡汤合化肝煎加减。

处方

茵陈 10g	柴胡 10g	黄芩 10g	党参 10g
半夏 10g	生甘草 6g	丹皮 10g	青陈皮 各10g
当归 10g	白芍 10g	浙贝母 10g	泽泻 10g
菖蒲 10g	白蒺藜 10g	首乌藤 15g	白薇 10g
大枣 5枚			

每日 1 剂，水煎服。

三诊 2002 年 11 月 28 日。加减服药 3 月余，诸证基本消失，化验 ALT 27U/L，AST 37U/L，GGT 64U/L，ALP 96U/L。自身抗体 ANA1：320，PCA1：320。仍以原法为主治疗，逍遥散加味。

处方

茵陈 15g	栀子 10g	丹皮 10g	黄芩 10g
柴胡 10g	首乌藤 15g	当归 10g	薄荷 (后下)10g
赤芍 10g	茯苓 15g	菖蒲 10g	佩兰 10g
陈皮 10g	生薏仁 15g	滑石 30g	花粉 15g
白蒺藜 10g			

每日 1 剂，水煎服。

四诊 2003 年 3 月 17 日。上方加减服用 3 月余，无明显不适感。复查 ALT 37U/L，AST 39U/L，GGT 65U/L，ALP 99U/L。自身抗体 ANA1：640，PCA1：640。守方继服半年，改服加味逍遥丸巩固，2004 年 8 月随访，肝功能基本正常。

自身免疫性肝炎（AIH）是患者自身免疫系统攻击肝脏而造成的肝细胞炎症和坏死的慢性进展性疾病，临床上以波动性黄疸、高丙种球蛋白血症、循环中存在自身抗体和女性易患等为特点。西医的标准化治疗是应用激素或联合应用硫唑嘌呤等免疫抑制剂，但长期应用有一定的副作用，且停药后复发率高，因此本病可控制而不能治愈。

根据本病的临床特征，董师认为其中医病机为素体肝肾不足，情志不畅，复感湿热邪毒，导致肝失疏泄，脾失健运，肝肾不足渐至瘀血阻络，故临床上表现为胁痛、黄疸、月经失调、乏力、肝脾肿大等症状。治疗应以疏肝解郁，健脾益气，清利湿热，活血化瘀为基本原则。本案先后选用茵陈蒿汤、小柴胡汤、化肝煎、逍遥散加减均以此原则为指导，虽未服用激素或免疫抑制剂，也取得了较为理想的效果，说明采用中医药整体调控患者的免疫功能是十分必要的。

29.结缔组织病合并血小板减少（发斑）

张某，女，59岁。

就诊时间： 2012年3月20日。

主诉： 体检发现血小板减少7年。

病史： 患者2005年体检时发现血小板减少，多次化验血小板（30～50）×10^9/L。最低26×10^9/L。皮肤触碰后容易出血，形成皮下瘀斑，未特殊治疗。2012年2月24日北大医院血液科骨髓穿刺正常。化验血白细胞7.2×10^9/L，血红蛋白135g/L，血小板38×10^9/L；ANA1：1000；抗ENA抗体阴性；血小板相关免疫球蛋白（pAIG）阳性，考虑继发于结缔组织病的血小板减少症。2012年2月27日风湿免疫科诊断为免疫性血小板减少症，就诊于董师门诊。

现症 触碰后皮下易出血，乏力神疲，后背恶风，经常胃脘胀闷不适，或泛酸，大便正常，下肢沉重。舌淡胖，苔薄白，脉沉细。

辨证立法 气血两虚，脾肾不足。治以益气养血、培补脾肾。方用圣愈汤合六味地黄丸、犀角地黄汤加减。

处方

生黄芪 30g	党参 10g	当归 10g	白芍 10g
熟地黄 10g	山萸肉 10g	炒山药 10g	丹皮 10g
茯苓 15g	陈皮 10g	生地黄 15g	赤芍 15g
肿节风 30g	红景天 15g	炙甘草 5g	水牛角粉(包煎) 6g

28剂，水煎服。

二诊 2012年4月18日。昨日化验血小板 27×10^9/L。药后略感口干，怕冷减轻，有力多了。皮肤触碰后仍有瘀斑，肠鸣，大便溏薄，舌脉证治同前。

处方

党参 10g	当归 10g	熟地黄 10g	山萸肉 10g
炒山药 10g	丹皮 10g	菟丝子 15g	赤芍 15g
卷柏 10g	阿胶珠 10g	炙甘草 5g	水牛角粉(包煎) 6g
红景天 15g	黄精 15g	肉桂 3g	炮姜炭 10g

20剂，水煎服。

三诊 2012年5月9日。3天前化验血小板 29×10^9/L。肠鸣好转，大便仍不成形，双目干涩，皮肤偶有极少出血点，触碰后皮下易出血，舌淡暗，脉沉细。

处方

党参 10g	当归 10g	熟地黄 10g	山萸肉 10g
炒山药 10g	丹皮 10g	菟丝子 15g	陈皮 10g
赤芍 15g	炙甘草 5g	卷柏 10g	水牛角粉(包煎) 6g
阿胶珠 10g	红景天 15g	肿节风 30g	炮姜炭 10g
肉桂 3g			

28剂，水煎服。

四诊 2012年6月6日。5月22日化验血小板 40×10^9/L，6月5日为 39×10^9/L。大便成形，口不干了，夜间口苦，舌脉证治同前。

处方

党参 10g	当归 10g	熟地黄 10g	山萸肉 10g
炒山药 10g	丹皮 10g	菟丝子 15g	陈皮 10g
赤芍 15g	炙甘草 5g	卷柏 10g	水牛角粉(包煎) 6g
红景天 15g	肿节风 30g	肉桂 3g	三七粉(分冲) 3g
炮姜炭 10g			

28剂，水煎服。

五诊 2012年7月4日。6月18日血小板51×10^9/L。7月3日58×10^9/L。夜间口苦仍有，皮下触碰后无出血点。证治同前。

处方

熟地黄10g	山萸肉10g	炒山药10g	丹皮10g
菟丝子15g	当归10g	赤芍15g	水牛角粉(包煎)6g
肿节风30g	卷柏10g	柴胡10g	香附10g
陈皮10g	炙甘草5g	炮姜炭10g	三七粉(分冲)3g
肉桂5g			

20剂，水煎服。

六诊 2012年8月1日。半月前化验血小板90×10^9/L。昨日化验为113×10^9/L。口苦减轻，无不适感。大便正常。守方去香附加黄芩10g。28剂，水煎服。

七诊 2012年8月29日。昨天化验血小板154×10^9/L。口苦仍有，大便不成形，每日2～3次。舌淡红，苔薄白，脉沉细。证治同前。

处方

熟地黄10g	山萸肉10g	炒山药10g	丹皮10g
菟丝子15g	陈皮10g	当归10g	赤芍15g
肿节风30g	卷柏10g	党参10g	三七粉3g
炮姜炭10g	肉桂5g	防风10g	炙甘草5g
水牛角粉(包煎)6g			

28剂，水煎服。

八诊 2012年10月17日。因感冒停中药半月，但3天前复查血小板147×10^9/L。口苦仍有，大便已经成形，咽喉不利，微痛。舌红暗，苔黄，脉沉细。

处方

白僵蚕10g	蝉蜕10g	片姜黄10g	当归10g
熟地黄10g	山萸肉10g	炒山药10g	丹皮10g
黄芩10g	肿节风30g	金银花15g	荆芥炭3g
卷柏10g	炙甘草5g		

14剂，水煎服。

2012年12月5日随诊，无特殊不适，化验血小板186×10^9/L。停药观察1年，未再反复。

按语

结缔组织病合并血小板减少的治疗，无论西医或中医，均颇感棘手。本案以反复磕碰后皮下瘀斑为主要表现，多次检查血小板减少，应属于中医血证的"发斑"范畴。《景岳全书·血证》云："血动之由，惟火惟气耳。"认为"火盛"与"气伤"是血证的两大病因。血的生成与脾肾两脏关系密切，脾胃主摄纳运化水谷精微，为生血之源。"中焦受气取汁，变化而赤，是谓血。"脾又主统血，脾气健旺则可约束血液在脉管内正常运行而不致溢渗脉外。肾藏精，主骨生髓，《素问·生气通天论》说："骨髓坚固，气血皆从。"可见脾肾亏损乃是本病之源。本案病程较长，久病及肾，导致脏腑气血更为虚损，临床除化验血小板减少外，证见乏力神疲、下肢沉重、胃脘胀闷不适、肠鸣便溏、皮下易出血、舌淡胖、脉沉细等。故辨证为气血两虚、脾肾不足，治以益气养血、培补脾肾为法。方用圣愈汤加红景天益气养血；合六味地黄丸滋补肾阴；加犀角地黄汤凉血清热，散瘀止血；肿节风、卷柏可清热凉血、活血散瘀；陈皮理气和胃。经治1月余，虽血小板未上升，但临床症状明显改善，故又加用阿胶、黄精滋阴养血；肉桂、炮姜炭温中助阳，散寒止泻，取其阳生阴长之理。患者坚持服药半年，病情逐渐平稳，血小板逐渐正常，诸症皆愈。

董师体会，中医治疗血小板减少症也要借鉴一些西医认识，如诊断为骨髓造血功能低下导致的贫血、白细胞减少或血小板减少症，可以用益肾生髓、补益气血治疗补其不足，比如再生障碍性贫血，严重者加阿胶、龟板胶、鳖甲、紫河车等血肉有情之品。但结缔组织病继发血小板减少症是因自身免疫过亢，导致血细胞破坏过多，单纯补肾填精或益气养血往往效果不佳，常合用犀角地黄汤凉血活血，抑制过亢的免疫反应，并必加肿节风、卷柏二药，因据药理研究证实，肿节风和卷柏均有调节免疫功能和治疗血小板减少的作用，寓有辨病用药之意。如肿节风制成的血康片、卷柏制成的江南卷柏片都是目前治疗血小板减少症的中成药。

30.结缔组织病伴嗜酸性粒细胞增多症（瘾疹）

石某，女，60岁。

就诊时间： 2012年2月22日。

主诉： 全身皮疹半年余。

病史： 半年前无诱因突然出现双下肢皮疹，皮疹呈红色针尖样，部分聚集成片，无脱屑、出血，头皮有类似皮疹。逐渐蔓延至全身，瘙痒明显。外院按"湿疹"局部用药治疗无好转，曾在北京友谊医院住院检查ANA1：640；着丝点型。白细胞分类EOS%：27.9%。多种过敏原检查均为阴性；颈部淋巴结病理活检：反应性增生。肌电图：肌源性损害。骨髓活检：嗜酸性粒细胞20%，明显增多，符合嗜酸性粒细胞增多症。胸部CT：右肺上叶尖后段多发小结节灶，陈旧结核可能，左下肺陈旧病变，颈部淋巴结增大。甲状腺B超：甲状腺左叶小结节，双侧颈部多发淋巴结。左颈部结节针吸病理涂片：可见增生的淋巴细胞未见特异性病变细胞，考虑为淋巴结反应性增生。皮肤活检病理：表皮大致正常，基底细胞液化，真皮浅层血管周围少量淋巴细胞浸润，未见嗜酸细胞。诊断为结缔组织病、嗜酸性粒细胞增多症。予开瑞坦，西替利嗪等对症治疗，皮疹未能缓解。2012年2月2日本院风湿免疫科化验：血WBC 6.6×10^9/L，EOS%（嗜酸性粒细胞百分比）14.1%（正常值0.5%～5.0%）；EOS#（嗜酸性粒细胞绝对值）0.85×10^9/L（正常值$0.02～0.5 \times 10^9$/L）。ESR 27mm/h。ANA1：640；散点型。ACA强阳性；ALT 59U/L。拟用甲泼尼龙32mg/d；CTX 0.4g静脉注射治疗，被患者拒绝。

现症 头皮痒疹，皮肤干燥开裂，全身肌肉酸胀肿痛，胸闷太息，性急易怒，失眠多梦，乍冷乍热，汗出恶风，大便不成形，舌淡暗胖，苔薄白，脉沉细。

辨证立法 肝胆气郁，营卫不和，湿热蕴肤。治以疏利肝胆，调和营卫，清热除湿。方用柴胡桂枝汤合二仙汤加减。

处方

柴胡12g	黄芩12g	半夏10g	桂枝15g
白芍15g	蝉蜕10g	防风10g	防己10g
淫羊藿10g	仙茅10g	知母10g	黄柏10g
当归10g	巴戟天10g	炙甘草5g	大枣10g

10剂，水煎服。

二诊 2012年3月31日。服药1月，皮肤痒疹消失，肌肉疼痛明显减轻，乍寒乍热好转，大便通畅，仍感四肢近端肌肉酸痛，胸闷太息，右颊至右口角发作性疼痛。下肢近端肌肉疼痛，无力，午后下肢水肿。复查血 WBC 5.03×10^9/L，EOS% 6.6%；EOS# 0.33×10^9/L。证治同前。

处方

柴胡 12g	黄芩 12g	半夏 10g	桂枝 15g
白芍 15g	葛根 30g	防风 10g	白僵蚕 10g
蝉蜕 10g	钩藤 10g	升麻 10g	防己 10g
炙甘草 5g	大枣 10g		

14剂。水煎服。

三诊 2012年04月23日。1周前发热4天，体温38.3℃，本院急诊化验血常规：WBC 3.72×10^9/L，EOS% 1.3%；EOS# 0.05×10^9/L。血沉 43mm/h。对症治疗后现体温正常，咽痛，肌肉酸痛减轻。现腰痛，尿频不畅，大便干燥，右面部偶有疼痛。舌淡红苔白，脉沉细。证属外感风热，表里不和，湿热下注。治以散风清热，和解表里，清利湿热。方用升降散合柴胡桂枝汤、萆薢分清饮加减。

处方

白僵蚕 10g	蝉蜕 10g	姜黄 10g	生大黄(后下) 5g
柴胡 10g	黄芩 10g	法半夏 10g	桂枝 10g
白芍 10g	石菖蒲 10g	乌药 10g	益智仁 10g
生白术 30g	葛根 30g	炙甘草 10g	

14剂，水煎服。药后诸症告愈，3月后随诊，无特殊不适，化验血常规：WBC 4.84×10^9/L，EOS%：4.1%；EOS#：0.2×10^9/L。均在正常范围。

按语

　　本案以全身皮肤痒疹发病，经西医多项检查确诊为结缔组织病伴嗜酸性粒细胞增多症。究其病机，乃肝肾不足，枢机不利，外感风湿热邪，内有脾虚湿困，搏结于肌肤而成：胸闷太息，性急易怒，失眠多梦，乍冷乍热乃肝胆气郁，少阳郁热；全身肌肉酸胀肿痛，汗出恶风，系营卫不和，腠理不秘；头皮痒疹，皮肤干燥开裂为血虚风燥，湿热蕴肤；大便溏薄，下肢水肿因脾虚湿停，水溢皮肤。治疗用柴胡桂枝汤两解太少，运转枢机，调和营卫，二仙汤调理阴阳，滋补肝肾；蝉蜕、防风、防己、黄柏散风清热，除湿止痒。肝胆气机通畅，表里营卫谐和，肝肾得以充养，风湿热邪祛除，皮疹自然向愈，多次复查嗜酸性粒细胞均恢复正常，体现出中医辨证论治的优势。

31.混合性结缔组织病（皮痹）（一）

刘某，女，40岁，会计。

就诊时间： 2011年8月30日。

主诉： 多关节疼痛伴低热10个月，双手雷诺现象8个月，双手、颜面肿胀6个月。

病史： 患者于2010年冬季受寒后出现全身关节疼痛，以双手、腕、肘、肩关节为重，受凉后加重，伴低热37.4℃，自服止痛西药可减轻。2个月后双手遇冷变白、变紫疼痛；继之出现双手和颜面部肿胀、僵硬不适，汗多。今年5月服用某中医处方14剂后全身皮肤发红，瘙痒难忍，遂停用。7月上旬本院风湿科就诊，查体：双手指腊肠样改变，双手远端指关节肿痛，颞颌关节疼痛，双肺呼吸音粗。化验：血、尿常规、肝肾功能均正常。ANA 1∶1280，抗RNP抗体强阳性。抗dsDNA、RF、抗J0-1抗体、抗Scl-70抗体、ANCA、IgG、IgA、IgM均（－）。超声心动图示：肺动脉压31mmHg。诊断为混合性结缔组织病，拟给予泼尼松15mg/d治疗，患者拒绝，要求服中药治疗。

现症 双手遇冷变白变紫、疼痛、肿胀。周身关节疼痛，受凉加重。双肩关节疼痛僵硬，不能上抬，穿衣梳头困难。全身皮肤紫红发僵，瘙痒，出汗多，口不干，二便如常。月经量少10年。舌淡红，苔薄白，脉沉细。

辨证立法 阳虚寒凝、气血两虚。治以温阳散寒，益气养血，方用阳和汤合黄芪桂枝五物汤加减。

处方

生麻黄3g	炙甘草6g	炮姜炭10g	鹿角胶（烊化）10g
桂枝10g	白芥子10g	熟地黄30g	炙黄芪30g
当归10g	苍术10g	细辛3g	海桐皮10g
片姜黄10g			

每日1剂，水煎服。

二诊 2011年10月25日。周身关节疼痛减轻，雷诺现象也有缓解。仍全身怕冷明显，劳累后肿胀加重。双上肢关节疼痛僵硬，不能上抬。

舌胖大淡嫩齿痕，脉沉细。

处方

炙黄芪 30g	当归 10g	白芍 10g	熟地黄 15g
川芎 10g	桂枝 10g	红景天 15g	片姜黄 10g
海桐皮 10g	穿山龙 30g	防风 10g	秦艽 10g
细辛 3g	白术 10g	炙甘草 6g	

每日 1 剂，水煎服。

三诊 2012 年 1 月 4 日。近日因后背疼痛行 HRCT：右肺上叶后段小条索状影，纵隔内多发小淋巴结影。两侧腋下少量淋巴结影。现双肩背与上肢均疼痛，不能上抬，洗头、洗脸动作受限，皮肤干燥瘙痒。低热 37.4℃，汗出多，舌红苔白干燥，脉沉细。

处方

炙黄芪 30g	当归 10g	桂枝 10g	白芍 10g
熟地黄 15g	川芎 10g	细辛 3g	防风 10g
汉防己 10g	片姜黄 10g	秦艽 10g	丹皮 10g
白蒺藜 10g	淫羊藿 10g	炙甘草 6g	

每日 1 剂，水煎服。

四诊 2012 年 2 月 21 日。因气候寒冷，低热疼痛反复。受风汗出后肢体肿胀加重，双上肢肩部疼痛，穿衣、梳头和抬举困难，两侧颧骨疼痛，皮肤干燥粗糙，乏力失眠，舌淡红，苔薄白，脉沉细。

处方

生麻黄 3g	炙甘草 6g	炮姜炭 10g	鹿角胶（烊化）15g
肉桂 10g	白芥子 10g	熟地黄 30g	炙黄芪 30g
汉防己 10g	白术 10g	苍术 10g	细辛 3g
红景天 15g	淫羊藿 10g	片姜黄 10g	

每日 1 剂，水煎服。

五诊 2012 年 7 月 18 日。间断服用上方 4 月余，肩背、上肢疼痛明显缓解，低热消失，肢体肿胀不明显。皮肤紫暗色也转为红润。但颧骨仍痛，汗出恶风，月经量少，皮肤干燥痒疹肿胀。舌淡红，苔薄白，脉沉细。

处方

生麻黄 3g	炙甘草 6g	炮姜炭 10g	鹿角胶（烊化）10g
肉桂 10g	白芥子 10g	熟地黄 30g	炙黄芪 30g
白僵蚕 10g	蝉蜕 10g	苍术 10g	细辛 3g

当归 10g　　　　生地黄 15g　　　　赤芍 15g　　　　秦艽 10g

防风 10g　　　　黄芩 10g

每日 1 剂，水煎服。

六诊　2012 年 10 月 24 日。双手皮肤绷紧已经恢复正常。双上肢肩部疼痛明显减轻，可以上抬，仍不能向后旋转。两侧颞骨疼痛消失。畏寒肢冷，失眠脱发，月经量少。复查：ANA 1：1280，抗 RNP 抗体强阳性。舌淡暗，脉沉细。

处方　生麻黄 3g　　　　炙甘草 6g　　　　炮姜炭 10g　　　　鹿角胶（烊化）10g

肉桂 10g　　　　白芥子 10g　　　　熟地黄 30g　　　　炙黄芪 30g

白僵蚕 10g　　　　蝉蜕 10g　　　　苍术 10g　　　　细辛 3g

当归 10g　　　　益母草 30g　　　　赤芍 15g　　　　皂角刺 10g

柴胡 10g　　　　黄芩 10g

14 剂。

七诊　2012 年 12 月 12 日。受凉后鼻塞、流涕，身痛恶风，胸闷气短，月经量少，经前头晕。舌淡暗，苔白，脉沉细。

处方　生黄芪 30g　　　　当归 10g　　　　赤芍 15g　　　　川芎 10g

桃仁 10g　　　　红花 10g　　　　地龙 10g　　　　桂枝 10g

防风 10g　　　　秦艽 10g　　　　白术 10g　　　　生熟地各 10g

炙甘草 6g

每日 1 剂，水煎服。

八诊　2013 年 6 月 27 日。夜间盗汗，失眠多梦，月经淋漓 10 天。舌尖红，苔薄白，脉沉细。复查超声心动图：肺动脉压 22mmHg。考虑患者寒凝血脉、冲任失养，给予经验方赵氏排卵汤加减。

处方　柴胡 10g　　　　赤白芍各 10g　　　　鸡血藤 20g　　　　益母草 15g

泽兰 10g　　　　刘寄奴 10g　　　　苏木 10g　　　　牛膝 10g

生蒲黄 10g　　　　女贞子 10g　　　　菟丝子 15g　　　　枸杞子 10g

覆盆子 10g　　　　炙黄芪 30g　　　　红景天 15g　　　　桑叶 10g

炒枣仁 15g　　　　肉桂 6g

20 剂，水煎服。

同时加工配制丸药巩固疗效：

当归 30g	生地黄 50g	熟地黄 30g	白芍 30g
秦艽 30g	防风 30g	黄芩 30g	生黄芪 100g
桂枝 30g	细辛 10g	淫羊藿 30g	红景天 50g
鬼箭羽 30g	苍术 30g	续断 60g	女贞子 60g
紫河车 60g	鹿角胶 60g	炙甘草 30g	

诸药共研细末，水泛为丸，如梧桐子大小，每次6g，每日2次。

2013年12月19日随诊，药后关节疼痛告愈，手指无肿胀，未再发生雷诺现象。乏力畏寒明显缓解，皮肤干燥减轻，月经规律。守方再配1剂继续服用。随诊至2016年12月，病情稳定，诸证告愈。

按语

混合性结缔组织病（MCTD）是具有SLE、SSc、PM/DM及RA等疾病的某些症状的混合表现，其中包括雷诺现象、关节痛或关节炎、手肿胀、食道功能障碍、肺弥散功能降低、淋巴结病变以及炎性肌病和血管炎，尤其以雷诺现象为突出表现。雷诺现象是指指趾端阵发性苍白、青紫而后潮红并常伴局部疼痛和感觉异常的体征，90％是继发于弥漫性结缔组织病，最常见为系统性硬皮病，其次是混合性结缔组织病。本病除雷诺现象、关节疼痛外，以局部或全身皮肤进行性肿硬、萎缩，严重者可累及脏腑为主要表现，属于中医"皮痹"的范畴。《张氏医通》曰："皮痹者，即寒痹也。邪在皮毛，瘾疹风疮，搔之不痛，初起皮中如虫行状。"多因体质脾肾阳虚，卫表不能外固，风寒湿邪乘虚羁留，经络气血痹阻，营卫失调而成。雷诺现象一般归属于"四肢逆冷""血痹"等范畴。《素问·五藏生成篇》有："卧出而风吹之，血凝于肤者为痹"的记载，《伤寒论》亦有："手足厥寒，脉细欲绝者，当归四逆汤主之。"的论述。以后《诸病源候论》进而指出："经脉所引皆起于手足，虚劳则血气衰损，不能温其四肢，故四肢逆冷也。"基本病机是脉络痹阻，病因有气虚、阳虚、气滞、阴虚等不同。

本案以多关节疼痛、雷诺现象、双手、颜面肿胀，受凉后加重为主证，伴有反复低热汗多、月经量少、舌淡红、脉沉细等临床表现，可从中医的皮痹、四肢逆冷、血痹等辨治。因患者素体阳气虚弱、营血不足，感受寒邪，四末失于温煦则指端逆冷；寒凝湿滞，经脉不畅，寒湿流注关节，经脉气血壅滞不畅，故而肿胀僵痛；日久阳损及阴，营阴不足，肌肤失濡，则皮肤硬化干燥，凡此阴阳气血不足之象，又类似于虚劳病证。故辨证为气血两虚、阳虚寒凝，治以益气养血、温阳散寒、调和营卫、活血通络为法。先用阳和汤合黄芪桂枝五物汤加减温阳益气，散寒养血，温通血脉，俟雷诺现象好转，阳气恢复，再以补阳还五汤合滋燥养营汤益气活血，养血润燥，此即《内经》"阳气者，精则养神，柔则养筋"之意。尽管患者就诊时伴有低热，但仍以温热药为主，亦属于甘温除热法。阳和汤出自《外科证治全生集》，由熟地黄、鹿角胶、肉桂、麻黄、白芥子、姜炭、甘草组成。具有温阳补血，散寒通滞之功效，本来是中医治疗阴疽之方，即漫肿无头，皮色不变，酸痛无热，口中不渴，舌淡苔白，脉沉细或迟细等，董师常用其加减治疗系统性硬皮病、混合性结缔组织病等属于阳虚寒凝证，尤其雷诺现象明显，遇寒加重者。黄芪桂枝五物汤出自《金匮要略》，本为治疗血痹之祖方，具有益气温经、和营通痹之功。《金匮要略论注》："此由全体风湿血相搏，痹其阳气，使之不仁。故以桂枝壮气行阳，芍药和阴，姜、枣以和上焦荣卫，协力驱风，则病原拔，而所入微邪亦为强弩之末矣。此即桂枝汤去草加芪也，立法之意，重在引阳，故嫌甘草之缓小。若黄芪之强有力耳。"本案治疗过程中先后加川芎、红景天、地龙、桃仁、红花等养血活血通络；细辛、防风、秦艽祛风散寒、解痉止痛；穿山龙、海桐皮、苍术、片姜黄、汉防己、鬼箭羽祛风除湿、活血通络；淫羊藿补肾阳、强筋骨，使顽固的病情逐渐控制。其后阳虚寒凝证基本消除，而皮肤干燥、月经量少等血虚风燥之象明显，故在前方基础上合用滋燥养营汤加减配制丸药巩固疗效，达到滋阴温阳并用、益气养血兼顾之效。

董师指出，结缔组织病所致的雷诺现象不单纯都是气血不足、阳虚寒凝证。部分患者如SLE、皮肌炎、干燥综合征，或者长期、大量服用类固醇激素治疗后，在雷诺现象的同时多伴有口舌干燥、燥热多汗、皮肤红斑、紫癜、性急易怒、舌红苔黄等内热表现，类似于中医的瘀热内阻，阳气不能达于四末的病机，也就是所谓的"热厥"现象。治疗常用犀角地黄汤、温清饮、四妙勇安汤、血府逐瘀汤等加鸡血藤、络石藤、路路通、桑枝、鬼箭羽、桂枝、细辛等通络药物，清热凉血、解毒化斑、行气活血等，但均需要长期服用，缓图取效。

32.混合性结缔组织病（瘀血痹证）（二）

秦某，女，60岁，退休教师。

就诊时间： 2001年2月13日。

主诉： 双手遇冷变白变紫2年，口、眼干燥5年，面部红斑、双下肢紫癜半年。

病史： 患者1990年8月出现双手遇冷变白变紫，继而双手、四肢关节肿胀。1996年出现口干，眼干，无唾液和眼泪，某医院风湿免疫科诊为干燥综合征。1998年以来，双腮腺反复发生肿痛。2000年因呼吸困难、乏力，住院发现心包积液，穿刺抽液550ml，诊断除外结核病。7月又因面部红斑，双小腿紫癜反复发作住院，用大剂量甲基强的松龙静脉冲击治疗3天，症状减轻，改服泼尼松40mg/d维持，并逐渐减至25mg/d。近半年服用外院中药治疗不效。本院风湿内科检查：血WBC 8.2×10^9/L，HB 128G，PLT 22.2×10^9/L。ANA 1:640；ds-DNA（-），RNP 1:4（73，32，17.5KD），RF 1:16。诊断为混合性结缔组织病（MCTD），干燥综合征可能性大。予泼尼松20mg/d，并来中医就诊。

现症 颜面散在紫红斑，口干无唾液，进干食需水送，眼干少泪。口腔反复溃疡，双手肿胀发凉，遇冷变白变紫。双下肢肿胀发硬，疼痛无力，按之凹陷，右足踝、小腿大片紫红斑。胸闷心慌，近查超声心动图仍有少量心包积液。舌胖大淡暗，边有瘀斑，舌苔薄白。脉沉细无力。

辨证立法 气虚血瘀，瘀血发斑，津不上承。治以益气活血，养阴生津，凉血通络。方用补阳还五汤加减。

处方

生黄芪50g	当归10g	川芎10g	桃仁10g
红花10g	地龙10g	赤芍15g	葛根15g
沙参15g	丹参30g	麦冬10g	五味子10g
丹皮10g	葶苈子30g	白茅根30g	大枣10个

每日1剂，水煎服。

二诊 2001年3月6日。药后双下肢肿胀感减轻，仍疼痛怕凉。烘热汗出，每日数次。舌脉同前。守方去沙参、麦冬、五味子、白茅根加黄芩10g，黄连10g，桑叶10g，菊花10g，女贞子10g，旱莲草10g，淫羊藿10g，鸡血藤30g。再服14剂。

三诊 2001年3月20日。双下肢肿胀疼痛均明显减轻，红斑变浅。仍烘热多汗。守方去桑叶、菊花、女贞子、旱莲草、淫羊藿加水蛭10g，穿山甲 10g，蜂房 10g，王不留行 10g。14 剂。

四诊 2001 年 4 月 5 日。双下肢肿胀疼痛基本消失，紫红斑减少，有力多了。口干，目涩，大便干。舌紫暗，苔白腻，脉细涩。证属湿热瘀血互结，血热妄行。

处方

当归 10g	川芎 10g	丹皮 10g	紫草 10g
桃仁 10g	红花 10g	山甲 10g	皂刺 10g
水蛭 10g	桂枝 10g	防己 10g	杏仁 10g
生石膏 30g	生苡仁 30g	丹参 30g	地丁 30g
赤芍 15g	鬼箭羽 15g	甘草 6g	

20 剂。

五诊 2001 年 4 月 24 日。大便通畅，红斑仍硬，无触痛。守方加苏木 10g，刘寄奴 10g。14 剂。

六诊 2001 年 5 月 8 日。近日因劳累又双下肢水肿、乏力，走路摔跤，但不疼痛。舌红暗，白苔，脉沉细。

处方

生黄芪 50g	当归 10g	川芎 10g	桃仁 10g
红花 10g	地龙 10g	赤芍 15g	牛膝 15g
狗脊 15g	千年健 15g	桑寄生 20g	鸡血藤 30g
党参 10g	麦冬 10g	五味子 10g	水蛭 10g
丹皮 10g			

14 剂。

七诊 2001 年 6 月 26 日。上方加减服用一月余，下肢水肿减轻，较前有力，红斑变软，仍口干苦，尿黄。泼尼松减至 15mg/d。舌紫苔黄腻，脉沉细。拟配丸药巩固疗效。

处方

生黄芪 100g	当归 50g	川芎 50g	赤芍 50g
桃仁 30g	红花 30g	地龙 30g	苍术 30g
黄柏 30g	牛膝 30g	秦艽 30g	乌蛇 30g
丹皮 30g	紫草 30g	生苡仁 60g	青风藤 60g
鬼箭羽 60g	丹参 60g		

诸药共研细末，水泛为丸，如梧桐子大小，每服 6g，每日 3 次。

以上方加减配制丸药服用至 2001 年 11 月，停用激素，病情稳定。再服用至2003年8月13日随诊。患者双下肢红斑肿痛均消，精神体力好，颜面少量红斑，口眼干燥仍有，仍在治疗中。2004年6月随诊，近两月又口服泼尼松10mg，qod，病情稳定。

按语

瘀血痹证见于王清任《医林改错》，王氏认为痹证用温热发散药不愈，用利湿降火药无功，用滋阴药又不效者，乃风、寒、湿邪阻滞气血，气血凝滞经络而成，并创制了治疗瘀血痹证的主方——身痛逐瘀汤。纵观本案之双手肿胀发凉，遇冷变白变紫；双下肢肿胀发硬，疼痛无力；颜面、足踝、小腿红斑；口干眼干，无唾液和眼泪，舌胖大淡暗，边有瘀斑，脉沉细无力等均为瘀血阻滞之证。分析病机乃因虚致瘀和因燥致瘀：阴虚生内燥，燥气伤津液，阴津耗伤则津不运血，血不载气，血液浓缩变稠，血行涩滞不畅，瘀血乃成；又本案病程绵长，病久则邪气入络，由气及血，气虚无力鼓动血脉运行，以致瘀血停滞为患，所谓"久病入络"或"气分失治，则延及于血"也。

治疗以补阳还五汤为主益气活血，逐瘀生新，加党参、沙参、麦冬、五味子生津润燥；丹参、丹皮、紫草、紫地丁、白茅根凉血化斑；穿山甲、皂角刺、水蛭、鬼箭羽、桂枝、王不留行软坚散结；淫羊藿、牛膝、女贞子、旱莲草等补肾益阴。师其意而不泥其方，终获良效。说明活血化瘀法也是治疗风湿免疫病的重要途径之一。

33.成人StiLL病（痹证发热）

阴某，女，34岁，工人。

就诊时间：2003年11月26日。

主诉：多关节肿痛反复发作1年10个月，伴间断发热、皮疹半年。

现病史：患者2002年2月反复双手近端指间、掌指、腕、足关节游走性肿痛，当地医院按"风湿"给予中药及不规律皮质激素治疗无效。2003年5月始发热，体温波动37.6~40℃，午后为重，伴寒战、咽痛，颜面四肢粉红色皮疹。来我院风湿免疫内科就诊，考虑免疫病不除外，予泼尼松30mg/d，保肝治疗1月后体温逐渐正常，但仍间断关节肿痛、皮疹。以后停用泼尼松又复发热，于2003年8月住我院风湿免疫内科病房1月，因胸部X像提示双上肺有片状阴影，诊断为肺结核、成人Still病不除外，经用抗结核及泼尼松治疗2周后出院。3月来仍间断发热、关节肿痛，患者自行停用抗结核药来中医就诊。

现症 面部散在红斑，皮肤干燥瘙痒，脱发明显。间断发热，体温37.7～38.3℃，乏力，全身关节酸痛，腰痛，恶风汗不多，胸闷心烦，失眠。月经两月未至。饮食大便正常。现口服泼尼松30mg/d，化验检查：各项免疫指标阴性，肌酶谱：AST 80U/L，LDH 1204U/L，CK 48U/L，HBD 830U/L。舌淡红，苔薄白，脉沉细。

辨证立法 肝肾阴虚血燥，肝郁化热。治以疏肝清热润燥，养阴凉血补肾。方拟逍遥散加味。

处方

当归 10g	白芍 10g	生熟地 各10g	柴胡 10g
茯苓 15g	陈皮 10g	丹皮 10g	黄芩 10g
紫草 10g	白薇 10g	白茅根 30g	防风 10g
秦艽 10g	制首乌 10g	女贞子 10g	炙甘草 6g

每日1剂，水煎服。

二诊 2003年12月10日。药后皮肤干痒、脱发、失眠均好转，体温降至37.3℃，泼尼松减至25mg/d，但前天月经来潮时受凉后体温又上升至38.5℃，且全身关节肿痛加重，舌红苔黄少津，脉沉细。效不更方，加强降虚火之力。前方去紫草、陈皮、防风、白茅根加炙鳖甲(先煎)20g，地骨皮10g，知母10g，牛膝10g，每日1剂，服法同前。

三诊 2003年12月24日。服前方14剂后效果不明显，仍发热、周身关节肿痛。细询之发热时汗出、心慌、乏力，关节怕冷。观其舌淡嫩，有齿痕，脉沉细。重新辨证为脾胃阳气不足，寒湿化热，易用升阳益胃汤加减以补益脾气、甘温除热、祛风除湿。

处方

生黄芪 30g	党参 10g	白术 10g	炙甘草 6g
羌独活 各10g	茯苓 15g	泽泻 10g	防风 10g
黄连 6g	半夏 10g	玉竹 15g	白薇 10g
银柴胡 10g	陈皮 10g		

20剂，水煎服。

四诊 2004年1月4日。药后体温最高37.9℃，较前有力，已不脱发，关节未肿但仍感疼痛怕凉，大便干燥，泼尼松25mg/d。舌淡齿痕，脉细滑。证治同前，前方加入黄芪桂枝五物汤、甘草附子汤以增强温阳驱寒之力。

处方
生黄芪30g	党参10g	白术10g	桂枝10g
白芍10g	炙甘草6g	黄连6g	黑附片(先煎)10g
茯苓15g	泽泻10g	防风10g	羌独活各10g
桑寄生20g	牛膝10g	陈皮10g	鹿角胶(烊化)15g

20剂，水煎服。

五诊 2004年2月11日。体温正常已3周，泼尼松减至15mg/d。关节已不怕冷，疼痛亦为间断性。体力增加，颜面无红斑，皮肤润泽，近日觉右偏头痛，腹胀嗳气，大便时不成形。舌淡齿痕，脉沉细无力。仍以脾肾阳气不足，寒湿阻络治之。

处方
生黄芪30g	党参15g	白术10g	陈皮10g
当归10g	桂枝10g	炙甘草6g	羌独活各10g
干姜5g	黄芩10g	砂仁3g	黑附片(先煎)10g
防风10g	细辛3g	川芎10g	白芷10g
菊花10g	鸡血藤30g	穿山龙15g	大蜈蚣2条
全蝎3g	菟丝子15g	牛膝15g	

20剂，水煎服。

六诊 2004年3月24日。一直未发热，泼尼松减至10mg/d。头痛、腹胀消失，无乏力感，目前主要是口干，关节肌肉酸痛不肿，但不严重。节交春分(3月20日)后又有些畏寒。舌淡红，脉沉细。证治同前。

处方
生黄芪30g	桂枝10g	白芍20g	炙甘草6g
白术10g	羌独活各10g	防风10g	川断10g
桑寄生20g	菟丝子15g	杜仲10g	牛膝10g
补骨脂10g	川芎10g	当归10g	生熟地各10g
鸡血藤30g	菊花10g	陈皮10g	生薏仁15g

每日1剂，水煎服。

间断以前方调治半年，体温及化验肌酶谱正常，关节肌肉无肿痛，停用激素。随诊2年，无明显不适。

按语

　　本案主要表现为多关节的反复肿痛，当属中医之痹证无疑，但兼有长期反复的发热伴有红斑、皮疹又使病情复杂化。痹证有发热症状者中医称为痹热，首见于《素问·痹论》："其寒者，阳气少，阴气多，与病相益，故寒也；其热者，阳气多，阴气少，病气胜，阳遭阴，故为痹热。"前者讲的是痹证患者素体阴盛，再感风寒湿邪，故其寒更甚；而后者是言痹证患者素体阴虚，感邪后，阴不胜阳，化而为热，故为痹热。

　　本案先有痹痛、后有发热，加之长期用类固醇激素类西药治疗，辨治较为复杂。董师认为，患者乃因感受风寒湿邪后，日久不愈，入于脏腑，导致阴阳气血不足、营卫失调，形成了虚实夹杂、正虚邪留、本虚标实的病理反应。关节虽有肿痛，但局部不红不热，且感怕冷是阳气虚馁，寒湿痹阻经络表现；脾肾气虚，营卫失和则乏力、汗出、恶风、腰痛；元气不足、阴火上冲则发热；内扰心神则胸闷心烦，心慌失眠；阳损及阴，血虚失濡则皮肤干燥瘙痒、红斑、脱发、月经延后。舌淡齿痕，脉沉细均不仅为脾肾阳气不足之象，而且是疾病的本质。初诊、二诊因见其发热，恐用温热药伤阴化燥，辨证为阴虚血燥、肝郁化热证，以逍遥散加减治疗收效不著，是只治其发热之标而忽略其气虚之本。因此三诊以后易以培补脾肾、益气温阳、散寒通络为主治疗，先后选用了升阳益胃汤、黄芪桂枝五物汤、甘草附子汤等加入散寒除湿、活血通络之药治疗，热退痛除，停用激素，取得满意的效果，亦即"热因热用"或"甘温除热"之法。通过本案的治疗，提示我们遇到发热之证时，不能"见热即退热"，而应辨其发热之本，治疗时要通过纠正引起发热的病理变化来着手，治本而不治标，从而提高临床水平。

34.结节性脂膜炎（痰痹）

郭某，男，40岁，公务员。

就诊时间：2014年7月29日。

主诉：臀部、下肢皮肤暗红色硬结反复5年，加重4个月。

病史： 患者从事管理工作多年，疏于运动，经常在外饮食应酬。2009年初臀部、下肢皮肤出现枣核至核桃大小之暗红色硬结，部分皮肤破溃，伴红肿热痛和局部皮温增高。2009年6月在我院皮科就诊，行皮肤活检病理示：真皮血管内及细胞肿胀，管壁增厚，周围淋巴组织细胞浸润。部分皮下脂肪小叶可见密集的淋巴组织细胞浸润。符合脂膜炎。化验抗核抗体（ANA）、抗ENA抗体均为（－），诊断为"脂膜炎"。给予复康片（北京协和医院皮科内部制剂）口服及外用喜疗妥软膏，但未规律用药及定期随诊，皮下硬结仍反复发作。近4月来皮疹和皮下硬结增多，红肿疼痛加重，遂前来中医就诊。

现症 乏力，周身肌肉酸痛；左臀部、右下肢胫骨内侧可见多个约2cm×3cm红色硬结，有压痛，皮肤有破溃，局部无渗脓；左前臂内侧可见紫红色小丘疹，表皮干燥脱屑。口干不明显，面部出油多，尿偏黄赤，大便干燥。舌淡红，苔薄白，脉细滑。

辨证立法 气血不足、血瘀络脉，湿热蕴结。治以益气养血，凉血化瘀，燥湿散结，方用圣愈汤合温清饮加减。

处方

生黄芪30g	党参10g	熟地黄15g	当归10g
赤芍15g	川芎10g	黄芩10g	黄连6g
生地黄10g	生黄柏10g	炒栀子10g	皂角刺10g
鬼箭羽15g	丹参30g	大血藤30g	苦参10g
牡丹皮10g	生甘草6g		

每日1剂，水煎服。

二诊 2014年8月12日。左前臂内侧皮疹明显好转，右胫内皮下红色硬结明显缩小，皮损局部灼热感明显减轻，压痛减轻。稍感乏力，小便黄，大便通畅，舌淡苔薄白，脉细滑。守方20剂，继续服用。

三诊 2014年9月2日。左前臂内侧仅可见暗红色色素沉着，皮下硬结消除，右胫内侧皮损面积明显缩小，色素沉着呈暗褐色，乏力感减轻，饮食如常，小便正常，大便偏干，汗出不多，怕冷。舌淡苔薄黄微腻，脉细滑。证治同前。

处方

生黄芪30g	党参10g	熟地黄15g	当归10g
赤芍15g	苦地丁30g	黄芩10g	黄连6g
苦参10g	黄柏10g	炒栀子10g	皂角刺10g

鬼箭羽 15g　　丹参 30g　　　大血藤 30g　　桂枝 10g

牡丹皮 10g　　炒芥子 10g　　生侧柏叶 10g　　生甘草 6g

20剂，水煎服。

四诊　2014年9月23日。近因工作劳累，进食油腻食物，右小腿内侧一新发皮下小硬结，色暗，如黄豆大小，稍痒，碰触后有痛感。肌肉酸痛，有乏力，易疲劳，怕冷，饮食如常。大便黏滞不畅。舌淡苔白腻，脉弦滑。辨证为湿热蕴毒、气虚血热血瘀。方用温清饮合验方疬疡三两三加减。

处方　生黄芪 30g　　金银花 30g　　熟地黄 15g　　当归 15g

赤芍 15g　　苦地丁 30g　　黄芩 10g　　黄连 6g

苦参 10g　　黄柏 10g　　炒栀子 10g　　皂角刺 10g

鬼箭羽 15g　　石见穿 30g　　大血藤 30g　　桂枝 10g

牡丹皮 10g　　炒芥子 10g　　蜈蚣 1条　　细辛 3g

生甘草 6g

每日1剂，水煎服。

五诊　2014年10月22日。右小腿内侧皮下硬结消退，局部色暗，无热痛。不耐劳累，怕冷，饮食如常。大便稍黏。舌淡苔白腻，脉弦滑。证治同前。

处方　生黄芪 30g　　金银花 30g　　当归 30g　　生甘草 10g

忍冬藤 30g　　蜈蚣 1条　　苦参 10g　　鬼箭羽 15g

皂角刺 10g　　炒白芥子 10g　　牡丹皮 10g　　丹参 30g

牛膝 15g　　黄柏 10g　　苍术 10g　　大血藤 30g

苦地丁 30g　　玄参 15g

每日1剂，水煎服。随诊1月，未再复发。

按语

　　结节性脂膜炎主要表现为反复发作的皮下硬结或为片状斑块，常伴有发热、头痛、乏力、厌食、肌肉酸痛、关节疼痛等症状。根据病变是否累及内脏可分为皮肤型和全身型。皮损好发于四肢和躯干，以臀部和股部最多见，为成批发生的坚实皮下硬结，或呈片，大小不一，可小如豌豆，大如手掌，边缘清楚。硬结可与皮肤粘连，表面淡红，有轻度压痛和触痛。少数硬结可坏死破溃，流出脂状物质，但不化脓。皮下硬结经数天或数周后可逐渐消失，患处皮肤略凹陷或有褐色素沉着。皮损的组织学改变为脂肪组织炎症。

　　本病中医古籍未载，如果以其皮下硬结而论，类似于"痰核"或"流注"，但后者没有明显的红肿热痛，如果按照"痈毒"辨证，又没有形成明显的脓肿。或认为类似于中医的"瓜藤缠""湿毒流注"，但也不尽符合。董师认为，脂膜炎成批的皮下硬结反复发作，皮色正常或微红，有时按之疼痛，既归属于西医风湿性疾病的范围，则与中医病名"痰痹"最为符合。多因感受湿邪或饮食不节，情志不畅，导致肺、脾、肾功能失调。水液运化障碍，津液失于敷布，聚湿为饮，饮凝成痰，沿经络、随气机运行，留注到躯干、肢体等皮里络外则形成皮下结块；如阻碍气血，气滞血瘀，痰瘀互结则硬结触之疼痛。治疗当以燥湿化痰、活血化瘀、软坚散结为主，常用药如半夏、南星、白芥子、海浮石、土贝母、山慈菇、白僵蚕、皂角刺、鬼箭羽、丹参、夏枯草、生牡蛎等。并根据具体证候配伍：血热蕴结者可以合温清饮；热毒壅盛证可以合五味消毒饮或仙方活命饮；湿热阻络合加减木防己汤；痰瘀互结证可以合双合汤；病程日久，正气虚弱可以合圣愈汤、补中益气汤、六味地黄丸等。

　　本案患者从事行政管理工作，工作劳累，加之饮食应酬繁多，进食酒肉油腻厚味，耗伤正气、损伤脾胃，造成湿热蕴积、气滞血瘀、瘀阻化热、血热蕴毒的证候。因其病史已5年，既有病程日久，乏力、肌肉酸痛、舌淡胖之气血两虚之象，又有皮下硬结反复发作，局部按痛、灼热破溃、便秘尿黄、面部出油等热毒蕴结、痰湿结聚的表现，董师初诊治疗时并未一味苦寒燥湿，清热解毒，而是选用温清饮养血化瘀、清热解毒基础之上加生黄芪、党参（即合用圣愈汤）甘温益气、扶助正气既可以防寒凉伤脾，同时配伍皂刺、白芥子、鬼箭羽、苦参、红藤、牡丹皮、侧柏叶又可以加强软坚散结、凉血解毒之功。待病情好转，又易方用验方"疮疡三两三"加味，方中重用金银花清热解毒、当归养血活血；生甘草清热解毒；蜈蚣辛温而除风攻毒，尤利于治疗丹毒瘰疮、便毒瘰疬及迁延日久之疮疹。同时配伍石见穿、细辛、桂枝清热解毒散结并能温通经脉，药达病所。未用任何西药，经治半年，收效满意。

35.抗磷脂抗体综合征（脉痹）

贾某，女，41岁，干部。

就诊时间：2000年6月13日。

主诉：复发性流产，下肢水肿15年。

病史：患者自1985年始人流术后7~8年内反复自发性流产7次，均发生怀孕2~4月。1985年2月出现右下肢可凹性水肿，逐渐加重，伴右大腿根部胀痛。B超提示：右下肢深静脉血栓形成。1987年住北京大学附属医院行"右下肢深静脉搭桥术"，术后疼痛缓解，但右下肢仍明显水肿。1997年"甲状腺癌手术"，口服氟哌酸后出现全身关节疼痛，自服芬必得缓解。1998年就诊于北京友谊医院，化验：ESR 60~80mm/h，ASO升高，抗心磷脂抗体（ACA）阳性，考虑"抗磷脂综合征"，用环磷酰胺（CTX）0.4g静脉注射，每周1次，治疗2月后关节疼痛缓解。1998年12月因化验血PLT 30×10^9/L，住友谊医院口服泼尼松（剂量不详）治疗，血PLT升至60×10^9/L，后逐渐减量维持。1999年6月经量增多，血HGb降至60g/L。4个月后住友谊医院行"子宫及附件切除术"时发现下肢皮肤有多处网状青斑。1999年11月出现胸闷憋气不能平卧，尿少，伴右上肢、双下肢明显可凹性水肿，肾功能Scr 229.8μmol/L，CT示胸腔积液和心包积液，住院予输血、利尿、甲强龙大剂量冲击、CTX静脉注射等治疗2月病情好转，改为口服泼尼松龙病情再次加重。化验全血细胞减少，高血压，B超：右髂深静脉、骶总静脉、左腿深静脉血栓形成。予甲强龙1g/d，冲击治疗3天，后改为泼尼松50mg/d，静脉注射CTX 0.2g，qod，病情渐好转。患者2000年4月27日夜突发剧烈腹痛、发热、脐周、脐上轻度压痛和反跳痛，我院会诊考虑诊断肠系膜血栓形成，于5月11日转入风湿免疫科病房。当时BP 175/95mmHg，全身皮肤散在3~5cm淤斑，心界向左下扩大，双下肢膝以下明显水肿。多次化验ACA阳性；ANA、ds-DNA阴性。WBC 3.85×10^9/L，Hb 6.0g/dl，PLT168 $\times 10^9$/L。肝肾功能：ALT 44U/L，Alb 2.9g/L，Cr 176.8μmol/L，BUN 22.07mmol/L，ESR 77mm/h。尿蛋白100g/dl，24小时尿蛋白1.08g。经专业组查房认为APS诊断明确，伴有右下肢深静脉血栓形成，高血压，肾功能不全，右心功能衰竭。予口服泼尼松50mg/d；华法令抗凝；

静脉注射 CTX 1.0g，qw；补充白蛋白、降压、利尿治疗。并于 6 月 13 日邀请中医会诊。

现症 双下肢重度水肿，右下肢尤甚，不痛不痒，但麻木不适。下肢皮肤散在出血红斑。胸闷憋气，不能平卧。活动后心悸气短，口干乏力，腹胀尿少，大便 2 次/日，舌淡红齿痕，苔黄腻，脉沉细无力。现口服泼尼松 40mg/d，静脉注射 CTX 1.0g，qw。

辨证立法 气阴两虚，湿热中阻，瘀血阻络，治益气养阴，除湿清热，活血消肿。方用生脉散合胃苓汤、苓桂术甘汤加减。

处方

生黄芪 50g	党参 10g	麦冬 10g	五味子 10g
苍术 10g	厚朴 10g	陈皮 15g	炙甘草 6g
桂枝 10g	茯苓 30g	猪苓 15g	泽泻 10g
路路通 10g	牛膝 10g	丹参 30g	王不留行 10g
泽兰叶 10g			

7 剂，水煎服。

二诊 2000 年 6 月 21 日。心悸憋气好转，能平卧，纳食增加，下肢肿胀减轻，皮肤出血斑消失。舌淡嫩，苔薄黄，脉弦滑。守方去厚朴，苍术，陈皮，炙甘草，加苏木 10g，刘寄奴 10g，益母草 30g，鸡血藤 30g，车前子（包煎）15g。每日 1 剂，水煎服。

三诊 2000 年 8 月 1 日。患者因病情稳定，于 6 月 22 日出院，一直服用上方 28 剂。下肢水肿明显减轻，有力多了，心不慌，尿不少。舌淡胖，苔白腻，脉沉细。现口服泼尼松 15mg/d；口服华法令抗凝；静脉注射 CTX 1.0g/周。证治同前。

处方

生黄芪 50g	桂枝 10g	生白术 15g	茯苓 30g
汉防己 10g	刘寄奴 10g	党参 15g	生石膏 (先煎) 30g
麦冬 10g	五味子 10g	生薏苡仁 30g	当归 10g
川芎 10g	赤芍 15g	桃仁 10g	红花 10g
地龙 10g	益母草 30g	鸡血藤 30g	滑石 30g
苏木 10g			

每日 1 剂，水煎服。

四诊 2000年9月1日。双下肢水肿全消，尿不少，无皮下出血斑，但口干苦，动则出虚汗，大便干燥，感冒后流涕，BP130/90mmHg，舌暗，苔白腻，脉沉细。

处方

桂枝 10g	防己 15g	生甘草 5g	生石膏(先煎) 40g
杏仁 10g	生薏苡仁 30g	木通 5g	生大黄(后下) 5g
滑石 30g	草薢 15g	蚕沙 15g	益母草 30g
泽兰叶 10g	王不留行 10g		

14剂，水煎服。

五诊 2000年9月12日。口仍干苦，大便通畅。舌脉同前。守方加肉苁蓉20g，黑芝麻15g，制首乌15g，女贞子15g。14剂，水煎服。

按语

　　抗磷脂综合征（APS）为一种以反复动脉或者静脉血栓形成、复发性流产、血小板减少和神经精神症状为主要表现，抗磷脂抗体（APL）持续阳性的自身免疫性疾病。西药治疗APS包括抗凝、抗血小板药物及免疫抑制剂，重症者甚至需大剂量激素冲击或血浆置换控制病情。从临床表现而言，APS反复发作的多发性血栓症与中医血瘀证及脉痹非常相近，因此现代中医多以活血化瘀为主治疗。至于复发性流产则可以从"数堕胎"或"滑胎"角度辨治。本案APS诊断明确，反复发作，病情较为严重。中医会诊时突出的症状是因深部大静脉血栓形成、血液回流受阻造成的双下肢重度水肿伴出血瘀斑，属于中医的瘀血阻络，治疗应以活血化瘀为大法。但董师根据患者兼有胸闷憋气，不能平卧。活动后心悸气短，口干乏力，腹胀尿少，舌淡红齿痕，苔黄腻，脉沉细无力等，认为与瘀血的产生与多次流产、手术和应用过大量激素与免疫抑制剂耗伤正气，导致气阴两虚，运血无力，湿热内阻等有关。故选方用生脉散益气养阴、强心复脉；胃苓汤燥湿和胃、利水消肿；苓桂术甘汤温阳化饮，并重用生黄芪50g增强其益气利水消肿之功。所加丹参、牛膝、王不留行、路路通、苏木、刘寄奴、益母草、泽兰叶等均为破血逐瘀，活血通络之药。如此配合西药抗凝、免疫抑制剂治疗以减毒增效、顾护正气、攻补兼施，使得下肢水肿消除，诸症缓解，病情趋于稳定。

风湿免疫病

279

36.大动脉炎（脉痹）

连某，女，60岁。

就诊时间： 2014年8月26日。

主诉： 间断头晕、头痛发作，一过性眼前黑朦20余年，双侧无脉伴右颈肿痛5年。

病史： 患者20年前间断出现头晕、头痛，一过性眼前黑朦，体位改变时诱发或加重，针灸治疗、休息可好转。2009年中医诊脉时发现右侧"无脉"，数月后左侧也"无脉"。2010年右颈肿痛，伴头晕乏力，未予重视。2012年10月右颈肿痛加重，当地住院检查血常规、ANCA正常，ESR 55mm/h。血管彩超示：颈部、双侧椎动脉管壁回声异常，右侧流速增宽，左侧流量增大，双侧股动脉、股浅起始处及足背动脉管壁毛糙，内膜增厚，双侧腋动脉、肱动脉、桡动脉管壁毛糙，动脉起始处内膜弥漫性增厚，左肾动脉起始处血流消失。双侧颈总动脉及其膨大处、左侧颈总动脉至颈内外动脉起始处内中膜弥漫性不均匀增厚。头颅MRI：左侧颈动脉、中动脉颅内段闭塞，左侧大脑中动脉狭窄。诊断为大动脉炎，当地医院给予口服甲泼尼龙片80mg/d，共3天，逐渐减量；加环磷酰胺（CTX）静注治疗，症状无明显改善。2013年2月到我院风湿科将泼尼松逐渐减量10mg/d，但仍间断头晕、头痛，发作性眼前黑朦。

现症 目眶呈暗青瘀色，阴雨天则头晕、头痛明显，晨起面部浮肿，肢体怕冷，口干多饮，下肢酸软无力，难以久行。仅能步行约2000m即需休息。大便干燥，小便黄。ESR 28mm/h。舌红苔黄厚腻，左脉沉濡，脉难寻似无。现口服泼尼松5mg/d，静注CTX 0.4g/月。既往有2型糖尿病10年。

辨证立法 肝肾不足，湿热痹阻，血瘀络脉。治以补益肝肾，清利湿热，活血通络，方用加减木防己汤化裁。

处方

汉防己 10g	桂枝 10g	炙甘草 6g	生石膏（先煎）30g
杏仁 10g	滑石 30g	通草 10g	生薏苡仁 30g
当归 10g	丹参 30g	鸡血藤 30g	忍冬藤 30g

石见穿 30g　　怀牛膝 15g　　续断 15g　　　鹿衔草 15g

干姜 10g

每日 1 剂，水煎服。

二诊　2014 年 9 月 12 日。口干多饮减轻，未再头晕和发生黑矇。进食后烧心，偶尔面目浮肿，腰痛明显。便秘溲黄。舌淡胖，苔白厚腻，左脉细似无。守方加生白术 15g，生黄芪 30g，石斛 20g。每日 1 剂，水煎服。

三诊　2014 年 10 月 17 日。头晕、头痛减轻，未再发生黑矇。快走时下肢酸痛。复查血常规正常，ESR 12mm/h。CTX 改为 3 个月静注 0.4g；泼尼松 5mg/d。守方去生黄芪、石斛、石见穿、忍冬藤、牛膝、续断，加桃仁 10g，红花 10g，当归 10g，熟地黄 15g，川芎 10g，陈皮 10g，法半夏 10g，茯苓 15g，枳实 10g，竹茹 10g，白芥子 10g。每日 1 剂，水煎服。

四诊　2015 年 11 月 3 日。加减服用 1 年余，病情稳定，偶有胸前区不适，畏寒肢冷。舌暗淡，苔薄白，脉沉细。重新辨证为心气不足，气虚血瘀，治以补益心气，活血化瘀，方用补阳还五汤加减。

处方
生黄芪 30g	当归 10g	赤芍 15g	川芎 10g
桃仁 10g	红花 10g	党参 10g	麦冬 10g
五味子 10g	桑寄生 20g	红景天 15g	忍冬藤 30g
大血藤 30g	刘寄奴 10g	苏木 10g	桂枝 10g
炒白术 10g	防风 10g		

每日 1 剂，水煎服。又：活血通脉胶囊（水蛭粉制剂），每次 2 粒，每日 3 次。

五诊　2016 年 6 月 13 日。一直服用上方，无头晕黑矇发作。泼尼松减至 2.5mg/d，停用 CTX。现胸闷畏寒，鼻易受风流涕，胃脘不适，大便偏溏。舌红苔厚腻。脉沉细。证属胸阳痹阻，痰瘀互结，方用枳实薤白桂枝汤合温胆汤加减。

处方
瓜蒌 30g	薤白 10g	桂枝 10g	法半夏 10g
茯苓 30g	陈皮 10g	枳实 10g	菖蒲 10g
郁金 10g	竹茹 10g	葛根 15g	黄芩 10g
黄连 6g	柴胡 10g	当归 10g	白芍 10g

白术 10g　　　　干姜 10g　　　　细辛 3g　　　　五味子 10g

炙甘草 5g

每日 1 剂，水煎服。每日 1 剂，水煎服。随诊至今，病情稳定。

按语

　　大动脉炎是一种与免疫复合物沉着有关的自身免疫性疾病。中医古籍无记载，根据其无脉、晕厥等临床特点，可归属于"脉痹""无脉症""厥证"等病范畴，如《素问·痹论篇》所云："痹在于脉，则血凝不流"。由于临床证候复杂，对其病因病机的认识也不尽相同，多数医家认为是本虚标实之证。由于先天禀赋不足或后天失调，致肝肾气血阴阳不足，脉道不充；复因风、寒、湿、热等毒邪乘虚痹阻经络脉道，导致气血不通，经络痹阻，脉络拘急，遂成本病。病久损伤正气，邪入脏腑，气虚推动无力，血液运行不畅，久则血液凝滞，痹阻脉络，出现疼痛、乏力等症状；气虚血液生化不足，不能上荣于脑，髓海失养，久则出现头晕、甚或晕厥等症状。治疗以益气养血、活血化瘀、温阳通络为主，兼以清热解毒利湿。

　　本案以头晕黑矇、阴天加重、畏寒浮肿、肢体无力为主要表现，突出的症状是近乎"无脉"。兼见口干多饮、大便干燥、小便黄，舌红苔黄厚腻湿热之象，故辨证属于肝脾肾精气亏虚、湿热血瘀互阻的本虚标实之证。董师本着抓住证、先治标后固本的原则，先用加减木防己汤加当归、丹参、鸡血藤、忍冬藤、石见穿、怀牛膝、续断、鹿衔草、干姜以祛湿清热，活血通络，兼以补益肝肾为治疗大法。经上述治疗 1 年余，头晕黑矇、畏寒浮肿、口干、便秘、尿黄等湿热消除，再易方用补阳还五汤合生脉散加桂枝、炒白术、茯苓、防风、桑寄生、红景天、忍冬藤、大血藤、刘寄奴、苏木等益气活血，清热通络。本案同时应用糖皮质激素和细胞毒药物控制急性期血管炎性反应，虽然控制病情速度快，但一方面副作用大，另一方面在激素的撤减过程中容易出现病情反复。所以中西医结合辨证用药，充分发挥中医减毒增效的优势，使得症状减轻，血清炎症指标下降，CTX停用，激素减到最小量维持，虽未能痊愈，但使脏腑功能协调，气机运行正常，气血充沛则脉道充盈、脉络得通。

37.ANCA相关性血管炎（咳嗽）

刘某，女，62岁，职员。

就诊时间： 2002年10月31日。

主诉： 间断干咳9个月，伴发热4月余。

病史： 患者于2001年11月受凉后发热伴咽痛、流涕、干咳，外院查体：右下肺湿啰音。胸像示双下肺纹理重，诊断为肺部感染，经抗生素治疗后缓解。2002年2月始间断干咳，卧位明显，夜间加重。4月初又出现发热、乏力、盗汗，6月19日住本院呼吸内科，化验24小时尿蛋白定量0.28～0.5g，ANCA：PR 3-ANCA1：640，抗MPO-ANCA（+++），强阳性，定量>200RU/ml，RF1：64。HRCT：双下肺间质纹理增厚合并浸润性改变。肾脏穿刺病理报告为间质性肾炎。经风湿免疫科会诊诊断为ANCA相关性血管炎，显微镜下多血管炎（MPA）可能性大，Wegner肉芽肿不除外，予口服泼尼松50mg/d；环磷酰胺（CTX）0.2mg，qod，静脉注射，治疗3周后，病情好转出院。2002年9月1日，因受凉后又出现高热，伴咽痛、干咳，乏力，纳差，本院门诊静脉点滴舒普深抗炎治疗1周无效。发热持续29余天，9月25日再次住呼吸内科病房，诊断ANCA相关性血管炎，Wegner肉芽肿可能性大，遂将静脉注射CTX加至0.4g，qod，同时配合口服异烟肼、乙胺丁醇抗结核治疗。患者体温正常，干咳消失，10月15日出院，就诊于中医。

现症 库兴样面容，面色㿠白，指甲黑紫。口干，鼻堵，鼻音声重，听力下降，无咳嗽。活动后气短，烘热汗出。双手足麻木、颤动，不能自主，头亦颤动。舌淡胖，齿痕，脉沉细。现口服泼尼松40mg/d；静脉注射CTX 0.4g，qw。

辨证立法 气阴两虚，痰瘀互结，虚风内动。治以益气养阴，活血化痰，平肝息风。方用升陷汤、生脉散加减。

处方

生黄芪30g	知母10g	升麻10g	柴胡10g
桔梗10g	党参10g	麦冬10g	五味子10g
当归10g	赤芍10g	丹参30g	珍珠母(先煎)30g

| 鬼箭羽 15g | 辛夷 10g | 露蜂房 10g | 白花蛇舌草 30g |
| 钩藤 10g | 黄芩 10g | 生龙骨（先煎）15g | |

每日 1 剂，水煎服。

二诊 2002 年 11 月 28 日。加减服药 1 月，泼尼松减至 22.5mg/d，CTX 仍为 0.4g，q10d；口服异烟肼、乙胺丁醇。未再发热，口不干，手足颤动减轻，听力增加，乏力好转，仍气短不足以息，汗出怕热，舌淡胖大，齿痕，苔薄白，脉沉细。证治同前。

处方

生黄芪 50g	知母 10g	升麻 10g	柴胡 10g
桔梗 10g	党参 10g	麦冬 10g	五味子 10g
山萸肉 10g	当归 10g	川芎 10g	丹参 30g
黄芩 10g	丹皮 10g	鬼箭羽 15g	白花蛇舌草 30g
穿山甲 10g	露蜂房 10g	山慈菇 10g	

每日 1 剂，水煎服。

三诊 2003 年 1 月 27 日。加减服药 2 月，病情稳定。略感气短，鼻堵不明显，轻度手颤。半月前化验血沉 16mm/h；24 小时尿蛋白定量 0.06g；ANCA：PR3-ANCA 阴性，抗 MPO-ANCA 阴性。舌淡红，苔薄白，脉滑数。

处方

生黄芪 50g	知母 10g	升麻 10g	柴胡 10g
桔梗 10g	党参 10g	麦冬 10g	五味子 10g
当归 10g	川芎 10g	丹参 30g	白花蛇舌草 30g
鬼箭羽 15g	穿山甲 10g	皂角刺 10g	露蜂房 10g
山慈菇 10g	浙贝母 10g	茯苓 15g	生薏仁 30g

每日 1 剂，水煎服。

四诊 2003 年 9 月 24 日。一直用前方加减治疗，今年 4 月停用抗结核药物。7 月停用 CTX，现服泼尼松 15mg/d，病情稳定。化验各项指标正常，可步行 3～4km，无明显气短。乃将上方加工配制蜜丸，每丸重约 9g，每服 1 丸，每日 3 次，间断服用巩固疗效。

2004 年 7 月停用泼尼松，仅服中药，病情稳定。其后于 2008 年因感冒后病情反复，气短咳嗽明显，再次应用激素和免疫抑制剂治疗。2010 年出现血肌酐轻度升高，西医考虑肾脏受累，调整治疗方案至今。10 多年来同时坚持服用中药，基本以升陷汤、麦味地黄丸、香砂六君子汤加减，患者病情稳定，生活质量明显改善，可以操持一般家务。

ANCA相关性血管炎是一类与抗中性粒细胞胞质抗体（ANCA）相关的血管炎，包括肉芽肿性多血管炎（GPA）、显微镜下多血管炎（MPA）和嗜酸粒细胞性肉芽肿性多血管炎（EGPA）三种类型。该类疾病主要累及小动脉、小静脉及毛细血管，临床表现多样，可累及多系统。常受累的器官包括皮肤、肾脏、肺、眼、鼻等，可有发热、乏力、厌食、关节痛和体重减轻等全身表现，中医无相应的病名，但可根据相应临床表现进行辨证论治。

本案以间断咳嗽伴发热为主，多次住院检查胸部CT：双下肺间质纹理增厚合并浸润性改变；化验尿蛋白阳性；肾脏穿刺病理报告为间质性肾炎，提示肺部及肾脏均受累。并经风湿免疫科诊断为ANCA相关性血管炎，病情较重。中医见证为活动后气短，口干，鼻塞声重，听力下降，烘热汗出，双手足麻木、颤动，不能自主，头亦颤动，舌淡胖，齿痕，脉沉细。考虑患者因外感起病，病程中又反复因感冒受凉诱发加重，加之长期应用激素和CTX等，辨证病位在肺、脾、肾三脏，属于脾胃气虚，大气下陷，痰湿内停，肾阴亏损，瘀血阻络，虚风内动。治以益气养阴，升举大气，化痰活血，平肝息风。选用升陷汤、生脉散加当归、赤芍、丹参活血通络，钩藤、珍珠母、生龙骨平肝息风，对同时应用西药者有"增效减毒"之功；加白花蛇舌草、鬼箭羽、穿山甲、皂角刺、露蜂房、山慈菇、浙贝母等软坚散结、清热化痰，又有抗血管炎之效。经过15年长期的中西医结合治疗，使得病情稳定和控制，生活质量明显改善，说明本病并非不治之症。

38.贝赫切特综合征（狐惑病）（一）

滕某，女，19岁，职员。

就诊时间： 2006年5月30日。

主诉： 口腔、牙龈溃疡反复发作15年，外阴溃疡2月。

病史： 患者自4岁时即反复发生口腔牙龈溃疡，经多方治疗未能控制。2

月前外阴又出现红肿、溃疡，5月6日住某三甲医院内科病房11天，拟诊为贝赫切特综合征，建议用激素治疗而被拒绝，外阴溃疡局部用药未能愈合，求诊于中医。

现症 口腔、左上牙龈、舌边均有浅淡色之溃疡，周边无红肿，时感疼痛，自诉外阴亦有溃疡疼痛。口不干，乏力、纳差、尿少，进食生冷则胃痛。大便成形，月经正常。舌淡胖，边有齿痕，水滑苔，脉沉细。

辨证立法 脾胃虚寒，土不敛火。治以温阳健脾，厚土敛火。方用理中丸合甘草泻心汤加味。

处方

党参15g	白术15g	干姜10g	炙甘草10g
生甘草5g	黄芩10g	黄连6g	半夏10g
蒲公英30g	苦参10g	生蒲黄10g	菖蒲10g
大枣5枚			

每日1剂，水煎服。

二诊 2006年6月26日。药服14剂，口腔、舌、牙龈及外阴溃疡均愈合，一直服药至今未再反复，进食生冷亦未胃痛。舌淡胖齿痕，脉沉细。证治同前。守方去蒲公英加陈皮10g，再服20剂。又：补中益气丸，每次6g，每日2次。

三诊 2006年7月18日。口腔、外阴溃疡一直未再反复，已经上全班，精神体力均好。舌淡红齿痕，脉沉细滑。守方炙甘草减为5g，再加藿香10g，生黄芪10g，14剂，水煎服。

按语

本案西医诊断为贝赫切特综合征，根据其证候特点分析即是中医之狐惑病。《金匮要略》云："狐惑之为病，状如伤寒，默默欲眠，目不得闭，卧起不安，蚀于喉为惑，蚀于阴为狐，不欲饮食，恶闻食臭，其面目乍赤、乍黑、乍白。蚀于上部则声喝，甘草泻心汤主之。"并对其病因病机及治法、方药作了较详细论述，至今仍有临床指导意义。一般认为狐惑病的病机以湿热蕴毒居多，然本案口腔、牙龈、舌边虽有溃疡，但色淡不红肿，且伴口不渴、乏力、胃痛怕冷、纳差、尿少、舌淡胖，边有齿痕，水滑苔，脉沉细之一派脾胃虚寒、寒湿内停之象。故董师辨证为土不敛火，虚火上炎。用理中汤温中健脾，厚土敛火；合甘草泻心汤清化湿热，安中解毒，寒热并用，清上温下，取得了满意疗效。

贝赫切特综合征的口腔与生殖器溃疡往往病程绵长、反复发作，缠绵难愈，多由心胃热盛、脾胃湿热、阴虚火旺等所致。治疗大率以清热泄火、清热燥湿、滋阴降火为主。然本案之口腔、外阴溃疡用理中汤、甘草泻心汤等温热药为主治愈，机理何在？明代医家赵献可在《医贯》之论颇为精辟："或问虚寒何以能生口疮，而反用附子理中耶？盖因胃虚谷少，则所胜者，肾水之气，逆而乘之，反为寒中。脾胃衰虚之火，被迫炎上，作为口疮……故用参术甘草补其土，姜附散其寒，则火得所助，接引而退舍矣"。

其后清代医家尤在泾提出治疗口糜的"厚土敛火"法更为贴切。在《医学读书记》中说："盖土温则火敛，人多不能知。此所以然者，胃虚食少，肾水之气逆而乘之，则为寒中，脾胃虚衰之火被迫上炎，作为口疮。其症饮食少思，大便不实，或手足逆冷，肚腹作痛是也。"均为谓至理名言，要言不繁。

39.贝赫切特综合征（狐惑病）（二）

范某，女，18岁，中学生。

就诊时间：2011年7月22日。

主诉：反复口腔溃疡6年，外阴溃疡伴双下肢皮肤结节性红斑3年，加重4个月。

病史：患者自2005年以来，每年发生口腔溃疡3次以上，2009年出现1次外阴溃疡，同时下肢皮肤出现散在的蚕豆大小的结节性红斑，局部暗红、触痛，1个月左右自行消退，数日又反复发作。2010年4月外院诊断为贝赫切特综合征、结节性红斑。2011年3月因口腔溃疡和外阴溃疡加重，下肢皮下结节破溃住当地医院，给予泼尼松、硫唑嘌呤治疗1月后，口腔溃疡消退，皮下结节溃破愈合，但停用西药后，仍时有发作。近日来我院风湿免疫科检查ANA抗体、ANCA抗体均阴性，ESR 11mm/h，仍诊断为贝赫切特综合征，给予口服沙利度胺治疗，患者顾虑其副作用未服，求治于中医。

现症 双小腿皮下散在结节，暗红色，有压痛，并遗留结痂。口干纳差，手足心热，近3月来月经提前半月，量少，2天即净。颜面痤疮多，出油多。舌淡胖，齿痕，脉沉细。

辨证立法 阴虚血热，湿热蕴毒。治以养阴凉血，清热解毒，方用温清饮合二至丸、五味消毒饮加减。

处方

黄芩10g	黄连6g	黄柏10g	栀子10g
生地黄10g	当归10g	川芎10g	赤芍15g
丹皮10g	苦参10g	女贞子10g	旱莲草10g
野菊花30g	地丁30g	皂角刺10g	炙甘草5g

每日1剂，水煎服。

二诊 2012年1月10日。坚持服用中药，痤疮减轻，期间未再发生口腔溃疡和外阴溃疡，感冒后易发生皮下结节，仍脱发多，月经时至，量少，2天干净。舌淡红，苔薄白，脉细滑。证治同前。

处方

黄芩10g	黄连6g	黄柏10g	栀子10g
生地黄10g	当归10g	川芎10g	赤芍15g
丹皮10g	苦参10g	女贞子10g	旱莲草10g
桑椹子10g	皂角刺10g	炙甘草5g	

每日1剂，水煎服。

三诊 2012年8月14日。1年来坚持服用中药，口腔溃疡、外阴溃疡和皮肤结节未再发生。现双下肢陈旧性皮肤结节，色暗，轻度压痛，畏寒肢冷，稍有痤疮，未再痛经。纳差少食，舌淡苔薄白，脉沉细。证治同前。

处方

生黄芪30g	桂枝10g	白芍10g	炙甘草6g
当归10g	川芎10g	生地黄15g	丹皮10g
皂角刺10g	鬼箭羽15g	白芥子10g	肿节风30g
连翘10g	赤小豆15g		

每日1剂，水煎服。

贝赫切特综合征的病理基础为免疫性血管炎，不仅发生口腔溃疡和外阴溃疡、眼炎，也可造成及皮肤损害如结节性红斑或毛囊炎、痤疮等。本案病程长达6年，虽经皮质激素治疗，病情控制不佳。因热毒羁留，加以激素为阳刚辛热之药的药毒伤阴，以致阴虚内热，则口干、手足心热、月经提前量少、脉沉细；郁热在里，蕴结成毒，蒸腐气血，郁滞血脉，循经上攻或下注于二阴，故口腔外阴溃疡反复发作、下肢结节红斑；熏蒸肌肤则颜面痤疮。辨证为阴虚血热，湿热蕴毒，治以温清饮合二至丸、五味消毒饮加减，养阴凉血，清热解毒。随证加丹皮、皂角刺清热凉血、消肿排脓；苦参清热燥湿；炙甘草调和诸药。三诊时，考虑病程日久，耗伤气血，加以纳差少食，舌淡苔薄白，脉沉细；气血不足，经脉失养，则畏寒肢冷；余邪热毒未尽，瘀滞血脉，则仍见下肢陈旧性皮肤结节、色暗、轻压痛。故调整辨证为气血不足、经脉失养、余毒未尽，治以《金匮要略》之黄芪桂枝五物汤合四物汤益气养血、和营通络，加丹皮、皂角刺、鬼箭羽、白芥子、肿节风、连翘、赤小豆清热解毒、凉血散瘀消肿。

温清饮出自明代方约之的《丹溪心法附余》，主要用于治疗妇女血热崩漏，临床上应用已有400余年的历史，由四物汤合黄连解毒汤组成，故又称解毒四物汤，由当归、地黄、芍药、川芎、黄连、黄芩、黄柏、栀子组成。四物汤中的当归和川芎属辛温药，而黄连解毒汤中的四味药一派苦寒。辛温能温通，苦寒能清热，二者的合方为温清饮，其适应症比四物汤证和黄连解毒汤证加在一起还要广泛，所谓一加一大于二也。近年来，日本汉方医生又温清饮出自明代方约之的《丹溪心法附余》，主要用于治疗妇女血热崩漏，发现温清饮对免疫性血管炎有效。如1983年矢数道明在《临床应用汉方处方解说》一书中对于温清饮和以温清饮为基本方组成做了详细解说，认为本方虽为血崩证而设，"但最常用于慢性顽固之皮肤黏膜疾患，特别是皮肤瘙痒症、慢性湿疹、寻常型干癣、掌跖脓疱病、皮炎、荨麻疹、贝赫切特综合征等"，可资参考。国内学者药理研究证实本方有抗IV型变态反应和抗血管炎的免疫抑制作用。贝赫切特综合征的基本病理为血管炎，本案口腔和生殖器溃疡、皮肤结节性红斑均为血管炎表现，用温清饮加减治疗1年余，未用西药取得满意效果。推而广之，凡西医诊断为免疫性血管炎的疾病，诸如银屑病、盘状红斑狼疮、大动脉炎、ANCA相关性血管炎、显微镜下血管炎等，只要中医辨证为血热蕴结成毒者，就可以用温清饮加减治疗，体现出辨病结合辨病的优势。

40.贝赫切特综合征（狐惑病）（三）

徐某，女，43岁，职工。

就诊时间： 2006年9月30日。

主诉： 间断低热伴下肢红斑、关节疼痛、口腔溃疡10年，加重半年。

病史： 患者1996年3月受凉后始午后低热，体温37~37.8℃，伴多关节酸痛，右下肢胫前出现散在红斑。某医院检查抗结核菌皮试（PPD）强阳性，疑诊为结核感染，抗结核治疗半年无效。1997~1998年频繁发热，右下肢红斑加重，又疑诊为"大动脉炎"，口服泼尼松治疗1月，病情一度好转。以后每因受凉后即出现上述症状。2003年3月因双膝、足趾关节疼痛加重，在我院风湿免疫科住院，考虑不完全性贝赫切特综合征可能性大，予口服泼尼松40mg/d，雷公藤多苷20mg，tid治疗，关节疼痛缓解，体温下降。出院后泼尼松逐渐减量为5mg/d，并加用白芍总苷胶囊（帕夫林）口服，病情稳定，仍有间断关节疼痛，下肢皮肤红斑。2006年2月因化验肝功能ALT 79U/L，停用泼尼松和雷公藤多苷，保肝治疗后肝功能正常。2006年4月初受凉后关节肌肉疼痛加重，口腔溃疡反复，就诊于中医。既往HBsAg阳性史18年。

现症 周身关节肌肉窜痛，尤以肩背、两髋部明显，活动受限，夜间翻身困难，畏寒肢冷，无汗，双下肢及拇趾麻木，不能吹空调和电扇。乏力神疲，口气臭秽，胃脘痞闷不适，大便干燥，尿黄，月经量少。舌红暗，舌尖可见小溃疡，苔白黄腻相兼，脉细滑。

辨证立法 太少并病，湿热痹阻。治以两解太少，清利湿热。方用柴胡桂枝汤合四妙丸加减。

处方

柴胡24g	黄芩15g	半夏10g	党参10g
桂枝10g	白芍15g	炙甘草5g	苍术10g
黄柏10g	牛膝10g	生薏仁30g	茵陈15g
汉防己10g	萆薢15g	银花藤30g	石见穿15g
穿山龙15g			

14剂，水煎服。

二诊 2006年10月18日。药服7剂，关节肌肉疼痛明显缓解，胃胀消失，大便通畅，小便清利，口腔溃疡愈合。但近1周不慎受凉，关节疼痛反复，以双肩为主，夜间不能翻身，活动受限，畏寒肢冷。舌尖红，苔薄白，脉沉细。证治同前。

处方

柴胡24g	黄芩15g	半夏10g	党参10g
桂枝15g	白芍15g	炙甘草5g	海桐皮10g
片姜黄10g	苍术10g	黄柏10g	牛膝10g
生薏仁30g	萆解15g	晚蚕沙15g	石见穿15g
土茯苓30g	羌独活各10g	金雀根30g	丹皮10g
皂角刺10g			

14剂，水煎服。

三诊 2006年11月1日。未再发热、口腔溃疡和下肢红斑。仍受凉后双肩疼痛反复，后背怕风，翻身困难，口干，大便通畅。舌淡红有齿痕，苔薄白，脉沉细。证属肝肾不足，寒湿入络，肝郁气滞。方用独活寄生汤加减。

处方

羌独活各10g	桑寄生20g	当归10g	川芎10g
熟地20g	白芍20g	桂枝10g	生黄芪30g
防风10g	制附子6g	川断15g	川牛膝15g
狗脊15g	千年健15g	生薏仁30g	茯苓15g
制乳没各3g	炙甘草6g		

每日1剂，水煎服。

四诊 2006年12月6日。无明显乏力，大便通畅。仍有受凉后间断性肩背、髋部疼痛，但程度减轻，夜间可翻身。一直未发热，偶有口腔溃疡。1周前受凉又有双肩、双髋部疼痛。今体温38.4℃，舌淡尖红，苔薄白，脉沉细。

处方

羌独活各10g	桑寄生20g	当归10g	川芎10g
熟地20g	白芍15g	桂枝15g	生黄芪30g
防风10g	黄芩10g	生薏仁30g	海桐皮10g
片姜黄10g	穿山龙30g	炙甘草6g	

每日1剂，水煎服。

五诊 2006年12月27日。关节肌肉疼痛不明显，未再发热，体力增加，口腔略有溃疡，口有异味。化验ESR29mm/h，肝功能、CRP正常。守方去熟地、白术、制附子、细辛、柴胡加生地30g、丹皮10g、土茯苓30g，金雀根30g，牛膝15g，再服半月。

2008年3月12日随诊，一直未再发热和关节肌肉疼痛，下肢无红斑，口腔轻度溃疡。2008年12月24日随诊，近半年基本以柴胡桂枝汤加减治疗，未再口腔溃疡和关节肌肉疼痛，12月3日化验ESR4mm/h，肝肾功能和免疫球蛋白均正常，病情稳定。

按语

贝赫切特综合征是一种慢性血管炎症性免疫病，主要表现为复发性口腔溃疡、生殖器溃疡和眼色素膜炎组成的三联征。现代医家多归于中医"狐惑"病的范畴进行辨治，认为发病与感受湿热毒邪或饮食情志所伤有关，治疗用《金匮要略》甘草泻心汤为主加减清利湿热，凉血解毒。但本案口腔溃疡的症状并不严重，而是以反复发热、下肢红斑、关节疼痛为突出表现，且每因气候变化或受凉而诱发。董师认为本案素系体虚弱，营卫不和，感受湿热毒邪，痹阻经络导致。柴胡桂枝汤本为治疗"伤寒六七日，发热，微恶寒，支节烦痛，微呕，心下支结，外证未去者"的太阳少阳并病而设，本案反复发热、关节疼痛、畏寒肢冷当为太阳表邪未去；口腔溃疡反复、胃脘痞闷不适、乃邪入少阳之侯；口气臭秽、下肢结节、大便干燥、尿黄又系湿热毒邪内蕴，上蒸下注，与用柴胡桂枝汤的方证契合，是以用本方与四妙丸合方加减治疗，投之取效。

41.贝赫切特综合征、阑尾瘘管形成（疮疡）（四）

洪某，女，47岁。

就诊时间： 2010年7月20日。

主诉： 口腔溃疡反复发作25年，阑尾瘘管形成5年。

病史： 患者自1986年因反复发作口腔溃疡伴发热，确诊为贝赫切特综合征，服用过糖皮质激素等治疗，症状时好时坏。1991年因右下腹疼痛，当地医院诊断为阑尾炎行手术切除，术后2005年形成阑尾瘘管，周围红肿疼痛，经常渗出液体或粪便。其后长期服用小剂量激素治疗，口腔溃疡控制，但反复发热，抗炎治疗好转。1年前改为口服沙利度胺，现停药半年。

现症 口腔溃疡反复发作，间隔2～3月即发作1次，每次持续1周左右。右下腹隐痛，生气后阑尾瘘管渗出液体或粪便，时有发热。口干黏腻，胃脘痞闷不畅，盗汗、脱发。舌淡红胖大，苔白腻，脉沉细。

辨证立法 肝郁脾虚，湿热内蕴。治以疏肝健脾，清利湿热，方用当归芍药散合平胃散加减。

处方

当归10g	白芍10g	川芎10g	土茯苓30g
炒白术10g	泽泻15g	黄芩10g	黄连6g
苍术10g	厚朴10g	陈皮10g	生薏苡仁30g
女贞子10g	旱莲草10g	冬瓜子30g	红景天15g
生甘草6g			

每日1剂，水煎服。

二诊 2010年10月19日。药后瘘管渗液明显减少，但近20天发热38～39.5℃，伴有夜间盗汗，当地医院除外结核感染。自9月下旬始口服泼尼松10mg/d，仍体温不降。口干不思饮，胃脘胀满，右下腹疼痛，大便干溏不一。舌淡红，苔黄厚腻，脉细滑。辨证为脾胃湿热，热毒蕴结，治以燥湿清热，解毒排脓，方用平胃散合达原饮加减。

处方

苍术10g	厚朴10g	陈皮10g	黄芩10g
黄连10g	法半夏10g	干姜10g	忍冬藤30g
败酱草30g	青蒿10g	柴胡10g	槟榔10g
草果5g	土茯苓30g	炙甘草6g	

7剂，水煎服。嘱停用激素，改为口服沙利度胺每晚25mg。

三诊 2010年10月26日。药后体温正常。大便成形，口干消失。右下腹疼痛减轻，仍胃腹胀满，胸闷太息，阑尾瘘管少量渗液，下肢沉重无力。舌体胖大齿痕，苔薄白，脉细滑。辨证属肝胆郁热，气滞血瘀，方用柴胡桂枝汤加减。

处方

| 柴胡10g | 黄芩10g | 党参10g | 法半夏10g |
| 桂枝10g | 白芍10g | 当归10g | 川芎10g |

| 生白术 15g | 茯苓 15g | 桑枝 30g | 生黄芪 30g |
| 莪术 10g | 炒枳壳 10g | 穿山龙 30g | 炙甘草 6g |

14剂，水煎服。

四诊 2011年9月20日。停药半年，近1年口腔溃疡未再发生。昨日生气后右下唇内侧黏膜又有1个小溃疡伴疼痛。大便通畅，每日2次，便意频频，腹胀不适，口干苦，鼻干，口腔异味。舌淡胖齿痕，白腻苔满布，脉沉细。

处方

当归 10g	川芎 10g	白芍 10g	白术 10g
茯苓 15g	泽泻 15g	厚朴 15g	陈皮 15g
生薏苡仁 30g	冬瓜子 30g	莪术 10g	皂角刺 10g
丹皮 10g	忍冬藤 30g	白芥子 6g	炙甘草 6g

每日1剂，水煎服。

五诊 2012年9月4日。连服1月后停药。1周前又有口腔溃疡反复，局部疼痛，伴腹胀腹痛，后半夜明显，右下腹疼痛拒按，性急易怒，大便不畅，每日3~4次，不成形。期间发热2次，体温38.5℃，服中药可退热。舌淡暗，苔薄白，脉沉细。

处方

金银花 15g	忍冬藤 30g	生黄芪 30g	当归 15g
桔梗 10g	生甘草 6g	白芥子 10g	皂角刺 10g
肉桂 5g	红景天 15g	红藤 30g	丹参 30g
乳香 5g	没药 5g		

每日1剂，水煎服。

六诊 2013年7月18日。服药1月，病情稳定，停用半年。1周前发热39℃，服感冒药3天后体温正常。现无口腔溃疡，胃胀腹胀，口干鼻干，纳差，手心热，右下腹疼痛不明显，阑尾瘘管极少渗液。舌淡胖，苔白腻，脉细滑。

处方

生黄芪 30g	党参 10g	白术 10g	茯苓 15g
当归 10g	熟地黄 10g	白芍 10g	川芎 10g
肉桂 5g	红景天 15g	白芥子 6g	鹿角霜(先煎) 10g
生薏苡仁 30g	金银花 30g	红藤 30g	蒲公英 30g
丹皮 10g	生甘草 6g		

每日1剂，水煎服。

七诊 2013年8月26日。药后发热2次，持续3～5天，当地用地塞米松0.75mg/d后体温正常。现咽痛，口腔溃疡2天，胃痛腹痛。大便不成形。舌淡胖，苔白腻，脉沉细。辨证为脾胃气虚，湿热蕴结，方用补中益气汤合温清饮加减。

处方

生黄芪30g	党参10g	生白术10g	升麻6g
柴胡6g	当归10g	陈皮10g	黄芩10g
黄连6g	黄柏10g	栀子10g	川芎6g
赤芍10g	熟地黄10g	丹皮10g	土茯苓30g
苦参10g	生甘草6g		

每日1剂，水煎服。

按语

　　本案贝赫切特综合征诊断明确，病史较长。当年右下腹疼痛行阑尾手术切除实际上是肠型贝赫切特综合征的表现之一，以致术后形成阑尾瘘管，久不愈合。因有血管炎的原发病基础，加之长年服用激素和免疫抑制剂引起继发感染，出现间断腹痛和发热，应属于中医"肠痈""疮疡"的范畴。《诸病源候论·肠痈候》曰："肠痈者，其病之状，小腹重而微强，抑之即痛，小便数以似淋，时时汗出，复恶寒，其身皮皆甲错，腹皮急，如肿状，……或绕脐生疮，穿而脓出，或脓自脐中出，或大便去脓血，惟宜急治之"。此段肠痈诸症的描述和现肠型贝赫切特综合征的腹痛、腹泻、瘘管形成，以及伴随的发热、贫血、营养障碍等症状非常相似。董师认为，本案病程虽然较长，按中医"久病多虚"之论，辨证应属脾胃气血俱虚，但初诊之时见有口腔溃疡伴发热反复发作，阑尾瘘管渗出漏液，口干苦黏，胃脘痞闷，舌苔厚腻一派湿热秽浊蕴毒、肝郁脾虚之证，故初诊、二诊之时用了当归芍药散、平胃散、达原饮加清热排脓之黄芩、黄连、败酱草、冬瓜子、生薏苡仁、土茯苓等，疏肝健脾、清利湿热解毒除秽以冀湿热毒邪之排出。三诊之后口腔溃疡、发热控制，阑尾漏液减少，肝胆气郁、脾胃湿热明显，又易方以柴胡桂枝汤合四物汤加减清理肝胆，和血祛湿。因系外地患者，不能规律面诊调整处方，所以病情反反复复，五诊时又有发热、腹痛，考虑阑尾瘘管继发感染所致可能性较大，所以用了验方三两三加清热解毒、活血化瘀之品治疗。

其后六诊、七诊，口腔溃疡、发热和瘘管渗液等湿热蕴毒现象不明显，而显示乏力、舌体胖大、舌质淡嫩的脾胃气血两虚见证，故以十全大补汤、补中益气汤加减益气养血、补益脾胃，托毒生肌敛疮，促其瘘管愈合。疗程长达3年，虽未能痊愈，但病情大为好转。

42.强直性脊柱炎（骨痹）（一）

赵某，男，27岁。

就诊时间：2012年9月18日。

主诉：腰骶部疼痛伴活动受限半年余。

病史：患者今年2月无诱因腰骶部疼痛，夜间加重，翻身受限，腰骶部晨僵明显。外院化验HLA-B27（+），骶髂关节CT：双侧骶骨面轻度硬化，边缘毛糙，可见囊性变及虫蚀样改变。其母有AS病史。诊断为强直性脊柱炎。口服布洛芬与中药治疗3月，腰骶部晨僵及翻身困难好转，但疼痛不缓解。

现症 腰骶疼痛怕冷，左下肢麻木，活动尚可。颈肩部僵硬不舒，阴雨天加重，大便溏薄不爽，舌淡红，苔薄白，脉细滑。化验血ESR 30mm/h，CRP7.3mg/L。现口服双醋瑞因胶囊，每日1粒。

辨证立法 肾虚督滞，寒湿阻络。治以补肾通督，散寒除湿，方用独活寄生汤合肾着汤加减。

处方

独活10g	桑寄生20g	当归10g	白芍10g
川芎10g	桂枝10g	炙甘草6g	黑附片（先煎）10g
干姜10g	苍术10g	白术10g	茯苓15g
细辛3g	片姜黄10g	骨碎补10g	补骨脂10g
川牛膝10g	鹿角霜（先煎）15g		

每日1剂，水煎服。

二诊 2013年6月4日。坚持服用上方半年，腰骶部疼痛及活动受限均明显减轻，大便成形，故而停用。近2月诸证反复，左骶髂关节及左跟腱疼痛明显，夜间尤甚，翻身困难，左下肢近大腿根部麻木怕冷，出汗多。半月前外院风湿科检查骶髂关节CT：符合强直性脊柱炎Ⅱ～Ⅲ改变，较去年加重。化验ESR 24mm/h，CRP 14.5mg/L。给予柳氮磺嘧啶、来氟米特治疗，患者拒绝。舌淡红少苔，脉沉细。证治同前。

处方

独活10g	桑寄生20g	当归10g	熟地黄20g
白芍10g	川芎10g	桂枝10g	黑附片(先煎)10g
苍术10g	黄柏10g	威灵仙15g	白花蛇舌草30g
防风10g	党参10g	白术10g	茯苓15g
细辛3g	片姜黄10g	骨碎补10g	石见穿15g
炒杜仲10g	川牛膝15g	鹿角霜(先煎)15g	
炙甘草6g			

每日1剂，水煎服。

三诊 2013年7月18日。药后腰骶部疼痛减轻，夜间翻身不困难。仍左足跟腱疼痛，活动加重。舌淡红，苔薄白，脉沉细。

守方桂枝加至15g，白芍加至30g，再加干姜10g，狗脊、生黄芪各15g。继续服药。

四诊 2013年10月10日。一直服用上方，腰骶部、左足跟跟腱疼痛均告愈，活动自如，无晨僵。现偶有腰酸、怕冷、便溏。9月24日复查ESR 5mm/h，CRP 2.07mg/L。舌淡红，苔薄白，脉沉细。

守方加工配制蜜丸，每丸重约9g，每次1丸，每日3次，巩固疗效。

按语

　　强直性脊柱炎的中医基本病机为肾虚督滞，因其病位主要在肾与骨，肾主骨生髓，结合现代西医理论，本病可以分为病情活动期、隐匿型的缓解期和稳定期。著名中医风湿病大家如王为兰、焦树德、朱良春均以益肾通督法为主治疗。益肾即是补肾扶正，补肾包括补肾阴、补肾阳和阴阳双补，其中也包含了补气、补血的内容，通督就是祛邪通滞，包括了化痰、利湿、逐瘀、蠲浊诸法，与扶正相辅相成。正气充盈，则痰湿瘀浊之邪自灭；邪气退却，则精津气血自然充盈。如果在活动期，调和营卫法和清热解毒等治疗的变法也要考虑。董师常用《千金要方》的独活寄生汤加减治疗本病，可祛风湿，止痹痛，益肝肾，补气血，通经络。独活寄生汤主治肝肾两亏，气血不足，风寒湿邪外侵，腰膝冷痛，酸重无力，屈伸不利，或麻木偏枯，冷痹日久不愈等，是治疗气血虚痹和寒湿痹的方剂。

本案腰骶疼痛僵硬，左下肢麻木为肾阳不足，督脉瘀滞，气血痹阻；下肢怕冷发凉，阴雨天、遇寒加剧，大便溏薄不爽，舌淡红，苔薄白，脉细滑。均为脾肾阳虚、寒湿阻络之象；故而辨证为肾虚督滞，寒湿阻络，治以独活寄生汤为主，方中鹿角霜、桑寄生、骨碎补、补骨脂、续断、狗脊、牛膝温阳补肾；黑附片、桂枝、干姜、独活、细辛温散寒湿；苍术、白术、茯苓、炙甘草健脾祛湿；当归、川芎、白芍、片姜黄、活血化瘀通督脉，一俟病情控制稳定，改为配制丸药长期服用，巩固疗效。

董师在临证应用独活寄生汤时，若患者疼痛剧烈，瘀血重者常配活络效灵丹、土鳖虫、苏木、刘寄奴等破血逐瘀、活血止痛；寒湿肿痛者加制川乌、制草乌、天南星、白芥子等搜风通络，活血止痛；寒邪偏盛者，加黑附片、干姜以温阳散寒；湿邪偏盛者，酌加防己、薏苡仁、苍术、草薢、滑石以祛湿除痹。另外，此类患者常合并严重骨质疏松或骨质破坏，董师针对骨质病变，常加骨碎补补肾强骨、补骨脂补益肾气、狗脊补肾壮腰。另外，石见穿有活血化瘀、清热利湿、散结消肿的功效，是老师的经验用药，常用于治疗风湿病之关节疼痛。针对风湿痹症患者，因病情迁延日久，疗程较长，对于治疗起效需要进一步巩固者，配以丸药继服是方便患者的一种选择。

43.强直性脊柱炎（骨痹）（二）

窦某，男，36岁，农民。

就诊时间：2009年9月2日。

主诉：腰骶部疼痛、僵硬伴腿疼3月余。

病史：2009年6月无诱因腰骶部疼痛，晨起僵硬，活动后减轻。1周后出现双腿疼痛。当地医院检查骶髂关节CT：双侧髂骨关节面骨质略骨化，斑片高密度及囊性低密度影，诊断为强直性脊柱炎。化验HLA-B27（+），ESR

23mm/h，CRP 13.8mg/L。给以口服白芍总苷胶囊及理疗2月后症状稍减。

现症 腰骶部僵硬不适，夜间翻身受限。腰腿疼痛，下肢发凉，遇热痛减，遇寒加剧。口干不思饮，大便溏薄，尿黄。查体：双"4"字试验（＋），腰椎前屈、后伸、侧弯略有受限。舌暗红，苔薄白，脉沉细滑。

辨证立法 肾虚督滞，寒湿阻络，郁而化热。治以补肾通督，清利湿热，方用独活寄生汤和加减木防己汤化裁。

处方

独活10g	桑寄生20g	赤芍10g	续断15g
狗脊15g	牛膝15g	骨碎补10g	补骨脂10g
干姜10g	生甘草6g	桂枝10g	生石膏（先煎）30g
汉防己10g	杏仁10g	生苡仁30g	干姜10g
通草10g	滑石30g	鬼箭羽15g	鸡血藤30g

14剂，水煎服。

二诊 2009年11月4日。服药2月，腰骶部疼痛明显减轻，大便成形，口干腿疼仍有，已不怕凉，10月27日复查ESR 12mm/h，CRP 4.08mg/L。舌红，苔薄白，脉沉细。郁热消退，而寒湿仍盛，守方去清利湿热之药，加强补肾温督之力。方拟独活寄生汤加减。

处方

独活10g	桑寄生20g	当归10g	川芎10g
熟地黄15g	白芍10g	桂枝10g	细辛3g
牛膝10g	知母10g	苍术10g	黄柏10g
骨碎补10g	补骨脂10g	巴戟天10g	黑附片10g
威灵仙15g	鬼箭羽10g	鸡血藤30g	炙甘草6g

50剂，水煎服。

三诊 2010年1月13日。腰骶部僵硬消除，下肢腿疼减轻，偶有夜间腰痛，左侧外踝疼痛。舌淡红，脉沉细。守方加生鹿角配制蜜丸，每丸重约10g，每次1丸，每日3次，巩固疗效。

加减服用至2010年12月，未再腰腿痛，ESR、CRP均正常，病情稳定。2015年8月因脂肪肝来诊，诉5年来腰痛一直未再发生，活动自如，病遂告愈。

按语

　　本案腰骶疼痛僵硬为肾阳不足，督脉瘀滞；下肢发凉，遇热痛减，遇寒加剧，口干不思饮，大便溏薄，均为脾肾阳虚、寒湿阻络之象；然口干、尿黄又为寒湿久郁化热之兆，故而辨证为肾虚督滞，寒湿阻络，郁而化热。治以熟地黄、桑寄生、骨碎补、补骨脂、巴戟天、续断、狗脊、牛膝温阳补肾；制附子、桂枝、独活、细辛温散寒湿；当归、川芎、白芍、鬼箭羽、鸡血藤活血化瘀通督脉；苍术、黄柏、汉防己、生石膏、通草、滑石清利湿热乃治标之意。丸药中又配以生鹿角行血消肿、益肾强督，加强通督之力。

44.强直性脊柱炎（骨痹）（三）

王某，男，23岁，农民。

就诊时间：2011年1月10日。

主诉：腰背疼痛、活动受限2年余。

病史：2008年6月因腰背疼痛，弯腰后仰受限，当地医院谓"风湿病"予长效青霉素注射治疗3个月无效，其后到本院风湿免疫内科确诊为强直性脊柱炎，用NADIS类及泼尼松等药物，停药则腰痛加重，活动明显受限，2009年12月停服泼尼松，改为注射生物制剂益赛普治疗8月，腰背疼痛缓解，因该药价格昂贵，患者经济困难停药，求治于中医。

现症　腰背疼痛仍有，动则加重，弯腰不受限，畏寒肢冷，下肢酸痛，四肢关节不肿，足跟不痛，大便正常。现口服塞来昔布胶囊（西乐葆）200mg，bid止痛。舌红苔黄，脉沉细。

辨证立法　肾阴虚督滞，寒湿阻络。治以滋补肝肾，壮督通络。用知柏地黄丸合独活寄生汤加减。

处方

熟地黄15g	山茱萸10g	炒山药10g	牡丹皮10g
茯苓15g	泽泻15g	独活10g	桑寄生20g
当归10g	白芍15g	知母10g	秦艽10g
生黄柏10g	桂枝10g	生骨碎补10g	炙甘草6g

20剂，每日1剂，水煎服。

二诊 2011年3月2日。下肢疼痛减轻，仍感腰部和臀部疼痛。自觉口干明显、燥热无汗，夜间尤甚，大便不成形。舌红苔黄少，脉沉细。重新辨证为肾阴虚督滞，寒湿化热。治以滋阴补肾，清热利湿，凉血通督。

处方
丹参30g	牡丹皮10g	当归10g	炒杜仲10g
续断10g	生地黄15g	麦冬15g	地骨皮10g
牛膝10g	生麻黄5g	生黄柏10g	生牡蛎(先煎)30g
炙甘草6g	知母10g	生骨碎补10g	

30剂，每日1剂，水煎服。

三诊 2011年4月18日。腰痛减轻，骶部偶有疼痛，自觉夜间发热减轻，手心多汗，大便成形，神疲气短，晨起鼻塞。纳可眠安。舌红胖大边有齿痕，舌尖有红点，苔根白腻，脉沉细。证治同前。

处方 守方去丹参、麻黄，加葛根15g、桑寄生20g。30剂。

四诊 2011年6月7日。腰痛明显减轻，仍有燥热，夜间加重，鼻塞不痛，大便成形。辨证：湿热阻络。治疗用加减木防己汤合二妙丸、肾着汤加减以清热利湿，通络止痛。

处方
桂枝10g	防己10g	细辛3g	生石膏(先煎)30g
苦杏仁10g	生薏苡仁30g	小通草10g	滑石粉(单包)30g
生地黄15g	炒苍术10g	生黄柏10g	茯苓15g
干姜10g	冬瓜子30g	皂角刺10g	蜂房3g

30剂。

五诊 2011年7月22日。身热显减，腰骶偶有疼痛。近日纳差，大便溏泻。舌红苔黄，脉沉细。证治同前。

处方一 用加减木防己汤合六味地黄丸加减以清热利湿，通络止痛，兼以补肾强督：

桂枝10g	防己10g	苦杏仁10g	生石膏(先煎)30g
生薏苡仁30g	小通草10g	熟地黄15g	滑石粉(单包)30g
山茱萸10g	炒山药10g	生骨碎补10g	鹿角霜10g

水煎服，14剂。

处方二 上方量加三倍去通草加续断30g，黄柏30g，陈皮30g，皂角刺30g。炼蜜为丸，每丸重约9g，每次1丸，每日三次。

六诊 2012年3月30日。一直服上方丸药加减，病情稳定，间断服用西乐葆，未用他药。腰骶疼痛减轻，无晨僵。胃纳呆滞，周身燥热无汗。大便成形，寐安。舌胖紫暗苔白，脉沉细。辨证肝肾不足，肾虚血热。治用知柏地黄丸合犀角地黄汤加减以滋补肝肾，凉血通络。

处方
生地黄90g	山茱萸30g	山药30g	牡丹皮30g
土茯苓60g	泽泻30g	知母30g	炒苍术30g
赤芍50g	水牛角粉30g	烫骨碎补30g	肿节风50g
白芍60g	忍冬藤100g	生甘草30g	秦艽30g
炙龟甲60g			

炼蜜为丸，每丸重约9g，每次一丸，每日三次。

七诊 2012年6月12日。腰骶部疼痛，下午及夜间加重，不影响睡眠，无晨僵。身热减轻，胃纳呆滞，困倦乏力。眠安，二便调。舌胖紫苔白腻，脉沉细。辨证：湿热阻络，治法：清利湿热。

处方
生石膏100g	桂枝30g	防己30g	苦杏仁30g
生薏苡仁100g	小通草30g	滑石粉100g	肿节风60g
穿山龙100g	烫骨碎补30g	续断50g	生黄芪50g
红景天50g	生地黄50g	炙龟甲50g	牛膝50g

炼蜜为丸，每丸重约9g，每次1丸，每日三次。

八诊 2012年12月13日。偶有腰痛，灼热感。活动不受限，口干，纳差，尿黄。舌红苔白，脉沉细。证治同前。

处方
生石膏100g	桂枝30g	防己30g	苦杏仁30g
生薏苡仁100g	小通草30g	滑石渣100g	苍术30g
黄柏30g	牛膝50g	鹿角霜30g	当归30g
烫骨碎补50g	炒白术30g	土茯苓100g	生地黄50g

炼蜜为丸，每丸重约9g，每次1丸，每日三次。

九诊 2013年3月11日。病情稳定，偶有腰骶部疼痛，活动自如。仍口干纳差，尿黄。舌苔黄薄腻，脉沉细。证治同前。守方去鹿角霜加丹皮30g，再配丸药1料，巩固疗效。

2016年12月因咳嗽就诊，自诉服完上方后停药，腰背疼痛一直未再发生，活动如常。

按语

　　本案以腰背疼痛、活动受限为主诉，西医确诊为强直性脊柱炎，属于中医"骨痹"的范畴。经用NADIS类、泼尼松及生物制剂益赛普等治疗近2年效果不彰。董师认为腰背为督脉所主，而腰为肾之府，且肾经"贯脊"，故病位主要在肾脏和督脉。临床所见强直性脊柱炎多以肾虚督寒证为主，常以独活寄生汤、六味地黄丸等为主加以鹿角、龟甲、骨碎补、续断等补肾壮督之品治疗。但初诊时辨证为肾阴虚督滞，寒湿阻络，治以知柏地黄丸合独活寄生汤加减腰骶疼痛但疼痛缓解不明显。二诊时考虑到患者为青年男性，用皮质激素类阳热之品、病程迁延易从阳化热，结合其口干、燥热无汗，夜间尤甚，困倦乏力、便不成形、舌红胖大边有齿痕，舌红苔黄根腻的症状，悟出证候从阴化寒、从阳化热之理，重新辨证属肾阴虚督滞、寒湿化热、湿热阻络。治以加减木防己汤合二妙丸等以清利湿热、通络止痛为主，加杜仲、续断、牛膝、骨碎补补肾强督；生地黄、麦冬、丹皮、地骨皮、知母、黄柏滋阴凉血；当归、丹参养血活血通督；生麻黄发越郁火；生牡蛎滋阴潜阳。三诊再配合加减木防己汤合二妙丸以清利湿热、通络止痛，经治疗1年，使病情明显缓解，趋于稳定。

45.反应性关节炎（湿热痹证）（一）

周某，男，50岁，干部。

就诊时间：2004年11月12日。

主诉：双足背、踝，足掌肿痛2月。

病史：今年9月初某日突然出现双足背、踝，足掌肿痛，行走疼痛加重，伴有高热，体温38.8℃，血WBC增高（具体不详），次日住北京某医院经抗炎治疗2天后体温正常，局部肿胀减轻。住院期间检查血压、血糖、血脂、双下肢血流图均无异常，ESR 40mm/h，诊断为"动脉硬化性闭塞症"。以活血化瘀中药为主治疗1月余不效而出院。其后在本院内科查ESR 37mm/h，拟诊为反应性关节炎，乃来中医诊治。

现症 双足背、踝，足掌仍感肿痛，不能久行，局部暗红，扪之略有微热。下肢沉重无力，纳差尿黄，大便不畅。舌暗，苔白厚腻，舌下脉络瘀紫。脉沉细缓。

辨证立法 湿热痹阻，瘀血阻络。治以清热祛湿，活血通络。方用当归拈痛汤合四妙丸加减。

处方

当归 10g	苦参 10g	苍术 10g	黄柏 10g
牛膝 10g	生薏仁 30g	猪苓 10g	泽泻 10g
知母 10g	升麻 10g	葛根 15g	独活 10g
菖蒲 10g	防己 10g	晚蚕沙 10g	滑石 15g
赤芍 10g	鸡血藤 30g		

14剂，水煎服。

二诊 2004年11月26日。药后足踝肿胀消失，活动后疼痛较前明显减轻，小便转清。舌苔薄白，脉沉细。效不更方。

处方

当归 10g	苦参 10g	苍术 10g	黄柏 10g
牛膝 10g	生薏仁 30g	菖蒲 10g	猪苓 10g
泽泻 15g	知母 10g	黄芩 10g	羌独活各10g
防己 10g	晚蚕沙 10g	鬼箭羽 15g	肿节风 10g
甘草 5g			

14剂，水煎服。

三诊 2004年12月17日。双足略感酸软疼痛，行走正常，已上班，每日工作5小时，近查ESR2mm/h。舌暗红，苔白微腻，脉沉细。仍守原方加减。

处方

当归 10g	苦参 10g	苍术 10g	黄柏 10g
牛膝 10g	生薏仁 30g	猪苓 10g	泽泻 15g
知母 10g	独活 10g	防己 10g	晚蚕沙 10g
草薢 10g	滑石 20g	青风藤 15g	海风藤 15g
鬼箭羽 15g	肿节风 10g	甘草 5g	

14剂，水煎服。

四诊 2004年12月31日。诸证告愈，无特殊不适，正常上班。守方再服14剂。

五诊 2005年1月14日。略感足踝酸楚，余无不适。治予湿热痹冲剂，每次1袋，每日3次口服，巩固疗效。

按语

痹证临床一般可分为风寒湿痹与风湿热痹两类证型，风湿热痹乃因湿聚热蒸或风寒湿痹日久化热而成。本案表现为发热、关节肿痛，扪之微热，下肢沉重，纳差尿黄，大便不畅，舌苔白厚腻，脉沉细缓，辨证属于湿热痹阻无疑，乃因患者感受外湿，留著肌表，走注关节，郁结化热，导致足踝、足背红肿重痛。而且兼见肿痛部位固定，舌暗，舌下脉络瘀紫，又为夹有瘀血之证。湿热痹的治疗大多应用吴鞠通《温病条辨》之宣痹汤或加减木防己汤治疗，本案选用当归拈痛汤合四妙丸加减是因其病位以下肢皮肉筋脉为主，经云："伤于湿者，下先受之"。方用升麻、葛根、羌独活升阳解肌祛风胜湿；苍术、黄柏、知母、苦参、防己、蚕沙清热祛湿消肿止痛；薏仁、猪苓、泽泻、滑石利水祛湿；当归、赤芍、牛膝、鸡血藤养血活血通络，诸药合用共奏清热祛湿、开泄腠理、活血通络之功。二诊、三诊又掺入鬼箭羽、肿节风、青风藤、海风藤等药以增强其活血通络之力，不惟足踝肿痛告愈，而且血沉亦降至正常，恢复工作。可见中医治病不能完全拘泥于西医之病名，而应该遵循辨证论治的原则，才能取效。

46.反应性关节炎（湿热痹证）（二）

张某，男，54岁。

就诊时间： 2010年6月10日。

主诉： 多关节肿痛40余日。

病史： 40天前受凉后始则咽痛，继之周身多关节肿痛，以双腕、肘、肩、髋、膝、踝关节为重，僵硬不适，活动受限。1周后在当地看中医谓风寒湿痹，服用以麻黄、附片、桂枝、干姜、黄芪、防风、威灵仙、松节、秦艽等的中药处方半月余，同时用青霉素400U，每日2次静脉点滴，关节肿痛疼痛不惟不减轻，反而加剧，夜间尤甚。其后来本院风湿免疫科化验血常规：WBC 13.37×10^9/L，HGB 136g/L，PLT 331×10^9/L；ESR 88mm/h；CRP 43.3mg/L；肝肾功能、ANA抗体、抗ENA抗体、RF、抗CCP抗体、AKA、APF均正常。今来中医诊治。

现症 多关节肿痛，僵硬不舒，活动受限，动则疼痛加重，无法步履，呻吟不休。肿痛之关节局部灼热难忍，扪之痛剧，影响睡眠。两目红赤，咽喉疼痛，口干思饮，虚汗较多，溺黄便秘。舌红干燥，苔黄厚腻，脉沉细。

辨证立法 湿热痹阻，热重于湿。治以清热祛湿、消肿止痛。方用白虎加苍术汤合四神煎、宣痹汤化裁。

处方

知母15g	苍术15g	生甘草10g	生石膏(先煎)120g
生黄芪30g	金银花60g	石斛20g	牛膝15g
远志20g	忍冬藤30g	土大黄10g	肿节风30g
连翘10g	赤小豆15g	生薏仁30g	栀子10g

14剂，水煎服。

二诊 2010年6月24日。药后关节肿痛明显减轻，活动自如，大便通畅。现仅右肩关节疼痛，其他关节隐痛。但仍感局部灼热，虚汗多，小便黄，近3天牙龈疼痛。舌红苔黄腻，脉沉细。证治同前，加重清热之力。守方加羚羊角粉（山羊角代）(冲服)0.6g，大青叶15g，赤芍15g，丹皮10g，珍珠母(先煎)30g，穿山龙30g，生石膏加至150g，再服10剂。

三诊 2010年7月5日。关节肿痛基本控制，牙龈肿痛消失，汗出仍多，失眠多梦。守方去生黄芪，继服14剂。

四诊 2010年7月19日。未再诉关节疼痛，3天前复查血常规：WBC 7.35×10^9/L，HGB 149g/L，PLT 191×10^9/L；ESR 22mm/h；CRP 18.7mg/L。舌红苔黄干燥，脉沉细。证治同前，守方继服28剂。

五诊 2010年8月16日。汗出减少，关节不痛，晨起足底疼痛，活动后好转，大便偏溏，每日2次。舌红苔黄腻，脉沉弦。

处方

知母15g	苍术15g	生甘草10g	生石膏(先煎)60g
金银花30g	忍冬藤30g	石斛20g	牛膝15g

远志 20g	防己 10g	肿节风 30g	连翘 15g
赤小豆 15g	栀子 10g	丹皮 10g	土鳖虫 6g
木瓜 10g	青黛 10g	珍珠母 (先煎) 30g	

14剂，水煎服。

六诊 2010年8月30日。无特殊不适，半月前复查血常规：WBC 7.91×10⁹/L，HGB 152g/L，PLT 177×10⁹/L；ESR 3mm/h；CRP 2.0mg/L。病遂告愈，嘱守方加白术10g，再服14剂，巩固疗效。

按语

张仲景《金匮要略》云："若治风湿者，发其汗，但微微似欲汗出者，风湿俱去也。"本案为湿热内蕴之体，感受风寒邪气后发生的风湿痹证，治疗本应内清湿热，外散风邪，使其微微汗出，则风与湿邪俱除。但因前医误用、过用麻桂、姜附等辛温燥热之品发汗，使风去湿留，郁而化热，不啻火上浇油，湿与热相搏，流注关节，阻于经络，气血运行不畅，形成湿热痹证，症见关节肿痛拒按，灼热难忍，动则疼痛加重，伴两目红赤，咽喉疼痛，口干汗多，溺黄便秘，舌红干燥，苔黄厚腻一派湿热痹阻之象。清代名医尤怡《金匮翼·热痹》云："热痹者，闭热于内也……所谓阳遭阴者，脏腑经络，先有蓄热，而复遇风寒湿气客之，热为寒郁，气不得通，久之寒亦化热，则痛痹，爝然而闷也。"吴鞠通在《温病条辨》亦提出"痹之因于寒者固多，痹之兼乎热者亦复不少"，主张用苦辛通法和苦温辛凉法，并创制宣痹汤和加减木防己汤两方，颇为实用。告诫切忌用辛热之剂，以免耗其血，助其热，总应以清热为大法。本案虽辨证为湿热痹阻，但因热重于湿，故董师治疗选用《类证活人书》的白虎加苍术汤为主方，重用生石膏达120~150g以清热除湿，蠲痹止痛。唯恐其力单效薄，又与《温病条辨》的宣痹汤合用，再加羚羊角（山羊角代）粉、大青叶、赤芍、丹皮、土鳖虫、青黛、木瓜凉血清热、舒筋通络。辨证准确，遣方用药有度，终使剧痛顽疾，得以向愈。

47.痛风性关节炎（痛痹）

赵某，男，48岁，职员。

就诊时间： 2006年1月17日。

主诉： 左足背、左膝关节反复肿痛1年，加重半月。

病史： 患者既往有酗酒史20余年，2005年9月住某医院诊断为"酒精性肝硬化、胆囊结石、痛风"，并行胆囊手术摘除。近1年来左足背、左膝关节反复发生红肿疼痛，每隔半月或1月则发作1次，剧痛难忍，影响活动。曾在某医院风湿科诊断为痛风，给予非甾体抗炎药和降尿酸药物，但关节肿痛仍有发作。急性发作时服用秋水仙碱、壮骨关节丸均出现皮肤过敏性痒疹，故而求治于中医。

现症 半月前痛风发作1次，后背皮肤大片散在皮疹，呈结节状，瘙痒。面色晦暗，口干尿黄，乏力腹胀，大便溏薄，上臂酸痛，性急易怒。舌红苔白腻，脉细弦。近日外院化验血 ALT 52U/L，AST 38U/L，GGT 108U/L；血尿酸 522mmoL/L（正常 <422 mmoL/L）。

辨证立法 气血不足，湿热痹阻。治以清利湿热，除痹止痒，方用当归拈痛汤加减。

处方

当归10g	苦参10g	知母10g	羌活10g
防风10g	猪苓15g	泽泻15g	菖蒲10g
茵陈15g	升麻5g	葛根15g	黄芩10g
丹皮10g	赤芍15g	桑枝30g	生甘草6g

12剂，水煎服。

二诊 2006年1月27日。药后后背痒疹消失，但昨晚左足背及左膝关节突发肿痛难忍，局部灼热，触之痛甚，行走困难。西医骨外科检查左膝关节有积液，浮膑体征阳性，欲穿刺抽液，被患者拒绝。舌红苔白腻，脉弦滑。此湿热毒邪痹阻于关节，治宜祛湿清热，活血通络为主，方用四妙丸加味。

处方

苍术10g	黄柏10g	牛膝10g	生苡仁30g
萆薢10g	防己10g	晚蚕沙10g	茵陈10g
羌独活各10g	细辛3g	穿山龙30g	石见穿15g
桑寄生20g	鸡血藤30g	桑枝30g	威灵仙15g
土茯苓20g			

14剂，水煎服。

三诊 2006年2月28日。服用上方1剂，肿痛即明显减轻。再服3剂，关节积液逐渐减少，活动自如。其后连服10剂，足背、膝关节肿痛基本消退，大便成形，但觉乏力，肝区疼痛。舌红苔薄白干燥，脉沉细。证治同前。

守方去桑枝、羌活、蚕沙、穿山龙加生黄芪30g，女贞子10g，白术10g，柴胡10g，赤芍10g，再服14剂，巩固疗效。以后转方治疗肝病，随诊5年，痛风未再复发。

按语

痛风是由于嘌呤代谢紊乱导致血尿酸增加而引起组织损伤的疾病，常侵犯关节、肾脏等组织，以40岁以上男性发病率较高，与人们生活水平的提高密切相关。痛风侵犯关节引起关节肿痛反复发作者称为痛风性关节炎，多属于中医"痛痹""白虎历节风"的范畴，如《医学准绳》："痛风即《内经》痛痹"。其病因病机主要为脾虚失于运化，痰浊内生；肾脏分清泌浊失常，水湿排泄不利，而过多的尿酸也应视为一种体内不该有的"痰浊""湿浊"，复加酗酒暴食、劳倦过度或关节遭受外伤等因素，则会促使痰浊流注于关节、肌肉，以致气血运行不畅而形成痹痛反复发作。本案罹病1年余，反复发作，就诊时正值急性发作，症见关节红肿疼痛、局部灼热、触之痛甚、舌苔或腻，脉弦滑，良由正气不足，嗜食肥甘厚味，湿热内蕴，附加感受湿热毒邪，闭阻经脉而致。患者虽有肝硬化的病情，但此时关节红肿热痛、湿热痹阻为标，故先后选用当归拈痛汤、四妙丸加减而取效。

当归拈痛汤首见于金元医家张元素所著《医方启源》，主治"湿热为病，肢节烦痛，肩背沉重，胸膈不利，遍身疼，下注于胫，肿痛不可忍"。清代《医方集解》引之为治疗湿热相搏，肤节烦痛之证。四妙丸即三妙丸加生薏苡仁而成，亦主治湿热下注所致的下肢筋骨疼痛，痿软无力，足膝红肿疼痛等。本方与当归拈痛汤合方应用，可使皮肉筋脉的湿热毒邪外散内清，关节肿痛消之于无形。

董师临床常将痛风性关节炎分为两类辨证治疗：①湿热浊毒痹阻型：起病急骤，足趾关节或下肢关节发作性红肿热痛，局部灼热，触之痛剧，体型消瘦，口干尿黄，腹胀便秘，舌苔厚腻，脉弦滑。治以清热利湿，解毒活血，通络止痛，选用四妙丸、当归拈痛汤、加减木防己汤化裁。②脾虚寒湿内停型：见于病程较长，发病较缓，关节漫肿疼痛，体型肥胖，畏风自汗，乏力不耐劳累，腰以下沉重或下肢水肿，大便偏溏，舌淡胖齿痕，苔薄白，脉沉细。治以健脾益气，散寒除湿，蠲痹止痛，常用防己黄芪汤合五苓散、肾着汤加减。跟师侍诊时，常见董师每每在主方基础上加穿山龙、威灵仙、土茯苓、萆薢、泽泻等降低血尿酸。据药理研究发现茯苓、萆薢等中药可降低血尿酸浓度；薏苡仁、泽泻、车前子、大腹皮、茯苓皮等有助于尿酸的排泄。

48.膝骨性关节炎伴骨质疏松（骨痹）

董某，女，58岁。退休工人。

就诊时间： 2004年5月13日。

主诉： 左小腿抽筋、左膝疼痛1月。

病史： 患者平素体形肥胖，并有高血脂和脂肪肝。近1月无诱因左小腿抽筋，几乎每天均有发作，每次持续数十分钟。左膝疼痛，局部发凉，活动后加重，下蹲后不能自行站起。腰痛无力，口不干，大便干燥，2～3日一行。膝关节X像示：重度骨质增生。骨密度检查示：骨密度低下。舌淡红，脉沉细。

辨证立法 肝肾不足，血不荣筋，寒湿阻络。治以补益肝肾，养血荣筋，散寒通络。方用芍药甘草附子汤加味。

处方

白芍50g	炙甘草15g	生薏仁30g	黑附片(先煎)10g
木瓜10g	牛膝10g	威灵仙15g	

每日1剂，水煎服。

二诊 2004年5月20日。药服7剂，大便通畅，小腿抽筋次数明显减少，膝关节疼痛亦有缓解，但觉口干，下肢无力。舌脉同前。此寒湿欲去，肝肾不足之象，仍以原法为治。守方去黑附片加独活10g，桑寄生20g，补骨脂10g。14剂，水煎服。

三诊 2004年6月3日。左小腿未再发作抽筋，左膝痛继续减轻，下肢有力。效不更方。

处方

白芍50g	炙甘草15g	全蝎3g	黑附片(先煎)10g

木瓜 10g　　　　补骨脂 10g　　　　土鳖虫 6g

每日1剂，水煎服。

四诊 2004年6月17日。膝关节活动自如。守方加土大黄10g再服10剂以资巩固。2月后随诊，小腿抽筋、膝部疼痛均未反复，诸症告愈。

按语

膝骨性关节炎相当于中医之骨痹。本案左小腿抽筋即现代之腓肠肌痉挛症。左膝疼痛、怕凉，活动受限，经X像诊为骨质增生。经云："阳气者，精则养神，柔则养筋。"因肝主筋，肾主骨，故病位在肝肾，病机为肝肾不足，阴阳两虚：阴虚筋脉失于濡养则小腿拘急；阳虚不能温煦肌肉，寒从中生，故疼痛恶寒。董师治疗选用《伤寒论》芍药甘草附子汤为主，以大量芍药酸苦滋养营阴，甘草甘温和中缓急，二药相配酸甘合化为阴而缓急止痛；附子辛热，温经助阳，与甘草相伍，辛甘合化为阳以祛寒通痹。所加木瓜、牛膝、威灵仙、生薏仁、土鳖虫、全蝎皆舒筋通络、活血祛瘀、缓急止痛之品。芍药甘草附子汤的解痉止痛效果，曾记载于《陈逊斋医学笔记》："本方对腰部神经痛、坐骨神经痛、关节强直等有良效。"验之本案，诚非虚言。

49.硬化性筋膜炎（筋痹）

常某，女，16岁，中学生。

就诊时间： 2013年7月25日。

主诉： 双手足皮肤肿胀发亮，颜色变深2年，皮肤紧绷、活动受限1年。

病史： 患者2年前发现双手足皮肤肿胀发亮，颜色变深，近1年来手足皮肤紧绷感，握拳困难，写字时疼痛。小腿伸侧皮下硬结节，米粒大小，现已结痂消退。2012年5月经本院皮肤科经病理活检诊断为硬化性筋膜炎。口服复甦片（本院内部制剂，主要成分多为活血化瘀中药），每日3次，每次6片。2012年7月本院风湿科化验ANA1：320；免疫球蛋白G 21.1g/L，考虑结缔组织病，给予泼尼松30mg/d，HCQ 0.2g，bid；甲氨蝶呤片治疗，但患者拒绝。

现症 双小腿皮肤肿胀发亮发硬，颜色发深。手足皮肤紧绷，握拳受

辨证立法 肝肾不足，血不养筋。治以补益肝肾，养血舒筋，缓急止痛，软坚散结，方用芍药甘草汤合滋燥养营汤加减。

处方

土白芍50g	炙甘草10g	熟地黄30g	生地黄10g
当归15g	木瓜10g	黄芩10g	防风10g
秦艽10g	威灵仙10g	伸筋草30g	桂枝10g
皂角刺10g	石见穿30g		

每日1剂，水煎服。

二诊 2013年9月4日。服药24剂，双手皮肤较前略变松，屈伸动作较前灵活。双手背及下肢胫前皮肤仍紧绷发亮，舌脉证治同前。

处方

土炒白芍30g	炙甘草6g	当归15g	生熟地各10g
木瓜10g	桂枝10g	牛膝15g	桑枝30g
地龙10g	土鳖虫5g	防风10g	皂角刺10g

20剂。

三诊 2013年10月14日。坚持服用上方，入秋后小腿胫前皮肤干裂并有血痂发痒，局部皮肤紧绷光亮减轻，硬度变松，大便不成形。舌红苔黄，脉沉细。重新辨证为肝肾不足、血虚风燥。方用六味地黄丸、芍药甘草汤合滋燥养营汤加减。

处方

熟地黄30g	生山药15g	山萸肉15g	茯苓15g
丹皮10g	土白芍30g	生地黄30g	伸筋草30g
柴胡10g	黄芩10g	秦艽10g	防风10g
木瓜10g	络石藤15g	炙甘草6g	

水煎服。

四诊 2014年1月16日。双手、前臂及双下肢小腿皮肤肿胀发亮、紧绷感好转，怕热无汗。舌红暗，苔薄白少津，脉沉细。证治同前。

处方

熟地黄15g	生地黄10g	当归10g	木瓜10g
黄芩10g	防风10g	秦艽10g	桑枝30g
丹参30g	鬼箭羽15g	柴胡10g	枳壳10g

桃仁 10g　　　片姜黄 10g

水煎服。

五诊　2014年7月24日。手足皮肤紧绷感较前明显好转，但双手指仍僵硬难以完全伸直，可以完成日常活动。下肢皮肤紧绷发亮继续好转，舌红暗，苔薄白，脉沉细。辨治同前。

处方　土白芍 50g　　炙甘草 10g　　当归 10g　　熟地黄 15g

秦艽 10g　　　防风 10g　　　黄芩 10g　　　桑枝 30g

石见穿 30g　　伸筋草 30g　　片姜黄 10g　　制首乌 15g

水煎服。

六诊　2015年1月29日。双手、前臂及下肢皮肤较前变软，紧绷感好转，双手可以曲屈握拳，大便偏溏，每日1次。月经量少，淋漓不畅。舌红苔薄白，中间有裂纹，脉细滑。

处方　熟地黄 25g　　山萸肉 10g　　山药 10g　　茯苓 15g

丹皮 10g　　　泽泻 10g　　　当归 10g　　　土炒白芍 30g

柴胡 10g　　　防风 10g　　　生黄芪 15g　　女贞子 10g

怀牛膝 15g　　木瓜 10g　　　大蜈蚣 1条　　炙甘草 6g

每日1剂，水煎服。

七诊　2015年7月30日。双手背皮肤变薄，仍有些握拳受限，紧绷感，双小臂及小腿皮肤较前变软，月经前后不定期。舌红无苔，脉沉细。证治同前。

守方去生黄芪、大蜈蚣，加黄芩 10g，秦艽 10g，旱莲草 10g，鬼箭羽 10g。每日1剂，水煎服。

八诊　2017年2月16日。近1年因学习紧张，间断服用上方，病情稳定。双手背皮肤紧绷进一步好转，握拳好转。小臂及小腿皮肤变软，紧绷、光亮减轻。月经正常。舌淡红，苔薄白，脉沉细。

处方　熟地黄 150g　　生地黄 30g　　山萸肉 60g　　山药 60g

丹皮 60g　　　当归 60g　　　土炒白芍 150g　黄芩 60g

防风 60g　　　秦艽 60g　　　鬼箭羽 60g　　皂角刺 60g

灵芝 100g　　　白蒺藜 60g　　牛膝 60g　　　炙甘草 30g

诸药共研细末，水泛为丸，如梧桐子大小，每次6g，每日3次。

按语

硬化性筋膜炎是一种以肢体肿硬及筋膜胶原纤维肿胀、变厚、均质化伴慢性炎性细胞浸润为特征的少见病，为硬皮病的深在型。它直接威胁生命的几率虽然较少，但致残机率较高。根据本病临床的特征，与中医的筋痹非常类似。

筋痹之名，首见于《素问·痹论篇》："痹…在于筋则屈不伸。"《素问·长刺节论》中记载："病在筋，筋挛节痛，不可以行，名曰筋痹。"《灵枢·终始》中也提到"手屈而不伸者，其病在筋，伸而不屈者，其病在骨。"其发病内因为禀赋不足，久病体弱，或其他痹病日久，痰湿流注筋脉，迁延不愈，导致正气不足、气血闭阻；外因多为风寒湿热之邪侵袭筋脉，致使人体筋脉阻滞，气血运行受阻，筋脉不利，而成筋痹。临床以筋急拘挛、抽掣疼痛、关节屈曲不利、腰背强直、步履艰难等为主。

本案年少发病，董师考虑与先天禀赋不足，肝肾亏虚有关。认为病位主要在肝肾，因肝藏血主筋，肾藏精主骨。肝血不足，感受寒湿，脉络受阻，肌肤失润则皮肤肿胀、紧绷、发亮，甚至干燥开裂；脾虚不运，痰湿凝聚、郁闭经脉，筋脉失养，不得濡润，血不养筋则筋脉短缩，屈伸不利。此外肝肾同源，肝血不足亦可导致肾阴亏损，肝血肾精不能滋润肌肤，柔养筋脉，故表现出肌肤筋脉之肿胀发硬、紧绷光亮。所以治疗始终以滋补肝肾、养血荣筋为主，兼以软坚散结，缓急止痛。选用大剂量芍药甘草汤、滋燥养营汤合六味地黄丸加减，并配伍木瓜、威灵仙、皂角刺、伸筋草、桑枝以舒筋通络、祛风除湿、软坚散结；地龙、土鳖虫、蜈蚣、丹参、鬼箭羽破血逐瘀、搜风通络。坚持守法、守方，终获明显疗效，充分说明滋补肝肾、养血荣筋法治疗本病的重要性。

50.复发性多软骨炎（喘证）

刘某，女，57岁，退休工人。

就诊时间：2006年4月10日。

主诉：反复喘憋10月，咳嗽、咯痰8月。

现病史：患者于2005年5月无诱因经常夜间憋醒，伴有心跳过速，某医院行纤维支气管喉镜示：声带息肉、囊肿，乃行"声带息肉摘除术"，术后自觉喘憋好转，但出现声音嘶哑，纳差，咳嗽，咯白色黏痰，每次持续数分钟。2005年8月患者突然出现双手近端指关节、腕关节肿痛，伴有双耳廓红肿、疼痛，听力减退，低热。遂到我院风湿免疫内科就诊，考虑类风湿关节炎可能性大，给予口服泼尼松龙、氨甲蝶呤、雷公藤多苷治疗1周后，体温恢复正常，关节肿痛、耳廓红肿消失。2005年11月患者咳嗽、咯痰加重，痰为白色黏痰，发作无规律，每次持续数分钟，肺功能检查：通气功能严重减退，属阻塞障碍。2006年1月咳嗽、喘憋加重，不能平卧，咯痰量多，伴有双手指关节肿胀，视力障碍，发作时大小便失禁。2006年3月13日因喘憋发作明显，遂入我院急诊，化验血常规WBC 11.64×10^9/L，HGB 142g/L，血沉53mm/h，肝肾功能正常。痰培养：肺炎克雷伯菌。心电图：室性早搏。胸部CT+气道重建结果：气管及左右主支气管变细、狭窄，气管壁增厚并见钙化，符合复发性多软骨炎表现。右肺中叶内侧段见斑片、索条影，局部胸膜粘连。为进一步诊治收住风湿免疫内科病房，继以口服甲泼尼龙40mg/d、雷公藤多苷20mg bid。环磷酰胺0.4g/周 iv，治疗1月，喘憋好转，病情稳定出院，乃来中医就诊。

现症 面目虚浮，两目黯黑，仍感喘憋，动则气短，夜尚可平卧。发作性咳嗽痰多，痰呈咸味，白黏不畅。两胁发胀，纳差食少，口不干，心慌，心率90~100次/分，二便如常，现口服泼尼松50mg/d，环磷酰胺0.4g/周 iv。舌淡黯，苔白腻水滑，脉滑数。

辨证立法 肺肾气虚，脾失健运，水泛为痰。治以补益肺肾，健脾益气，化痰燥湿。方拟金水六君煎、生脉散、四逆散、三子养亲汤加味治之。

处方

当归 15g	熟地 30g	法半夏 20g	陈皮 15g
茯苓 30g	炙甘草 6g	党参 15g	麦冬 15g
五味子 10g	柴胡 10g	枳实 10g	赤芍 15g
苏子 10g	莱菔子 10g	白芥子 3g	葶苈子 15g
金荞麦 30g			

14剂，水煎服。

二诊 2006年4月25日。药后痰量减少，咯出较易，心慌好转。仍发作性咳嗽，甚则喘憋，痰有咸味。口干，舌黯淡，苔薄白水滑，脉细滑数。证治同前。前方去党参、五味子加干姜10g，细辛3g，生白果10g，以增强温化痰饮、敛肺之力，14剂，水煎服。

三诊 2006年5月9日。喘憋未再发作，活动后亦无气短，可自行上三楼，汗出较多，心率正常。痰量不多，仍为咸味。泼尼松减至40mg/d，停用环磷酰胺。舌红暗，苔黄薄腻，脉细滑。继以补益肺肾，健脾益气，化痰燥湿为治。

处方

当归15g	熟地30g	法半夏20g	陈皮15g
茯苓30g	炙甘草6g	柴胡10g	枳实10g
生黄芪30g	肉桂3g	干姜5g	细辛3g
白芥子3g			

每日1剂，水煎服。

四诊 2006年7月4日。前方加减服用2个月，未再喘憋发作，现晨起痰多，白黏痰，味咸。泼尼松减至25mg/d。舌红暗，苔薄白，脉沉细。此乃肺肾气虚，痰湿阻肺有化热之象。治以补气升陷，化痰清热。易方用升陷汤合清气化痰丸加减。

处方

生黄芪30g	知母10g	升麻10g	柴胡10g
桔梗10g	党参10g	白术15g	茯苓30g
半夏10g	陈皮10g	枳实10g	全瓜蒌30g
黄芩10g	炙甘草5g	丹参30g	海浮石(包煎)15g
菖蒲10g	佩兰10g		

每日1剂，水煎服。

五诊 2006年8月1日。服前方尚稳定，近1周咳嗽、喘憋又有发作，痰量增多，痰色发黄，到我院急诊考虑肺部感染，予静脉点滴复达新、口服希舒美抗炎治疗3天后好转，又加用了环磷酰胺0.2g/2周 iv。现仍有咳嗽夜重，少量黄痰。舌红暗，苔黄，脉滑。此乃痰热蕴肺，外感风邪所致。宗"急则治其标"之训，暂以清化热痰，散风止咳平喘为治，方拟清气化痰丸加减。

处方

半夏10g	茯苓30g	陈皮10g	枳实10g
全瓜蒌30g	黄芩10g	杏仁10g	海浮石(包煎)15g

桔梗 10g	知母 10g	金荞麦 30g	鱼腥草 30g
冬瓜子 30g	生薏仁 30g	生黄芪 30g	防风 6g
炙甘草 5g			

每日 1 剂，水煎服。

六诊 2006年9月26日。前方加减服用1月有余，同时口服西药拜复乐抗感染，咳嗽、喘憋均未加重，现喉中白黏痰较多，甚则呈拉丝状，痰咸。泼尼松仍为 25mg/d。舌淡暗，苔薄白，脉滑。辨证仍为肺肾气虚，脾失健运，痰湿中阻。治以补益肺肾，健脾益气，化痰燥湿。宗金水六君煎、苓甘五味姜辛汤加减。

处方

当归 10g	熟地 30g	法半夏 25g	陈皮 25g
茯苓 30g	炙甘草 10g	杏仁 10g	干姜 6g
细辛 3g	五味子 10g	苏子 10g	白芥子 3g
葶苈子 15g	金荞麦 30g	鬼箭羽 15g	白花蛇舌草 30g

每日 1 剂，水煎服。

七诊 2006年11月7日。病情一直平稳，未再喘憋和发作性咳嗽。但10月20日受凉后咳嗽、咯痰又加重，来我院急诊予静脉点滴复达新3天后明显好转。现痰量仍多白黏，有咸味，胸闷憋气。舌红暗，苔白腻，脉沉细。证治同前。

处方

当归 15g	熟地 30g	法半夏 25g	陈皮 25g
茯苓 30g	炙甘草 10g	黄芩 10g	海浮石 (包煎) 15g
干姜 6g	细辛 3g	五味子 10g	金荞麦 30g
鱼腥草 30g	金雀根 30g		

每日 1 剂，水煎服。

八诊 2007年2月7日。前方服用14剂，咳嗽、喘憋均愈，痰量明显减少，且无咸味。以后基本用原方加减治疗至今，病情稳定，未再发作，泼尼松减至 22.5mg/d 维持量。现仅偶有轻咳，少量白痰。舌淡红，苔薄白，脉沉细。继用前方加减巩固疗效。随诊8年，病情稳定。

风湿免疫病

317

按语

复发性多软骨炎（简称RP）是一种以软骨复发性炎症和进行性破坏为特点的较少见的自身免疫病。耳软骨炎最为常见，急性期时见外耳廓红、肿、热、痛，可有块状红斑或结节；还可发生鼻软骨炎、眼部炎症、呼吸道软骨炎（喉和/或气管软骨）或非破坏性的关节炎等。70%的患者可累及喉、气管、支气管，为预后不良的特征。可表现为甲状软骨、喉触痛，声音嘶哑、失声干咳等，气管狭窄时表现有吸气性喘鸣和呼吸困难、呼吸道感染，重者气管塌陷、窒息，需气管切开。本案西医诊断明确，具有典型的呼吸系统受累的表现，中医无相应病名，可归属于喘证、咳嗽的范畴论治。如果从既有关节肿痛，又有喘憋、咳嗽、咯痰等肺经的症状来看，似乎又可归于"肺痹"之证。

本案以反复喘憋、咳痰量多、痰呈咸味、每因外感诱发或加重为其特点，属虚实夹杂之证。究其病因病机，乃肺肾气虚，脾失健运，痰湿中阻，阻遏气道所致。盖脾为生痰之源，肺为贮痰之器，脾失健运，则停湿生痰，咯痰量多，纳差乏力，易于外感；痰湿犯肺，肺气不能宣发肃降则反复喘憋，频繁咳嗽；肾为水脏，又主纳气，肾虚不能温水化饮，痰湿上泛则痰呈咸味；摄纳无权则活动气短；痰湿阻滞，气机不畅则两胁胀满。治疗采用《景岳全书》之金水六君煎为主方，补益肺肾，燥湿化痰，止咳平喘。本方由熟地、当归、陈皮、茯苓、半夏、甘草组成，张景岳称"凡属阴虚少血或脾肺虚寒之辈，则最易感邪……，或肾气不足，水泛为痰，而咳嗽不能愈者，悉以金水六君煎加减主之，足称神剂"。方中以当归辛润，与熟地之温润相配伍，一开一合，滋补肾阴；二陈汤燥湿化痰，健脾理气，使之补而不滞，全方共用，攻伐而不伤正，补虚而不碍邪，诚为标本兼顾，痰、瘀、虚并治之方。

本案之所以选用金水六君煎治疗，其一是抓住了痰白黏量多，且呈咸味的主证。因肾主水，其味咸。痰有咸味，属肾水不摄，气不化津，津液上泛，已故著名中医程门雪常用本方加减治疗痰咸证（见《程门雪医案》）。因本案痰饮或痰湿较盛，故随证又合用三子养亲汤或苓甘五味姜辛汤以化痰化饮，共助肺之主气和肾之纳气功能，使脾气健运，湿痰无以生成，肺无浊痰，则清宁肃降，肺肾之阴得复则气能归根。其二是在滋肾化痰的基础上合用补肺健脾之药，因前人认为"气生于脾，降于肺，纳于肾"，"喘证之治，实者责肺，虚者责肾"，故治疗年老病久虚喘之证，必须兼顾肺脾肾三脏同治。其三是本案舌苔厚腻且伴纳差食少、痰多，而治疗时重用熟地、当归腻膈碍脾否？熟地确实有滋腻滞脾的副作用，因而脾虚少食、腹满便溏者忌用，痰饮多者服之恐腻膈有碍脾运，但因与燥湿化痰的二陈汤同用，且张景岳治疗胀满、呕吐和泄泻等疾患，每重用熟地而收奇效，说明归、地之腻膈碍脾与否，关键在于辨证准确和配伍合理。近代名医裘沛然教授在其所著《壶天散墨》中，多处论及以金水六君煎重用熟地、当归治病获取奇效的经验，值得学习。其四是在治疗过程中患者多次因外感而使病情反复或加重，痰湿化热，痰色变黄而黏稠，所以临时易方或用清气化痰丸为主，或于方中加入金荞麦、鱼腥草、白花蛇舌草、冬瓜子、生薏仁、海浮石等清热解毒化痰之品，"急则治其标"或标本兼治，寓有圆机活法之意。尤其后续治疗以金水六君煎为主合用苓甘五味姜辛汤加减，共助肺之主气和肾之纳气功能，使脾气健运，湿痰无以生成，肺无浊痰，则清宁肃降，肺肾之阴得复则气能归根，而使喘憋发作，痰浊量多，痰呈咸味，反复外感诸证得到控制。即《焦树得用药心得十讲》所云："精气充，肺金清，脾运健，浊痰化，逆气降，喘咳息，夜嗽自止。"

　　鉴于复发性多软骨炎是一种少见的自身免疫病，尤其是侵犯呼吸系统后，病情严重，预后不佳，目前尚中西医皆无特效疗法，本案应用金水六君煎为主配合西药激素等治疗取得一定效果，为中医治疗本病的思路进行了初步探索。

51.支气管淀粉样变（咳喘）

杨某，女，53岁，工人。

就诊时间：2005年3月23日。

主诉：反复咳嗽、咯白痰7个月，加重伴活动后喘憋5个月。

病史：患者于2004年8月受凉后出现发热，体温37.8℃，伴流涕，咽痛，咳嗽，咳吐大量白黏痰，以晨起为重。当地拟诊为支气管炎，经抗炎治疗1周后症状好转。此后患者经常无诱因出现上述症状，每月发作2~3次，但不发热，均用抗生素治疗1周暂时缓解。2004年10月劳累后再次咳嗽、咯痰发作，并逐渐出现上三层楼后气短、憋气，休息后可减轻，但咳嗽、咯大量白黏痰仍间断发作，并且在夜间左侧卧位时憋气明显。当地医院行支气管镜检查考虑为"支气管淀粉样变"，为进一步确诊于2005年3月3日收住我院呼吸内科病房。

入院检查：双肺门区及双上肺可闻及吸气和呼气相粗大哮鸣音，并向下肺传导，未闻及湿罗音。肺功能检查：混合性通气功能障碍。胸部CT及支气管重建：气管分叉处隆突下偏左左支气管软组织密度影，重建示左主支气管腔狭窄，壁增厚；支气管壁可见多发钙化灶。支气管镜检查：正气道距声门3cm左右可见黏膜一结节样隆起，位于右侧。气道黏膜广泛充血，隆起可见新生物，自左主支气管向内延伸，突向右主支气管，阻塞左主支气管开口，右主支气管狭窄，右中间段支气管开口阻塞。新生物质软、脆，易出血。新生物活检病理：支气管黏膜下多量淀粉样物沉积，符合淀粉样变。于3月12日开始口服泼尼松龙50mg/d，环磷酰胺200mg，qod治疗，配合雾化排痰，共10天效果不明显，邀请中医会诊。

现症 睡前咳嗽较频，每因受凉后诱发，剧则小便不能控制。夜间有时喘憋而醒，活动后明显。晨起咯大量白黏痰，痰呈咸味。口干，后背恶风，汗出，食后腹胀，大便偏干。舌淡红，苔白腻，脉沉细无力。

辨证立法 肺肾阴虚，营卫不和，痰浊内停。治以滋肾补肺、调和营卫、化痰理气。方用金水六君煎、六味地黄丸合桂枝加厚朴杏子汤化裁。

处方

当归15g	熟地30g	半夏15g	茯苓30g
陈皮15g	炙甘草10g	山萸肉10g	山药15g
丹皮10g	泽泻10g	桂枝10g	白芍10g
桃杏仁各10g	生黄芪30g	太子参15g	枳壳10g

10剂，水煎服。

二诊 2005年4月4日。药后咳嗽减轻，小便可控制。痰量略减，痰咸消失，腹胀不明显。仍活动后喘憋，大便不畅，发作性燥热汗出，继之后背发冷。舌淡红，苔白腻，脉沉细。证治同前。

守方去生黄芪、丹皮、泽泻加白芥子5g，细辛3g，金荞麦30g，海浮石15g，浙贝母10g，山慈菇10g，生牡蛎（先煎）30g。10剂，水煎服。

三诊 2005年4月14日。昨日行支气管镜检查：隆突水平左主开口新生物较前缩小，右中间段新生物亦较前缩小，行左主新生物氩气刀治疗，过程顺利。出汗不多，静息状态或轻微活动后无明显喘憋，可散步40分钟左右，不再怕冷，口不干。现仍有较多白黏痰，心烦失眠。舌淡红，苔白腻，脉沉细。守方去山慈菇加海蛤壳10g，黄连10g。10剂，水煎服。

四诊 2004年4月27日。近1周咯痰增多，为大量白黏痰，但无明显喘憋发作，活动后亦无憋气。口不干，腹胀、多汗。舌红，苔白偏黄，脉沉细。证治同前。金水六君煎合苓甘五味姜辛汤加减。

处方

当归15g	熟地30g	半夏15g	茯苓30g
陈皮15g	炙甘草10g	厚朴10g	桃杏仁_各10g
白芥子5g	细辛3g	五味子10g	生黄芪30g
知母10g	金荞麦30g	山慈菇10g	生牡蛎(先煎)30g
预知子15g	枳壳15g		

14剂，水煎服。

五诊 2005年5月13日。偶有咳嗽，咯痰明显减少，汗不出，腹不胀，活动不喘憋。二便通畅。舌淡红，苔薄白，脉沉细。证治同前。守方去山慈菇、生黄芪加丹参15g，赤芍15g，10剂，水煎服。

六诊 2005年5月23日。病情稳定，双下肢酸痛，口服泼尼松龙40mg/d，守方去知母、预知子加补骨脂10g，川续断15g。14剂，水煎服。

以上方加减服用1月余，病情稳定。患者于2005年6月3日出院。诊断支气管淀粉样变。出院时无明显喘憋，活动耐力较前改善，咳嗽、咯痰明显减少，双肺可闻及哮鸣音。口服泼尼松龙40mg/d；环磷酰胺200mg，qod。

七诊 2005年12月23日。为复查病情于12月20日再次住院，并邀中医会诊。自述6月出院后一直服用出院所开之方。环磷酰胺已停3个月，泼尼松龙逐渐减量至2.5mg/d。精神体力均好，无明显咳嗽、咯痰和活动后喘憋，唯感口干、纳差、大便偏干，忽冷忽热。舌偏红，苔薄白，脉沉细。证治同前。

处方

当归15g	生地15g	熟地20g	半夏15g
茯苓30g	炙甘草6g	陈皮15g	党参10g
麦冬15g	五味子10g	生白术30g	赤芍15g

丹参 30g　　　　山萸肉 10g　　　海浮石 15g　　　海蛤壳 10g

金荞麦 30g　　　白花蛇舌草 30g

10剂，水煎服。

复查肺功能：通气弥散功能正常。肺部CT及支气管重建：气管上端右后侧壁及左主支气管起始段管壁增厚，右肺囊肿。12月28日支气管镜检查：正气道、左主、左上下叶、右中下叶多发新生物形成。活检病理回报：支气管黏膜显慢性炎症，黏膜内见淀粉样物沉着。

八诊　2006年1月6日。轻度咳嗽、腹胀，少量白黏痰，无明显喘憋，舌脉证治同前。

处方
当归 15g　　　　熟地 30g　　　半夏 15g　　　茯苓 30g

陈皮 15g　　　　炙甘草 6g　　　白芥子 5g　　　五味子 10g

党参 10g　　　　生白术 30g　　　海浮石 15g　　　海蛤壳 10g

生薏仁 30g　　　皂角刺 10g　　　浙贝母 10g　　　黄芩 10g

丹参 30g　　　　鬼箭羽 15g　　　枳壳 15g　　　白花蛇舌草 30g

14剂，水煎服。1月11日出院。带方返回当地继服。

九诊　2007年6月14日。来京随诊复查，半年来停用所有西药，间断服上方，病情稳定，无明显咳嗽、咯痰和喘憋，饮食、精神、二便如常，活动后亦不气短。现感腰部酸痛，夜尿3次。舌淡红，苔薄白，脉沉细。证治同前。

处方
当归 15g　　　　熟地 30g　　　半夏 20g　　　茯苓 30g

陈皮 15g　　　　炙甘草 6g　　　山萸肉 12g　　　山药 15g

桃杏仁 各10g　　　白芥子 5g　　　五味子 10g　　　海浮石 15g

海蛤壳 10g　　　葛根 15g　　　补骨脂 10g　　　生牡蛎（先煎）30g

楮实子 15g　　　丹参 30g

每日1剂，水煎服。

按语

　　淀粉样变是一种较为少见的代谢性疾病，以组织及器官中有淀粉样物质沉积为其病理特点。临床表现复杂多样，常造成包括关节和肌肉在内的多系统损害，尤其以肾脏、心脏、肝脏、胃肠道等病变严重，引起一系列酷似风湿性疾病的临床表现。本案以反复咳嗽、大量咳痰为主要表现，住院后支气管镜活检病理符合支气管淀粉样变。虽经西药大剂量激素和环磷酰胺治疗2周症状缓解不明显，而邀请董师会诊。

患者病因于正气不足，肺肾两虚，抗邪无力；病起于外感时邪，留恋肺脾，酿痰生湿。喘憋气短、口干痰咸、活动加重、汗出恶风、小溲失控、脉细均为肺肾阴虚、营卫失和所致；而频咳不休，咳吐大量白黏痰，腹胀便秘、舌苔白腻又为痰湿内停，气机郁滞之证。

董师治疗紧紧把握患者肺肾阴虚、水泛为痰、营卫不和、痰湿内停、虚实相兼的病机，选用《景岳全书》之金水六君煎为主方补肾益肺，祛痰燥湿，合六味地黄丸滋补肾阴，桂枝加厚朴杏子汤调和营卫、化痰止咳，俟肾精充足，肺气得补，则金水相生，痰去湿除，诸症告愈。董师应用金水六君煎的辨证要点是老人、虚人外感后咳嗽大量白黏痰，痰呈咸味，反复发作，或伴有汗出恶风、胸闷喘憋、腰酸膝软、尿频失控等。正如《景岳全书·杂证谟·咳嗽》所云："外感之嗽，凡属阴虚少血，或脾肺虚寒之辈，则最易感邪，但察其脉体稍弱，胸膈无滞，或肾气不足，水泛为痰，或心嘈呕恶，饥不欲食，或年老中衰，血气渐弱而咳嗽不能愈者，悉宜金水六君煎加减主之，足称神剂。"其后续治疗根据病情变化所加生脉散、六君子汤、苓甘五味姜辛汤无不是从调整肺、脾、肾三脏功能着手。因脾为生痰之源，肺为贮痰之器，痰湿犯肺，肺失宣肃，气机失调，则咳嗽痰多。肾乃精气化生之源，肾虚不生精而生痰则痰多味咸。清代名医蒋宝素曾云："夫痰本津液、精血所化，必使血液各守其乡，方为治痰之大法。"即在正虚邪实情况下，尽管痰浊壅盛，也不能一味攻伐。

52.Sweet病（发热）

杨某，男，30岁，工人。

就诊时间： 2009年2月10日。

主诉： 反复发热伴皮疹3年，加重1月。

病史： 患者于2006年5月无诱因发热，体温达39.6℃，伴双侧腮腺肿大，当地医院抗炎治疗2月余,体温短暂正常数日,旋即重新升高。后给予"干扰素"抗病毒治疗3天,出现面颈部、胸背部及双上肢散在红斑、红色皮疹,高出皮面,轻度压痛和瘙痒,考虑为"药疹",停用干扰素后皮疹逐渐消退,但仍发热。后口服泼尼松40mg/d治疗,次日出现鼻部两侧丘疹,并有渗液,停用激素后鼻部丘疹渐消失。又用美能(复方甘草酸苷)治疗20天,体温降至正常,红斑皮疹消退。此后每间隔2月左右则发热伴皮疹复发1次。先后在北京多家医院诊治,化验各项免疫指标均正常,CRP、血沉增高。某医院皮肤病理活检:表皮轻度水肿,真皮血管扩张,内皮细胞肿胀,周围血管见炎症细胞浸润,以嗜中性白细胞为主。较符合Sweet病。近1月发热伴皮疹再次复发,外院化验血WBC 13.4×10^9/L,NEUT% 91.1%;血沉 55mm/h,CRP 17.4mg/L。给予抗过敏药、复方甘草酸苷片(美能)、雷公藤多苷或柳氮磺胺吡啶片治疗不效,今来中医求治。

现症 间断高热,体温波动于38.6~40℃。头颈部、胸背及上肢皮肤散在红色斑疹,灼热疼痛。大热汗出,烦渴欲饮冷,大便干燥,小便黄赤。舌红绛边有芒刺,苔黄,脉沉滑数。

辨证立法 外感温热、气血两燔,治以清热解毒,凉血泻火,方用清瘟败毒饮加减。

处方

知母15g	夏枯草10g	滑石30g	水牛角粉(包)20g
生地15g	赤芍10g	丹皮10g	生石膏(先煎)100g
竹叶10g	黄连15g	栀子10g	黄芩10g
玄参10g	连翘10g	桔梗10g	银花10g
寒水石(先煎)30g			

每日1剂,水煎服。

二诊 2009年2月17日。服药2剂,体温降至正常,口干心烦明显好转,皮疹随之减少,由红色变暗,大便不畅,尿黄。舌红苔黄偏腻,脉细滑。守方再服7剂。

三诊 2009年2月24日。未再高热,午后体温间断37.0~37.6℃。3天前收住本院风湿免疫科病房,诊断为急性发热性嗜中性皮病(Sweet病),并邀请中医会诊,现口干,午后低热,前胸皮肤散在红斑,高出皮面,尿黄,大便偏干,舌红,苔黄厚腻,脉细弦。证治同前。

处方

知母 10g	银花 30g	鬼箭羽 15g	生石膏 (先煎) 100g
连翘 15g	竹叶 5g	滑石 30g	水牛角粉 (包) 6g
丹皮 10g	赤芍 10g	大青叶 10g	生甘草 6g
芦茅根各 30g	苍术 15g	生薏仁 30g	寒水石 (先煎) 30g
白花蛇舌草 30g			

7剂，水煎服。

药后胸背部皮疹较前缩小，体温最高37.2℃。但2月27日应用甲泼尼龙20mg/d，1天后又出现头部和鼻侧皮肤脱屑和蜕皮，停用则消失。3月1日加用硫酸羟氯喹0.2g，bid；甲氨蝶呤片7.5mg/周。体温正常，皮疹基本消退。3月11日病情稳定而出院。

按语

　　Sweet病又称急性发热性嗜中性皮病，1964年由Sweet首先报告。此病主要表现为发热，四肢、面、颈部有隆起的疼痛性红色斑块和结节，末梢血中白细胞增多，组织学上真皮有密集的中性粒细胞浸润，激素治疗有效。本例西医诊断明确，但先后经多种药物治疗仍高热、皮疹反复发作。中医辨证考虑：高热、汗出、大渴、脉数等是热在气分、损伤津液的表现，称之为"四大"症。皮肤斑疹、舌红绛边有芒刺则是热毒盛于血分，迫血妄行的结果，所以采用辛凉大寒、清热解毒凉血之剂。方中以重用生石膏直清弥漫之胃热，因胃是水谷之海，十二经的气血皆禀于胃，所以胃热清则十二经之火自消；石膏配知母、甘草是白虎汤法，有清热保津之功；再加黄芩、黄连、栀子即黄连解毒汤法，通泄三焦，可清泄气分，上中下三焦之火邪；水牛角、生地、赤芍、丹皮共用，为犀角地黄汤法，专于凉血解毒，养阴化瘀，以清血分之热，目前以水牛角代犀角，其效稍逊，故用量宜大；连翘、银花、桔梗，轻清宣透，驱热外达，可以清透气分表里之热毒。全方泻火解毒而不伤阴，凉血养阴而不恋邪，共奏清气凉血、泄火解毒之效。本方即清代著名温病学家余师愚所创制的清瘟败毒饮，原方用量分大、中、小剂，临证视病情而定。仅生石膏一味，原方用量甚大，最多达240g，唯因用量之大，现代中医如此放胆用者不多。董师认为，投药是否恰当，关键在于辨证之准确，正如书中所说"遇有其证辄投之，无不得心应手。"本例生石膏用至100g，配以寒水石30g大清气分之热，三诊时因其舌红、苔黄厚腻为夹有湿邪，故又加芦根、生薏仁、苍术、滑石以祛湿化浊。方药切证，药量适宜，则药到病除。

53.SAPHO综合征（病疮、骨痹）（一）

郭某，女，33岁，某公司职员。

就诊时间：2011年6月17日。

主诉：双手、足掌脓疱疹反复发作2年半，对称性肩、颈部及腰部疼痛2年，加重半年。

病史：患者于2年半前无诱因出现双手掌、足跖脓疱疹，2年前出现右肩部疼痛，逐渐发展至双肩、颈腰部，晨起及休息时加重，活动后减轻。2010年11月出现右锁骨处肿痛，活动受限，某医院诊断为"右锁骨及第一肋骨慢性骨髓炎"，并行骨移植手术。术后1个月双肩、颈、腰部疼痛加重，双手、左下肢及右肩部手术切口处出现脓疱。2011年初住某三甲医院风湿免疫科病房，化验血常规、肝肾功能正常。ESR 11mm/h，CRP 5.56mg/L（正常值0~8mg/L），RF（-），HLA-B27（-）。骶髂关节CT：双侧骶髂关节骨质结构完整，未见明显骨质破坏，关节面下面未见明显斑片状硬化，关节间隙无狭窄。左髂骨骨岛（左侧髂骨类圆形钙化，边界清晰）。全身骨显像检查示：右侧胸锁关节及右侧第二前肋见异常放射性摄取增高，右侧锁骨较对侧异常放射性摄取增高。诊断为SAPHO综合征，予NSHIDS类药物、柳氮磺吡啶（SASP）等治疗1周，疼痛好转出院，来中医求诊。

现症 双手掌及双足脓疱疹，双肩，颈部，腰部疼痛，右胸锁骨处压痛，时有胸闷憋气。近两年每于月经前外阴出现无痛性皮下硬肿块。白带量多，大便不成形。舌淡红苔黄厚腻，脉沉细。目前口服柳氮磺吡啶0.75g，tid；扶他林肠溶片50mg，tid；阿仑膦酸钠片70mg/周。

辨证立法 肝胆气郁，湿热痹阻。治疏肝利胆，清利湿热。方用柴胡桂枝汤合二妙散加减。

处方

柴胡15g	黄芩10g	法半夏10g	党参10g
桂枝10g	白芍10g	秦艽10g	片姜黄10g
海桐皮10g	苍术10g	黄柏10g	穿山龙30g
金雀根30g	威灵仙15g	炙甘草6g	

每日1剂，水煎服。

二诊 2011年7月15日。服药1月，双手掌及双跖脓疱消失，无胸闷憋气，颈腰痛减轻，自行停服西药。双肩颈部仍感麻木，月经将至，白带量多，外阴、肛门有皮下硬肿块，大便不成形。舌淡红苔白腻，脉沉细。

守方去秦艽，片姜黄，海桐皮，加苦参、车前子、皂角刺各10g，葛根15克。每日1剂，水煎服。

三诊 2011年7月29日。再服14剂。颈肩、腰痛均好转，掌跖有极少散在脓疱，外阴经前无痛性硬肿块减轻，白带减少，大便成形。舌苔白腻，脉细滑。证治同前。

处方

柴胡15g	黄芩10g	法半夏10g	党参10g
桂枝10g	白芍10g	苍术10g	黄柏10g
车前子10g	穿山龙30g	金雀根30g	威灵仙15g
皂角刺10g	白芷10g	炒薏苡仁30g	炙甘草6g

每日1剂，水煎服。

四诊 2012年2月24日。加减服药半年，手跖掌脓疱疹未再发生，颈肩关节稍感疼痛，活动自如。守方去金雀根、威灵仙、车前子加赤小豆15g，葛根20g，继续服用。

以上方加减治疗至2014年1月，复查血常规、ESR、CRP均正常，诸症告愈，停止治疗。2016年9月随诊，病情稳定，未再复发。

按语

SAPHO综合征属于罕见疾病，是一种主要累及皮肤和骨关节的慢性无菌性炎症，即滑膜炎（synovitis）、痤疮（acne）、脓疱病（pustu-losis）、骨肥厚（hyperostosis）、骨炎（osteitis）的5个英文首字母的简称。临床表现主要包括骨关节病变和皮肤病变，间断性发作和缓解，可迁延多年。骨关节病变表现为受累骨关节处肿痛、压痛。最常见的是对称性前上胸壁肿痛，病情严重者可因局部骨肥厚压迫邻近神经血管结构，引起上胸壁及上肢的疼痛和水肿（即"胸出口综合征"）。其次为脊柱受累，表现为相邻两椎体融合，以胸椎最多见，腰椎、颈椎亦可累及。皮肤病变包括掌跖部脓疱病、痤疮及化脓性汗腺炎等的反复发作。实验室检查ESR、CRP可升高。RF、ANA大多为阴性，HLA-B27阳性率为30%。西医治疗多为经验性的，以非甾类抗炎药或联合柳氮磺胺吡啶及细胞毒类药物（CTX、MTX）为主，部分病情严重者也可加用激素或生物制剂。

董师近年来诊治过SAPHO综合征数十例，对其中医病名、病因病机和证治进行了较为深入探讨。认为SAPHO综合征的骨关节病变和皮肤病变，中医尚无对应的病名。骨关节病变表现为受累骨关节处肿痛，压痛及活动受限。最常见的是对称性前上胸壁肿痛，病情严重者可因局部骨肥厚压迫邻近神经血管结构，引起上胸壁及上肢的疼痛和水肿。其次为脊柱受累，表现为相邻两椎体融合，以胸椎最多见，腰椎，颈椎亦可累及，可归属于痹证中"骨痹"的范畴。因病变主要在骨关节和皮肤，很少有内脏受累，故又属"五体痹"。诚如《素问·长刺节论》所云："病在骨，骨重不可举，骨髓酸痛，寒气至，名曰骨痹。"至于皮肤病变的掌跖脓疱病则类似于中医的"病疮"，《诸病源候论·病疮候》记载"病疮者……多著手足间，递相对，如新生茱萸子。痛痒抓搔成疮，黄汁出，浸淫生长，坼裂时瘥时剧，变化生虫，故名病疮。"《医宗金鉴·外科心法要诀》亦载病疮"生于指掌之中，形如茱萸，两手相对而生。亦有成攒者，起黄色白脓疱，痒痛无时，破津黄汁水，时好时发，极其疲顽，由风湿客于肌腠而成。"

综上所述，SAPHO综合征是在情志，劳倦，饮食不节等基础上感受风寒湿热毒邪导致。由于其骨关节病变累及的前上胸壁，颈背，脊柱和骶髂关节等部位均为太阳经和少阳经循行之处。风寒湿热毒邪乘虚侵袭人体，痹阻于经络，导致营卫气血功能失调，太阳，少阳经气不利，运行不畅，不通则痛，故而循行之处疼痛反复发作，缠绵不愈。长期少阳枢机不利，营卫不和，气血失调，三焦气化失常，津液敷布障碍而致湿热蕴结，内不得通利，困阻于脾，则脾失健运而便溏；湿热下注，则男性阴囊潮湿或妇女白带量多；外不得宣泄，蕴郁成毒，阻于肌表而生掌跖脓疱病或肺风粉刺。即《灵枢·玉版第六十》所云："阴阳不通，两热相搏，乃化为脓。"故以太阳少阳两感，营卫气血失调，湿热蕴结成毒，瘀血阻络为主要病机。

本案以反复发作的掌跖脓疱，肩、颈、腰部疼痛为主，并出现右锁骨处肿痛和压痛，行骨移植术后疼痛改善不明显。董师采用经方柴胡桂枝汤为主治疗，本方出自《伤寒论》原文第146条："伤寒六七日，发热，微恶寒，支节烦疼，微呕，心下支结，外证未去者，柴胡桂枝汤主之。"其中"支节烦疼"一症,《说文解字》曰:"烦,犹剧也。"所谓烦疼,是言疼痛之剧烈。患者四肢关节疼痛难忍以致烦躁,绝非一般太阳病身疼痛所能比拟的,实因邪气已由少阳"气分"进入少阳"血分",气血痹阻致"支节烦疼"。柴胡桂枝汤仲景为治疗太阳与少阳并病而设,方中以小柴胡汤和解枢机,疏散邪热,清利肝胆;以桂枝汤调和营卫,通利气血,通络止痛。两方合用,治疗SAPHO综合征导致的胸胁、腰背、肢节疼痛,从经络循行而言,可以直达病所,切中病机。本案因其肝郁气滞,气机不畅,湿热瘀阻而见胸锁关节肿痛、胸闷憋气;少阳枢机不利则而湿热蕴结,内不得通利,困阻于脾,则脾失健运,湿热下注,则便溏、白带量多;外不得宣泄,阻于肌表而生手足脓疱。故随证加苍术、黄柏、苦参、车前子清热利湿湿,俟少阳疏达,营卫和谐,气机得以升降,湿热得以蠲除,终使反复发作的病情趋于稳定。提示我们遇到疑难病、罕见病,一定要遵循中医辨证论治的原则,在此基础上遣方用药,方可收效。

54.SAPHO综合征（骨痹）（二）

常某,女,66岁,退休教师。

就诊时间: 2007年10月9日。

主诉: 反复腰骶疼痛28年,胸肋部疼痛20年,加重1月。

病史: 患者1979年劳累后出现腰骶部疼痛、发僵,严重时不能久坐、弯腰受限,影响睡眠。1981年疼痛加重,伴午后低热、盗汗,化验ESR 34mm/h,腰椎X像:L_5前缘及以下骨质破坏,$L_5 \sim S_1$椎间隙变窄,诊断为"腰椎结核",抗结核治疗3年,腰骶部疼痛逐渐缓解,可打球、踢毽和外出旅游。1984年间断出现胸锁关节和胸肋关节灼痛,手提重物时加重。1988年复查骶髂关节相发现"耻骨联合及右骶髂关节间隙狭窄",曾多家医院就诊未能确诊。2000年后背出现片状有鳞屑皮疹,外用皮质激素好转。2003年6月劳累后再次发生胸部疼痛,且较前加重,化验ESR 29mm/h,PPD（＋）,CT示:胸骨柄、锁骨骨质破坏,腰骶椎体及附近多处骨质增生硬化吸收区;双骶髂关节面模糊,边缘增生硬化,关节间隙模糊、变窄。骶髂关节面下小囊变区。同位素骨显像：L$_4$、双侧骶髂关节、双侧胸锁关节、胸骨、多处肋骨见多发放射性浓聚区。因胸痛、肋痛反复发作，遂于2004年9月住本院风湿免疫科病房，认为骶髂关节骨质破坏及硬化明确，结合胸锁关节表现和皮损，诊断为SAPHO综合征。给与柳氮磺嘧啶和沙利度胺治疗2年，症状好转，但因出现皮疹而停药。近1月因高血脂服用立普妥后出现全身疼痛，胸骨后疼痛加重，自服NSHIDS药略有缓解。化验ESR 47mm/h。CRP 8.28mg/L，（正常值0～8mg/L）。骨密度示：股骨区骨质疏松明显。全身骨显像：胸骨下段相当于第6、8、10胸椎、第四腰椎、左侧骶髂关节及右侧坐骨可见异常放射性增高及浓聚区，性质待定，建议半年后随访。给予口服阿仑膦酸钠70mg/周，氨基葡萄糖2片Tid治疗，并就诊于中医。既往有高血压、高血脂12年。

现症 全身疼痛，以胸肋、腰骶、后背明显，躺卧后翻身受限。行走困难，持杖而行。畏寒肢冷，胸闷憋气，心烦易怒，口干汗出，脱发多，大便干燥，每日1行。舌红暗，苔薄白，脉沉细。

辨证立法 肝肾不足，肝郁气滞，营卫失和。治以补益肝肾，疏肝理气，调和营卫。方用独活寄生汤合四逆散加减。

处方

羌独活各10g	桑寄生20g	当归10g	生地30g
川芎10g	白芍15g	桂枝10g	细辛3g
秦艽10g	防风10g	柴胡10g	枳壳10g
生白术15g	续断15g	女贞子10g	补骨脂10g
炙甘草6g			

14剂，水煎服。

二诊 2007年10月23日。药后身痛减轻，怕冷感缓解，大便仍干燥不畅。舌红暗，苔白，脉沉细。证治同前。守方加肉苁蓉20g，黑芝麻15g，14剂，水煎服。

三诊 2007年11月13日。腰骶部和两胁疼痛为重，平卧已不痛，活动或转换体位时疼痛，以前每到冬天均易发热咽痛。舌红暗，苔白腻，脉细滑。证治同前。

处方

羌独活各10g	桑寄生20g	当归15g	生地30g
川芎10g	赤白芍各15g	桂枝10g	细辛3g
牛膝15g	生白术15g	党参10g	生黄芪30g

| 秦艽 10g | 柴胡 10g | 续断 15g | 补骨脂 10g |
| 鬼箭羽 15g | 桔梗 10g | 炙甘草 6g | 白花蛇舌草 30g |

14剂，水煎服。

四诊 2008年1月8日。全身疼痛减轻，活动不再受限，由持杖行走可以自己步履，翻身可，但起床仍费力，口干，大便不畅。证治同前。

处方
羌独活 各10g	桑寄生 20g	当归 15g	生地 30g
川芎 10g	赤白芍 各15g	桂枝 10g	细辛 3g
防风 10g	牛膝 15g	生白术 15g	生黄芪 30g
穿山龙 30g	柴胡 10g	枳壳 10g	补骨脂 10g
白花蛇舌草 30g	鬼箭羽 15g	桔梗 10g	炙甘草 6g

14剂，水煎服。

五诊 2008年2月14日。全身关节肌肉疼痛明显好转，不再怕冷，仍感僵硬不适，以胸胁为主，口干，舌淡红，苔薄白，脉沉细。证治同前。

处方
羌独活 各10g	桑寄生 20g	当归 15g	生地 30g
川芎 10g	赤白芍 各15g	桂枝 10g	细辛 3g
防风 10g	牛膝 15g	生白术 15g	穿山龙 30g
柴胡 10g	枳壳 10g	补骨脂 10g	郁金 10g
片姜黄 10g	丹参 15g	鬼箭羽 15g	金雀根 30g
炙甘草 6g			

14剂，水煎服。

六诊 2008年4月3日。1月前住本院内分泌病房，诊断为SAPHO综合征、骨质疏松症、2型糖尿病、高血压，用复方倍他米松注射液肌注后骨痛缓解。2周前感冒，现感寒热往来，咽痛、流涕、汗出、恶风、腹胀、大便不畅。舌黯，苔白腻，脉细弦。证属少阳郁热，营卫不和，夹有湿热。方用柴胡桂枝汤合平胃散加减。

处方
柴胡 12g	黄芩 12g	半夏 10g	桂枝 15g
白芍 15g	炙甘草 5g	苍术 10g	厚朴 10g
生薏仁 30g	枳壳 10g	菖蒲 10g	郁金 10g
银花 30g	连翘 10g	白僵蚕 10g	蝉蜕 10g

14剂，水煎服。

七诊 2008年5月22日。药后未再发热，身痛不明显，可翻身，仍感背痛。双眼干涩，分泌物较多，证治同前。方用小柴胡汤加减。

处方 柴胡15g　黄芩12g　半夏10g　生熟地_各10g
天麦冬_各10g　茵陈15g　炙甘草5g　石斛15g
丹皮10g　枳壳10g　当归10g　连翘10g
赤小豆15g　威灵仙15g　白蒺藜10g　蝉蜕10g。
每日1剂，水煎服。

八诊 2008年6月26日。后背及两胁疼痛，活动后减轻，化验ESR 42mm/h。CRP 4.43mg/L。守方去连翘、赤小豆、白蒺藜、蝉蜕加穿山龙30g，防风10g，秦艽10g。每日1剂，水煎服。

九诊 2008年10月27日。加减服用1月，可步行4000余米。再服2月，周身紧束僵硬感明显好转。化验ESR 41mm/h。CRP 4.7mg/L。近两周因气候变冷，又有周身疼痛，前胸后背紧束感。咽痛口干，大便不成形。舌红暗，苔薄白，脉沉细。辨证属肝肾不足，寒湿阻络，外感风热。方用独活寄生汤加减。

处方 羌独活_各10g　桑寄生20g　当归10g　生熟地_各10g
川芎10g　白芍15g　桂枝10g　细辛3g
秦艽10g　枳壳10g　白术10g　补骨脂10g
银花30g　板蓝根15g　桔梗10g　白花蛇舌草30g
鬼箭羽15g　金雀根30g　穿山龙30g　炙甘草6g
每日1剂，水煎服。

十诊 2008年12月29日。间断以前方加减服药2月。疼痛不明显，生活自理，正常行走。随诊8年，病情稳定。

按语
　　SAPHO综合征的骨关节病变以前上胸壁、肋骨受累最为多见，其次为骶髂关节、脊柱、趾骨联合处等，常单侧发病。本案初治时手足脓疱疹不明显，而以后背、腰骶部疼痛剧烈，活动受限为主诉，乃病程日久，累及肝肾、筋骨，故用独活寄生汤补肝肾、强腰脊、除风湿；其后因外感湿热毒邪，少阳、太阳经气郁滞不通，复以柴胡桂枝汤合平胃散加减两解太少、燥湿清热解毒，坚持守法守方，终使病情趋于缓解和稳定。

55.SAPHO综合征（病疮、骨痹）（三）

李某，男，33岁，司机。

就诊时间：2015年12月31日。

主诉：胸锁关节、腰背部疼痛、手足脓疱疹5月，加重2周。

病史：患者于2015年7月受凉后出现右胸锁关节、右肩部、右侧肋骨及腰背部、骶部疼痛痛，翻身困难，伴有双手足掌少量脓疱疹。2015年10月当地医院查：血WBC 12.3×10^9/L，NEUT% 71.3%；CRP 66.0mg/L。HLA-B27（＋）。骨扫描：右侧胸锁关节、右前第7肋骨、骶骨放射性异常浓聚，左侧髂骨放射性轻度聚集。骶髂关节MRI：双侧骶髂关节面欠光整、信号不均，脂肪抑制序列呈高信号，不除外强直性脊柱炎。诊断为"强直性脊柱炎、掌趾脓疱病"。予以柳氮磺吡啶0.5g tid、来氟米特10mg qd、甲氨蝶呤（MTX）7.5mg qw、沙利度胺50mg qd治疗，2015年11月20日开始加用益赛普25mg，皮下注射，每周2次（共11次），多部位疼痛逐渐减轻。但2周前出现手足脓疱疹加重，新发脓疱疹伴有渗出、破溃、渗血，局部脱皮，同时躯干部出现多处红疹、上有少量鳞屑、轻度刺痒。今为进一步诊治收住入院。

入院查体：双手足脓疱疹，局部破溃渗液、渗血，部分表皮脱落，手足皮肤干燥、皲裂渗血，四肢及躯干部多处散发红斑、上有鳞屑。右锁骨下可见一长8cm手术瘢痕。右胸锁关节略突出皮面，肋软骨、胸骨柄、右肩部压痛。胸廓扩张度正常，骨盆挤压试验（－），双下肢"4字"试验（－）。因不能站立，无法完成Schober试验。

辅助检查：血常规：WBC 7.51×10^9/L，NEUT% 48.1%，EOS% 12.1%，EOS# 0.91×10^9/L。ESR 30～60 mm/h；hsCRP 25.04mg/L。HLA-B27（＋）。胸部CT平扫：双侧腋窝肿大淋巴结，两肺门及纵隔多发小淋巴结，部分伴钙化。骶髂关节常规MRI：双侧骶髂关节炎性改变可能大。骨扫描：右胸锁关节、胸骨、相当于双侧第1前肋、第4、5、7-9、11胸椎多处椎肋关节、第5腰椎、骶椎、双侧骶髂关节异常所见，考虑为SAPHO综合征所致骨改变可能性大。左侧上下肢眼眶、相当于左第5前肋、右第7前肋、右侧髂骨异常所见，良性病变可能；双侧上下颌骨、双侧肩关节异常所见，炎性病变可能性大。皮肤科会诊意见：符合掌跖脓疱病。风湿免疫科会诊意见：PSA、SAPHO综合征，不除外银屑病性关节炎。建议用药：MTX 12.5mg qw；来氟米特10mg qd；安康信60mg qd。（2016年1月13日开始服用）

现症 双手、足掌密集的脓疱疹，伴有溢脓、渗血；无法持物和行走。右侧胸锁关节、肋骨、腰骶部、肩背部疼痛，皮肤干燥脱屑；疲劳、乏力，口干欲饮。舌暗红，舌体胖大、边有齿痕，苔黄腻，脉弦滑。

辨证立法 湿热痹阻，热毒蕴肤。治以清热祛湿，清热解毒。方用验方三两三合五味消毒饮加减。

处方

生黄芪30g	金银花60g	当归30g	柴胡10g
黄芩10g	赤小豆30g	野菊花30g	苦地丁30g
连翘10g	苦参10g	生黄柏10g	桔梗10g
生甘草15g			

每日1剂，水煎服。

二诊 2016年1月14日。服药2周，双手足脓疱疹部分结痂脱落，偶有新发脓疱疹出现，皮肤干燥、脱屑，皮损面积无明显缩小，腰骶部疼痛不明显。舌红暗，舌体胖大有齿痕，苔薄白，脉沉细。辨证为气血两虚、湿热蕴毒。治以益气养血润燥，清热解毒凉血，方选八珍汤合五味消毒饮加减。

处方

生黄芪30g	当归15g	白芍15g	生地黄10g
川芎5g	党参10g	土茯苓30g	炒白术10g
炙甘草6g	金银花50g	野菊花30g	苦地丁30g
蒲公英30g	紫背天葵10g	苦参10g	

每日1剂，水煎服。

再服7剂，双手足脓脓疱疹大部分消退，结痂脱落，皮肤干燥、脱屑，腰骶部酸胀缓解，未诉关节疼痛。复查：hsCRP 3.67mg/L，ESR 27mm/h。全血细胞分析：EOS% 9.3%，EOS# 0.62×10^9/L。2016年1月19日出院。

出院带药：生黄芪30g，当归10g，白芍10g，生地黄15g，熟地黄10g，秦艽10g，防风10g，黄芩10g，黄柏10g，桃仁10g，麦冬10g，酒女贞子10g，土茯苓30g，金银花30g，牡丹皮10g，生甘草10g，14剂。每日1剂，水煎服。

三诊 2016年2月19日。一直服用中药和MTX、来福米特。手足脓疱疹明显好转，偶出现几个，几天后自然吸收愈合。已不影响正常生活。现两肋和右肩膀活动时有轻微酸疼，舌淡暗，苔薄白，脉沉细。

处方

生黄芪 30g	党参 10g	白术 10g	茯苓 30g
当归 15g	白芍 15g	生地黄 10g	川芎 10g
金银花 30g	柴胡 15g	枳壳 10g	肉桂 5g
片姜黄 10g	穿山龙 30g	丹皮 10g	黄芩 10g
炙甘草 6g			

20剂。西药：MTX 12.5mg qw；来氟米特 10mg qd。

四诊 2016年3月31日。手足脓疱疹偶有几个，2、3天自行消退。右肩和右骶髂关节酸痛，余无不适。外院复查ESR 10mm/h；CRP 3.12mg/L。舌淡红，苔薄白，脉细滑。

处方

柴胡 15g	黄芩 15g	法半夏 10g	党参 10g
桂枝 10g	白芍 10g	生黄芪 30g	金银花 30g
当归 30g	片姜黄 10g	石见穿 30g	大血藤 30g
威灵仙 10g	生甘草 10g		

每日1剂，水煎服。嘱停西药MTX和来氟米特。

五诊 2016年8月11日。单纯服用中药半年，病情稳定，手足脓疱疹未再反复，基本痊愈。右侧胸锁关节略肿，但无疼痛。腰骶偶有酸痛。舌淡红，苔薄白，脉沉细。

处方

柴胡 24g	黄芩 15g	法半夏 10g	党参 10g
桂枝 10g	白芍 10g	白芥子 10g	露蜂房 6g
防风 10g	片姜黄 10g	威灵仙 10g	骨碎补 10g
牛膝 15g	忍冬藤 30g	大血藤 30g	炙甘草 6g
大枣 10g			

每日1剂，水煎服。

随诊半年，病情稳定，2016年12月化验ESR、CRP正常。嘱停药观察，至今未再反复。

按语

　　本案以反复发作的手足脓疱疹为主要临床表现，初诊时患者双手足密集的脓疱疹，局部破溃渗液、渗血，部分表皮脱落，手足皮肤干燥、皲裂渗血，因不能站立，甚至无法完成Schober检查，生活质量明显下降。患者ESR、CRP等炎性指标均明显升高，病情处于活动期，虽经西药柳氮磺吡啶、来氟米特、甲氨蝶呤、沙利度胺、甚至生物制剂益赛普治疗控制欠佳。数年前董师治疗本病的胸锁关节和脊柱关节疼痛者，基本以柴胡桂枝汤合独活寄生汤加减，如脓疱疹明显合用四妙丸加清利湿热、解毒通络，止痛效果尚可，但脓疱疹不易消除，此起彼伏，反复发作。后来参加全国中医风湿病会议，聆听了西苑医院房定亚教授介绍用验方"三两三"加味治疗本病，深受启发，用之临床，疗效显著。此方由生黄芪1两，当归1两，金银花1两，生甘草3钱组成，方中生黄芪，金银花补气托毒，是疮家圣药，既能生肌敛疮，又有通络开痹之功。当归为血中气药，既可补血，又可活血。甘草功擅解毒，主治疮疡肿毒，愈溃疡。四药合用，调和气血，托里解毒，如湿热毒邪重者可加土茯苓，生薏苡仁，肿节风，赤小豆等清热利湿解毒之药。窃思本病，不外湿热蕴结，流注关节，外发皮腠，治疗大法清热解毒利湿，疏肝理气调营。本案因合并银屑病关节炎，故而每每合用滋阴凉血、润燥解毒的药物如犀角地黄汤、滋燥养营汤等，经过半年多的治疗，完全停用西药，疗效满意，充分说明中医治疗本病是有疗效的，同时也提示我们不能忽视民间验方的功效。

　　总结董师治疗SAPHO综合征经验，基本分为以下几个证候：①肝胆气郁，湿热蕴毒：证见前上胸壁或胸锁关节，上部胸肋关节肿痛，或兼有胁肋部疼痛，按之痛剧，口干苦，胸胁闷胀，关节酸痛，手足掌脓疱疹反复发作。舌淡暗，脉弦细。治以疏肝理气通络，清利湿热解毒。方用柴胡桂枝汤合验方三两三加味。痤疮明显加苦参10g，丹皮10g；皮疹严重加野菊花30g，赤小豆30g；腰骶部疼痛加补骨脂10g，续断15g。②肝肾不足，湿热蕴毒：证见腰骶部或髋部关节疼痛，屈伸活动困难，腰部僵硬，夜间加重，翻身及俯仰受限，时有腰部畏冷。手足掌脓疱疹，反复发作，严重时破溃流水，大便不成形，妇女白带量多。舌淡红，苔白腻，脉沉细。治以补益肝肾，清利湿热。方用独活寄生汤和三妙丸加骨碎补、狗脊、丹参、鸡血藤、白芥子、土茯苓等。③血虚风燥，湿热蕴毒：证见胸锁关节、胁肋部疼痛，手足掌脓疱疹。皮肤干燥灼热，或泛发片状红斑，表面白屑脱落，伴有瘙痒。或颜面、胸背皮肤痤疮粉刺，油脂分泌多，手足心热，口干舌燥，尿黄，妇女白带量多发黄。舌红少津，苔黄厚腻。治以养血润燥，凉血清热，祛湿解毒。血虚风燥为重者用滋燥养营汤合犀角地黄汤加金银花、大青叶、白茅根、紫草等；湿热为重用当归拈痛汤合五味消毒饮加土茯苓、赤小豆、石见穿、车前子、汉防己等。

56.SAPHO综合征合并银屑病（病疮、骨痹）（四）

崔某，男，45岁，农民。

就诊时间： 2014年4月11日。

主诉： 双侧胸锁关节肿痛伴掌、跖部脓疱，腿及背部皮疹、痤疮反复4个月。

病史： 患者2014年1月无诱因左侧胸锁关节红肿热痛，呈刀割样疼痛，无活动受限。同时掌、跖部位出现密集皮肤脓疱，脱发，胸骨疼痛时则脓疱加重；双小腿可见银屑病样红色皮疹、表面干燥脱屑。2月中旬腿及后背又出现大面积痤疮，当地诊为皮肤毛囊炎、银屑病，给予口服雷公藤多苷片和中药泡洗无效而停用。4月初到我院化验血 CRP 13.46mg/L（正常值：0～10mg/L）、ESR 15mm/h（正常值：0～15mm/h）。骨扫描提示"双侧胸锁关节、T_{12}椎体偏左侧可见异常放射性浓聚区，结合病史符合SAPHO综合征诊断。

现症 左胸锁关节红肿疼痛、局部隆起高于皮肤，右侧胸锁关节肿痛较轻，VAS评分8分。双掌、足底反复脓疱、脱皮；背部和腿部痤疮明显。面红，汗出黏腻，大便2～3次/日，时不成形。舌淡暗，苔黄厚腻，脉沉细。

辨证立法 肝胆气郁、营卫不和、湿热蕴毒、瘀血阻络。治以疏肝理气、清热祛湿、解毒通络。方用柴胡桂枝汤合验方三两三加减。

处方

柴胡 15g	黄芩 10g	桂枝 15g	白芍 15g
生黄芪 30g	金银花 30g	忍冬藤 30g	当归 10g

生甘草10g　　　片姜黄10g　　　皂角刺10g

每日1剂，水煎服。

二诊 2014年5月23日。药后胸锁关节肿痛明显减轻，腰背部疼痛也有减轻，胸锁关节仍红肿压痛。VAS评分2分。皮肤痤疮减少。但双掌及足底仍多发脓疱，脱皮。大便一日3～4次，不成形。昨日当地县医院查ALT 73U/L、ALP 195U/L、GGT 167U/L、CRP 13.46mg/L（正常值：0～10mg/L）、ESR 15mm/H（0～15mm/H）。VAS评分2分。舌红苔黄腻，舌尖可见瘀点，脉沉细。辨证湿热蕴毒、血热血瘀。治以清利湿热，凉血解毒，方用验方三两三合温清饮加减。

处方 生黄芪30g　　　金银花30g　　　当归10g　　　生甘草10g
　　　黄芩10g　　　黄连6g　　　黄柏10g　　　炒栀子10g
　　　生地黄10g　　　白芍10g　　　牡丹皮10g　　　苦参10g
　　　赤小豆30g　　　连翘10g　　　凤尾草15g

每日1剂，水煎服。

三诊 2014年6月13日。患者手足脓疱疹加重，可见脓疱、脱皮，此起彼伏；胸锁关节疼痛无明显加重，仍有红肿，按之热痛。纳差，大便每日2～3次，不成形。VAS评分5分。2014年6月12日当地县医院查ALT 58U/L、ALP 151U/L、GGT 95U/L、CRP 10.56mg/L（0～10mg/L）、ESR 10mm/h；血常规中嗜酸性粒细胞比例升高为7.2%。舌脉如前。辨证为湿热蕴肤、血热风燥。方用当归拈痛汤加减。

处方 当归10g　　　党参10g　　　炒白术10g　　　苍术10g
　　　苦参15g　　　升麻10g　　　葛根15g　　　防风10g
　　　羌活10g　　　猪苓10g　　　黄芩10g　　　知母10g
　　　泽泻15g　　　马齿苋30g　　　蒲公英30g　　　赤小豆30g
　　　生薏苡仁30g　　　片姜黄10g

每日1剂，水煎服。

四诊 2014年7月4日。患者1周前进食较多狗肉，皮肤脓疱疹和红疹加重，骨节疼痛明显，手足心热，大便成形。VAS评分6～7分。又自服某保健药"西夏红"后，当地化验ALT 75U/L、ALP 190U/L、GGT 168U/L、ESR 42mm/H。舌淡红苔黄厚腻，脉沉细。辨证为热毒蕴肤、血瘀气滞。治以清热解毒、活血行气止痛。

处方

柴胡10g	黄芩10g	桂枝10g	生黄芪30g
金银花30g	当归10g	生甘草10g	茵陈30g
生薏苡仁30g	苦参10g	皂角刺10g	

每日1剂，水煎服。

五诊 2014年7月25日。胸锁关节疼痛较前仍有反复，夜间肩胛骨处僵硬疼痛，皮疹干裂，二便如常。VAS评分4分。舌淡红，苔黄腻稍厚，脉沉细。辨证为湿热蕴肤，阴虚血燥。

处方

生黄芪30g	金银花30g	当归10g	生甘草15g
蜈蚣2条	大血藤30g	蒲公英30g	赤小豆30g
秦艽10g	苦参10g	牡丹皮10g	柴胡15g
黄芩15g			

每日1剂，水煎服。

六诊 2014年10月31日。患者胸锁关节疼痛不明显，VAS评分2分。但皮损病情仍未缓解。主要是双手掌、足底的脓疱疹反复发作，此起彼伏，双下肢泛发银屑病样皮损，色暗红，局部干燥瘙痒脱屑，大便不成形。复查ALT 62U/L、GGT 69U/L、血沉 4mm/h、CRP 4.83mg/L。舌红体胖大，苔黄厚腻，脉弦。重新辨证为湿热蕴毒，血虚风燥，方用验方三两三合滋燥养荣汤、犀角地黄汤加减。

处方

生黄芪30g	金银花30g	当归10g	生甘草10g
熟地黄10g	生地黄15g	白芍10g	黄芩10g
防风10g	秦艽10g	牡丹皮10g	水牛角粉(包煎)10g
皂角刺10g	苦参10g	赤小豆30g	桂枝10g
白鲜皮10g	大青叶10g		

每日1剂，水煎服。

七诊 2014年12月12日。手掌和足底新发脓疱疹明显减少，皮肤仍干燥，脱屑较前好转，双下肢银屑病样皮疹较前好转，胸锁关节疼痛减轻，局部不红肿，舌红苔白厚腻，脉沉弦。辨证为湿热蕴肤、血瘀气滞。

处方

| 生黄芪30g | 金银花30g | 当归10g | 生甘草10g |

生地黄 15g	白芍 15g	牡丹皮 10g	水牛角粉(包煎) 10g
蝉蜕 10g	白鲜皮 10g	秦艽 10g	防风 10g
紫草 15g	蜈蚣 1条		

每日1剂，水煎服。

八诊 2015年1月9日。手掌皮肤脓疱疹基本痊愈，无皮肤干燥脱屑，足底无新发脓疱，皮损痊愈；双足跟干燥，左侧胸锁关节偶尔隐痛；VAS评分2分。双小腿银屑病样皮疹较前减轻。口稍苦，纳食正常；大便偏稀。血常规、肝功能正常，CRP 3.5mg/L，血沉2mm/h。舌红苔黄腻稍厚，脉弦滑。

处方

生黄芪 30g	金银花 30g	当归 30g	生甘草 10g
生地黄 15g	白芍 15g	牡丹皮 10g	水牛角粉(包煎) 10g
黄芩 10g	牛膝 15g	秦艽 10g	防风 10g
紫草 30g	蜈蚣 1条	柴胡 10g	石见穿 30g

每日1剂，水煎服。2年后随诊，药后骨节疼痛和手足脓疱疹均告愈，一如常人，迄今未再复发。

按语

本案为SAPHO综合征合并银屑病患者，除了明显的胸锁关节肿痛，还伴有严重的掌、跖脓疱，腿及背部皮疹、痤疮，生活质量明显下降。常由平素生活方式不良，嗜食油腻厚味，脾胃运化失常，导致湿热蕴毒，外发肌肤，热灼血肉生脓，则手足脓疱、痤疮反复发作；热伤肺津，阴虚血燥，血不润肤则皮肤干裂脱屑、红疹。加之感受风寒湿热毒邪，经络痹阻，营卫气血功能失调，故太阳、少阳两经气血不利，运行不畅，"不通则痛"，出现胸锁关节、肩颈、腰背等处的肿痛。董师治疗针对其掌跖脓疱病、银屑病的皮损，应用验方三两三、当归拈痛汤、犀角地黄汤等加减，清热解毒排脓、凉血活血养血；又针对皮肤干裂、脱屑的血热风燥病机，加用滋燥养营汤以养血活血、凉血润燥。针对太阳、少阳两经气血不利的胸锁关节肿痛应用柴胡桂枝汤疏肝理气，调和营卫，消肿止痛。纵观本案治疗全过程，董师并不拘泥于一方一法，而是根据其病机演变，圆机活法，疏理肝胆、调和营卫、行气活血、清热解毒、凉血润燥各有侧重，控制了病情反复，取得满意疗效。

57.POMES综合征（痿证）

张某，女，43岁。

就诊时间： 2011年6月14日。

主诉： 四肢麻木伴双下肢无力、肿胀、肌肉萎缩、运动障碍，进行性加重2年余。

病史： 患者于2008年12月"人流"术后受凉，出现双下肢肌肉疼痛伴双眼睑水肿，在当地口服止痛药2月后疼痛逐渐缓解。但逐渐双足拇趾麻木，双下肢无力，上楼费力。1个月后行走无力加重，需人搀扶，下蹲后不能站起，同时双膝以下肿胀。当地医院诊断为"结缔组织病"，予口服地塞米松片1.5mg/d半月，双下肢肿胀消失，其他无改善，并逐渐感双上肢远端麻木。2009年6月至12月在北京宣武医院诊断为"慢性格林巴利综合征"，应用丙种球蛋白冲击和甲泼尼龙48mg/d治疗，病情仍反复，四肢麻木及无力进行性加重，双侧小腿外侧烧灼感，行走如踩棉感，双下肢肌肉明显萎缩。治疗期间因大剂量激素导致类固醇糖尿病，甲泼尼龙逐渐减量至8mg/d。2011年5月住北京大学人民医院神经内科，确诊为POMES综合征，行血浆置换术，并口服甲泼尼龙、硫唑嘌呤、二甲双胍、肠溶阿司匹林、氢氯噻嗪及维生素B族治疗，效果不明显，就诊于中医。

现症 双下肢痿软，肌肉萎缩，不能站立行走，故坐轮椅车来诊。观其面色黧黑，皮肤干燥，色素沉着明显。手足肿胀发硬、刺痛，杵状指。四肢麻木疼痛，影响入睡，阴天加重。双肘、手指关节僵硬，弯曲不利，小腿间断烧灼感。乏力神疲，畏寒肢冷，视物模糊，情绪低落。大便不畅，小便短少，闭经2年。舌淡胖齿痕，苔薄白，脉微细。

辨证立法 阴阳两虚，脾肾不足，瘀阻络脉。治以温阳育阴，培补脾肾，逐瘀通络。方用地黄饮子合补阳还五汤加减。

处方

熟地黄30g	山萸肉10g	石斛20g	麦冬15g
五味子10g	肉桂10g	肉苁蓉10g	黑附片（先煎）10g
巴戟天10g	菖蒲10g	远志10g	生黄芪30g

| 当归10g | 川芎10g | 赤芍15g | 桃仁10g |
| 红花10g | 地龙10g | 炙甘草6g | |

每日1剂，水煎服。

二诊 2011年7月18日。服药1月，乏力神疲好转，但畏寒肢冷、手足麻木、肿胀、疼痛未改善，下肢无力，不能步履，大便不畅，排出无力，小便不利。证治同前，易方用金匮肾气丸合黄芪桂枝五物汤加减。

处方

熟地30g	山萸肉15g	山药15g	黑附片(先煎)10g
桂枝10g	淫羊藿10g	菟丝子15g	茯苓30g
当归15g	炙黄芪30g	生白术30g	党参15g
锁阳15g	大蜈蚣2条	炙甘草6g	鹿角胶(烊化)15g

每日1剂，水煎服。

三诊 2011年11月24日。服用4月余，精神体力增加，四肢肿胀好转，疼痛减轻，肌肉萎缩未进展，二便通畅，复查血糖等各项生化指标均正常。停用氢氯噻嗪片。舌淡胖，苔薄白，脉沉细。证治同前。

处方

熟地黄30g	山萸肉20g	生山药15g	丹皮10g
茯苓15g	泽泻10g	桂枝15g	黑附片(先煎)10g
淫羊藿10g	仙茅10g	巴戟天10g	鹿角胶(烊化)15g
锁阳15g	炙黄芪50g	当归10g	龟板胶(烊化)15g
红景天15g	麦冬10g	五味子10g	炙甘草6g

每日1剂，水煎服。

四诊 2012年1月27日。服药半年后月经来潮，色量如常。甲泼尼龙减至6mg/d。体力、精神状态等有明显改善，四肢肿胀、麻木、疼痛、针刺感逐渐好转。守方去龟板胶、麦冬、五味子加白芍15g，黄精15g，生白术30g，茯苓30g，蛇床子3g，继续服用3个月。

五诊 2012年4月12日。肢体肌力有进步，手足感觉较前有力，可以挂双拐在房间慢步。四肢末端仍有轻度水肿，服中药后尿量较多。皮肤干燥、色素沉着都有改善。月经规律来潮。舌淡胖，苔薄白，脉沉细。证治同前。

处方

| 熟地黄50g | 山萸肉20g | 生山药15g | 黑附片(先煎)10g |
| 桂枝15g | 肉桂5g | 淫羊藿20g | 仙茅10g |

巴戟天 10g	锁阳 30g	炙黄芪 50g	当归 15g
红景天 15g	炙甘草 10g	生白术 30g	鹿角胶 (烊化) 15g
茯苓 30g	防己 10g		

20剂，每日1剂，水煎服。

六诊 2012年7月13日。病情稳定，停用硫唑嘌呤，甲泼尼龙仍为6mg/d。仍感四肢肿胀，下肢无力。舌淡暗胖大齿痕，脉沉细。证治同前。

处方
熟地黄 30g	山萸肉 20g	生山药 15g	肉桂 6g
淫羊藿 20g	仙茅 10g	巴戟天 10g	锁阳 30g
炙黄芪 50g	当归 15g	黄精 15g	黑附片 (先煎) 10g
怀牛膝 15g	茯苓 30g	泽泻 30g	鹿角胶 (烊化) 15g
生白术 30g	丹皮 10g	菟丝子 15g	

每日1剂，水煎服。

七诊 2012年12月2日。服药4个月，病情稳定，手足肿胀时或反复，麻木疼痛减轻，下肢肌力逐渐恢复，月经正常来潮，走路仍靠双拐。舌淡红，脉沉细。证治同前。

处方
熟地黄 30g	山萸肉 20g	生山药 15g	桂枝 10g
淫羊藿 20g	仙茅 10g	巴戟天 10g	泽兰 15g
炙黄芪 50g	防风 10g	红景天 15g	鹿角胶 (烊化) 15g
益母草 15g	菟丝子 15g	炒枣仁 15g	黑附片 (先煎) 10g
生白术 30g	丹皮 10g	茯苓 30g	泽泻 30g

每日1剂，水煎服。

经以上治疗，患者病情逐渐好转。2013年5月至9月，患者能坐在电脑前自己动手用指关节打字，肢体刺痛均明显减轻，上楼较前轻松，在搀扶下能下楼活动。2013年9月，甲泼尼龙继续减量为4mg/d，可借助拐杖独立去卫生间。此后患者间断随诊调整方药，至2015年9月，四肢僵硬疼痛明显缓解，可以独立在床边站立。2016年11月患者脱离拐杖慢步行走，目前仍在治疗随诊中。

按语

POMES综合征是浆细胞瘤或浆细胞增生导致的多系统损害的一种综合征，常有多发性周围神经病、脏器肿大、内分泌紊乱，M蛋白增高和皮肤改变，并可出现全身水肿、胸腹腔积液、杵状指和心力衰竭等的症状，临床较为罕见。如根据本病乏力神疲，畏寒肢冷、水肿，胸腹腔积液、皮肤色素沉着、男性阳痿、女性闭经等症状，可归属于中医虚劳的范畴；但从肢体麻木、疼痛、无力以及肌肉萎缩、运动障碍的表现，似又可归属于痿证范畴。

本案系人流手术之后，气血不足，感受风寒出现四肢麻木伴双下肢无力、肿胀、肌肉萎缩、运动障碍等症状，西医确诊为POMES综合征，虽经皮质激素、免疫抑制剂等治疗，病情仍有进展。应属于中医的虚劳，所谓积虚成损，积损成劳，即因脏腑元气亏损，精血不足所表现出的一类慢性虚损病症。清代费伯雄云："五脏六腑，化生气血；气血旺盛，营养脏腑。虚劳内伤，不出气血两途。治气血虚者，莫重于脾肾。"并认为"气之根在肾"，"血之统在脾"。盖肾为先天之本，脏腑阴阳之根，藏精主骨。肾气不足，肾精匮乏，则筋骨失养，故下肢痿软无力；肾阳虚衰，不能温煦于下，故肢体肿胀、麻木、冷痛。肾虚日久可导致后天脾胃虚弱，无以化生精微，四肢肌肉失却营养，故无力萎缩；脾虚则土不制水，又可引起水饮泛滥，则水肿尿少。气虚无力推动血行，气虚血滞，脉络瘀阻则肢体麻木疼痛、闭经。舌淡胖、齿痕，脉微细均为阴阳两虚，脾肾不足，瘀阻络脉之证。董师治疗先后用河间地黄饮子、金匮肾气丸、二仙汤、黄芪建中汤、防己黄芪汤、补阳还五汤随证加减，以温阳育阴、补肾填精、利水除湿、温通血脉。方中重用生黄芪、党参、黄精、生白术等益气健脾；附子、肉桂或桂枝、鹿角胶、淫羊藿、巴戟天、锁阳等温补肾阳、强筋壮骨；熟地黄、山萸肉、山药、龟板胶、菟丝子、红景天等补益肝肾、滋养脏腑；茯苓、泽泻、汉防己利水消肿；桂枝、当归、地龙、蜈蚣逐瘀通络。深得《素问·阴阳应象大论》"形不足者，温之以气，精不足者，补之以味"之旨。因本案属慢性沉疴重疾，董师治疗调补并不急于求速效，而是坚持守方守法，使水谷精微不断化生，则阴阳气血逐渐恢复。本案疗程历经5年，激素减到每日仅服1片维持，病情明显缓解稳定，精神体力日渐好转，由原来的坐轮椅车恢复到脱离拐杖慢步行走；由双肘、手指关节僵硬，弯曲不利恢复到自己动手用指关节电脑打字，堪称满意，目前仍在随诊治疗中。

58.淋巴管瘤（痰核）

赵某，男，16岁，学生。

就诊时间： 2010年7月16日。

主诉： 右颈部皮下肿块反复发作15年，复发1年。

病史： 患者出生8个月时家长发现其右颈部肿块2cm×3cm大小，未予重视。2岁时因出现咳喘、气促，当地医院胸部CT检查示：纵膈巨大肿瘤，瘤体上至颈部，下至膈肌。遂于1996年在北京儿童医院行手术切除，术后病理报告为颈部、纵膈淋巴管瘤。12岁（2006年11月）时患者活动后出现胸闷、心慌、气短，右颈部肿块复发，外院胸部CT示：右侧颈部肿物，伴颈内动脉节段性闭塞，心包积液。考虑淋巴管瘤可能性大。在武警部队总医院行右颈部肿物部分切除活检术，病理证实为淋巴管瘤。出院后服中药治疗半年后肿物逐渐变小。2009年2月在北京同仁医院复查胸部CT示：右侧颈部局部皮肤、皮下及颈阔肌层次结构紊乱。右侧颈部皮下及右侧胸廓上口及前上纵隔可见不规则混杂长 T_1 长 T_2 信号影，边界不清，增强后可见中度强化。上缘起自环状软骨水平，后方累及颈椎前间隙及右侧斜方肌，向下达主动脉弓水平。喉腔未见变窄。病变包绕右侧颈部大血管及气管右后方，颈部气管位置轻度左移。左侧颈根部头臂静脉前方少量混杂长 T_1 长 T_2 信号，增强后明显强化。印象：右侧颈部皮下及右侧胸廓上口及前上纵隔不规则软组织影，包绕右侧颈部大血管及气管，考虑淋巴管瘤复发可能性大；左侧头臂静脉欠少量异常信号影，考虑淋巴管瘤可能性大。1月前右颈部肿块增大，伴有疼痛，本院风湿科化验抗ENA抗体：抗SSA抗体阳性，其他免疫指标均正常。眼科检查：干眼症；口腔黏膜科：唾液流率0.08ml/min。唇腺活检病理：小涎腺小叶结构清楚，腺泡轻度萎缩，导管轻度扩张。腺泡及导管周围散在及小灶性淋巴细胞、浆细胞浸润。因不愿再次手术，求治于中医。

现症 右颈部可扪及2～3个皮下肿块，约有3cm×4cm大小，质地较硬，自觉发胀，轻度压痛，胸闷憋气感，余无所苦。舌淡胖，苔薄白，脉弦滑。

辨证立法 肝胆气郁，痰瘀互结。治以疏肝利胆，软坚散结，方用小柴胡汤合升降散加减。

处方

柴胡10g	黄芩10g	半夏10g	白僵蚕10g
蝉蜕10g	片姜黄10g	龙葵15g	山慈菇10g
土贝母10g	连翘10g	夏枯草10g	赤芍10g
土茯苓15g	炙甘草6g		

30剂，水煎服。

二诊 2010年9月17日。药后右颈部肿块明显缩小为1.5cm×1.5cm，压痛消失，胸闷憋气好转。守方加黄药子5g，再服30剂。

三诊 2010年12月10日。右颈部肿块逐渐变小，并基本消失，舌红苔薄白，脉沉滑。

处方

熟地黄15g	生麻黄6g	天花粉30g	鹿角胶(烊化)10g
炮姜炭10g	肉桂10g	白芥子10g	炙甘草6g
山慈菇10g	皂角刺10g	土贝母10g	

30剂，水煎服。

四诊 2011年1月14日。右颈部可扪及绿豆大小淋巴结2~3个，无压痛。除口干外无特殊不适。舌红少苔，脉细滑。2011年1月10日胸部CT示：右侧颈部局部皮肤、皮下及颈阔肌层次结构紊乱。右侧颈部皮下及右侧胸廓上口及前上纵隔可见不规则混杂T_1混杂T_2信号影，边界不清，增强后可见中度强化。病变上缘起自环状软骨水平，后方累及颈椎前间隙及右侧斜方肌，向下达主动脉弓水平；右侧胸锁乳突肌较对侧薄。喉腔未见变窄。病变包绕右侧颈部大血管及气管右后方，颈部气管位置轻度左移。左侧颈根部见少量混杂长T_1长T_2信号，增强后明显强化。颈部右侧Ⅱ、Ⅲ区小淋巴结可见。印象：右侧颈部术后改变。右侧颈部皮下及右侧胸廓上口及前上纵隔不规则软组织影，包绕右侧颈部大血管及气管，较前(2009年2月4日)变化不大。证治同前。

处方

柴胡10g	白芍10g	枳实10g	山慈菇10g
浙贝母10g	夏枯草15g	白芥子10g	龙葵15g
皂角刺10g	黄药子5g	天花粉30g	生牡蛎30g
生甘草6g			

30剂，水煎服。

五诊 2011年3月4日。药后右侧颈部淋巴结变小、变软，无压痛。口干、眼干涩，舌胖大少苔，脉细滑。证治同前。守方配制丸药巩固治疗。

处方
柴胡30g	黄芩30g	法半夏30g	炙甘草30g
玄参90g	白僵蚕30g	山慈菇30g	浙贝母30g
夏枯草30g	白芥子20g	龙葵50g	黄药子20g
鬼箭羽50g			

诸药共研细末，水泛为丸，如梧桐子大小，每次6g，每日3次。

六诊 2011年11月18日。一直服用丸药，病情稳定，右颈部淋巴结消失，无压痛，余无不适。舌胖大，少苔，脉细滑。

处方
柴胡30g	黄芩30g	连翘30g	天花粉90g
玄参90g	白僵蚕30g	山慈菇30g	土贝母30g
夏枯草30g	白芥子20g	半枝莲50g	黄药子20g
露蜂房20g	鹿角霜30g	炙鳖甲60g	

诸药共研细末，水泛为丸，如梧桐子大小，每次6g，每日3次。

七诊 2012年3月2日。右颈部又可及2～3个黄豆大小淋巴结，轻压痛，口干失眠，舌淡胖齿痕，苔薄白，脉细滑。守方去炙鳖甲、天花粉、连翘加荔枝核60g，橘核30g，昆布30g，再配1料水丸继服。

八诊 2013年7月12日。水丸服用至今，右颈部淋巴结每因感冒出现，时起时消。余无不适。舌淡红，胖大齿痕，脉弦滑。

处方
柴胡30g	黄芩30g	法半夏30g	党参30g
南星30g	玄参90g	白僵蚕30g	山慈菇30g
土贝母30g	陈皮30g	夏枯草30g	白芥子20g
黄药子20g	露蜂房30g	鹿角霜30g	生牡蛎100g
丹参60g	炙甘草30g。		

诸药共研细末，水泛为丸，如梧桐子大小，每次6g，每日3次。

九诊 2014年4月7日。间断服用上方，病情稳定，右颈部淋巴结一直未出现，局部皮肤柔软。无特殊不适。守方加炙鳖甲100g，再配1剂水丸继服。

十诊 2015年5月28日。停服中药8个月，病情稳定，无明显不适。今日北京医院复查颈部CT：右上纵膈、右锁骨上窝及右颈动脉鞘周围不规则异常信号，T2WI上呈混杂高信号，其内多发囊状更高信号，T1WI呈混杂稍低信号，局部与周围组织分界不清，DWI未见未见明确增高信号。两侧颈动脉鞘周围多发肿大淋巴结，最大短径约1cm，右侧显著。印象：右上纵膈、右锁骨上窝及右颈动脉鞘周围不规则异常信号，颈部多发肿大淋巴结，建议MR增强扫描。嘱继续观察。

按语

　　淋巴管瘤非常罕见，西医主要采用手术治疗，但难以根治。本案以颈两侧皮下肿物、淋巴结肿大起病。考虑年幼，阳气不足，无以化气生津和输布水液，聚而成痰；痰湿阻滞气机；气机不畅，脉道阻涩，气血运行不畅，血滞成瘀。痰瘀互结，闭阻经脉，则见痰核、硬结。肿块局部肤色如常，无红肿热痛，病位在肝胆少阳经循行之部位，故辨证为少阳经气不利，痰瘀互结。治疗始终应用小柴胡汤合升降散加化痰祛瘀、软坚散结之品。所加连翘、天花粉、玄参、山慈菇、土贝母、夏枯草、白芥子、半枝莲、黄药子、露蜂房、炙鳖甲、南星、生牡蛎等均为中医治疗肿瘤的常用药物。其中小柴胡汤和解少阳、疏肝利胆、通畅枢机、扶正祛邪，应用范围相当广泛；升降散虽为温病之方，具有升清降浊、散风清热之效，因此笔者常用于治疗风热蕴结，痰热不清之咽喉疼痛、腮腺肿大、颈部肿物等疾病，两方相互配伍，增强疏肝利胆、散风清热的功效。本案的治疗，也体现了古方今用的思路。虽未能根治，但缓解了病程的进展。

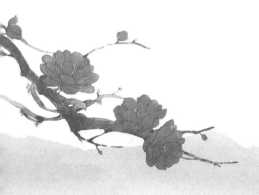

其他疾病

1.牙周炎（牙宣）

刘某，女，46岁，工人。

就诊时间： 2005年11月23日。

主诉： 牙龈肿痛，上腭溃疡2周。

病史： 患者既往有慢性乙型肝炎12年。支气管哮喘史40年，每年哮喘均在秋冬季节发作，伴咽痒咳嗽。本月初因受凉后咽干、声音嘶哑，头昏咳嗽，服用某医清燥救肺汤加减7剂后音哑、咳嗽控制，但出现左上牙龈肿痛，上腭溃疡疼痛，乏力神疲，两臀及腰骶部冷如冰块，口不干，二便如常。舌淡红胖，边有齿痕，脉沉细无力。

辨证立法 肾阳不足，虚火上炎，治以温阳补肾，引火归元。方用七味都气丸加减。

处方

熟地24g	山萸肉12g	山药12g	丹皮15g
茯苓15g	泽泻10g	五味子10g	肉桂5g
黄连5g	怀牛膝10g	补骨脂10g	炙甘草5g

7剂，水煎服。

二诊 药后牙龈肿痛、上腭溃疡均愈，仍有咽痒咳嗽，痰白黏，偶有胸闷喘息，舌淡红胖，苔薄白，脉沉细。此为肺肾两虚，痰湿内停之证，以金水六君煎加味治之。

处方

当归10g	熟地30g	半夏15g	陈皮15g
茯苓30g	炙甘草10g	杏仁10g	苏叶10g
桔梗10g	枳壳10g	白芥子5g	

7剂，水煎服。

三诊 2005年12月7日。药后咽痒咳痰，胸闷喘息均好转，但牙龈又有肿痛，腰骶发凉，口不干。舌淡红胖，苔薄白，脉沉细。此火不归元仍未根治，继以初诊治法化裁。

处方

| 熟地24g | 山萸肉12g | 山药12g | 丹皮15g |
| 茯苓15g | 泽泻10g | 五味子10g | 肉桂5g |

黄连5g　　　　怀牛膝10g　　　淫羊藿10g　　　炙甘草5g

14剂，水煎服。药后诸症告愈，未再牙痛、口糜。

按语

　　牙宣一病，多宗清泄胃火或大肠湿热为治，因上龈属足阳明胃经、下龈属手阳明大肠经之所过，胃火及大肠湿热循经而熏蒸上攻则牙龈肿痛。然本案之牙宣，既无口干口苦、恶热烦躁、舌红苔黄之阳明胃热，又无腹胀便秘、腹痛脉滑之大肠腑实，而是以乏力神疲，两臀及腰骶部冷如冰块，舌淡红胖，边有齿痕，脉沉细无力的一派肾阳虚绥为其表现，因此辨证肾阳不足，虚火上炎，治用七味都气丸加减以温阳补肾，引火归元；黄连配伍肉桂为交泰丸以交通心肾；加牛膝引火下行，服药7剂而效如桴鼓。此属中医从治之法，不可不知。

2.声带囊肿（喉瘤）

朱某，女，56岁，干部。

就诊时间：2014年12月8日。

主诉：咽干咽部异物感3月，声音嘶哑、咽痛2周。

病史：患者1年前因声带息肉行手术治疗，术后恢复良好。今年8月下旬感冒后咽喉不适，有异物感，外院按"炎症"服用抗生素治疗2周无效。2周前出现咽干咽痒，声音嘶哑、咽痛、咽部异物感加重。2014年11月4日在同仁医院耳鼻喉科检查：左声带前中部可见广基膨出息肉样新生物，右声带对应处黏膜增厚，双声带活动可，闭合有缝。11月18日服用某中医的清热解毒，散风利咽中药7剂无效。11月25日电子喉镜示：双声带水肿，左声带中部广基膨出淡黄色类圆形囊肿样物，黏膜波左声带中度、右声带轻度减低。印象：双声带任克水肿，左声带囊肿，声带息肉术后。纤维胃镜示：反流性食管炎。拟行电子喉镜声带囊肿手术，被患者拒绝，就诊于中医。

现症 声音嘶哑，口咽干燥，不思饮，咽喉疼痛，自觉肿胀，堵塞不畅，痰黄黏稠不利，反复清利嗓子。胸闷憋气，性急易怒，反酸嗳气，大便干燥，舌红苔黄，舌苔上覆盖白沫。脉滑数。

辨证立法 风热蕴结，痰湿阻滞，治以散风清热，化痰散结，方用升降散合半夏厚朴汤加减。

处方

白僵蚕 10g	蝉蜕 10g	片姜黄 10g	生大黄 (后下)3g
炒栀子 10g	丹皮 10g	炙甘草 6g	熟大黄 (后下)6g
陈皮 10g	清半夏 10g	茯苓 30g	厚朴 10g
苏梗 10g	浙贝母 10g	枳实 10g	白芥子 6g
山慈菇 10g	乌梅 10g	肿节风 30g	金果榄 10g

每日 1 剂，水煎服。

二诊 2014 年 12 月 22 日。声音嘶哑、咽喉疼痛好转，大便通畅，仍感咽喉不利，痰黏腻，似有异物。3 天前受凉后声音嘶哑反复，舌胖红，苔黄，脉细滑。守方去乌梅加金银花 30g、紫菀 10g，14 剂，水煎服。

药后声音嘶哑、咽部异物感均告愈，2015 年 1 月 26 日电子喉镜复查：双声带水肿及左声带囊肿消失。2015 年 6 月 6 日随诊，未再反复。

按语

中医古籍无声带息肉或声带小结、声带囊的病名，根据其声音嘶哑为主的临床表现，应属于喉瘖的范畴。《张氏医通》云："若舌本不能转运言语而喉中声嘶者，则为喉瘖，此亦风痰阻塞，使气道不通，故声不得发，而喉无音也，大抵此证多有禀赋不足，不能言语者。"

咽喉是中医上经脉循行交汇之处，除了心包经、膀胱经间接通过咽喉外，其余经脉直接通达咽喉。喉是呼吸的门户和发音器官。肺主声，声音出于肺而根于肾。肺的经脉过喉，故喉的通气和发音与肺有关。肺主气，声由气发；肾脉挟舌本，肾精充足，上承会厌，鼓动声道而出声。因此，肺为声之门，肾为声之根。如邪气客肺，则"金实则无声"，发生声音嘶哑为实证。咽部为胃系所属，胃腑蕴热则咽部红肿疼痛；肺为储痰之器，肺气不宣，痰湿阻滞，必然导致咽喉气机不畅而发声不利。肝经同样循行于咽喉部，肝气郁结或肝郁化火均可导致气机疏泄升降失常而气血凝滞于咽喉导致发声异常。正如《临证指南医案·卷二》华岫云按曰："发声之本在于肾，其标则在乎肺。病有虚实，由咳嗽而起者居多。或肺有燥火，外感寒邪，火气郁而喑者；有肺金燥甚，木火上炎，咽干喉痹而喑者；有风热痰涎，壅遏肺窍而喑者；有嗔怒号叫，致伤会厌者；亦有龙相之火上炎，凌烁肺金，久咳不已而喑者；有内夺而厥，则为喑痱，此肾虚也。"

本案患者长期从事幼教工作，过度用嗓，耗伤肺气，气虚则津停为痰，情志过激，肝胆郁热，复因外感风热，灼津为痰，痰瘀互结，阻与咽喉，故而声音嘶哑、咽喉不利、咽痛、咽痒、加之原有反流性食管炎导致脾胃痰湿不化，胃气上逆，又见反酸嗳气，时时气逆。治疗以升降散为主方，宣散风热，利咽解毒；栀子、丹皮、肿节风、金果榄清热解毒、开音止痛；合用半夏厚朴汤加浙贝母、枳实化痰燥湿，理气开郁；乌梅、山慈菇、白芥子软坚散结，此乃辨病之用。总以从肝肺脾胃入手，清热解毒、宣散风热、化痰燥湿、软坚散结立法。经治1个月，不仅咽痛、咽部异物感告愈，而且复查喉镜声带水肿及左声带囊肿也消失，使患者免于手术之苦，说明中医不但整体调整治疗功能性失常，也可以治疗器质性疾病。

3.过敏性鼻炎伴哮喘（鼻鼽、哮病）

李某，女，55岁。

就诊时间： 2014年5月10日。

主诉： 发作性打喷嚏、流涕3年，哮喘2年。

病史： 患者3年来发作性打喷嚏、流涕，无季节性，冬季尤频发。偶有低热，当地医院过敏原检测对尘螨、真菌过敏。鼻喷雷诺考特、吸入舒利迭、口服孟鲁司特钠片有暂效，但不巩固，而且心慌、手抖。2013年12月北京协和医院给予信必可都保吸入出现全身水肿，颌下淋巴结肿大而停药。4月24日化验血白细胞6.23×10^9/L；嗜酸性粒细胞10.8%、绝对值0.68×10^9/L；免疫球蛋白E 663kU/L。肺功能测定阻塞性通气功能障碍。支气管舒张试验阳性。胸部高分辨CT：左上肺后段淡片状影，纵膈淋巴结肿大。现口服酮替芬、顺尔宁，用雷诺考特喷鼻、舒利迭吸入治疗。

现症 频繁打喷嚏，有时连续数十个不止，伴流清涕。每日均有咳喘，白色泡沫状痰，喉中痰鸣音，甚则不能平卧，影响睡眠。胃痛反酸，大便黏腻不畅，舌紫暗胖大，苔薄白。脉沉弦。

辨证立法 寒饮伏肺，肝经郁热，外感风邪。治以温肺化饮，疏肝清热，方用逍遥散合麻黄连轺赤小豆汤加减。

处方

丹皮 10g	黄芩 10g	当归 10g	白芍 10g
柴胡 10g	白术 10g	干姜 6g	法半夏 10g
细辛 3g	五味子 10g	炙麻黄 6g	连翘 10g
赤小豆 15g	桑白皮 10g	辛夷 10g	茵陈 10g
穿山龙 30g	炙甘草 6g	大枣 10枚	

14剂，水煎服。

二诊 2014年5月24日。药服3剂，药后咳喘明显改善，流涕消失，胃痛反酸告愈。夜间稍感心慌，睡眠不实，雷诺考特仅夜间喷鼻1次即可缓解。守方加生牡蛎（先煎）30g，生石膏（先煎）15g，继续服用。

三诊 2014年6月9日。打喷嚏，流涕未再发作，停用舒利迭吸入，夜间偶有哮喘发生，胸闷汗出，大便不成形。复查血白细胞4.65×10^9/L；嗜酸性粒细胞8.6%、绝对值0.40×10^9/L；免疫球蛋白E 696kU/L。舌淡红，苔薄白，脉细弦。证治同前。

处方

丹皮 10g	黄芩 10g	柴胡 15g	当归 10g
白芍 10g	炒白术 10g	茯苓 15g	薄荷（后下）10g
炒僵蚕 10g	蝉蜕 10g	片姜黄 10g	桔梗 10g
忍冬藤 30g	炒枳壳 10g	射干 10g	浙贝母 10g
炙甘草 6g	大枣 10g		

每日1剂，水煎服。

四诊 2014年7月17日。药后病情稳定，未再咳喘，轻度打喷嚏、流涕。但3天前吹空调后诱发咳喘，咽痒口干，流涕汗出，时有痰鸣音。舌红苔薄白，脉细滑。证属寒饮化热，外感风寒，治以清肺化饮，疏风散寒，方用小青龙加石膏汤合升降散、过敏煎加减。

处方

炙麻黄 10g	杏仁 10g	桂枝 10g	干姜 6g
细辛 3g	五味子 10g	白芍 10g	生石膏（先煎）30g

白僵蚕 10g	蝉蜕 10g	片姜黄 10g	丹皮 10g
黄芩 10g	地龙 10g	防风 10g	乌梅 10g
土贝母 10g	大枣 10g	炙甘草 6g	

14剂，水煎服。

五诊 2014年8月28日。药后咳喘皆平，仍有鼻塞流涕，程度不重。偶停雷诺考特喷鼻也没有反复。仍以清肝温肺为治，继用逍遥散加味。

处方

丹皮 10g	黄芩 10g	柴胡 10g	当归 10g
白芍 10g	炒白术 10g	茯苓 15g	薄荷(后下)10g
蝉蜕 10g	地龙 10g	法半夏 6g	细辛 3g
五味子 5g	白果仁 10g	辛夷 10g	大枣 10g
炙甘草 6g			

每日1剂，水煎服。

2014年9月18日随诊，病情稳定，鼻炎和哮喘均为发作。守方去地龙加钩藤10g，再服14剂，巩固疗效。

按语

过敏性鼻炎是指突然发作的鼻痒、打喷嚏、流清涕伴有鼻塞为特点的鼻部疾病。中医谓之鼻鼽，早在《素问》即有记载："所谓客孙脉则头痛、鼻鼽、腹肿者，阳明并于上，上者则其孙络太阴也，故头痛、鼻鼽、腹肿也。"近年来随着环境污染和绿化增多，本病的发病率逐年上升，外界诱发因素常见为灰尘、冷空气、花粉、油烟以及某些食物等。董师认为本病的病位主要在肝肺和脾肾，病机多为肝热肺寒，外感风邪，脾肾两虚。由于先天禀赋不足，肾阳虚温煦失职，不能蒸化，脾气虚失于健运，以致内生寒饮，伏于肺脏，每因卫表不固，感受风寒，上逆于鼻则为清涕，与小青龙汤所咳出清稀之痰的机理无异。至于鼻痒伴发作性打喷嚏，则属于中医风邪"善行而数变"之特点。外风源于自然，内风责之于肝。目前西医认为过敏性鼻炎是一种心身疾病，与情志因素密切相关，常伴有抑郁、焦虑、烦躁甚至恐怖等不良情绪。故情志不遂，肝气郁结，日久则可化热化风，形成肝经郁热。董师认为本病发作期多为肝热肺寒，外感风邪，治以清肝温肺，疏风通窍为主，常用逍遥散疏肝解郁，加丹皮、黄芩凉血清热；法半夏、干姜、细辛、五味子即小青龙汤之成分，可温肺化饮，消除清涕；再加防风、蝉蜕疏风透邪；辛夷、白芷通利鼻窍。经治疗多例，多能控制发作。本病不易根治，如属于缓解期，每从培补脾肾着手，用补中益气汤、六君子汤或金匮肾气丸、右归丸等加减，或配制丸药长期服用。

4.霉菌性鼻窦炎（鼻渊）

高某，女，43岁，职员。

就诊时间：2013年4月25日。

主诉：右面部肿痛伴鼻塞、流黄脓涕10天，加重3天。

病史：患者10天前受风后感右侧面部肿痛，继之鼻塞流清涕，伴恶寒低热，体温37.5℃，自服头孢呋辛酯片（伏乐新）2天治疗无效，鼻涕转为黄色，黏稠脓浊。4月18日到外院耳鼻喉科检查副鼻窦螺旋CT：右侧上颌窦窦腔消失、病变向内压迫纸样板，右侧筛窦及额窦黏膜增厚，密度增高，上颌窦内密度不均匀。印象：右侧上颌窦、筛窦及额窦炎症可能，上颌窦为著。喉镜检查：右鼻中道及下鼻道有脓涕。次日9日北京协和医院耳鼻喉科行鼻镜检查：右中鼻道大量脓涕，鼻中隔左偏。诊断为右侧真菌性鼻窦炎。建议全麻下行鼻内镜鼻窦手术。因患者既往患系统性红斑狼疮10余年，长期服用皮质激素故而拒绝手术，求治于中医。

现症 右面部肿痛，右鼻塞不通，较多黄脓涕，头胀昏沉，体温37.2℃，口干苦，口鼻气热，手足心热，大便不畅，尿黄。现口服洛索洛芬钠片，每日1片以止痛。舌红无苔，脉沉细。

辨证立法 风热鼻渊，肺胃痰热，血瘀气滞。治以清热解毒，排脓化痰，通窍活血。方用千金苇茎汤合验方鼻渊灵汤加减。

处方

芦根30g	冬瓜子30g	生薏苡仁30g	蒲公英30g
连翘20g	皂角刺10g	穿山甲6g	露蜂房6g
藿香10g	辛夷10g	生蔓荆子10g	白芷10g
金荞麦50g	鱼腥草30g	菖蒲10g	细辛3g

菊花10g　　　　生甘草6g

7剂，水煎服。

二诊　2012年5月2日。已经退热，体温正常，右面部肿痛减轻，入睡仍痛，流黄脓涕。口干，小便黄。舌红中苔剥脱，脉沉细。证治同前。守方去生蔓荆子、菊花、细辛加水牛角粉6g，金银花30g，红藤30g。14剂，水煎服。

三诊　2013年5月16日。体温37.1～37.4℃，右面部疼痛较前好转，鼻腔通畅，但仍流黄脓涕。舌淡红，苔少，脉沉细。证治同前。

处方

蒲公英30g	连翘20g	皂角刺15g	穿山甲6g
藿香10g	辛夷10g	赤芍15g	升麻10g
金荞麦50g	鱼腥草30g	地丁30g	白花蛇舌草30g
冬瓜子30g	生薏苡仁30g	菖蒲10g	丹皮10g
生甘草6g			

14剂，水煎服。

四诊　2013年6月6日。右面部基本不痛，未再服止痛药。仍有黄脓涕，但较前量少。乏力头晕，心慌失眠，痛经，舌尖红，苔薄白，脉沉细数。守方去地丁、生薏苡仁加葛根15g，14剂，水煎服。

五诊　2013年6月27日。感冒2周，右面部疼痛反复，鼻塞加重，黄脓涕又增多，低热37.5℃，纳差口干，大便不成形。舌红苔薄白，脉细滑。

处方

芦根30g	生薏苡仁30g	冬瓜子30g	桃仁10g
杏仁10g	桔梗10g	野菊花30g	黄芩10g
金银花30g	金荞麦50g	菖蒲10g	辛夷10g
赤芍10g	生甘草10g		

14剂，水煎服。

六诊　2013年7月12日。药后感冒告愈，体温正常。右面部偶有疼痛，鼻塞不明显，口少量黄脓涕鼻气热。大便不成形。舌红苔薄白，脉滑数。证治同前。

处方

| 芦根30g | 生薏苡仁30g | 冬瓜子30g | 桃仁10g |
| 杏仁10g | 桔梗10g | 野菊花30g | 黄芩10g |

| 露蜂房6g | 金荞麦50g | 菖蒲10g | 皂角刺10g |
| 天南星6g | 白芥子6g | 赤芍10g | 生甘草6g |

14剂，水煎服。

七诊 2013年7月25日。右面部轻度疼痛，黄脓涕减少，咽喉有黏痰不利，口鼻气热，乏力心悸，汗出恶风，低热37.3℃，现行经第四天，痛经明显，大便溏泻，每日3次。舌尖红，苔薄白，脉滑数。

处方

蒲公英30g	连翘20g	皂角刺15g	穿山甲6g
莪术10g	露蜂房6g	藿香10g	辛夷10g
赤芍15g	升麻10g	炮姜炭10g	菖蒲10g
金银花15g	金荞麦50g	细辛3g	桔梗10g
冬瓜子30g	生薏苡仁30g	石韦30g	生甘草6g

14剂，水煎服。

八诊 2013年8月29日。加减服用1个月。现少量黄脓涕，鼻塞不明显，仍口鼻气热，右面部稍有疼痛，心悸汗出，2013年8月18日外院检查鼻镜：鼻腔分泌物明显减少。舌红少苔，脉沉细。守方继续服药14剂。

2013年9月12日随诊，诸证基本控制，鼻塞面痛不明显，少量黄脓涕，转方调治红斑狼疮，半年后随访，鼻窦炎未再反复。

按语

现代医学之急性鼻窦炎或慢性鼻窦炎急性发作，以鼻塞不通、时流黄浊脓涕、头昏脑胀为其临床表现，相当于中医的鼻渊，亦可谓之脑漏。考《素问·气厥论篇》云："胆移热于脑，则辛頞鼻渊。鼻渊者，浊涕下不止也。"明确指出其病性属热。奈何后世很多医家习用苍耳子散、辛夷散等辛温散风，通利鼻窍治疗不效者，温药助热之故也。《明医杂著》云："鼻塞不时举发者，世俗皆以为肺寒而用解表通利辛温之药而不效，殊不知肺经有火，邪火郁甚，则喜得热而恶见寒，故遇寒便塞，遇感便发……如平素原无鼻塞旧症，一时偶感风寒而致窒塞声重，或流清涕者，自作风寒治。"其后如清代医家张秉成《成方便读》论苍耳子散也说："总嫌其升散之药多，苦降之药少，不如用藿香叶净沫，猪胆汁泛丸服之为妙也。"可谓从临证得来的宝贵经验。

董师认为本病多为素蕴内热之体，复感风寒邪气，内热郁闭不得外发，灼津炼液为黄脓浊涕，壅塞鼻腔，是以鼻塞不通；且愈纯用辛温发散愈助其热，脓涕愈黏，愈加排出不畅，是以治疗不效。且鼻为肺窍，呼吸之通道，肺痈证之咯吐黄脓腥痰与鼻渊病之鼻流黄脓浊涕的病位、出路虽不相同，然肺经蕴热，壅滞肺络，血败肉腐而化脓，灼津炼液为痰、为涕其理则一，治疗皆应以清热解毒，排痰、排脓、排涕为第一要义。故仿先贤治肺痈之法，每遇急性鼻窦炎或慢性鼻窦炎急性发作者，辄投千金苇茎汤加味，清热解毒、通窍排脓，疗效颇佳。基本方为：芦根30g，冬瓜子30g，生薏仁30g，桃杏仁各10g，桔梗10g，生甘草6g，黄芩10g，连翘15g，辛夷10g，白芷10g，细辛3g。黄脓浊涕量多加鱼腥草30g，金银花30g；鼻塞声重加菖蒲10g，通草5g；头痛头昏加川芎10g，菊花10g。

本案既往有SLE病史多年，因长期服用皮质激素导致机体免疫力下降，罹患了霉菌性鼻窦炎，抗生素治疗无效，如不及时控制，易引起颅内感染。肺主皮毛，在液为涕，开窍于鼻。风热毒邪，袭表犯肺，肺失清肃，毒邪循经上犯，壅塞鼻窍，则鼻塞不通；肺热郁闭，伤及血脉，毒热燔灼气血津液，腐肉成脓而为黄脓浊涕。故辨证为风热鼻渊，痰热蕴肺，血瘀气滞，治用千金苇茎汤加味疏风清热，清肺化痰，排脓逐瘀。方中芦根性味甘寒，善清肺热，排脓痰，为脓涕、黄涕必用之品；薏苡仁甘淡微寒，上清肺热而排脓，下利肠胃而渗湿，现代耳鼻喉科常用药吉诺通的主要成分就是薏苡仁的提取物，专治急慢性鼻炎、支气管炎，促进稀释和排出黏痰等呼吸道分泌物。冬瓜子清热化痰，利湿排脓，能清上彻下，肃降肺气，与苇茎配合则清肺宣壅，涤痰排脓；桃仁活血逐瘀，可助消痈止痛。诸药合用，可使肺热清，痰瘀化，则鼻窍通，脓涕消。所合用的鼻渊灵汤则是董师通过学习2001年1月21日《健康报》刊载顾正辉"中药治鼻渊"的经验所得。本方由蒲公英、连翘各20g，升麻、藿香、辛夷花、射干、白芷、露蜂房、皂角刺、穿山甲、前胡、葛根、甘草各10g组成，功用清热解毒利湿，破坚排脓通窍，方中蒲公英、连翘、升麻、连翘、射干、藿香清热解毒利湿；穿山甲、皂角刺、露蜂房、白芷消肿破坚，排脓通窍；其中皂角刺、葛根不但能解毒生津、活血通窍，还能引诸药上行至患处。射干有利咽之功。辛夷花是治鼻渊头痛、不闻香臭、常流脓涕之要药。前胡能降气开泄，升麻能升清阳之气，二药配伍，一升一降、祛痰排脓。甘草解毒调和诸药，使热毒去，湿浊净，鼻渊愈。董师临床应用恒有效验，从中可以看出老师虚心好学、博采众方的态度。

5.干燥性鼻炎、鼻窦炎（鼻槁）

郭某，女，38岁，某公司职员。

就诊时间：2014年6月18日。

主诉：鼻腔干燥，间断涕中带血半年，加重1月。

病史：患者半年来鼻腔干燥疼痛，有黄绿色的柱状结痂，偶有黏涕，有臭秽味道。间隔2或3天涕中带血，甚则鼻衄，影响正常工作和休息，颇以为苦。今年2月就诊于本院耳鼻喉科，检查鼻腔黏膜充血干燥，黏膜上附有干痂，可见散在出血点，诊断为干燥性鼻炎、鼻窦炎，予口服鼻渊舒口服液、每日用生理盐水冲洗鼻腔和用复方薄荷油滴鼻治疗3月不效，近1月症状加重。其后到北京某医院化验血抗SSA阳性，疑诊为干燥综合征，但经唇腺活检病理不支持诊断。

现症 鼻腔干燥疼痛，鼻腔结痂，通气不畅，涕中带血，偶有黄绿黏涕。眼干少泪，视物疲劳。平素乏力神疲，性急易怒，胸闷太息，大便黏腻不畅。舌红少苔，脉细弦无力。

辨证立法 阴虚肺燥，肝郁化热。治以养阴润肺，清肝泻火。方用清燥救肺汤加减。

处方

北沙参15g	麦冬10g	天花粉30g	生石膏(先煎)15g
枇杷叶10g	桑叶10g	炙甘草5g	阿胶(烊化)10g
柴胡10g	黄芩10g	丹皮10g	枳壳10g
金荞麦15g	冬瓜子30g		

14剂，水煎服。

二诊 2014年7月9日。药服2周，鼻腔干燥明显好转，鼻痂消失，未再鼻衄。续服7剂，病情进一步改善，性急易怒、胸闷太息均减轻，情绪转佳。大便通畅。舌淡红少苔，脉沉细。证治同前。

处方

北沙参15g	麦冬10g	土贝母10g	生石膏(先煎)30g
枇杷叶10g	桑叶10g	炙甘草5g	阿胶(烊化)10g
柴胡10g	黄芩10g	丹皮10g	枳壳10g

金荞麦 15g　　　冬瓜子 30g

14 剂，水煎服。

三诊　2014 年 7 月 23 日。停用西药，鼻腔通畅，未再干燥，极为舒适，偶有极少黄绿鼻涕。口眼干燥告愈。轻度乏力。舌淡红，少苔，脉沉细。证治同前。守方去枳壳加鱼腥草 30g，浙贝母 10g，继服 14 剂。

四诊　2014 年 8 月 27 日。间断服药，诸证告愈。守方加黛蛤散（包煎）10g，继服 14 剂，巩固疗效。

按语

　　干燥性鼻炎是北方地区的常见病，因外界气候寒冷干燥，室内温度高而湿度低，导致口、眼、鼻腔干燥，严重者可常并发鼻衄，进一步可发展为萎缩性鼻炎。因主要临床特点以鼻腔干燥为主，故属于中医"鼻槁"或"鼻燥"的范畴。《太平圣惠方》卷三十七云："夫鼻干无涕者，由脏腑壅滞，内有积热，攻于上焦之所致也。凡肺气通于鼻，主于涕，若其脏挟于风热，则津液不通，皮毛枯燥，两颊时赤，头痛鼻干，故令无涕也。"董师认为，鼻为肺之外窍，干燥性鼻炎多因肺肾阴虚，燥邪袭肺，耗伤津液，鼻窍失润所致。

　　本案病发于冬春干燥季节，燥邪外袭，侵及口鼻清窍，致使气燥津枯、清窍失润，故鼻咽部干燥、伴有灼热、疼痛；津液耗伤气机不利则有黄绿色涕或柱状结痂；燥伤血络，血溢脉外则涕中带血；肺阴不足，肝郁化热则木火刑金，性急易怒，胸闷太息；舌淡红少苔，脉沉细皆为阴虚肺燥津伤之象。治以滋养肺肾，凉血清热，生津润燥，选用清燥救肺汤加减。本方在温病学中主要治疗温燥伤肺所致头痛身热，鼻燥咽干，干咳无痰，气逆而喘等证，功用清宣燥热润燥益气。董师治疗本案时去掉党参甘温之性，并加北沙参、天花粉养胃生津；柴胡、枳壳、黄芩、丹皮清肝泄热；因合并鼻窦炎，有黄绿色的柱状结痂或黏涕臭秽，考虑燥郁成毒，故又加金荞麦、鱼腥草、冬瓜子清肺解毒，排脓通窍。标本兼治，相得益彰。可见，清燥救肺汤不独治疗温燥伤肺温病之主方，亦可治疗阴虚肺燥之内伤杂病，不必拘泥于外感内伤。

6.脑脊液鼻漏（脑漏）

蒋某，男，36岁。

就诊时间： 2006年7月11日。

主诉： "鞍区占位行经单鼻孔蝶窦入路鞍区蛛网膜囊肿切除术"后反复流清水样涕4月，咳嗽1月。

病史： 患者4月前在本院神经外科行脑垂体瘤术后引起脑脊液鼻漏，每因咳嗽、呕吐等腹压增高情况下则流出清水样涕，只能仰头、仰卧，不能低头和侧卧。50天前再次住院行"鼻蝶脑脊液鼻漏修补术和蛛网膜下隙置管引流术"，术后2周拔除蛛网膜下隙引流管旋即高热，抗炎治疗体温恢复正常，但咳嗽不解，鼻腔又有较多量的清水样涕（实际是脑脊液）流出，咳嗽则加重。

现症 持续流清水样涕，只能仰头、仰卧，不能低头和侧卧。咳嗽，痰不多，仅感口干，二便如常，舌红苔黄，脉沉细。

辨证立法 正气不足，腠理不固，外感风邪，枢机不利，肺失宣降，治以和解少阳，疏利枢机，宣肺止咳，方用小柴胡汤加减。

处方

柴胡15g	黄芩10g	党参10g	半夏10g
杏仁10g	浙贝母10g	生甘草6g	桑白皮10g
炙杷叶10g	茯苓15g	大枣5枚	车前子(包煎)15g
桔梗10g	枳壳10g		

7剂，水煎服。

二诊 2006年7月18日。服药后不慎感冒发热1天，住院在病房输液治疗3天后热退。咳嗽略感加重，痰少呈浅绿色，仍鼻涕倒流，不能低头或侧卧。舌红苔薄白，脉沉细。证治同前。

处方

柴胡15g	黄芩10g	党参10g	半夏10g
厚朴10g	紫苏10g	大枣5枚	薄荷(后下)10g
钩藤10g	蝉蜕10g	茯苓15g	浙贝母10g
生甘草6g	桔梗10g	枳壳10g	

7剂，水煎服。

三诊 2006年7月24日。咳嗽减轻，痰不多，大便不畅，易出虚汗，舌红苔黄，脉沉细。

处方

柴胡15g	黄芩10g	党参10g	半夏10g
厚朴10g	防风10g	薄荷10g	钩藤10g
蝉蜕10g	浙贝母10g	生甘草6g	白术10g
枳壳10g	大枣5枚		

14剂，水煎服。

四诊 2006年8月7日。流涕明显减少，由原来低头流涕，只能仰头，变为低头亦可不流涕了。原来仰卧清涕向咽部倒流，现已经不流，可以侧卧入睡。偶然咳1～2声。头沉重不爽，出虚汗仍多。舌红苔黄腻，脉沉细。重新辨证为表里不和，脾胃湿热，治以和解表里，清利湿热，方用柴平散合三仁汤加减。

处方

柴胡15g	黄芩10g	党参10g	半夏10g
苍术10g	厚朴10g	陈皮10g	菖蒲10g
通草10g	桔梗10g	枳壳10g	杏仁10g
白蔻仁10g	生苡仁30g	生黄芪15g	防风10g
茵陈10g	大枣5枚		

7剂，水煎服。

五诊 2006年8月15日。诸证均愈，神经外科拟让其出院。守方加佩兰叶10g，14剂，水煎服。随诊1月，未再复发。

按语

　　脑脊液鼻漏临床极为罕见，中医古籍亦未见记载。考《伤寒论》原文："伤寒五六日，中风，往来寒热，胸胁苦满，默默不欲饮食，心烦喜呕，或胸中烦而不呕，或渴，或腹中痛，或胁下痞硬，或心下悸，小便不利，或不渴、身有微热，或咳者，小柴胡汤主之。"将咳嗽列入小柴胡汤的或见证。伤寒大家刘渡舟教授说："虽谓或见证，但也是客观存在的病变反映，在某些情况下，或见证亦可成为主证，因此对或见证也不得轻视。"据此董师亦把本案之咳嗽作为小柴胡汤的或见证看待；鼻流清涕仲景虽未提及，然《内经》早有"肺气通于鼻""五脏化液……肺为涕"之论。究其本案病

其他疾病

机，系术后损伤气血，则"血弱气尽，腠理开，邪气因入"，导致少阳枢机不利，三焦阻隔，津液输布障碍，化为痰饮，影响肺气之宣降功能，出于鼻窍则为清涕；气逆于上则为咳嗽。治疗纯用宣肺化痰止咳药难以驱邪于外，必用小柴胡汤为主从扶助正气，和解少阳、通畅三焦，疏利枢机入手，则邪去、咳止、涕消。经治1个月，竟获意想不到的效果。

7.梅尼埃病（眩晕）

沈某，女，53岁。

就诊时间：2014年11月17日。

主诉：发作性头晕、耳鸣伴恶心呕吐1月。

病史：患者1月前开始反复发作性头晕，伴视物旋转，如坐舟船，不敢睁眼，左耳鸣（声音高调），左耳堵闷感，听力下降，时有恶心呕吐，约2天发作一次，持续数分钟，苦不堪言。曾就诊于我院耳鼻喉科诊断为"梅尼埃病"，服用地西泮、眩晕宁等治疗效果不明显。

现症 眩晕时作，发作时视物旋转，伴耳鸣、恶心呕吐、便意频频。每于午后发作，左耳听力下降，头身昏沉感，乏力倦怠，食欲下降，大便偏溏。绝经1年，时有潮热感，性急易怒，面有褐斑。舌淡体胖，边有齿痕，舌体碎裂，满布裂纹，脉沉细。

辨证立法 气阴两虚，痰饮中阻，胃气上逆。治以益气养阴，健脾化饮，和胃降逆，方用竹叶石膏汤合苓桂术甘汤、旋覆代赭汤加减。

处方

淡竹叶6g	法半夏10g	炙甘草6g	生石膏(先煎)30g
麦冬20g	党参10g	桂枝10g	旋覆花(包煎)10g
茯苓30g	炒白术15g	大枣10g	煅赭石(先煎)10g
高良姜6g			

7剂，水煎服。

二诊 2014年11月24日。药后眩晕未再发作，头身昏沉感消失，乏力减轻。仍有左耳鸣，呈持续性，时有左耳堵胀闷，睡眠易醒，醒后难再入睡，偶有潮热、心悸。舌淡红苔白，舌体碎裂，满布裂纹，脉沉细。证治同前。守方去旋覆花，加红景天15g、珍珠母_(先煎)30g。再服14剂，巩固疗效。

按语

中医先贤有"诸风掉眩，皆属于肝""无痰不作眩"等记载，常用天麻钩藤饮平肝潜阳或半夏白术天麻汤化痰燥湿治疗，这是指实证而言；如果气血不足、清阳不升的眩晕又可用十全大补汤或补中益气汤加减，张景岳称之为"无虚不作眩"，治法丰富多彩，《中医内科学》的教科书记载颇为详尽。但如果临床面对具体的患者，有时好像这些内容不够用，又不能对号入座，本案即属于这类情况。本案西医确诊为膜迷路积水引起的"梅尼埃病"，中医则认为气阴两虚、痰饮中阻、胃气上逆所致。患者年届更年期，潮热汗出、心烦易怒的肝肾阴虚显见；乏力、口干、不耐劳累之气阴亦不足；同时出现发作性眩晕、恶心欲吐的肝阳上亢、痰饮上冒、胃气上逆见证。董师根据张仲景"观其脉证、知犯何逆、随证治之"之训，选用竹叶石膏汤为主益气养阴、和胃降逆为主，合苓桂术甘汤温阳化饮、健脾利湿，旋覆代赭汤降逆化痰、和中止呕。三方均为经方，合方后更力专效宏，是以取效亦捷。已故名医焦树德教授善用合方治病，如其治疗胃痛的"三合汤""四合汤"就是合方的代表方剂，董师考虑到本案病因病机较为复杂、证候繁多，乃私淑焦老的治法，同样采用合方，有异曲同工之妙。

8.痤疮（肺风粉刺）

钱某，女，21岁。

就诊时间：2015年1月30日。

主诉：面部痤疮8年，加重3年。

病史：患者自15岁始面部反复出现痤疮，3年来逐渐加重，面积逐渐扩展至颈、胸背部，伴有脓头，灼热，瘙痒不适，中西医久治不愈，慕名而来就诊。

现症 颜面潮红，面部和头皮油脂分泌物多。面部、颈部、胸背部可见泛发白头粉刺，伴有溃破渗出，局部瘙痒。脱发，口干，烦躁，大便干燥，头晕，手足不温。月经延后7～10天，伴有血块，痛经明显。舌淡暗，苔薄白，脉细滑。

辨证立法 肺胃风热，血热蕴结。治以散风清热，凉血解毒，散结透脓。方用枇杷清肺饮合温清饮加减。

处方

枇杷叶10g	黄芩10g	黄连6g	党参10g
桑白皮15g	连翘10g	当归10g	生地黄10g
川芎10g	黄柏10g	栀子10g	丹皮10g
丹参30g	皂角刺10g	桔梗10g	白芷10g
苦参10g	生侧柏叶10g	地丁30g	生甘草6g

每日1剂，水煎服。

二诊 2015年3月13日。服用1月余，头面部痤疮较前减少，偶有新发，伴瘙痒和疼痛，但颈、胸背部痤疮仍多，时有溃破渗出。口干苦，咽喉有黏痰。仍脱发，头皮油脂较多。大便通畅，月经延后10天，白带量多偏黄。舌红苔薄白，脉细滑。证属阴虚湿热、血热蕴结。治以滋阴凉血，清热解毒，方用瓜石汤合温清饮加减。

处方

全瓜蒌30g	石斛20g	玄参15g	麦冬10g
皂角刺10g	椿根皮10g	生甘草6g	车前子(包煎)10g
益母草15g	牛膝15g	黄芩10g	黄连6g
黄柏10g	炒栀子10g	当归10g	生地黄15g
川芎10g	白芍10g	丹皮10g	丹参30g

每日1剂，水煎服。

三诊 2015年6月12日。头面部痤疮未再发生，仅下颌遗留少量粉刺。颈、胸背部粉刺较前减少。白带亦减少。月经时至，稍感痛经。近半月出现皮肤瘙痒，抓后出现红色划痕，夜间皮肤灼热，手足心热，本院皮肤科诊断为人工荨麻疹，服抗过敏西药缓解。舌淡红，苔薄白，脉细滑。证属风热外袭，血热蕴毒，方用消风散合温清饮加减。

处方

荆芥10g	防风10g	蝉蜕10g	牛蒡子10g
银柴胡10g	苍术10g	苦参10g	生石膏(先煎)30g

知母10g	丹参30g	皂角刺10g	黄芩10g
黄连6g	黄柏10g	炒栀子10g	当归10g
生地黄30g	川芎10g	白芍10g	丹皮10g
生甘草6g			

30剂，水煎服。3月后随诊，未再反复。

按语

痤疮的发生与内分泌功能紊乱、皮脂腺作用及毛囊内微生物滋生等因素有关，以颜面部、胸、背部毛囊及皮脂腺的慢性炎症性皮肤病变为特征，中医将其称之为"痤"，后世也称之为肺风粉刺。尤多见于年轻人，因阳气充沛，体质强盛，加之过食肥甘厚味、鱼腥辛辣之品，致使中焦运化失司，酿湿生痰，积久化热，若再感受风热邪气，风热蕴毒，热滞血络、毒壅肌肤、熏蒸头面而成。治宜清热解毒、清肺泄热、凉血散结为原则。本案病程较长，面积较大，久治不愈，属于顽固性痤疮。上焦肺经热盛，经脉气血携热毒蕴积冲任二脉，煎熬血海，血热瘀阻，血行不畅导致月经延期和经血带血块、痛经。因此治疗在清热解毒的基础之上必兼顾凉血散瘀之法。选用枇杷清肺饮合温清饮的合方加减，加丹参、皂角刺、白芷、桔梗软坚散结、祛湿排脓；苦参、地丁、侧柏叶苦寒燥湿、凉血解毒。二诊时面部痤疮改善，但仍皮肤油脂分泌过盛、痰多、经期延后、带下。此为湿热内壅、阴虚内热、冲任瘀阻所致，故易方用瓜石汤合温清饮滋阴清热、凉血解毒，药后月经按月以时下，同时痤疮也明显改善。其后再诊新发了荨麻疹，故主方又调整为消风散合温清饮加减以散风清热，凉血解毒。凡三诊，董师把握其血热蕴积、热毒炽盛的病机，根据痤疮、月经、荨麻疹等不同变化，分别选用枇杷清肺饮、瓜石汤、消风散与温清饮合用，圆机活法，总不离乎清热解毒、凉血活血的原则。

总结董师治疗痤疮的经验，一般根据病情轻重分为以下几类：①肺胃风热，湿蕴肌肤：皮疹以粉刺、炎性丘疹为主，丘疹色红，油脂分泌较多，或有痒痛。治以清肺散风，凉血化湿，方用枇杷清肺饮合平胃散加丹皮、当归、苦参、生侧柏叶等。②肝经郁热，冲任不调：皮疹每于经前加重，经后缓解，伴口苦心烦，胸闷不畅，急躁易怒者，治以疏肝清热，调理冲任，方用逍遥散加丹皮、栀子、黄芩、丹参、生槐花、苦参、皂角刺、车前子等。③热毒壅滞：皮疹多为红色脓疱疹，局部发热疼痛，容易继发感染，喜食辛辣，伴口干，面部红赤，尿黄便秘，治以清热解毒，凉血散结，方用五味消毒饮加丹皮、丹参、苦参、地丁、皂角刺、白芷、桔梗、生甘草等。④血热蕴结：皮疹反复发作，经久不消，逐渐形成黄豆至蚕豆大小的囊肿或结节。口干思饮，手足心热，大便干燥，月经提前伴痛经明显，舌红苔黄，脉滑数。治以凉血清热，解毒散结，方用温清饮加金银花、连翘、大青叶、苦参、丹参、地丁、蒲公英、皂角刺、生甘草等。治疗同时，告诫患者清淡饮食，忌用油脂类化妆品，作息规律。一般疗程至少需要1个月以上。由于董师诊治的风湿病患者居多，很多患者服用类固醇激素后极易发生痤疮，所以用温清饮合用五味消毒饮加丹皮、丹参、苦参、金银花、皂角刺、桔梗、甘草治疗的几率多见。

9.食物过敏性荨麻疹（瘾疹）

何某，女，29岁，职员。

就诊时间：2011年4月15日。

主诉：进食后皮肤痒疹反复发作4年，加重半年。

病史：2007年初无诱因进食辛辣食物后面部皮疹，瘙痒明显，有时伴恶心、腹痛、腹泻，服用开瑞坦有暂效，但停药即反复。2008年6月我院变态反应科检查，对多种食物过敏，用综合脱敏治疗效果不明显。既往对青霉素、先锋霉素过敏史。近半年皮疹加重，由面部发展至四肢和胸腹部且发作频繁，当地医院皮肤科诊断为"食物过敏性荨麻疹"，用氯雷他定治疗略有缓解，但不能根治。患者已婚3年，因经常服用抗过敏西药而不能怀孕，颇为苦恼而来诊。

现症 进食半小时则面部和胸腹部皮肤痒疹，进食辛辣食物尤甚。红色皮疹如针头大小，搔抓后成为片状风团，间断伴有腹痛、腹泻，3～4天发作1次，每次持续1～2天。乏力头晕，口黏鼻塞，畏寒怕冷。月经量少，色淡，经前手足发凉。舌质青紫色，边有散在瘀斑、瘀点，苔白厚腻。脉沉细。

辨证立法 脾胃湿热，蕴郁皮肤。治以燥湿健脾，疏风止痒，凉血清热。方用平胃散合葛根芩连汤加味。

处方

苍术10g	厚朴10g	陈皮10g	黄芩10g
黄连6g	葛根15g	藿香10g	苏叶10g
白芷10g	丹皮10g	防风10g	白芍15g
苦参10g	炙甘草6g	大枣10g	

14剂。

二诊 2011年6月9日。服药近2月，皮疹发作频率减少，有时7~10天发作1次。然始终不能痊愈。仍肠鸣便溏，乏力头晕，舌紫暗，苔白腻，脉沉滑。易方消风散加减。

处方

知母10g	苦参10g	炙甘草6g	生石膏(先煎)30g
荆芥10g	防风10g	蝉蜕10g	苍术10g
黄柏10g	生地黄10g	通草10g	藿香10g
生薏苡仁30g	苏梗10g	干姜10g	

每日1剂，水煎服。

三诊 2011年7月7日。服药1月无明显效果，每周均有1次进食后皮肤痒疹发作，仍乏力头晕，大便不成形，每日1次，午后手心热。舌紫暗边有瘀斑、瘀点，苔薄白，脉沉细。

处方

生黄芪30g	党参10g	白术10g	升麻5g
柴胡5g	当归10g	陈皮10g	乌梅10g
防风10g	五味子10g	藿香10g	丹参30g
丹皮10g	炙甘草6g		

每日1剂，水煎服。

四诊 2011年8月4日。服药近1月，仍无显效，皮疹仍发。以面部、颈部为主，进食过快和辛辣食物则发，红色散在小丘疹，灼热感，下颌痤疮疹。大便不成形，舌紫暗，有瘀斑，苔白腻，脉沉细。为何久治无效？细思其因，本例每于进食则皮疹发作，是食积于胃，不能消化，热发肌肤导致。易方用保和丸合葛根芩连汤加味治疗。

处方

半夏10g	陈皮10g	茯苓20g	焦三仙各10g
莱菔子10g	连翘10g	葛根15g	黄芩10g

黄连 10g　　　茵陈 15g　　　丹皮 10g　　　桃仁 10g

红花 10g

20 剂。

五诊　2011 年 8 月 25 日。药后痒疹仅发作 1 次，瘙痒明显减轻。守方去葛根，加苦参 10g，干姜 10g，再服 20 剂。

六诊　2011 年 9 月 29 日。1 月来仅有 2 次荨麻疹发生，但程度很轻，与进食辛辣有关。大便成形，头晕鼻堵。舌脉同前。守方去茵陈、桃仁、红花加香附 10g，五灵脂 10g，黑白丑各 3g。20 剂。

七诊　2011 年 10 月 20 日。病情稳定，荨麻疹发作 1 次。加味逍遥丸 6g，每日 2 次；血府逐瘀口服液 10ml，每日 3 次；当归苦参丸 6g，每日 2 次。连服半月，巩固疗效。

2012 年 4 月 21 日随诊，停服所有药物，半年来皮肤痒疹痊愈，迄今未发，准备怀孕。

按语

　　本案之荨麻疹发作与饮食不节密切相关，但前三诊先后用过平胃散合葛根芩连汤、消风散、补中益气汤加减治疗效果不佳。其后董师通过审证求因，认为是饮食失节，食物入胃，脾胃运化消磨不及，以致酿湿生热，内不得疏泄，外不得宣透，困于肌腠，复感风邪而发。易方选用保和丸消食化积，合葛根芩连汤清热利湿，加丹皮、桃仁、红花凉血活血，疗后荨麻疹得以控制，使患者能顺利怀孕。保和丸出自《丹溪心法》一书，常用于食积停滞，脘腹胀满，嗳腐吞酸，不欲饮食等证。方中以山楂酸温，善消肉食之积；神曲善辛温，可消酒食之积；莱菔子辛甘，善消面食痰浊之积。伤食则脾不健运而中湿不化，故以茯苓健脾化湿；久郁则生热，故以连翘散结清热；半夏、陈皮和胃健脾，调中理气，诸药合用，共奏消食导滞、理气和胃之功。食物过敏性荨麻疹虽非食积停滞，但湿热内蕴，发于肌腠其理则一，是以取效满意，也是属于异病同治的原则。

10.冷性荨麻疹（瘾疹）

王某，女，42岁，工人。

就诊时间： 2011年11月3日。

主诉： 皮肤反复起风团2年，加重2月。

现症 遇冷及食辛辣则皮肤起红色风团，瘙痒，时出时止。腰以下凉，右胯酸胀疼痛，月经正常。舌红苔黄，脉沉细滑。

辨证立法 脾肾阳虚，营卫不和。以温补脾肾，调和营卫为法。方用桂枝加附子汤、玉屏风散加减。

处方

桂枝 10g	白芍 10g	红枣 10g	高良姜 6g
炙甘草 6g	骨碎补 10g	炙黄芪 15g	黑附片 (先煎) 10g
炒白术 10g	防风 10g	党参 10g	牡丹皮 10g
黄芩 10g	淫羊藿 10g		

每日1剂，水煎服。

二诊 2011年11月21日。服用半月，皮疹减轻，发作次数明显减少，范围减小，仍遇冷风易发。腰以下发凉，右胯酸胀，遇冷则痛，双下肢软，手足心热、汗多，大便不干，二日一行。舌紫暗苔白，脉沉细。证属脾肾阳虚，肝肾不足。以滋补肝肾，温补脾肾，调和营卫为法。方用桂枝加附子汤、玉屏风散、六味地黄丸加减。

处方

桂枝 10g	白芍 10g	炙甘草 6g	红枣 15g
防风 10g	炙黄芪 15g	泽泻 10g	黑附片 (先煎) 10g
炒白术 10g	骨碎补 10g	葛根 30g	熟地黄 25g
山茱萸 10g	炒山药 10g	牡丹皮 10g	茯苓 15g

14剂，每日1剂，水煎服。

三诊 2011年12月8日。皮疹减轻，下肢软减，无腰疼痛，仍下肢凉，夜尿2~3次。舌脉同前。证治同前。守方去茯苓、泽泻，加草薢10g、石菖蒲10g、乌药10g、益智仁10g。14剂，水煎服。

2012年11月1日因膝部骨关节炎来诊。诉自服完上方后，近1年荨麻疹未再发生。近日右胯不适，遇寒加重，寐差多梦，乏力健忘，绝经4个月，潮热汗出，纳可便调，夜尿1次。舌红苔干腻，脉细滑。证属阴阳失调，心肾不交。以调和阴阳，交通心肾为法。用二仙汤、桂枝汤加减。

处方

仙茅10g	淫羊藿10g	知母10g	黄柏10g
当归10g	巴戟天10g	桂枝10g	白芍10g
高良姜10g	红枣10g	炙甘草6g	石菖蒲10g
远志10g	五味子10g	炒酸枣仁20g	红景天15g

每日1剂，水煎服。

3年后因他病就诊，诉药后荨麻疹一直未再发生。

按语

慢性荨麻疹是一种反复发作、顽固难治的变态反应性皮肤病，西医与食物、药物、感染、吸入物、物理因素等有关，治疗注重外在因素，应用抗过敏药，效果短暂，病情缓解和根治，停药极易复发。中医重视发病内因，如《内经》云："风雨寒热，不得虚邪，不能独伤人。"《诸病源候论》曰："夫人阳气外虚则多汗，汗出当风，风气搏于肌肉，与热气并，则生也。"又曰："人皮肤虚，为风所折，则起瘾疹。"《医宗金鉴》也有："风邪多中表虚之人"之说。此所谓"阳气虚、皮肤虚、表虚，当指阳虚体质、气虚体质而言。董师体会，虽然荨麻疹属于风热蕴肤、湿热蕴肤者居多，但属于卫阳不足，风邪袭表者亦不少见。本案之皮肤红色风团，此起彼伏，遇风加重，舌红苔黄，辨证似属湿热内蕴、外发皮肤的热证，但仔细分析，皮疹遇冷后加重或诱发，病史较长，伴腰以下凉均为卫表不顾，营卫不和之阳虚寒证，故以桂枝附子汤合玉屏风散加减，温补脾肾，益气固表，调和营卫、疏风止痒而取效。考《伤寒论》原文有："太阳病发汗，遂漏不止，其人恶风，小便难，四肢微急，难以屈伸者，桂枝加附子汤主之。"这是因为太阳病发汗太过，汗漏不止，阳从汗泄，汗出过多，津气俱伤，形成太阳中风表阳虚而汗漏不止，治疗仍宜桂枝汤解肌调和营卫，加附子温经回阳，固表敛汗。本案虽无汗出，但风寒之邪郁于腠理，发为瘾疹，亦属同理。治疗必须以桂枝汤调和营卫，加附子温经助阳，正气充沛，方能驱邪有力。再合玉屏风散益气固表，以防卫阳进一步虚弱，导致风邪留恋不除，病程迁延不愈。由此可知，临床上不能但见皮肤红疹都予以清热祛湿止痒，一定辨证精细，立足治病求本，审病求因，方能见效。

11.过敏性紫癜（发斑）（一）

康某，男，33岁。

就诊时间： 1995年12月6日。

主诉： 双下肢皮肤瘀点、瘀斑2周。

病史： 平素嗜酒多年，2周前进食涮羊肉，饮酒出现腹泻，服氟哌酸2天后皮肤多处瘀点、瘀斑，双下肢为重，不痒，遇风加重，伴轻度膝关节疼痛，曾口服10天泼尼松30mg/d不效，前天本院内科免疫化验血常规、肝肾功能、自身抗体、尿常规等均正常，诊断为过敏性紫癜。给予口服扑尔敏、芦丁、安络血，静脉注射葡萄糖酸钙治疗亦无效。

现症 双下肢皮肤可见密集瘀斑瘀点，色深红，皮肤发凉，遇风加重，无瘙痒，双手心面部有散在针头大出血点，汗出恶风，双膝关节疼痛，尿黄。舌胖淡齿痕，脉沉细。

辨证立法 湿热内蕴，风邪外袭，血热妄行，治清热利湿，凉血祛风，方用麻黄连翘赤小豆汤合过敏煎加减。

处方

麻黄 3g	连翘 15g	赤小豆 15g	桑皮 10g
荆芥炭 10g	生地黄 10g	丹皮 10g	黄芩 10g
白茅根 30g	大黄炭 6g	银柴胡 10g	防风 10g
乌梅 10g	五味子 10g	生甘草 10g	

12剂，水煎服。

二诊 1995年12月18日。药后皮肤紫癜明显减少，变为散在，仍双膝关节疼痛，怕风，汗出较多。舌淡红，脉沉细。守方去麻黄、连翘、赤小豆、桑皮、生地黄，加苍术10g，黄柏10g，牛膝10g，苦参10g，贯众炭10g。20剂，水煎服。

三诊 1996年1月8日。服药7剂，紫癜告愈，汗出减少，但1周前饮酒后双下肢皮肤又出现散在出血点，双膝关节仍疼痛，怕冷，尿黄。舌红，脉沉细。

其他疾病

373

处方 麻黄4g　　连翘20g　　赤小豆15g　　桑白皮10g

荆芥炭10g　　黄芩10g　　丹皮10g　　生地黄15g

白茅根30g　　生甘草6g　　苍术10g　　黄柏10g

牛膝10g　　生薏仁15g　　苦参10g　　防己10g

14剂，水煎服。

四诊 1996年1月24日。现双下肢仍有散在出血点，暗红色，未出新疹，受风加重，怕风，汗出，尿不黄，大便正常。舌淡红，脉沉细。证属脾虚气不摄血，血溢肌肤，拟补气摄血，凉血化斑，用补中益气汤加减。

处方 生黄芪30g　　党参15g　　白术10g　　炙甘草6g

荆芥炭10g　　黑升麻5g　　生艾叶10g　　生侧柏10g

生地黄10g　　丹皮10g　　紫草10g　　木香10g

当归10g　　鸡血藤30g　　防风炭10g　　炮姜炭6g

14剂，水煎服。

五诊 1996年2月26日。下肢紫癜告愈，受凉后有极少出疹，舌脉同前，关节仍疼。

生黄芪30g　　党参15g　　白术10g　　炙甘草6g

荆芥炭10g　　黑升麻5g　　当归10g　　陈皮10g

炮姜6g　　炙甘草6g　　黄芩10g　　丹皮10g

桂枝10g　　细辛3g　　白芍10g　　炒防风10g

大枣10个

14剂，水煎服。

1年后随诊，药后皮肤紫癜消除，即使饮酒也没有再反复。

按语

过敏性紫癜是一种毛细血管变态反应性疾病，以无菌性坏死性小血管炎为基本病变。好发于冬春季，多为急性起病，起病前常有上呼吸道感染，用抗过敏、糖皮质激素等治疗有一定效果，但副作用较大，病情易反复，属于中医"发斑""葡萄疫"等范畴，认为多由于外感风热毒邪，化热入里，迫血妄行或食物毒、药物毒化热生火，迫于营血，血溢脉外而病。多以清热解毒、凉血止血治疗，如犀角地黄汤、化斑汤之类。本案因长期饮酒伤及脾胃，湿热内蕴，复感风热毒邪，化热入里，内外合邪，迫血妄行，导致皮肤发斑、发疹。治疗以麻黄连翘赤小豆汤内治湿热、外散表邪，合过敏煎凉血清热，养阴祛风。再加苍术、黄柏、牛膝、苦参、贯众炭等增强燥湿清热之功，取效理想。麻黄连翘赤小豆汤清解湿热，发散表邪，本是仲景为治疗早期湿热黄疸而创，董师常用其加减治疗哮喘、荨麻疹、过敏性皮炎等西医疾病，认为只要辨证准确，病机相同，不必拘泥于病名，符合异病同治的原理。

12.过敏性紫癜（发斑）（二）

吕某，女，16岁，中学生。

就诊时间： 2015年3月7日。

主诉： 双下肢皮肤紫癜反复发作1年半，加重1个月。

病史： 患者2013年9月无诱因双下肢皮肤出现紫癜，压之不褪色，大小不等，分布密集，膝以下为主，偶有上肢皮肤散在紫癜。同时伴有腹痛、呕吐、脓血便，住当地医院诊断为过敏性紫癜，给予静脉输注地塞米松（剂量不详）和维生素C治疗10天，症状控制。出院后继续服用泼尼松30mg/d，逐渐减量至停用。2015年1月紫癜出现反复，再次口服泼尼松治疗好转。每因畏惧激素副作用而停用，则紫癜复发。自今年2月5日停用泼尼松以来下肢皮肤紫癜加重，持续不消退，求治于中医。近期化验血常规、血沉、尿常规、肝肾功能、血ANA、抗ENA抗体均正常。

现症 双下肢皮肤可见较为密集紫癜疹，颜色紫红，或粉红色，不痛不痒。每因感冒、劳累、久坐、久立而诱发或加重，容易感冒咽痛。月经延后半月至20天，末次月经2月20日，伴有剧烈痛经，无脓血便，口不干，舌体胖大齿痕，脉沉细。

辨证立法 脾胃气虚，血热妄行，治以健脾益气，凉血止血，方用补中益气汤合犀角地黄汤加减。

处方

| 生黄芪30g | 党参10g | 白术10g | 升麻炭5g |
| 柴胡5g | 当归10g | 陈皮10g | 水牛角粉(包煎)10g |

丹皮 10g　　　白芍 10g　　　生地黄 10g　　　黄芩 10g

荆芥炭 10g　　白茅根 30g　　炙甘草 6g

14剂，水煎服。

二诊　2015年3月21日。服药7剂，下肢皮肤紫癜减少，但仍有新发，较前面积变小，2~3天可以自行消退。2月20日月经来潮，后错20天。经行不畅，痛经剧烈，伴恶心、呕吐，自服止痛西药缓解，面部较多痤疮疹，口干，手心热，舌体胖大，偏暗，脉滑。重新辨证为血热瘀结，热迫血行。方用温清饮合犀角地黄汤加减。

处方　黄芩 10g　　　黄连 6g　　　　黄柏 10g　　　炒栀子 10g

当归 10g　　　赤芍 10g　　　生地黄 10g　　　川芎 10g

丹皮 10g　　　益母草 15g　　银柴胡 10g　　　水牛角粉 (包煎) 10g

防风 10g　　　徐长卿 10g　　荆芥炭 10g　　　生蒲黄 (包煎) 10g

五灵脂 10g　　丹皮 10g　　　生甘草 6g

20剂，水煎服。

三诊　2015年4月7日。感冒2日，下肢皮肤紫癜疹明显增多，伴咽痛，咽喉痰多不利，舌淡边尖红，脉细弦。证属营卫合邪，仿吴鞠通《温病条辨》上焦治法，银翘散去豆豉，加细生地、丹皮、大青叶，倍玄参主之。

处方　金银花 15g　　连翘 10g　　　荆芥炭 5g　　　淡豆豉 3g

牛蒡子 10g　　大青叶 10g　　生甘草 6g　　　薄荷 (后下) 10g

芦根 30g　　　白茅根 30g　　浙贝母 10g　　　水牛角粉 (包煎) 6g

丹皮 10g

10剂，水煎服。

四诊　2015年5月6日。服用3剂，咽痛即止，下肢紫癜消失。改为3月21日处方继续服用，紫癜至今未再发作。继续服用温清饮合犀角地黄汤加味方30剂。

处方　金银花 15g　　连翘 10g　　　荆芥炭 5g　　　生黄芪 15g

防风 10g　　　大青叶 10g　　芦根 30g　　　　白茅根 30g

生白术 10g　　生甘草 10g　　丹皮 10g　　　　水牛角粉 (包煎) 6g

20剂。

五诊 2015年6月7日。近5天因感冒后汗出多，下肢皮肤偶有散在针尖大小出血点，2天即消失。复查血、尿常规正常，平时无不适，月经5月5日来潮，后错6天，未再痛经和服用止痛药。舌红苔薄白，脉细滑。证治同前。

处方

生黄芪30g	党参10g	升麻5g	柴胡5g
当归10g	川芎5g	黄芩10g	黄连6g
黄柏10g	炒栀子10g	大青叶10g	水牛角粉(包煎)10g
丹皮10g	白芍10g	生地黄10g	生蒲黄(包煎)10g
五灵脂10g	益母草15g	生甘草6g	

20剂。水煎服。

六诊 2015年7月1日。药后下肢紫癜间断发生。6月11日月经来潮，痛经仍剧烈，舌红暗，脉细滑。证治同前。

处方

生黄芪30g	党参10g	白术10g	升麻5g
柴胡5g	当归10g	陈皮10g	水牛角粉(包煎)5g
白芍10g	生地黄10g	丹皮10g	石见穿15g
茜草10g	荆芥炭10g	生甘草6g	生蒲黄(包煎)10g

20剂，水煎服。

七诊 2015年7月24日。药后下肢紫癜消失。经行腹痛减轻，血块也少多了，近两天感冒，流黄鼻涕，咽喉有痰。

处方

生黄芪30g	党参10g	白术10g	升麻5g
柴胡5g	金银花15g	陈皮10g	水牛角粉(包煎)5g
白芍10g	生地黄10g	丹皮10g	石见穿30g
延胡索10g	荆芥炭10g	生甘草6g	生蒲黄(包煎)10g
香附10g			

20剂，水煎服。

八诊 2015年8月26日。紫癜未再发生，月经正常来潮，未再痛经。大便不畅，余无所苦。

处方

生黄芪30g	党参10g	生白术15g	升麻5g
柴胡5g	金银花15g	陈皮10g	水牛角粉(包煎)5g
白芍10g	生地黄10g	丹皮10g	石见穿30g

延胡索 10g　　枳壳 10g　　　生甘草 6g　　　生蒲黄（包煎）10g

草决明 10g　　香附 10g

20剂，水煎服。随诊2月，病情稳定。

按语

　　过敏性紫癜易反复发作，常见于中医古籍的阳斑，斑疹，肌衄、葡萄疫等记载，以皮肤青紫斑块，压之不褪色为主要特征。若出血明显，可归属血证的衄血、便血、尿血等。《景岳全书·血证论》云："动者多由于火，火盛则逼血妄行。"本病多由于外感时邪，热毒外侵，郁蒸于肌肤，热伤血络，血溢于肌肤，或因久病伤阴，虚火灼烁所致。久则损伤内脏，脾肾两虚，血不循经，外溢肌肤。本案患者为青春少女，初病为感受风热毒邪，郁蒸于肌肤，蕴结于肠胃，灼伤络脉，迫血妄行，血液外溢，出现下肢紫癜、大便脓血；虽经皮质激素治疗控制，但未能根治，一直反复发作，耗伤正气，迁延不愈1年有余。一般治疗以清热凉血、滋阴凉血为主，就诊时患者见证除了双下肢皮肤紫癜疹等阳热表现之外，每因感冒、劳累、久坐、久立而诱发或加重，且容易感冒咽痛、月经延后半月又属脾气亏虚，不能统摄的本虚标实之象，治疗当以健脾益气、凉血清热为主标本兼顾。方用补中益气汤益气摄血，培土固源，合犀角地黄汤凉血化瘀止血。二诊时结合患者血热血瘀稽留经脉，冲任血脉携热毒上炎头面，发为多处痤疮疹、口干、手心热，在下热郁胞宫，冲任阴血受热而血黏、气机停滞，经脉不畅、不通则痛，发为严重痛经，证属血热瘀结，热迫血行。又选用温清饮合犀角地黄汤加味，凉血清热、散瘀解毒，总不离凉血清热、化瘀消斑之旨。其后又因外感诱发，外邪未去而紫癜发作，考《温病条辨》云："太阴温病，不可发汗，发汗而汗不出者，必发斑疹，……发斑者，化斑汤主之；发疹者，银翘散去豆豉，加细生地、丹皮、大青叶，倍玄参主之。"故而选用银翘散加味治疗：方中金银花、连翘、清热解毒，轻宣透表；荆芥、薄荷、牛蒡子疏风清热；大青叶、水牛角粉、丹皮清血分之热；芦根、生甘草清气分之热。共奏疏风清热、凉血安络之功，使表邪解而里热清，热清则斑消。易方有度，遣药分明，是以取效良佳。

13.尖锐湿疣（疣疮）

樊某，男，23岁，职员。

就诊时间： 2004年9月6日。

主诉： 发现肛周湿疣4月。

病史： 患者于今年5月初觉肛门不适，发现周围有多个疣状物，曾用"疣脱欣"治疗，肛周疣状物脱落，但半月后又复发。7月来我院外科检查发现肛周及肛内均有多个疣状物，行激光治疗2~3次，肛周湿疣消除，肛内湿疣仍有反复，建议中医配合治疗。

现症 肛内湿疣，肛门无不适感。唇红、口干、尿黄、腹微胀，大便不畅。舌红苔黄腻，脉沉细。

辨证立法 湿热内蕴，外感邪毒，下注肛门。治以清热解毒，燥湿散结，方用五味消毒饮合二妙丸加减。

处方

野菊花30g	紫地丁30g	连翘10g	土茯苓30g
生薏仁30g	生地榆15g	当归10g	苦参10g
赤小豆15g	苍术10g	黄柏10g	生槐花15g
皂角刺10g	车前子_{（包煎）}15g		

14剂，水煎服。

二诊 2004年9月30日。药后无特殊不适，大便通畅，口仍干。10天前又行激光治疗1次。舌红苔黄，脉沉细。守方去生地榆、生槐花加草河车10g，土贝母10g，再服20剂。

三诊 2004年10月25日。1周前检查肛门内疣状物明显减少，又行激光治疗1次。现有少量脱发。舌红苔黄，脉滑。证治同前。

处方

野菊花30g	紫地丁30g	蒲公英30g	龙葵15g
草河车10g	皂角刺10g	土贝母10g	槐角10g
当归10g	连翘15g	赤小豆30g	生薏仁30g
木香5g	砂仁3g	制首乌10g	女贞子10g

生甘草 6g

20 剂，水煎服。

四诊 2004 年 11 月 29 日。半月前检查肛门肛内未见疣生物，故未行激光术。脱发、头皮痒，舌红苔黄，脉细滑。

处方

野菊花 30g	紫地丁 30g	蒲公英 30g	草河车 10g
皂角刺 10g	苦参 10g	连翘 15g	防风 10g
荆芥炭 10g	制首乌 10g	女贞子 10g	白茅根 30g
生甘草 6g			

14 剂，水煎服。

按语

尖锐湿疣是由人类乳头瘤病毒感染所致的最常见的性传播疾病之一，临床上以皮肤黏膜交界处出现疣状赘生物，其味臊臭为特征，属于中医的"疣疮""千日疮"范畴。又因其生长在下身阴部，其味腥臭，故有的方书称为"臊瘊"或"瘙瘊"。《医宗金鉴》记载："此症病如粟米，而痒兼疼痛，破流黄水，浸淫成色，随处可生。由于脾胃湿热，外受风邪，相搏而成。"其病因病机乃房事不洁或感受湿热淫毒之邪，蕴积日久，下注于二阴皮肤黏膜所致。由于湿毒为阴邪，其性黏滞，缠绵难去，容易耗伤正气，正虚邪恋以致难以根治。

本案是从中医整体观点辨证并结合西医辨病进行治疗的，方用野菊花、紫地丁、连翘清热解毒；土茯苓、生薏仁利湿解毒；苍术、黄柏、苦参、赤小豆、车前子燥湿清热；皂角刺、土贝母散结消疣；当归、生地榆、生槐花活血凉血通络。以后又随证加入荆芥、防风散风止痒；制首乌、女贞子补益肝肾而扶正固本；木香砂仁理气和胃。全方以清热解毒祛湿为主，散结和胃补肾为辅，经服用 2 个月有余，配合激光外治，终获痊愈。

14.粘连性肠梗阻（腹痛）

张某，男，60 岁，医生。

就诊时间：2014 年 1 月 7 日。

主诉： 反复发作上腹部疼痛14年，加重5个月。

病史： 患者1999年5月进食油腻食物后突发上腹部胀痛，当地医院查血胆红素升高，腹部超声：胆囊增大，壁粗糙且增厚，胆囊内见多个0.5cm左右细点状强回声。诊断为急性胆石性胆囊炎、梗阻性黄疸，行胆囊取石、部分切除术及阑尾切除术。术后曾出现过一次不全性肠梗阻，对症治疗好转。2013年8月再发上腹部剧烈疼痛，呕吐胃内容物后稍减，化验血、尿淀粉酶增高，腹部超声：残余胆囊壁粗糙伴有泥沙样结石，胰腺炎。经生长抑素、抗感染治疗后淀粉酶逐渐正常，症状好转出院。同年11月饱食后再次发作腹痛腹胀、呕吐，住我院急诊观察室诊断为肠梗阻、急性残余胆囊炎、胆结石，对症治疗后出院。12月在我院肝胆外科行残余胆囊切除术，病理诊断：胆囊显重度急性及慢性炎，肉芽组织形成，伴多核巨细胞反应；胆囊结石。术后恢复可。但术后1周肠梗阻再发，考虑为肠粘连、高位肠梗阻，用善宁、静脉高营养、针灸等治疗，腹痛曾一度减轻，但症状仍反复，且不能恢复进食，消瘦明显。肝胆外科考虑若保守治疗效果不理想，需再行手术治疗，被病人拒绝，遂邀董师会诊。

现症 间断腹胀腹痛，无排气排便，时感恶心欲吐，留置胃管，胃引流液不多，口唇紫暗，舌暗红苔黄厚腻，脉沉。

辨证立法 燥屎内结，腑气不通，气滞血瘀。治以通腑泄热，理气消滞，活血止痛，方用小承气汤合当归芍药散加味。

处方

厚朴10g	枳实15g	醋三棱10g	生大黄(后下)6g
当归10g	川芎10g	白芍20g	茯苓15g
生白术60g	泽泻15g	生薏苡仁30g	皂角刺10g
醋莪术10g			

7剂，水煎服。

二诊 2014年1月13日。患者1月7日下午始服中药，8日凌晨2时排水样便100ml、10时又排水样便300ml，腹胀腹痛明显缓解。10日拔除胃管，次日排气畅通，逐渐排出竹节样黄色硬便，13日开始进流食。舌红苔黄厚腻，脉沉。守方将生大黄减至3g，加苍术、陈皮各10g，炙甘草6g。10剂，水煎服。

三诊 2014年1月23日。药后未再腹胀腹痛，排气较前增多，体力好转，大便每日1次，量少费力，现进半流食，脾气急躁，出汗不多，唇暗。平素易泛酸，体重基本稳定。舌胖大暗红，苔黄厚腻，脉沉细滑。重新辨证为肝郁脾虚，湿热内蕴，气滞血瘀。治以疏肝健脾，清热祛湿，理气活血为法，方用柴平汤加减。

处方

柴胡10g	黄芩10g	黄连6g	法半夏10g
厚朴15g	生白术50g	陈皮10g	党参10g
茯苓15g	烫枳实10g	生薏苡仁30g	砂仁6g
泽泻10g	片姜黄10g	醋三棱10g	醋莪术10g
知母10g	皂角刺10g	炙甘草6g	

28剂，水煎服。

四诊 2014年2月24日。无腹胀腹痛，2月1日恢复正常饮食，脾气急躁好转，大便成形、稍费力，每日1~2次，排气不多，体重增加2kg。舌胖大、紫暗，苔黄厚腻，脉沉细滑。证治同前。

处方

柴胡10g	黄芩10g	法半夏10g	厚朴10g
麸炒苍术10g	生白术30g	陈皮10g	黄连6g
葛根15g	烫枳实10g	生薏苡仁30g	砂仁5g
白芍15g	醋三棱10g	醋莪术10g	皂角刺10g
生槟榔10g	炒草果仁3g	炙甘草6g	

20剂，水煎服。

五诊 2014年3月17日。正常饮食，无腹痛腹胀，大便成形，每日1次，小便正常，体重逐渐增加。舌胖大暗，苔白厚腻，脉沉细。病情稳定，拟加工配制丸药，以巩固疗效。

处方

柴胡50g	黄芩30g	法半夏30g	厚朴50g
麸炒苍术30g	生白术100g	陈皮50g	干姜20g
黄连20g	葛根50g	烫枳实50g	生薏苡仁100g
砂仁30g	白芍50g	醋三棱30g	醋莪术30g
皂角刺30g	炒草果仁20g	生牡蛎100g	炙甘草20g

诸药共研细末，炼蜜为丸，每次1丸，每日2次，

服用至2014年8月27日，饮食二便如常，体重恢复。嘱停药观察。随访3年，未再反复。

按语

　　本案西医诊断为术后粘连性肠梗阻，先后行过部分胆囊切除及取石术、阑尾切除术、残余胆囊切除术，因腹胀腹痛、不排便反复发作，经多种西医方法治疗后未见缓解而邀请中医会诊。当时患者数日无排气排便，间断腹胀腹痛，时感恶心欲吐，虽留置胃管引流不多，口唇紫暗，舌暗红苔黄厚腻，脉沉。董师辨证多次手术导致气滞血瘀，肠腑气机阻滞、升降失调、腑气不通、郁久化热、燥屎内结的阳明腑实证，根据"六腑以通为用"的理论，选用小承气汤为主通腑泄热，行气导滞，活血化瘀。方中以生大黄泻热通便、荡涤积滞；厚朴下气除满消胀；枳实破结导滞消痞除满，助大黄推荡积滞，共具清下热结之功，所加莪术、三棱、皂角刺等均有破血活瘀，行气散结之功。考虑患者病程较久，又经历过多次手术之苦，正气有所耗伤，所以合当归芍药散疏肝健脾，养血和营，缓急止痛。祝谌予教授认为当归芍药散可预防或缓解胃肠手术后引起的粘连性肠梗阻。药后大便得下、腑气通畅，腹胀腹痛明显缓解，故二诊时减大黄用量，见舌苔厚腻之脾虚湿蕴之象，故加苍术、陈皮、炙甘草健脾燥湿，理气助运。三诊时，患者大便通畅，肠梗阻解除，腹胀腹痛告愈。而证见大便量少、排便费力、不畅，性急易怒；乏力、消瘦、舌体胖大、苔黄厚腻乃肝郁气滞，脾虚湿热之象。此乃剖腹手术之金刃创伤，肠腑经络受损，气血运行不畅，又遇饮食不节、寒热失宜，损伤脾胃，湿郁化热，土壅木郁，气机阻滞而发病。故易方用《景岳全书》之柴平汤加减，疏泄肝胆、燥湿运脾，同时合四君子汤补气健脾；大剂量生白术健脾助运；枳实理气消胀；黄连清热祛湿；砂仁行气和胃醒脾；生薏苡仁、泽泻淡渗利湿；片姜黄、三棱、莪术、皂角刺行气活血、化瘀消癥。其后加白芍养血柔肝、缓急止痛；槟榔、草果燥湿消积。使肝气条达、脾气健运，湿热祛除、气机通畅、气血调和，则诸恙悉愈。待病情稳定，则配制丸药巩固疗效。

15.不完全性肠梗阻（便秘）

王某，女，85岁，教授。

就诊时间：2002年11月4日。

主诉： 大便不畅，排出困难4个月。

病史： 患者今年7月初因流涕1天，发热1天住院。分别于7月13日和8月15日两次出现发作性腹胀、腹痛，恶心及不排大便，腹平片检查提示不完全性肠梗阻，均经保守治疗数日后好转。但一直有大便不畅，排出困难的症状，故邀请中医会诊。既往有痔疮史多年。

现症 大便不畅，排出困难，口服杜秘克（乳果糖口服溶液）、复方芦荟胶囊每日可排便3~4次，量不多。腹胀，纳差，乏力，口干思饮，舌痛，肛门隐痛不适。舌干红无苔有裂纹，脉弦细。

辨证立法 阴虚津亏，肠枯失润，气机不畅。治以养血滋阴润肠，调畅气机。方用增液汤合当归芍药散化裁。

处方

生地30g	麦冬20g	玄参25g	当归15g
白芍25g	川芎5g	生白术30g	茯苓10g
泽泻10g	制首乌15g	女贞子15g	黑芝麻15g
桑椹子15g	枳壳30g	升麻5g	生地榆20g
槐角10g			

每日1剂，水煎服。

二诊 2002年11月12日。药后大便较前通畅，日1~2次，腹胀、口干减轻，纳食增加，较前有力，肛门不适感消失。舌脉证治同前，守方继进20剂。

三诊 2002年12月13日。大便每日1~2次，基本正常。口干减轻，舌未疼痛，腹不胀。舌暗红，少津，薄白苔，脉沉细。

处方

生地30g	麦冬20g	玄参25g	当归15g
白芍25g	川芎5g	生白术30g	茯苓10g
泽泻10g	制首乌15g	女贞子15g	花粉30g
黑芝麻15g	桑椹子15g	枳壳30g	升麻5g

每日1剂，水煎服。

上方连服10剂，诸症告愈。1年后随访，病情稳定。

便秘一症，病位虽在肠道，但其病机与肺、脾、肾均有关系：肺热移热于大肠则传导失职；脾胃运化失常则糟粕内停；肾精亏耗则肠道干涩均可导致排便困难或大便干结。本案由于年高体弱，久坐少动，气阴亏虚，复加外感发热，耗伤津液，以致气机郁滞，津亏失润，形成大便秘结，排出困难。便秘日久进一步肠道气机郁滞则反复腹胀、腹痛、恶心、肛门疼痛、肠道梗阻；而乏力、口干思饮，舌痛，舌干红无苔有裂纹，脉弦细均为气阴不足之象。

董师治疗本案选用《温病条辨》之增液汤滋阴润燥，增水行舟，增加大肠之水分；《金匮要略》之当归芍药散疏肝调畅气机，养血润肠；所加制首乌、女贞子、花粉、黑芝麻、桑椹子等皆为补肾滋液之味；升麻与枳壳相配可升清降浊。其中重用生白术30g治疗便秘系已故名老中医魏龙骧教授之经验，据现代药理研究白术可增强胃肠蠕动、促进胃液分泌之功能，具有良好的通便作用，与当归、生地、白芍、麦冬、玄参、首乌、黑芝麻等多汁多液、润肠通便之药配合则效果更佳。

16.慢性阑尾炎急性发作（肠痈）

彭某，女，60岁，退休工人。

初诊日期： 2014年10月27日。

主诉： 转移性右下腹痛10天。

病史： 患者2014年10月17日突发胃脘疼痛，后转移至右下腹，逐渐加重，伴发热，T_{max} 38℃。遂到北京某三甲医院急诊，查血常规：WBC 4.82×10⁹/L，NEUT% 68.9%，HGB 121g/L，PLT 141×10⁹/L。腹部B超：右下腹麦氏点可见范围约4.1cm×0.7cm腊肠样混合回声，周围为高回声肠壁，探头加压有压痛，肠间隙未见明显积液；右下腹异常回声考虑阑尾炎。诊断为慢性阑尾炎急性发作，予静点抗生素治疗后体温降至正常，腹痛较前减轻。10月23日复查血常规：WBC 3.47×10⁹/L，NEUT% 59.3%，HGB 131g/L，PLT 170×10⁹/L。腹部B超：右下腹麦氏点可见范围约4.2cm×1.0cm腊肠样混合回声，周围为高回声肠壁，探头加压有压痛，肠间隙未见明显积液；右下腹异常回声，仍考虑阑尾炎。继续抗炎治疗，腹痛虽有减轻，但B超提示右下腹回声未见减小，且同时出现皮肤多发红色皮疹，伴瘙痒，考虑为抗生素过敏，遂停药并求治于中医。既往患干燥综合征伴白细胞减少10年。

现症 右下腹隐痛，轻度压痛。体温正常，乏力气短，脘腹胀满，心胸烦闷，口眼干涩，左耳鸣，皮肤干燥，多发红色皮疹，伴瘙痒，大便偏干。舌红暗，苔白厚腻，脉弦细。

辨证立法 湿热蕴毒，气滞血瘀，肝脾不和。治以通里攻下，清热解毒，行气祛瘀，调和肝脾。方用大黄牡丹皮汤合当归芍药散加减。

处方

牡丹皮10g	冬瓜子30g	炙甘草6g	熟大黄(后下)6g
红藤30g	当归10g	白芍15g	川芎10g
生白术10g	茯苓15g	泽泻15g	醋莪术10g
皂角刺10g	延胡索15g	炒枳壳10g	柴胡10g
生薏苡仁30g			

7剂，水煎服。

二诊 2014年11月3日。药后腹痛好转，体温正常，纳食可，时有胃胀，乏力，心悸时作，口眼干燥，咽部异物感，时咯白痰，左侧耳鸣如蝉，左膝关节疼痛，久行或上下楼时尤甚，大便正常。舌红暗，苔薄白，脉弦细。昨日查血常规：WBC 2.26×10^9/L，NEUT% 40.8%，HGB 125g/L，PLT 133×10^9/L。腹部B超：右下腹麦氏点可见范围约$3.4cm \times 0.9cm$腊肠样混合回声，周围为高回声肠壁，探头加压有压痛，肠间隙未见明显积液。证治同前。守方去炒枳壳，加丹参30g，苦地丁30g。14剂，水煎服。

三诊 2014年11月17日。腹痛不明显，体温正常，时有胃胀、泛酸，乏力，仍口干，眼干，左耳鸣如蝉，左膝关节疼痛，大便正常。舌红暗，苔薄白，脉弦细。证治同前。

处方

当归10g	白芍15g	川芎10g	生白术10g
茯苓15g	泽泻15g	吴茱萸3g	牡丹皮10g
黄连6g	冬瓜子30g	醋莪术10g	皂角刺10g
延胡索15g	丹参30g	柴胡10g	生薏苡仁30g
炙甘草6g	炒枳壳10g	防风10g	炒僵蚕10g

14剂，水煎服。

四诊 2014年12月8日。未再腹痛，纳食可，无胃胀泛酸，稍感乏力，偶心悸，二便正常。舌红暗，苔薄白，脉弦细。2014年12月3日腹部B超：右下腹肠胀气，麦氏点未见明显肿大阑尾，亦未见明显包块，肠间隙未见明显积液，阑尾炎告愈。

按语

　　急性阑尾炎或慢性阑尾炎急性发作均属于中医肠痈的范畴，由于饮食不节，热毒内壅，营血搏结于肠道，肉腐成脓，出现右侧少腹的肿胀疼痛。早在张仲景《金匮要略》就有专篇论述，分为成脓期与未成脓期论治：如未成脓期用大黄牡丹汤加减理气活血、逐瘀清热，方中大黄、芒硝荡涤实热；宣通壅滞；牡丹皮、桃仁凉血逐瘀；冬瓜仁清热排脓。成脓期用薏苡附子败酱散加减散结排脓，清热解毒。方中生薏苡仁渗湿排脓、消散肿毒；败酱草清除积热，排脓破血；并少佐附子温散以行郁滞之气，避免生薏苡仁和败酱草的过寒使邪冰伏于内，是为反佐之意。在西医传入中国之前的两千多年以来，一直有效地指导着临床。近代由于西医外科手术的优势，使得中医治疗急腹症的方法逐渐衰减。目前对阑尾炎的治疗有保守治疗和西医手术治疗两种方式。其中对于急性单纯性阑尾炎、慢性阑尾炎急性发作或有手术禁忌者等可以采取保守治疗，包括西医抗炎治疗和中医辨证论治。

　　本案慢性阑尾炎急性发作诊断明确，经西医抗炎治疗后体温正常，腹痛减轻但炎症局限形成炎性包块，故腹部B超提示右下腹麦氏点可见范围约4.1cm×0.7cm异常回声，而且因使用抗生素出现了过敏皮疹，无法继续抗炎治疗。鉴于患者既往患干燥综合征伴白细胞减少的病史，正气已虚，抗邪无力，肝脾不和，郁而化热，再患肠痈，湿热蕴毒，气滞血瘀，形成癥积。故选用大黄牡丹皮汤为主通下泻热，清热解毒，合当归芍药散调和肝脾，缓急止痛。所加红藤、地丁、莪术、皂角刺、延胡索、薏苡仁以增强清热解毒、化瘀消癥、软坚散结之功。先后凡三诊，患者腹痛告愈，肿大之阑尾恢复正常，收效满意，说明应用古方治疗现代急腹症仍有独特的优势。

17.肾结石（石淋）

王某，女，43岁，农民。

就诊时间： 2006年8月14日。

主诉： 左腰及小腹发作性疼痛半年。

病史： 患者于今年2月某日突发左腰剧痛，向左小腹放射，伴恶心欲吐，尿频。当地医院化验尿常规有大量红细胞，拟诊为泌尿系结石，给予对症止痛治疗后疼痛缓解。今年3月到本院外科B超检查：双肾区集合系统内见多个团块状强回声，左肾较大者0.4cm，右肾较大者0.7cm。提示双肾多发性结石。未予治疗，以后又反复发作多次，现来中医要求排石治疗。既往1年前胆囊手术切除。今B超检查：双肾区内见多个团块状强回声，左肾较大者0.4cm×0.8cm，右肾较大者1.3cm×1.2cm。提示双肾多发性结石。

现症 左腰疼痛，引及左下腹，小腹胀坠，时有尿流中断现象，口干，手心热，纳食不甘，精神差，大便干燥。舌红暗，苔白腻，脉沉细。

辨证立法 膀胱湿热，蕴结下焦，灼尿为石，气滞血瘀。治以清利湿热通淋排石，活血行气止痛。

处方

金钱草50g	海金沙15g	滑石30g	生甘草5g
三棱10g	莪术10g	皂角刺10g	制乳没 各3g
王不留行10g	路路通10g	牛膝15g	川断15g
陈皮10g			

14剂，水煎服。

二诊 2006年8月28日。药后腰痛、腹痛减轻，大便通畅，肾绞痛未再发作，但感腰酸膝软，舌红，苔薄白干，脉沉细。此为湿热留恋，肾阴不足之证，拟滋阴补肾，清利湿热，方用知柏地黄汤加味。

处方

知母10g	黄柏10g	生地15g	山萸肉10g
山药10g	丹皮10g	茯苓30g	泽泻15g
白芍15g	延胡索15g	炙甘草5g	金钱草75g
海金沙10g	滑石30g	石韦15g	车前子15g。

20剂，水煎服。

三诊 2006年9月18日。未再腰痛和腹痛，小便无中断现象，精神体力好转，近日受凉后咽痒咳嗽。舌红，苔薄黄少津，脉细滑。证治同前。

处方

知母10g	黄柏10g	生地15g	山萸肉10g
山药10g	丹皮10g	茯苓30g	泽泻15g
白芍15g	延胡索15g	炙甘草5g	金钱草50g
滑石30g	石韦15g	冬葵子15g	薄荷10g
蝉蜕10g	杏仁10g		

14剂，水煎服。

四诊 2006年10月16日。未再腰痛发作，10月3日进食后胃脘疼痛灼热、恶心、呕吐，大便不成形，舌红苔白腻，脉细弦。证属脾胃不和，寒热错杂，方用半夏泻心汤加减。

处方

半夏10g	干姜5g	黄芩10g	黄连6g
枳实10g	白蔻仁10g	杏仁10g	厚朴10g
生苡仁30g	苏梗10g	茵陈15g	炒神曲15g
生甘草5g			

10剂，水煎服。

五诊 2006年12月7日。药后经胃镜检查诊为：浅表性胃炎，现在消化内科治疗。一直未再腰痛和腹痛，12月5日B超检查：双肾大小、形态未见异常。结石已经消失。

按语

　　肾结石属于中医石淋、砂淋、腰痛等范畴，本案主要表现为腰、腹部剧痛和镜下血尿，B超提示双肾多发性结石。病因病机为膀胱湿热，蕴结于下焦，尿液受其煎熬，日积月累，尿中杂质结为砂石。湿热互结，阻碍气机，则小腹胀坠，时有尿流中断；腰为肾之府，湿热上犯于肾，气滞血瘀，不通则痛，是以腰腹剧痛难忍；口干，手心热，大便干燥，舌红暗，苔白腻皆为下焦湿热之现象。治以大剂量金钱草、海金沙、滑石清热利湿，通淋，使输尿管蠕动而利于结石的下移和排出；三棱、莪术、皂角刺、制乳没、王不留行、路路通破血行气、软坚散结，并改善结石引起的局部组织炎症、水肿和解除粘连，促进结石排出；牛膝、川断壮腰膝；陈皮和脾胃；生甘草泻火而能直达茎中以止痛，药后腰腹疼痛明显缓解。二诊考虑病程日久，湿热留恋伤及肾阴，故用知柏地黄汤为基本方滋阴补肾固本，仍加大剂量金钱草、海金沙、滑石、石韦、车前子清利湿热，通淋排石治标。经治3个月，结石消之于无形，病遂告愈。

18.腰椎管狭窄症（腰腿痛）

赵某，女，60岁，退休职工。

就诊时间：2014年1月3日。

主诉：腰痛伴右下肢疼痛1年余，加重2月。口眼干燥6月。

病史：患者2012年9月感腰痛伴右下肢牵拉疼痛，活动后加重，未予诊治。近2月疼痛加重，伴有右下肢麻木，某医院检查腰部CT：腰椎退行性病变。后到本院骨科检查腰骶MRI示：腰椎管狭窄，腰4～5腰椎间盘突出。骨科建议择期手术治疗，患者拒绝。近半年来口眼干燥，饮水较多，多次化验血糖正常。2013年12月30日来本院化验：ANA 1：20；抗SSA抗体阳性；口腔黏膜科、眼科检查均支持干燥综合征的诊断，建议中医治疗。

现症 腰膝关节疼痛伴下肢麻木，步行不到1000m即疼痛、麻木感加重，腰腿局部怕冷。口干无唾液，口角干裂，咽干食需水送；眼干无泪，久视则眼疼。手足心热，阴道干燥，皮肤干燥瘙痒，遇冷加重。舌红少苔干燥无津，脉沉细。

辨证立法 阴虚内燥，痰瘀互结，血不养筋。方用甘露饮合活络效灵丹、芍药甘草汤加减。

处方

生地黄15g	熟地黄10g	石斛20g	麦冬10g
天冬10g	天花粉30g	黄芩10g	枳壳10g
防风10g	秦艽10g	当归10g	丹参30g
制乳香10g	制没药10g	木瓜10g	牛膝15g

土炒白芍 50g　炙甘草 15g

14剂，水煎服。

二诊　2014年1月17日。药后腰部活动稍感灵活，疼痛改善不明显。但大便稀溏不成形。仍口眼干燥，无泪，烘热汗出，情绪低落。舌红少苔，脉沉细。证治同前。守方去牛膝、木瓜加干姜 10g，14剂，水煎服。

三诊　2014年2月7日。腰腿痛明显减轻，麻木仍有。口干、皮肤和阴道干燥好转，眼干同前无变化。烘热汗出，多饮。大便恢复正常。舌淡红少苔，脉沉细。

处方
熟地黄 15g	石斛 20g	麦冬 10g	茯苓 15g
天花粉 30g	黄芩 10g	枳壳 10g	法半夏 10g
陈皮 10g	枳实 10g	竹茹 10g	干姜 10g
防风 10g	秦艽 10g	当归 10g	丹参 30g
制乳香 10g	制没药 10g	牛膝 15g	土炒白芍 50g
菖蒲 10g	远志 10g	炙甘草 15g	

14剂，水煎服。

四诊　2014年2月21日。患者可步行2000m，无明显疼痛和麻木。前天腰部和右下肢剧痛1次，休息后缓解，腰腿畏寒怕冷缓解。口眼干燥，大便干稀不规律，肠鸣辘辘有声。舌红无苔，脉沉细。守方去牛膝、菖蒲、远志加白芥子 10g，天南星 10g，骨碎补 10g，丹皮 10g，再服14剂，水煎服。

五诊　2014年3月21日。病情稳定，腰腿痛无明显加重。证治同前。

处方
生地黄 15g	熟地黄 10g	石斛 20g	麦冬 10g
天冬 10g	天花粉 30g	黄芩 10g	法半夏 10g
茯苓 15g	天南星 10g	竹茹 10g	当归 10g
丹参 30g	制乳香 10g	制没药 10g	桃仁 10g
红花 10g	川芎 10g	土炒白芍 50g	炙甘草 15g

14剂，水煎服。

六诊　2014年4月18日。仍有口眼干燥，腰痛牵引右下肢疼痛，偶有麻木怕冷。已可以步行3000余米。大便偏稀。舌红少苔，脉沉细。守方去生地黄加络石藤 15g，鸡血藤 30g，14剂，水煎服。

七诊 2014年6月21日。服用前方1个月，腰痛及右下肢疼痛麻木基本告愈，步履如常，活动不受限。口眼干燥，手足心热，乏力汗出。转方调治干燥综合征。2014年7月14日随诊，病情稳定，未再发作腰腿疼痛。

按语

　　本案同时患有腰椎管狭窄症和干燥综合征两种疾病，治疗首先要考虑标本缓急的问题。标本，是指疾病的主次本末。标是疾病的表象，是疾病的本质，证候是标，病机是本。缓急有层含义：一为病证缓急，指病证的发展速度和危害性；二为治疗缓急，指治疗应有计划、有步骤地进行。这里主要指治疗有缓急原则，《素问·至真要大论》说："病有盛衰，治有缓急"，何病急治，何证缓治，何方先施，何药后用，是施治前须综合考虑的问题。"急则治其标，缓则治其本"的治疗原则在本案得到了充分的体现。临床我们常可以见到一个患者同时罹患多种慢性疾病，不同疾病的症状相互重叠纷繁，治疗不知从何着手。从病机与证候而言，本案以肝肾阴虚内燥为本，寒湿瘀血阻络为标。从治疗缓急而言，本案就诊之时虽然有口眼干燥表现，但腰痛、行走受限是其最为痛苦的症状，故用甘露饮养阴生津治其本，同时又用活络效灵丹、芍药甘草汤活血通络，缓急止痛治其标，如此标本同治，收到较好的效果。正如叶天士所云："否则前后不循缓急之法，虑其动手便错。"

　　活络效灵丹出自《医学衷中参西录》，由当归、丹参、乳香、没药组成。功用活血祛瘀，通络止痛，可治疗气血瘀滞引起的心腹疼痛，腿臂疼痛，跌打瘀肿，内外疮疡，以及癥瘕积聚等症。董师临床每遇腰椎、关节、肌肉痉挛、疼痛之类病症，常以本方与芍药甘草汤合用，活血化瘀、缓急止痛之力更强，每或良效。如寒湿阻络重者，常配伍薏苡附子败酱散以温散寒湿，消肿止痛。薏苡附子败酱散原为《金匮要略》治疗肠痈患者内脓已成，或慢性反复发作者，董师引申其意，认为腰椎管狭窄症素体正虚、寒湿瘀血互结，腐败成脓导致脊髓神经及周围血管发生炎症渗出、局部粘连、充血、水肿与肠痈有相似之处，故配伍用之，使椎体、椎管的软组织炎症得以消退，则疼痛缓解。

19.精囊炎（血精）

庞某，男，37岁，农民。

就诊时间： 2005年12月20日。

主诉： 精液带血2年。

病史： 2年前无意发现精液中有血，甚至呈血液状。以后每次射精均为血精，当地医院按炎症治疗不效。1周前在我院泌尿外科检查睾丸正常，精液常规：颜色为血精，红细胞满视野/HP。盆腔CT扫描：精囊腺较饱满，余未见异常。诊断为精囊炎，今来中医求治。

现症 每次性交时射精均为血液状，左侧睾丸隐痛，小便浑浊，排尿不畅，尿后有余沥，阴囊潮湿，口干思饮，手心出汗。舌红，苔白腻，脉沉细。

辨证立法 肝经湿热，迫血妄行。治以清利湿热，凉血止血。方用龙胆泻肝汤合萆薢分清饮加减。

处方

龙胆草 5g	栀子 10g	黄芩 10g	柴胡 10g
生地 10g	当归 10g	通草 10g	车前子 10g
橘核 10g	荔枝核 15g	萆薢 10g	乌药 10g
菖蒲 10g	益智仁 10g	大蓟 15g	白茅根 30g
滑石 30g	生甘草 5g		

每日1剂，水煎服。

二诊 2006年2月20日。带方返回当地，连服50剂，左侧睾丸隐痛告愈，排尿较前通畅，汗出减少。但仍有血精，尿液浑浊，手足心热，阴囊、肛周潮湿，失眠，腰酸腰痛，大便偏溏。舌淡暗，苔薄白，脉沉细。此肝经湿热将除，而肾阴不足，相火妄动，迫血妄行之证。治以滋阴降火，凉血止血。方用知柏地黄汤合四生丸加减。

处方

知母 10g	黄柏 10g	生熟地 各10g	山萸肉 10g
山药 15g	丹皮 10g	茯苓 15g	泽泻 10g
生侧柏叶 10g	生荷叶 10g	生艾叶 10g	白茅根 30g

| 黄连6g | 肉桂3g | 萆薢15g | 石莲子15g |

每日1剂，水煎服。

三诊 2006年4月17日。连服40剂，今来信述：血精现象明显减少，一般精液呈微黄色，偶有2～3块绿豆大小的暗红色血块。腰酸腰痛、手足心热、肛门周潮湿均愈。现尿后尿道口有些白色分泌物，有时尿急、尿淋沥不净感，或早泄。舌脉未见。

处方

知母10g	黄柏10g	生熟地各10g	山萸肉10g
山药15g	丹皮10g	茯苓15g	泽泻10g
白茅根30g	黄连6g	肉桂3g	萆薢15g
乌药10g	菖蒲10g	益智仁10g	石莲子15g

每日1剂，水煎服。

四诊 2006年6月26日。再服40余剂，血精基本消失，尿频、尿急也明显减轻，病情已经恢复十之八九，偶有睾丸隐痛。舌红苔薄白，脉细弦。证治同前。

处方

知母10g	黄柏10g	生熟地各10g	山萸肉10g
山药15g	丹皮10g	茯苓15g	泽泻10g
白茅根30g	萆薢15g	乌药10g	菖蒲10g
益智仁10g	橘核10g	荔枝核15g	炒小茴10g
车前子10g			

每日1剂，水煎服。

按语

　　性生活射精和遗精时排出红色的精液，称之为血精，最常见的西医病因是精囊炎和前列腺疾患。中医认为血精多由湿热蓄积于下焦，灼伤血络；或与过食辛辣肥甘，酿湿生热；或劳伤肾气，耗及肾阴，阴虚火旺，扰动精室，迫血妄行有关。如《诸病源候论·虚劳血精出候》所云："肾藏精，精者血之成也。虚劳则生七伤六极，气血俱损。肾家偏虚，不能藏精，故精血俱出。"本案因湿热之邪循肝经下注精室，损伤血络故见血精；湿热阻滞，经脉不利故睾丸疼痛；口干思饮，手心出汗，为热郁肝胆；小便浑浊，排尿不畅，尿后有余沥，阴囊潮湿，舌红，苔腻均为肝经湿热，迫血妄行之象。治以龙胆泻肝汤合萆薢分清饮加减清利湿热，凉血止血。服药近两月，湿热之证减轻而阴虚火旺、迫血妄行之血精、手足心热、失眠、腰酸腰痛等证出现，故易方为知柏地黄汤合四生丸加减滋阴降火，凉血止血，以竟全功。

20.男性不育症（不育）

金某，男，31岁，工人。

就诊时间： 2002年6月4日。

主诉： 婚后3年未育，排尿不畅1年。

病史： 患者3年前结婚，性生活正常而其妻未能怀孕。其妻月经正常，但妇科检查卵巢偏小，子宫后倾。患者1年前出现排尿不畅，伴尿流中断现象、左侧睾丸及大腿内侧隐痛，外院诊断为"慢性前列腺炎"，予舍尼通及抗炎药治疗无效。

现症 腰部酸痛，会阴不适，手足心热，盗汗，排尿不畅，睡眠早醒，每周遗精1次。化验精液常规：精子计数105,000,000；死亡率80%，畸形率70%。液化不完全，活动度缓慢。舌暗红，苔薄白，脉沉细。

辨证立法 肾阴不足，挟有湿热血瘀，治以滋阴补肾，清利湿热活血，方用知柏地黄丸加减。

处方

知母 10g	黄柏 10g	生熟地 各10g	山萸肉 10g
山药 10g	丹皮 10g	茯苓 10g	泽泻 10g
草薢 15g	乌药 10g	菖蒲 10g	益智仁 10g
败酱草 30g	莪术 10g	荔枝核 15g	车前子 (包煎)15g
赤芍 15g	橘核 10g		

14剂，水煎服。

二诊 2002年6月19日。药后手足心热及盗汗减轻，大便不成形，舌苔微腻，脉细滑。证治同前。守方去知母、黄柏、败酱草、莪术、赤芍、橘核、荔枝核加韭菜子10g，菟丝子15g，肉苁蓉10g。7剂，水煎服。

三诊 2002年6月25日。腰部酸痛消失，睡眠明显改善，大便成形。昨日查精液常规：精子计数 146,000,000；活动度 70%，活力 C 级。舌暗红，苔薄黄，脉沉细。证治同前。

处方

知母 10g	黄柏 10g	生地 10g	山萸肉 10g
山药 10g	丹皮 10g	茯苓 30g	泽泻 10g
菟丝子 10g	女贞子 10g	金樱子 10g	当归 10g
益母草 30g	鬼箭羽 15g	炒枣仁 10g	

14剂，水煎服。

四诊 2002年7月16日。诸证均有好转，近日胸闷不适。守方加柴胡、郁金各10g，再服14剂。

五诊 2002年8月13日。腰部及会阴部偶有疼痛不适感，余均好转。并欣喜告知：妻子近日停经，化验尿HCG阳性，确系怀孕。守方加延胡索、狗脊各10g，14剂，水煎服。2005年5月因他病就诊，得知小孩已经2岁多了。

按语

《素问·上古天真论》云："丈夫八岁肾气实，发长齿更。二八肾气盛，天癸至，精气溢泻，阴阳和，故能有子……"说明人体先天之肾气在生长发育和生殖方面具有重要的作用，因此中医治疗不孕、不育证也大多从补肾入手。本案患者年逾三十，结婚3年，女方妇科检查正常，性生活正常而无子，其咎当归于男方。腰部酸痛、手足心热、盗汗、睡眠早醒、遗精为肾阴不足，阴虚火旺；会阴不舒、排尿不畅为湿热下注；舌暗红，苔薄白，脉沉细均为肾虚血瘀之象。治疗先选知柏地黄汤补肾滋阴，清热降火；草薢分清饮加车前子、败酱草利湿解毒；莪术、赤芍、橘核、荔枝核活血行气散结。俟虚热减轻，湿热得化，又加韭菜子、菟丝子、肉苁蓉等补肾益气之品，以期阴中求阳，阴阳并补，而化肾精。经治2月，其妻怀孕生子，举家高兴。